执业医师资格考试

中西医结合执业医师资格考试医学综合

考点速记突破胜经
（上册）

田磊 ◎ 编著

中国中医药出版社
·北 京·

图书在版编目（CIP）数据

中西医结合执业医师资格考试医学综合考点速记突破胜经：上下册/田磊编著.—北京：中国中医药出版社，2021.1
（执业医师资格考试医学综合考点速记突破胜经丛书）
ISBN 978-7-5132-6477-8

Ⅰ.①中… Ⅱ.①田… Ⅲ.①中西医结合-资格考试-自学参考资料 Ⅳ.①R2-031

中国版本图书馆 CIP 数据核字（2020）第 199881 号

中国中医药出版社出版

北京经济技术开发区科创十三街 31 号院二区 8 号楼
邮政编码 100176
传真 010-64405721
河北新华第二印刷有限责任公司印刷
各地新华书店经销

开本 787×1092 1/32 印张 23.5 字数 560 千字
2021 年 1 月第 1 版 2021 年 1 月第 1 次印刷
书号 ISBN 978-7-5132-6477-8

定价 89.00 元
网址 www.cptcm.com

社 长 热 线 010-64405720
购 书 热 线 010-89535836
维 权 打 假 010-64405753

微信服务号 zgzyycbs
微商城网址 https://kdt.im/LIdUGr
官 方 微 博 http://e.weibo.com/cptcm
天猫旗舰店网址 https://zgzyycbs.tmall.com

如有印装质量问题请与本社出版部联系（010-64405510）
版权专有 侵权必究

执业医师资格考试医学综合考点速记突破胜经丛书

编委会

主　编　田　磊
副主编　周明旺　左玉霞　田泾市
编　委　张　超　张　峦　郭琛英
　　　　曹粟满　刘　婷　胡丽鸽

前言

执业医师资格考试是行业准入考试，是评价申请医师资格者是否具备从事医师工作所必需的专业知识与技能的考试。其考察知识面广，难度较高，每年总通过率多低于30%。因此，执业医师考试是所有医学生成为一名真正大夫之前都必须经过的一个严格的考验。

通过多年的执业医师考培经历，我发现很多考生之所以无法顺利通过执业医师资格考试，究其原因，并不一定是努力不足，更不存在智力缺陷。他们不能拿到执业医师证一个最重要的原因就是对执业医师考试缺乏必要的了解，不知道哪些知识是考试重点。

另外，就是考试科目多。以中西医结合执业医师考试为例，考试涉及的科目就有15门，涵盖了中医学基础、中医经典、中西医结合临床、西医综合、医学人文等多个方面的内容，基本上医学生本科5年所学的主干课程都要考到，时间短，任务重，如果不了解考试的重点，眉毛胡子一把抓，想通过考试，比登天还难。

针对以上两个方面的原因，为了帮助广大考生顺利通过执业医师考试，我们特编写了这套"执业医师资格考试医学综合考点速记突破胜经丛书"，本套丛书突出应试教育模式，具有如下特色：

精 内容精。笔者认真研究历年执业医师资格考试考题发现这样一个规律，重要的知识点总是反复地被考到，只是可能会变化一下形式。大约90%的考题出自60%的知识点，而剩余40%的知识点很少考到甚至从未考到过。根据这种情况，结合笔者多年执业医师资格考试辅导经验，我们将执业医师资格考试的全部知识点进行分类，去粗取精，去掉很少出考题的40%的知识点。而对于常出考题的60%的知识点，我们也尽可能用精炼的语言表达其知识内涵，省略与考试无关的语言。

准 考点选择准确。本书所载考点是笔者通过近十年执业医师资格考试辅导经验筛选出来的，均为执业医师资格考试常考点。并且，我根据其考题出现的频率，将筛选出来的考点分为三类，用"★"号进行标记：★★★表明本考点最为重要；★★表明重要性次之；★最次。只要将本书所载考点弄懂、记准80%以上，就一定能通过执业医师资格考试。

简 简化复习过程。执业医师资格考试涉及科目内容极多，绝大多数的医考辅导书籍页数在1000页以上，字数达200万，需要考生自己在厚厚的书籍里去搜寻考点，费时费力，且复习效果欠佳。本书将复杂的医考内容以考点形式呈现，考试会考什么，考生要学什么，一目了然。并且，本书字数较少，篇幅较小，仅相当于其他辅导书籍篇幅的1/10，而核心考点却能全部覆盖。用本书来备战执业医师资格考试，极大简化了执业医师资格考试的复习过程。

便 便有两层意思，一是方便记忆。本书将考试大纲中较杂乱的内容用表格的方式展现，对于考生头痛的记忆性内容，如中药、方剂、针灸等科目则配有记忆的口诀、歌诀，方便考生的学习和记忆。二是方便携带。本书内容精简，为小32开口袋书，可随身携带，考生可以在等公交车、排队等零碎的时间用本书学习，也许等公交车时记下的一个考点就能决定你今年是否能拿到执业医师资格证书。

我相信，只要考生认真学习，在本书的帮助下一定能够顺利通过执业医师资格考试，成为一名名副其实的医生！

田 磊

2020年11月

目录

中医学基础

中医基础理论 ········· 3
第一单元　中医学理论体系 ········· 3
第二单元　精气学说 ········· 6
第三单元　阴阳学说 ········· 7
第四单元　五行学说 ········· 10
第五单元　藏象学说 ········· 13
第六单元　五脏 ········· 14
第七单元　六腑 ········· 20
第八单元　奇恒之腑 ········· 22
第九单元　精、气、血、津液、神 ········· 22
第十单元　经络 ········· 27
第十一单元　体质 ········· 28
第十二单元　病因 ········· 29
第十三单元　发病 ········· 33
第十四单元　病机 ········· 34
第十五单元　防治原则 ········· 40
第十六单元　养生与寿夭 ········· 43

中医诊断学 ········· 44
第一单元　望诊 ········· 44
第二单元　望舌 ········· 50
第三单元　闻诊 ········· 53
第四单元　问诊 ········· 55
第五单元　脉诊 ········· 60

第六单元	八纲辨证	62
第七单元	病因辨证	66
第八单元	气血津液辨证	67
第九单元	脏腑辨证	69
第十单元	六经辨证	73
第十一单元	卫气营血辨证	75
第十二单元	三焦辨证	76

中药学 …… 78
第一单元	总论	78
第二单元	解表药	80
第三单元	清热药	82
第四单元	泻下药	85
第五单元	祛风湿药	87
第六单元	化湿药	88
第七单元	利水渗湿药	89
第八单元	温里药	90
第九单元	理气药	91
第十单元	消食药	92
第十一单元	驱虫药	92
第十二单元	止血药	93
第十三单元	活血化瘀药	94
第十四单元	化痰止咳平喘药	96
第十五单元	安神药	98
第十六单元	平肝息风药	99
第十七单元	开窍药	100
第十八单元	补虚药	100
第十九单元	收涩药	104
第二十单元	攻毒杀虫止痒药	105
第二十一单元	拔毒化腐生肌药	106

目录

方剂学 ·· 107
 第一单元 总论 ·· 107
 第二单元 解表剂 ·· 108
 第三单元 泻下剂 ·· 113
 第四单元 和解剂 ·· 116
 第五单元 清热剂 ·· 118
 第六单元 祛暑剂 ·· 125
 第七单元 温里剂 ·· 126
 第八单元 表里双解剂 ·································· 129
 第九单元 补益剂 ·· 130
 第十单元 固涩剂 ·· 138
 第十一单元 安神剂 ······································ 141
 第十二单元 开窍剂 ······································ 142
 第十三单元 理气剂 ······································ 143
 第十四单元 理血剂 ······································ 147
 第十五单元 治风剂 ······································ 152
 第十六单元 治燥剂 ······································ 155
 第十七单元 祛湿剂 ······································ 158
 第十八单元 祛痰剂 ······································ 166
 第十九单元 消食剂 ······································ 169
 第二十单元 驱虫剂 ······································ 170
 第二十一单元 治痈疡剂 ······························ 170

中医经典

 第一单元 黄帝内经 ······································ 175
 第二单元 伤寒论 ·· 187
 第三单元 金匮要略 ······································ 207
 第四单元 温病学 ·· 224

中西医结合临床

中西医结合内科学 ············ 245
  第一单元　呼吸系统疾病 ············ 245
  第二单元　循环系统疾病 ············ 259
  第三单元　消化系统疾病 ············ 278
  第四单元　泌尿系统疾病 ············ 287
  第五单元　血液及造血系统疾病 ············ 292
  第六单元　内分泌与代谢疾病 ············ 299
  第七单元　风湿性疾病 ············ 308
  第八单元　神经系统疾病 ············ 310
  第九单元　理化因素所致疾病 ············ 322
  第十单元　内科常见危重症 ············ 324
  第十一单元　肺系病证 ············ 326
  第十二单元　心系病证 ············ 326
  第十三单元　脾系病证 ············ 327
  第十四单元　肝系病证 ············ 330
  第十五单元　肾系病证 ············ 334
  第十六单元　气血津液病证 ············ 336
  第十七单元　肢体经络病证 ············ 342

中西医结合外科学 ············ 345
  第一单元　中医外科证治概要 ············ 345
  第二单元　无菌术 ············ 350
  第三单元　麻醉 ············ 352
  第四单元　体液与营养代谢 ············ 354
  第五单元　输血 ············ 357
  第六单元　休克 ············ 358
  第七单元　围手术期 ············ 360
  第八单元　重症救治 ············ 361
  第九单元　疼痛与治疗 ············ 362

第十单元	内镜与腔镜技术	362
第十一单元	外科感染	363
第十二单元	损伤	370
第十三单元	常见体表肿物	375
第十四单元	甲状腺疾病	376
第十五单元	胸部疾病	380
第十六单元	乳房疾病	381
第十七单元	胃与十二指肠疾病	384
第十八单元	原发性肝癌	386
第十九单元	门静脉高压症	386
第二十单元	急腹症	387
第二十一单元	腹外疝	391
第二十二单元	肛肠疾病	393
第二十三单元	泌尿与男性生殖系统疾病	396
第二十四单元	周围血管疾病	401
第二十五单元	皮肤及性传播疾病	403

中西医结合妇产科学 410
第一单元	女性生殖系统解剖	410
第二单元	女性生殖系统生理	411
第三单元	妊娠生理	413
第四单元	产前保健	415
第五单元	正常分娩	416
第六单元	正常产褥	418
第七单元	妇产科疾病的病因与发病机制	419
第八单元	妊娠病	419
第九单元	妊娠合并疾病	428
第十单元	异常分娩	431
第十一单元	胎儿窘迫与胎膜早破	433
第十二单元	分娩期并发症	435
第十三单元	产后病	437

第十四单元　外阴色素减退性疾病……………… 441
第十五单元　女性生殖系统炎症………………… 442
第十六单元　月经病……………………………… 446
第十七单元　女性生殖器官肿瘤………………… 453
第十八单元　妊娠滋养细胞疾病………………… 456
第十九单元　子宫内膜异位症及子宫腺肌病…… 457
第二十单元　子宫脱垂…………………………… 459
第二十一单元　不孕症…………………………… 459
第二十二单元　计划生育………………………… 460

中西医结合儿科学……………………………………… 462
第一单元　儿科学基础…………………………… 462
第二单元　新生儿疾病…………………………… 467
第三单元　呼吸系统疾病………………………… 469
第四单元　循环系统疾病………………………… 474
第五单元　消化系统疾病………………………… 475
第六单元　泌尿系统疾病………………………… 478
第七单元　神经系统疾病………………………… 480
第八单元　小儿常见心理障碍…………………… 481
第九单元　造血系统疾病………………………… 483
第十单元　内分泌疾病…………………………… 486
第十一单元　免疫系统疾病……………………… 488
第十二单元　营养性疾病………………………… 491
第十三单元　感染性疾病………………………… 494
第十四单元　寄生虫病…………………………… 502
第十五单元　小儿危重症的处理………………… 502
第十六单元　中医相关病证……………………… 504

针灸学…………………………………………………… 509
第一单元　经络系统……………………………… 509
第二单元　特定穴………………………………… 509
第三单元　腧穴的定位方法……………………… 512

第四单元	手太阴肺经、腧穴	514
第五单元	手阳明大肠经、腧穴	515
第六单元	足阳明胃经、腧穴	517
第七单元	足太阴脾经、腧穴	518
第八单元	手少阴心经、腧穴	520
第九单元	手太阳小肠经、腧穴	521
第十单元	足太阳膀胱经、腧穴	522
第十一单元	足少阴肾经、腧穴	525
第十二单元	手厥阴心包经、腧穴	526
第十三单元	手少阳三焦经、腧穴	528
第十四单元	足少阳胆经、腧穴	529
第十五单元	足厥阴肝经、腧穴	531
第十六单元	督脉、腧穴	532
第十七单元	任脉、腧穴	533
第十八单元	毫针刺法	535
第十九单元	灸法	535
第二十单元	内科病证的针灸治疗	536
第二十一单元	妇儿科病证的针灸治疗	538
第二十二单元	皮外伤科病证的针灸治疗	540
第二十三单元	五官科病证的针灸治疗	541
第二十四单元	急症及其他病证的针灸治疗	542

西医综合

诊断学基础 547
第一单元	症状学	547
第二单元	检体诊断	555
第三单元	实验室诊断	577
第四单元	心电图诊断	588
第五单元	影像诊断	591

药理学 ······ 595
  第一单元　药物作用的基本规律 ······ 595
  第二单元　拟胆碱药 ······ 600
  第三单元　有机磷酸酯类中毒与胆碱酯酶复活药
    ······ 600
  第四单元　抗胆碱药 ······ 601
  第五单元　拟肾上腺素药 ······ 602
  第六单元　抗肾上腺素药 ······ 603
  第七单元　镇静催眠药 ······ 604
  第八单元　抗癫痫药 ······ 605
  第九单元　抗精神失常药 ······ 606
  第十单元　抗中枢神经系统退行性疾病药 ······ 607
  第十一单元　镇痛药 ······ 608
  第十二单元　解热镇痛抗炎药 ······ 609
  第十三单元　抗组胺药 ······ 610
  第十四单元　利尿药、脱水药 ······ 611
  第十五单元　抗高血压药 ······ 613
  第十六单元　抗心律失常药 ······ 616
  第十七单元　抗慢性心功能不全药 ······ 617
  第十八单元　抗心绞痛药 ······ 619
  第十九单元　血液系统药 ······ 621
  第二十单元　消化系统药 ······ 624
  第二十一单元　呼吸系统药 ······ 625
  第二十二单元　糖皮质激素 ······ 627
  第二十三单元　抗甲状腺药 ······ 629
  第二十四单元　降血糖药 ······ 630
  第二十五单元　合成抗菌药 ······ 632
  第二十六单元　抗生素 ······ 633
  第二十七单元　抗真菌药与抗病毒药 ······ 636
  第二十八单元　抗菌药物的耐药性 ······ 636
  第二十九单元　抗结核病药 ······ 637

第三十单元	抗恶性肿瘤药	639
传染病学		640
第一单元	传染病学总论	640
第二单元	病毒感染	643
第三单元	细菌感染	658
第四单元	消毒与隔离	671

医学人文

医学伦理学		677
第一单元	医学伦理学与医学目的、医学模式	677
第二单元	中国医学的道德传统	678
第三单元	医学伦理学的理论基础	679
第四单元	医学道德的规范体系	680
第五单元	处理与患者关系的道德要求	683
第六单元	处理医务人员之间关系的道德要求	684
第七单元	临床诊疗道德的要求	684
第八单元	医学研究的道德要求	687
第九单元	医学道德的评价与良好医德的养成	688
第十单元	医学伦理学文献	689
卫生法规		691
第一单元	卫生法概述	691
第二单元	卫生法律责任	692
第三单元	《中华人民共和国执业医师法》	693
第四单元	《中华人民共和国药品管理法》	696
第五单元	《中华人民共和国传染病防治法》	700
第六单元	《突发公共卫生事件应急条例》	701
第七单元	《医疗纠纷预防和处理条例》	703
第八单元	《中华人民共和国中医药法》	706
第九单元	《医疗机构从业人员行为规范》	707
第十单元	《中华人民共和国基本医疗卫生与健康促进法》	708

中医学基础

中医基础理论

第一单元 中医学理论体系

第一节 中医学理论体系的形成与发展

考点1★★ 中医学理论体系的形成

1.《黄帝内经》的问世,标志着中医学理论体系的形成。

2.《难经》为秦越人所著,在脉诊和针灸治疗等方面有重大发展。

3.《伤寒杂病论》为张仲景所著。

4.《神农本草经》为我国第一部药物学专著,该书将药品分为上、中、下三品。

考点2★★ 中医学理论体系的发展

1. 魏、晋、隋、唐时期

朝代	著作	作者	成就
晋	《脉经》	王叔和	我国最早的脉学专著
晋	《针灸甲乙经》	皇甫谧	经络学说,系统论述十二经脉、奇经八脉的循行、骨度分寸及主病

续表

朝代	著作	作者	成就
隋	《诸病源候论》	巢元方	中医学第一部病理学专著
唐	《千金要方》和《千金翼方》	孙思邈	提出了"大医精诚"

2. 宋、金、元时期

宋代钱乙《小儿药证直诀》开创脏腑证治之先河。

宋代陈言《三因极一病证方论》(三因学说)。

金元四大家	派别	主张	代表作
刘完素	寒凉派	六气皆从火化,五志过极皆能生火	《素问玄机原病式》
张从正	攻邪派	病由邪生	《儒门事亲》
李杲	补土派	内伤脾胃,百病由生	《脾胃论》
朱震亨	滋阴派	阳常有余,阴常不足	《格致余论》

3. 明、清时期

明代李时珍《本草纲目》。

清代王清任《医林改错》,发展了瘀血致病的理论及血瘀病证的治疗方法。

温病名家	著作	理论
吴又可	《瘟疫论》	创"戾气"说
叶天士	《外感温热论》	首创卫气营血辨证
吴鞠通	《温病条辨》	创立三焦辨证
薛生白	《湿热病篇》	湿热之病,不独与伤寒不同,且与温病大异

续表

温病名家	著作	理论
王孟英	《温热经纬》	创立了以卫气营血和三焦为核心的温热病辨证论治法则

第二节 中医学理论体系的主要特点

考点1★★ 整体观念

1. 人体是一个有机整体。主要体现于：①五脏一体观。②形神一体观。

2. 人与自然环境的统一性。这种人与自然环境息息相关的认识，即是"天人一体"的整体观。

3. 人与社会环境的统一性。

考点2★★★ 辨证论治

1. 病、证、症的概念和关系

（1）病，即疾病，是致病邪气作用于人体，人体正气与之抗争而引起的机体阴阳失调、脏腑组织损伤、生理机能失常或心理活动障碍的一个完整的异常生命过程。

（2）证，是疾病过程中某一阶段或某一类型的病理概括。一般由一组相对固定的、有内在联系的、能揭示疾病某一阶段或某一类型病变本质的症状和体征构成。证是病机的外在反映，病机是证的内在本质。

（3）症，即症状和体征的总称，是疾病过程中表现出的个别、孤立的现象，可以是病人异常的主观感觉或行为表现，也可以是医生检查病人时发现的异常征象。症是判断疾病、辨识证的主要依据。

2. 辨证论治的概念

（1）辨证，即将四诊（望、闻、问、切）所收集的有关疾病的所有资料，包括症状和体征，运用中医学理论进行分析、综合，辨清疾病的原因、性质、部位及发展趋向，然后概括、判断为某种性质的证的过程。

（2）论治，是在通过辨证思维得出证的诊断的基础上，确立相应的治疗原则和方法，选择适当的治疗手段和措施来处理疾病的思维和实践过程。论治过程一般分为因证立法、随法选方、据方施治三个步骤。

考点3★★★ 同病异治和异病同治

1. 同病异治 指同一种病，由于发病的时间、地域不同，或所处的疾病的阶段或类型不同，或病人的体质有异，故反映出的证候不同，因而治疗也就有异。

2. 异病同治 指几种不同的疾病，在其发展变化过程中出现了大致相同的病机、大致相同的证候，故可用大致相同的治法和方药来治疗。

第二单元 精气学说

考点1★★ 精的概念

精概念的产生，源于"水地说"。

考点2★★ 气的概念

气的概念源于"云气说"。

考点3★ 精气的概念

"精"与"气"同义，指一切细微精粹的物质，亦是生成宇宙万物的原始物质。

考点4★★ 精气学说的基本内容

1. 精气是构成宇宙的本原
2. 精气的运动与变化
3. 精气是天地万物的中介
4. 天地精气化生为人

第三单元 阴阳学说

第一节 阴阳的概念

考点1★★★ 阴阳的含义

阴阳,是中国古代哲学的一对范畴,是对自然界<u>相互关联</u>的某些事物或现象<u>对立双方</u>属性的概括。

一般来说,凡是运动的、外向的、上升的、温热的、明亮的,都属于阳;相对静止的、内守的、下降的、寒冷的、晦暗的,都属于阴。"<u>水火者,阴阳之征兆也。</u>"

考点2★★★ 阴阳无限可分性常考实例

<u>一日分阴阳</u>:上午为阳中之阳,下午为阳中之阴,上半夜为阴中之阴,下半夜为阴中之阳。

<u>四季分阴阳</u>:夏天属太阳(阳中之阳),秋天属少阴(阳中之阴),冬天属太阴(阴中之阴),春天属少阳(阴中之阳)。

第二节 阴阳学说的基本内容

考点1★★ 阴阳的对立制约

对立:相互斗争、相互排斥。

制约：相互制约。

1. 正常者（生理）"阴平阳秘，精神乃治""动极者镇之以静，阴亢者胜之以阳"。

2. 反常者（病理）"阴盛则阳病，阳盛则阴病""阳虚则阴盛""阴虚则阳亢"。

考点2★★★　阴阳的互根互用

1. 互根　相互依存，互为根本。

"阳根于阴，阴根于阳""阳生于阴，阴生于阳""孤阴不生，独阳不长"。如果由于某些原因，阴和阳之间的互根关系遭到破坏，就会导致"阴阳离决，精气乃绝"。

2. 互用　相互资生、促进和助长。

"阴者，藏精而起亟也，阳者，卫外而为固也""阴在内，阳之守也，阳在外，阴之使也""无阴则阳无以生，无阳则阴无以化""阳生阴长，阳杀阴藏"。

考点3★★★　阴阳的交感互藏

阴阳交感，是指阴阳二气在运动中相互感应而交合，亦即相互发生作用。阴阳交感是宇宙万物赖以生成和变化的根源。

阴阳互藏，是指相互对立的阴阳双方中的任何一方都含着另一方，即阴中有阳，阳中有阴。

阴阳互藏是阴阳双方交感合和的动力根源：阴中有阳则能升，阳中有阴则能降。阴阳互藏是阴阳消长与转化的内在根据。

考点4★★★　阴阳的消长

导致阴阳出现消长变化的根本原因在于阴阳之间存在着的对立制约与互根互用关系。体现在自然界可表现为气候的正常变化，在人体则表现为生命过程的协调而有序。

考点5★★★　阴阳的转化

阴阳转化是指事物的总体属性,在一定条件下可以向其相反的方向转化,即属阳的事物可以转化为属阴的事物,属阴的事物可转化为属阳的事物。阴阳的相互转化,一般都发生于事物发展的物极阶段,即"物极必反"。如果说<u>阴阳消长</u>是一个<u>量变</u>过程,<u>阴阳转化</u>则是在量变基础上的<u>质变</u>。

<u>"重阴必阳,重阳必阴""寒极生热,热极生寒""寒甚则热,热甚则寒"</u>。

第三节　阴阳学说在中医学中的应用

考点1★★★　在组织结构和生理功能方面的应用

根据人体的形态部位和功能特点分阴阳:背为阳,腹为阴;五脏为阴,六腑为阳;五脏再分阴阳:心为阳中之阳,肺为阳中之阴,肝为阴中之阳,肾为阴中之阴,脾为阴中之至阴。

考点2★★　在疾病预防和治疗方面的应用

1. 指导养生

2. 确定治疗原则　阴阳偏盛者用"损其有余""实则泻之"的原则。阴偏盛之实寒证采用寒者热之,阳偏盛之实热证采用热者寒之。阴阳偏衰者,采用"补其不足""虚则补之"的原则。阴偏衰导致的虚热证,采用<u>阳病治阴</u>"壮水之主,以制阳光",阳偏衰导致的虚寒证,采用<u>阴病治阳</u>"益火之源,以消阴翳"。

3. 分析和归纳药物的性能

药物	阳		阴	
四气	温	热	寒	凉
作用趋势	升	浮	降	沉
五味	辛　甘　淡		酸　苦　咸	

第四单元　五行学说

第一节　五行学说的概念

考点1★　五行的概念

五行即木、火、土、金、水五种物质及其运动变化。

考点2★★　五行的特性

1. 木曰曲直　引申为凡具有生长、升发、条达、舒畅等性质或作用的事物和现象。

2. 火曰炎上　引申为凡具有温热、上升、光明等性质或作用的事物和现象。

3. 土爰稼穑　引申为凡具有生化、承载、受纳等性质或作用的事物和现象。

4. 金曰从革　引申为凡具有肃杀、收敛、沉降等性质和作用的事物和现象。

5. 水曰润下　引申为凡具有滋润、下行、寒凉、闭藏等性质或作用的事物和现象。

考点3★★★　事物与现象的五行归类

事物属性的五行归类表

自然界						五行	人体					
五音	五味	五色	五化	五气	方位	季节		五脏	五腑	五官	五体	五志	五声	变动

五音	五味	五色	五化	五气	方位	季节	五行	五脏	五腑	五官	五体	五志	五声	变动
角	酸	青	生	风	东	春	木	肝	胆	目	筋	怒	呼	握
徵	苦	赤	长	暑	南	夏	火	心	小肠	舌	脉	喜	笑	忧
宫	甘	黄	化	湿	中	长夏	土	脾	胃	口	肉	思	歌	哕
商	辛	白	收	燥	西	秋	金	肺	大肠	鼻	皮	悲	哭	咳
羽	咸	黑	藏	寒	北	冬	水	肾	膀胱	耳	骨	恐	呻	栗

第二节　五行学说的基本内容

考点1★★★　五行相生与相克

	相生	相克
含义	指五行中的一行对另一行具有促进、助长和资生作用	指五行中的一行对另一行具有抑制和制约作用
次序	木生火，火生土，土生金，金生水，水生木，依次相生，循环不已	木克土，土克水，水克火，火克金，金克木，依次相克，循环不已
关系	"生我"者为"母"，"我生"者为"子"。故五行相生关系又称"母子关系"	"克我"者为"所不胜"，"我克"者为"所胜"。故五行相克关系又称"所不胜"和"所胜"的关系

考点2★★★ 五行相乘与相侮

	相乘	相侮
含义	五行中一行对其所胜的过度制约或克制	五行中一行对其所不胜的反向制约和克制
含义	五行中的某一行对被克的一行克制太过，超过了正常制约的程度，称为相乘	五行中的某一行过于强盛，对原来"克我"的一行进行反向的制约，称相侮，或称反侮、反克
次序	木乘土，土乘水，水乘火，火乘金，金乘木	木侮金，金侮火，火侮水，水侮土，土侮木
分类	①克方太过：五行中任何一行本身过于亢盛，造成对被克制的一行制约太过，虽然被克的一方原来处在正常水平，但已打破了两者之间的正常制约关系，出现过度克制的现象。②被克方不及：五行中任何一行本身虚弱不足，使原来"克我"的一行克制太过，正常制约关系遭到破坏	①被克方太过：五行中任何一行本身过于亢盛，原来"克我"的一行已不能进行正常的制约，而对"克我"的一行进行反侮，使正常的相克关系遭到破坏。②克方不及：五行中任何一行本身虚弱不足，不能对所胜的一行进行制约，而受到所胜一行的反向克制，使原来相克的关系遭到破坏，出现反侮

第三节 五行学说在中医学中的应用

考点1★★ 根据五行相生规律确定的治则治法

根据相生规律确定治疗原则，"虚则补其母，实则泻其子"，又称补母与泻子。补母适用于母子关系失调的虚证。泻子适用于母子关系失调的实证。

依据五行相生规律确定的治法，常用的有<u>滋水涵木法</u>、<u>益火补土法</u>、<u>培土生金法</u>、<u>金水相生法</u>。

考点2★★ 根据五行相克规律确定的治则治法

根据相克规律确定治疗原则，抑强扶弱。抑强适用于相克太过引起的相乘和相侮。扶弱适用于相克不及引起的相乘和相侮。

依据五行相克规律确定的治法，常用的有<u>抑木扶土法</u>、<u>培土制水法</u>、<u>佐金平木法</u>、<u>泻南补北法</u>。

第五单元 藏象学说

考点★★★ 五脏、六腑、奇恒之腑的分类

①五脏共同的生理特点是化生和贮藏精气。②六腑共同的生理特点是受盛和传化水谷。③奇恒之腑在形态上中空有腔与六腑相类，功能上贮藏精气与五脏相同，与五脏和六腑都有明显区别，故称之。如《素问·五脏别论》说："所谓五脏者，藏精气而不泻也，故满而不能实；六腑者，传化物而不藏，故实而不能满也。"

五脏六腑的生理特点，对临床辨证论治有重要指导意义。一般说来，病理上"脏病多虚""腑病多实"，治疗上"五脏宜补""六腑宜泻"。

第六单元 五脏

第一节 五脏的生理功能与特性

考点1★★★ 心的生理功能

1. 主血脉 指心气推动和调控血液在脉道中运行，流注全身，发挥营养和滋润作用。血液在脉中正常运行，必须以心气充沛，血液充盈，脉道通利为基本条件。其中心脏的正常搏动起着主导作用。

2. 藏神 心所藏之神，既是主宰生命活动的广义之神，又包括精神、意识、思维、情志等狭义之神。故说心为"五脏六腑之大主""所以任物者谓之心"，心为"君主之官"。心主血脉是心藏神的物质基础。

考点2★ 心的生理特性

1. 心为阳脏而主通明。
2. 心气下降。

考点3★★★ 肺的生理功能

1. 主气司呼吸 包括主呼吸之气和主一身之气两方面。

（1）肺主呼吸之气 亦称"肺司呼吸"。肺是气体交换的场所，通过肺的呼吸，吸入自然界的清气，呼出体内的浊气，以实现体内外气体的交换。

（2）肺主一身之气 指肺有主司一身之气的生成和运行的作用。体现在两个方面：一指宗气的生成。二指对全身气机的调节作用。

2. 主行水（肺主通调水道） 肺主行水，是指肺气的宣发、肃降作用，能够推动和调节全身水液的输布和排泄。

（1）通过肺气的宣发作用，将脾气转输至肺的水液和水谷精气中的轻清部分，向上向外布散，上至头面诸窍，外达皮毛肌腠，以濡润之，并在卫气的作用下化为汗液排出体外。

（2）通过肺气的肃降作用，将水液及水谷精微中的较稠厚部分，向内向下输送至各脏腑以濡润之，并将脏腑代谢所产生的浊液，下输至膀胱，成为尿液生成之源。故说"肺为水之上源"。

3. 朝百脉，主治节　"朝"，即聚会之意。

（1）肺朝百脉　即全身的血液都经过经脉聚会于肺。生理意义：①气体交换。通过肺的呼吸，吸入清气，呼出浊气。清气随血液运行至全身，维持人体的生命活动。②助心行血。血液的运行依靠气的推动，肺朝百脉，将肺气散布于血液当中，辅助心脏推动血液的运行。

（2）主治节　即治理和调节。肺的治节作用，主要体现于四方面：①治理和调节呼吸运动。②调理全身气机。③治理和调节血液的运行。④治理和调节津液代谢。

考点4★★★　肺的生理特性

1. 肺为华盖、娇脏　肺为华盖，是说肺位于胸腔，位置最高，覆盖于五脏六腑之上，又能宣发卫气于体表，具有保护诸脏免受外邪侵袭的作用。肺为娇脏，是指肺为清虚之脏，轻清肃静，不容纤芥，不耐邪气之侵，故为娇嫩之脏。肺为邪侵，则应"治上焦如羽，非轻不举"，药以轻清、宣散为宜。

2. 主宣发与肃降　肺主宣发，是指肺气具有向上升宣和向外布散的作用；肺主肃降，是指肺气具有向内、向下清肃通降的作用。

15

考点5★★★　脾的生理功能

1. 主运化　"运"，即转输。"化"，即消化吸收。主运化，即消化吸收饮食物中的水谷精微并将其转输至全身的生理功能。

由于脾所吸收的成分中包括精微和水液两部分，所以亦常将脾主运化的功能分为两个方面：一为运化食物，一为运化水液。

2. 主统血　"统"，即统摄、控制之意。脾主统血，是指脾有统摄、控制血液在脉中正常运行而不逸出脉外的功能。故说"心主血，肝藏血，脾能统摄于血""五脏六腑之血，全赖脾气统摄"。<u>脾统血的机理，主要是脾气的固摄作用。</u>

考点6★★　脾的生理特性

1. 脾气上升　是指脾气的运动，以上升为主，具体表现为升清和升举内脏两方面。清，指水谷精微。所谓"升清"，指脾气的升动转输作用，将胃肠道吸收的水谷精微和水液上输于心、肺、头目，通过心肺的作用化生气血，以营养全身（<u>脾气散精，上归于肺</u>）。故说"<u>脾以升为健</u>"。

2. 喜燥恶湿　与胃的喜润恶燥相对而言，此特性与脾主运化水液功能有关，脾气升运的条件，即在于脾体干燥而不为痰饮水湿所困。故说"脾燥则升"。

3. 脾为孤脏

考点7★★★　肝的生理功能

1. 主疏泄　疏，即疏通。泄，即发泄、升发。肝主疏泄，是指肝气具有疏通、畅达全身气机的功能。气机，即气的运动。肝的疏泄功能最根本的体现就是疏通气机，其主要表现在以下四个方面：①促进血液与津液的运行输布。②促进脾胃运化和胆汁分泌排泄。③调畅情志。④促进男子排精与女子排卵行经。

2. 主藏血 肝藏血，是指肝具有贮藏血液、调节血流量和防止出血的生理功能。其藏血的生理意义有涵养肝气、调节血量、濡养肝及筋目、化生和濡养魂、为经血之源及防止出血等六方面。

考点8★★ 肝的生理特性

1. 肝为刚脏 指肝气主升主动，具有刚强躁急的生理特性而言。肝气具有木的冲和条达、伸展舒畅之性能，并主疏泄，性喜条达而恶抑郁，以及肝内寄相火，主升主动等，均反映了肝为刚脏的特性。

2. 肝气升发 指肝气的向上升动和向外发散以调畅气机的生理特性。

考点9★★★ 肾的生理功能

1. 藏精

主生长发育、生殖与脏腑气化。

（1）藏精 指肾具有贮存、封藏精的生理功能。"肾者，主蛰，封藏之本，精之处也"。

（2）主生长发育和生殖 指肾精、肾气促进机体生长发育与生殖机能成熟的作用。

（3）推动和调节脏腑气化

2. 主水 肾主水，是指肾气具有主司和调节全身水液代谢的功能。主要体现在两方面：

（1）肾气对参与水液代谢的脏腑的促进作用。

（2）肾气的生尿和排尿作用。

3. 主纳气 肾主纳气，是指肾具有摄纳肺所吸入的自然界清气，保持呼气的深度，防止呼吸表浅的作用。故有"呼出心与肺，吸入肾与肝"，"肺为气之主，肾为气之根"等说法。

第二节　五脏之间的关系

考点1★★　心与肺的关系

主要表现在血液运行与呼吸吐纳之间的协调关系。积于胸中的宗气是连接心之搏动和肺之呼吸的中心环节。

考点2★★　心与脾的关系

主要表现在血液的生成和运行方面。

考点3★★　心与肝的关系

心与肝的联系在于行血与藏血以及精神调节两个方面。

考点4★★★　心与肾的关系

主要表现为"心肾相交"的生理关系，主要从水火既济、精神互用和君相安位来阐发。

1. 水火既济　心位居上，心火（阳）必须下降于肾而使肾水不寒；肾位居于下，肾水（阴）必须上济心阴，制约心阳，使心火不亢。心与肾之间的这种水火升降、互济互制，维持了两脏之间生理功能的协调平衡。

2. 精神互用　心藏神，肾藏精。精能化气生神，为气、神之源；神能控精驭气，为精、气之主。故积精可以全神，神清可以控精。

3. 君相安位　心为君火，肾为相火（命火）。命火秘藏，则心阳充足；心阳充盛，则相火亦旺。君相安位，则心肾上下交济。

考点5★★★　肺与脾的关系

主要表现在气的生成和水液代谢方面。

考点 6★　肺与肝的关系

主要体现在人体气机升降的调节方面。肺降而肝升，是全身气机调畅的重要环节。

考点 7★★★　肺与肾的关系

主要表现在水液代谢、呼吸运动及阴阳相互资生等方面。

考点 8★★★　脾与肝的关系

主要表现在疏泄与运化的相互为用、藏血与统血的相互协调方面。

考点 9★★★　肝与肾的关系

肝藏血，肾藏精，精血互生，故肝肾之间关系极为密切，有"肝肾同源""乙癸同源"之称，主要表现在精血同源、藏泄互用、阴阳互滋互制等方面。

<u>精血同源</u>：肝藏血，肾藏精。精和血皆由水谷之精化生和充养。

<u>藏泄互用</u>：肝主疏泄，肾主封藏，二者相互为用，相互制约。

<u>阴阳互滋互制</u>：肝肾阴阳之间存在相互滋养和制约的关系。

考点 10★★　脾与肾的关系

主要体现于先后天的互促互助和水液代谢方面。脾为后天之本，肾为先天之本。脾阳根于肾阳，脾肾两脏在生理上相互资助，相互促进。

第三节 五脏与五体、五官九窍、五志、五神、五液和季节的关系

考点★★★ 五脏与五体、五官九窍、五志、五神、五液和五时的关系

	肝	心	脾	肺	肾
五体	筋	脉	肉	皮	骨
五华	爪	面	唇	毛	发
五官九窍	目	舌	口	鼻	耳和二阴
五志	怒	喜	思	忧（悲）	恐
五液	泪	汗	涎	涕	唾
五时	春	夏	长夏	秋	冬
五神	魂	神	意	魄	志

第七单元 六腑

第一节 六腑的生理功能

考点1★★★ 胆的生理功能

胆既是六腑，又是奇恒之腑。胆的功能，贮藏和排泄胆汁及主决断。《灵枢·本输》称"胆者，中精之腑"；胆为"中正之官"。

考点2★★★ 胃的生理功能

胃的生理功能是受纳和腐熟水谷。"胃者，太仓也"。

考点3★★　小肠的生理功能

一是受盛和化物,二是泌别清浊,三是"小肠主液"。小肠为"受盛之官"。

考点4★★　大肠的生理功能

传化糟粕和主津等方面。大肠为"传导之官""大肠主津"。

考点5★★　膀胱的生理功能

膀胱的生理功能是汇聚水液、贮存和排泄尿液。"膀胱者,州都之官,津液藏焉,气化则能出矣"。

考点6★★★　三焦的概念和生理功能

三焦总体生理功能是通行诸气和运行津液。

三焦是诸气上下运行的通路,也是水液输布和排泄的通道。三焦为"决渎之官"。

三焦作为人体上、中、下部位的划分,已超出了实体六腑的概念,有的医家称其为"孤府"。

三焦的划分及其生理特点:"上焦如雾";"中焦如沤";"下焦如渎"。

第二节　五脏与六腑之间的关系

考点★　五脏与六腑的表里关系

心与小肠相表里,肺与大肠相表里,脾与胃相表里,肝与胆相表里,肾与膀胱相表里。

脾胃:纳运相成,升降相因,燥湿相济。

肝胆:同司疏泄,共主勇怯。

第八单元　奇恒之腑

考点1★★★　脑的生理功能

脑，位于颅腔之内，为髓聚之处。《灵枢·海论》说："脑为髓之海。"《素问·五脏生成》亦说："诸髓者，皆属于脑。"

生理功能：①主宰生命活动。②主司感觉运动。③主司精神活动。

考点2★★　女子胞与脏腑经脉的关系

女子胞与冲脉和任脉联系最紧密，"冲为血海""任主胞胎"。

五脏之中，女子胞与心、肝、脾、肾的关系尤为密切。

第九单元　精、气、血、津液、神

第一节　精

考点1★★　人体之精的概念

人体之精，是指禀受于父母的生命物质与后天水谷精微相融合而形成的一种精华物质，是人体生命的本原，是构成人体和维持人体生命活动的最基本物质。

考点2★　人体之精的功能

①繁衍生命。②濡养作用。③化血作用。④化气作用。⑤化神作用。

考点3★　人体之精的分类

人体之精从构成成分上，分为先天之精与后天之精。

根据功能的不同，人体之精滋润濡养脏腑的称为脏腑之精，与人类生殖繁衍有关的称生殖之精。

第二节　气

考点1★　人体之气的概念

气是人体内活力很强、运行不息的极精微物质。气是构成人体和维持人体生命活动的基本物质之一。

考点2★★★　人体之气的生成

人体的气来源于禀受父母的先天之精气、饮食物中的营养物质（即"谷气"）和存在于自然界的清气。通过肺、脾、肾等器官生理功能的综合作用，将三者结合起来而生成。故称"肾为生气之根""脾胃为生气之源""肺为生气之主"。

考点3★★★　人体之气的功能

①推动与调控作用。②温煦与凉润作用。③防御作用。④固摄作用。⑤中介作用。

考点4★★　人体之气的分类

人体之气由于其生成来源、分布部位和功能特点的不同，分为：元气、宗气、营气、卫气。

考点5★★　元气的概念及其生理功能

1. 元气的概念　又名"原气""真气"，是人体的原始之气。由于来源于先天，禀受于父母的肾中精气，所以又称其为先天之气。

2. 元气的生理功能
（1）推动和调节人体的生长发育和生殖机能。
（2）推动和调控各脏腑、经络、形体和官窍的生理活动。

考点6★★★ 宗气的概念及其生理功能

1. 宗气的概念 宗气是人体后天的根本之气，积聚于胸中（心肺），故称胸中为"气海"，又名"膻中"。

宗气的生成，一是脾胃运化的水谷之精所化生的水谷之气；二是肺从自然界中吸入的清气。二者相结合生成宗气。

2. 宗气的生理功能 宗气的生理功能主要有走息道以行呼吸、贯心脉以行血气和下蓄丹田以资先天三个方面。

考点7★★ 营气的概念及其生理功能

1. 营气的概念 循行于脉内具有营养作用的气。
2. 营气的生理功能 化生血液，并营养周身。

考点8★★★ 卫气的概念及其生理功能

1. 卫气的概念 循行于脉外具有保卫作用的气。
2. 卫气的生理功能 防御外邪、温养全身和调控腠理。所说"卫气者，所以温分肉，充皮肤，肥腠理，司开合者也"，即是对卫气功能的概括。

考点9★ 人体之气的气化

气化 气的运动而产生的各种变化称为气化。

第三节 血

考点1★ 血的基本概念

血是循行于脉中而富有营养的红色液态物质，是构成人体和维持人体生命活动的基本物质之一，具有很高的营养和滋润作用。

考点2★★★　血的生成

1. 血液生化之源　①水谷之精化血。②肾精化血。

2. 与血生成相关的脏腑　①脾胃。②心肺。③肾。

考点3★★★　血的运行

血脉，又简称"脉"，脉为"血府"。

1. 影响血液运行的因素　①气的推动与宁静作用、温煦与凉润作用平衡可以使血液运行不息，并保持一定的速度。②气的固摄作用：控摄血液按一定轨道运行。③脉道通畅无阻。④血液的清浊及黏稠状态。⑤血液的寒热。⑥病邪的影响。

2. 影响血液运行的相关脏腑　心、肝、脾、肺等脏生理机能的相互协调与密切配合，共同保证了血液的正常运行。

考点4★　血的功能

1. 濡养作用。
2. 化神作用。

第四节　津液

考点1★★★　津液的基本概念

津液是机体一切正常水液的总称，包括各脏腑组织器官的内在液体及正常的分泌物。一般来说，性质较清稀，流动性较大，散布于体表皮肤、肌肉和孔窍，并能渗注于血脉起滋润作用的，称为津。性质较浓稠，流动性较小，灌注于骨节、脏腑、脑、髓等组织，起濡养作用的称为液。

25

考点2★★★ 津液的生成输布与排泄

津液的输布主要依靠脾、肺、肾、肝、三焦等脏腑生理机能的协调配合来完成：①脾气转输布散津液。②肺气宣降以行水。③肾气蒸腾气化水液。④肝气疏泄促水行。⑤三焦决渎利水道。

津液的排泄主要与肾、肺、脾的生理机能有关，其中肾在津液排泄中的地位最为重要。

考点3★ 津液的功能

1. 滋润濡养。
2. 充养血脉——"津血同源"之说。

第五节 神

考点1★ 人体之神的基本概念

神是人体生命活动的主宰及其外在总体表现的统称。

考点2★ 神和五脏的对应关系

中医学把神分为神、魂、魄、意、志，分别归属五脏，即"心藏神、肺藏魄、肝藏魂、脾藏意、肾藏志"，并称为"五神脏"。"所以任物者谓之心，心有所忆谓之意，意之所存谓之志，因志而存变谓之思，因思而远慕谓之虑，因虑而处物谓之智"。

第六节 精、气、血、津液之间的关系

考点1★★★ 气与血的关系

气与血的关系，通常概括为"气为血之帅、血为气之母"。

气为血之帅：①气能生血。②气能行血。③气能摄血。

血为气之母：①血能养气。②血能载气。

考点2★★★　气与津液的关系

①气能生津。②气能行津。③气能摄津。④津能生气（津液在其输布过程中，受到脏腑阳气的蒸腾温化，可以化生为气）。⑤津能载气。

考点3★★★　精、血、津液之间的关系

1. 精血同源

2. 津血同源　《灵枢·营卫生会》有"夺血者无汗，夺汗者无血"之论。

第十单元　经络

考点1★★　十二经脉的走向规律

十二经脉的走向规律：手之三阴，从脏走手；手之三阳，从手走头；足之三阳，从头走足；足之三阴，从足走腹。

考点2★★★　十二经脉的交接规律

1. 相为表里的阴经与阳经在四肢的末端交接。
2. 同名的手足阳经在头面部交接（头为诸阳之会）。
3. 手足阴经在胸部交接。

考点3★★★　十二经脉的分布规律

1. 四肢部位　阴经分布在内侧面，阳经分布在外侧面。内侧分三阴，外侧分三阳，其前后顺序是太阴、阳明在前缘；少阴、太阳在后缘；厥阴、少阳在中线。

2. 头面部位　阳明经行于面部、额部；太阳经行于面颊、头顶及头后部；少阳经行于侧头部。

考点4★★　十二经脉的表里关系

手足太阳与少阴为表里、手足少阳与厥阴为表里、手足阳明与太阴为表里。

考点5★★★　十二经脉的流注次序

肺经→大肠经→胃经→脾经→心经→小肠经→膀胱经→肾经→心包经→三焦经→胆经→肝经

速记：肺大胃脾心小肠，膀肾包焦胆肝藏。

考点6★★★　督脉、任脉、冲脉、带脉、跷脉和维脉的基本功能

1. **督脉的基本功能**　"阳脉之海"。
2. **任脉的基本功能**　"阴脉之海""任主胞胎"。
3. **冲脉的基本功能**　"十二经脉之海""血海"。
4. **带脉的基本功能**　约束纵行诸经、固护胞胎、主司带下。
5. **跷脉的基本功能**　一是主司下肢运动，二是司眼睑的开合。
6. **维脉的基本功能**　维系全身经脉。阳维能维系联络全身之阳经；阴维则维系联络全身之阴经。

考点7★★　经筋的生理功能

约束骨骼、主司关节运动。

第十一单元　体质

考点1★★　体质与脏腑、精气血津液的关系

1. **体质与脏腑经络的关系**　脏腑经络的盛衰偏颇决定体质的差异。个体体质的差异必然以脏腑为中心，反映

出构成身体诸要素的某些或全部的素质特征。

2. 体质与精气血津液的关系 精气血津液是决定体质特征的重要物质基础，其中精的多少优劣是体质差异的根本。

考点2★★ 体质与用药宜忌

体质偏阳者，当慎用温热伤阴之剂，偏阴者，当慎用寒凉伤阳之药。

第十二单元 病因

第一节 六淫

考点1★ 六淫的概念

六淫即风、寒、暑、湿、燥、火（热）六种外感病邪的统称，又称六邪。

考点2★★★ 六淫的共同致病特点

①外感性。②季节性。③地域性。④相兼性。

考点3★★★ 风邪的性质及致病特点

①风性轻扬开泄，易袭阳位。②风性善行而数变。③风性主动。④风为百病之长。

考点4★★★ 寒邪的性质及致病特点

①寒为阴邪，易伤阳气。②寒性凝滞。③寒性收引。

考点5★★★ 暑邪的性质及致病特点

①暑为阳邪，其性炎热。②暑性升散，易扰心神，易伤津耗气。③暑多夹湿。

考点6★★★　湿邪的性质及致病特点

①湿为阴邪，易伤阳气。②湿性重浊。③湿性黏滞，易阻气机。④湿性趋下，易袭阴位。

考点7★★★　燥邪的性质及致病特点

①燥性干涩，易伤津液。②燥易伤肺。

考点8★★★　火（热）邪的性质及致病特点

①火热为阳邪，其性燔灼趋上。②火热易扰心神。③火热易伤津耗气。④火热易生风动血。⑤火邪易致疮痈。

第二节　疠气

考点1★　疠气的概念

疠气是一类具有强烈致病性和传染性病邪的总称。

考点2★★　疠气的致病特点

①发病急骤，病情危笃。②传染性强，易于流行。③一气一病，症状相似。

第三节　七情内伤

考点1★　情志内伤的基本概念

七情内伤，指喜、怒、忧、思、悲、恐、惊等七种引发和诱发疾病的情志活动。

考点2★★★　情志内伤的致病特点

1. 直接伤及内脏　情志内伤，最易损伤心肝脾三脏。

2. 影响脏腑气机　怒则气上；喜则气缓；悲则气消；恐则气下；惊则气乱；思则气结。

3. 多发为情志病
4. 影响病情变化

第四节　饮食失宜

考点★　饮食偏嗜

1. 寒热偏嗜　多食寒凉损伤脾胃阳气，导致寒湿内生；多食辛热，可使肠胃积热。

2. 五味偏嗜　酸入肝、苦入心、甘入脾、辛入肺、咸入肾，长期偏嗜可损伤内脏。

3. 食类偏嗜

第五节　劳逸失度

考点1★★★　过度劳累

过度劳累包括三个方面：①劳力过度。②劳神过度。③房劳过度。"劳则气耗""久立伤骨，久行伤筋"。

考点2★★　过度安逸

过度安逸："久卧伤气，久坐伤肉"。

第六节　痰饮

考点1★★　痰饮的概念

痰饮是人体水液代谢障碍所形成的病理产物，一般以较稠浊者称为痰，清稀者称为饮。痰分为有形之痰和无形之痰。饮则流动性较大，可留积于人体脏腑组织的间隙或疏松部位。因其停留的部位不同而表现各异，分为"痰饮""悬饮""溢饮""支饮"等。

考点2★　痰饮的形成

多由外感六淫或饮食及七情内伤等，使肺、脾、肾、肝及三焦等脏腑气化功能失常，水液代谢障碍而成。

考点3★★★　痰饮的致病特点

①阻滞气血运行。②影响水液代谢。③易于蒙蔽神明。④致病广泛，变幻多端。

第七节　瘀血

考点1★　瘀血的概念

瘀血是指体内因血行滞缓或血液停积而形成的病理产物，瘀血既是病理产物又是具有致病作用的"死血"。

考点2★★　瘀血的形成

1. 血行不畅致瘀　虚（气虚、阳虚、阴虚、津亏），气滞，血寒，血热等原因使血行不畅而凝滞。

2. 血出致瘀　由于内外伤、气虚失摄或血热妄行等原因造成血离经脉，积存于体内而形成瘀血。

考点3★★　瘀血的致病特点

①易于阻滞气机，即"血瘀则气滞"。②影响血脉运行。③影响新血生成，故有"瘀血不去，新血不生"之说。④病位固定，病证繁多。

考点4★★★　瘀血致病的症状特点

1. 疼痛　多表现刺痛，固定不移，夜间尤甚，拒按。

2. 肿块　瘀血积于皮下或体内则可见肿块，肿块部位固定。

3. 出血　瘀血的出血为紫暗色，夹有血块。

4. 色紫暗 一是面色紫暗，口唇、爪甲青紫等；二是舌质紫暗。

5. 可出现肌肤甲错，脉涩或脉结代等

第十三单元　发病

考点1★　正气与邪气的概念

1. 正气 是一身之气相对邪气时的称谓，是指人体内具有抗病、祛邪、调节、修复等作用的一类细微物质。

2. 邪气 泛指各种致病因素，包括六淫、疠气、七情内伤、劳逸损伤及各种病理产物（如痰饮、水湿、瘀血、结石等）。

考点2★★　发病基本原理

1. 正气不足是疾病发生的基础 "正气存内，邪不可干""邪之所凑，其气必虚"。正气在发病中起主导作用。

2. 邪气是发病的重要条件 邪气与发病关系至为密切，其重要作用主要体现在邪气是导致发病的重要原因，无邪则一般不病；病邪影响病情和病位；在某些情况下，邪气在发病中亦能起主导作用。故说"虚邪贼风，避之有时"。

3. 邪正相搏的胜负，决定发病与不发病 一般来讲，正胜邪却则不发病，邪胜正负则发病，并能决定发病的证候类型。

考点3★　影响发病的主要因素

环境（气候因素、地域因素、生活工作环境及社会环境）、体质、精神状态。

考点4★★★　发病类型

1. 感邪即发 感邪即发又称卒发、顿发，指感邪后立即发病。

2. 徐发 又称缓发，即感邪后缓慢发病。此与致病因素的种类、性质以及体质因素等密切相关。

3. 伏而后发 伏而后发多见于"伏气温病"，如"夏伤于暑，秋为痎疟""冬伤于寒，春必病温"等。

4. 继发 指在原发疾病的基础上，继而发生新的疾病。

5. 合病与并病 合病，指外感病初起时两经同时受邪而发病。并病，指一经病证未罢又出现另一经病证的发病特点，也可指具体疾病的病后增病，即可视为并发病证。

6. 复发 引起病证复发的机理是余邪未尽，正气未复，同时更有诱因的作用。

<u>复发的诱因：①外感致复。②食复。③劳复。④药复。⑤情志致复。⑥某些气候因素、地域因素也可成为复发的诱因。</u>

第十四单元 病机

第一节 邪正盛衰

考点1★★★ 邪正盛衰与虚实变化

1. 虚实病机 《素问·通评虚实论》说："邪气盛则实，精气夺则虚。"

实，指以邪气亢盛为主，而正气未衰，正邪激烈相争，临床上出现一系列以太过、亢奋、有余为特征的一种病理状态。

虚，以正气虚损为主，而邪气已退或不明显，正邪难以激烈相争，出现一系列以虚弱、衰退和不足为特征的一种病理变化。

2. 虚实变化

（1）虚实错杂

1）虚中夹实指以正虚为主，又兼有实邪为患的病理变化。

2）实中夹虚指以邪实为主，又兼有正气虚损的病理变化。

（2）虚实真假

1）真实假虚：病机的本质为"实"，但表现出"虚"的临床假象，又称为"大实有羸状"。

2）真虚假实：病机的本质为"虚"，但表现出"实"的临床假象，又称为"至虚有盛候"。

考点2★★　邪正盛衰与疾病转归

①正胜邪退。②邪去正虚。③邪胜正衰。④邪正相持。⑤正虚邪恋。

第二节　阴阳失调

考点1★★　阴阳偏盛

阴阳偏盛，是指人体阴阳双方中的某一方的病理性亢盛状态，属"邪气盛则实"的实性病机。

病机的主要特点：阴阳中的一方偏盛，而另一方不虚。阴阳具有相互制约的变化规律。即阳长则阴消，阴长则阳消。

阳偏盛必然会耗阴，导致阴不足，即"阳盛则阴病"。

阴偏盛必然会损阳，导致阳气虚损，即"阴盛则阳病"。

考点2★★　阴阳偏衰

阴阳偏衰，是指人体阴阳双方中的一方虚衰不足的病理状态,属"精气夺则虚"的虚性病机。

考点3★　阴阳互损

阴阳互损是指在阴或阳任何一方虚损的前提下,病变发展损及另一方,形成阴阳两虚的病理变化。

1. 阴损及阳　是指由于阴气亏损日久,以致阳气生化不足,形成了以阴虚为主的阴阳两虚病理状态。

2. 阳损及阴　系指由于阳气虚损日久,以致阴气化生不足,形成以阳虚为主的阴阳两虚病理状态。

考点4★★★　阴阳格拒

1. 阴盛格阳　又称格阳。指阴气偏盛至极,壅闭于里,寒盛于内,逼迫阳气浮越于外的一种病理状态。由于格阳于外,可表现出某些假热之象,即为真寒假热证。

2. 阳盛格阴　又称格阴。指阳气偏盛至极,深伏于里,热盛于内,格阴于外的一种病理状态。由于格阴于外,可表现出某些假寒之象,即为真热假寒证。

考点5★　阴阳亡失

阴阳亡失,是指机体阴气或阳气突然大量亡失,导致生命垂危的一种病理状态。包括亡阴和亡阳两类:

1. 亡阳　多见大汗淋漓(稀而凉)、肌肤手足逆冷、蜷卧、神疲、脉微欲绝等危重证候。

2. 亡阴　多见喘渴烦躁、手足虽温而汗多(热而黏)欲脱的危重证候。

考点6★　阴阳转化

阴阳转化,是指事物或现象的阴阳属性在一定条件下,当阴阳两方面的消长运动发展到一定阶段,其消长变化达到一定阈值,就可能导致阴阳属性的转化,即阴可以转化为阳,阳可以转化为阴。

第三节 精、气、血失常

考点1★ 精的失常

1. 精虚 指肾精和水谷之精不足及其功能低下所产生的病理变化。

2. 精的施泄失常

（1）失精 指生殖之精和水谷之精大量丢失的病理变化。精脱为失精之重证。

（2）精瘀 指男子精滞精道，排精障碍而言。

考点2★★★ 气的失常

气的失常包括气虚、气机失调（即气滞、气逆、气陷、气闭、气脱等）。

1. 气虚 指一身之气不足及其功能低下的病理变化。

2. 气滞 指气的运行不畅，郁滞不通的病理状态。由于肝升肺降、脾升胃降，在调整全身气机中起着极其重要的作用，故脏腑气滞以肺、肝、脾胃为多见。

3. 气逆 指气升之太过，或降之不及，以致气逆于上的病理状态。气逆多见于肺、肝、胃等脏腑。

4. 气陷 指气的上升不足或下降太过，以气虚升举无力而下陷为特征的病理状态。多因脾气虚损所致。

5. 气闭 指气机闭阻，失于外达，以致清窍闭塞，出现昏厥等的病理状态。

6. 气脱 指气虚至极，不能内守而大量脱失，以致生命机能突然衰竭的病理状态。

考点3★ 血的失常

1. 血虚 指血液亏少，濡养功能减退的病理变化。以心、肝两脏多见。

2. 血运失常

（1）血瘀　血瘀病机的形成，多与气虚、气滞、痰浊、瘀血、血寒、血热、津亏等所致血行不畅有关。

（2）出血　出血病机的形成多与血热、气虚、外伤及瘀血内阻等有关。

考点4★★★　精、气、血关系失调

1. 精与气血失调　主要表现为精气两虚、精血不足、气滞精瘀和血瘀精阻等病理变化。

2. 气滞血瘀　指气机阻滞，导致血液运行障碍，出现血瘀的病理状态。

3. 气虚血瘀　指因气虚推动无力而致血行不畅，甚至瘀阻不通的病理状态。

4. 气不摄血　指因气虚统摄无力，以致血逸脉外而出血的病理状态。

5. 气随血脱　指在大量出血的同时，气随血液的流失而脱失，形成气血两脱的危重病理状态。

6. 气血两虚　指气虚和血虚同时存在的病理状态。

第四节　津液代谢失常

考点1★　津液不足

津液不足，是指津液亏损，脏腑组织失于滋养，表现一系列干燥枯涩特征的病理状态。

考点2★★　津液与气血关系失调

1. 水停气阻　指津液代谢障碍，水湿痰饮停留，导致气机阻滞的病理状态。

2. 气随津脱　指津液大量丢失，气失其依附而出现暴脱亡失的病理状态。

3. 津枯血燥 指津液亏损,导致血燥而虚热内生或血燥生风的病理状态。

4. 津亏血瘀 指津液耗损,导致血行瘀滞不畅的病理状态。

5. 血瘀水停 指因血脉瘀阻,血行不畅导致津液输布障碍,而致水液停聚的病理状态。

第五节 内生"五邪"

考点1★★★ 风气内动

1. 风气内动 即内风,是体内阳气亢逆变动而形成一种以动摇、眩晕、抽搐、震颤为临床特征的病理状态。

2. 内风形成及表现 ①<u>肝阳化风</u>。②<u>热极生风</u>。③<u>阴虚风动</u>。④<u>血虚生风</u>。⑤<u>血燥生风</u>。

考点2★★★ 寒从中生

寒从中生又称"内寒"。指机体阳气虚衰,温煦作用减退,阳不制阴而虚寒内生的病理状态。内寒病机多见于心、脾、肾。

考点3★ 湿浊内生

湿浊内生又称"内湿",指因体内水液输布排泄障碍而致湿浊停滞的病理状态。其联系最密切的脏腑是脾、肾。

考点4★ 津伤化燥

津伤化燥又称"内燥"。指机体津液耗伤,人体各组织器官和孔窍失其濡润而出现干燥枯涩的病理状态。内燥以肺、胃及大肠为多见。

考点5★★★　火热内生

1. 实火　①阳气过盛化火的壮火。②外感六淫病邪，郁而从阳化火。③病理性代谢产物和食积、虫积等邪郁化火。④五志过极化火。

2. 虚火　阴气亏虚，不能制阳，虚热内生。

第六节　疾病传变

考点1★★　疾病传变的形式

1. 病位传变　包括表里之间与内脏之间的传变。

2. 外感病传变　包括六经传变、三焦传变、卫气营血传变。

3. 内伤病传变　脏与脏传变、脏与腑传变、腑与腑传变、形脏内外传变。

考点2★★　病性转化

1. 寒热转化　由寒化热，由热转寒。
2. 虚实转化　由实转虚，因虚致实。

第十五单元　防治原则

考点1★★　正治

正治指采用与其疾病证候性质相反的方药进行治疗的原则，又称"逆治"。包括寒者热之、热者寒之、虚则补之、实则泻之等原则。

考点2★★★　反治

反治指顺从病证的外在假象而治的原则，又称"从治"。但究其实质仍是在治病求本原则指导下针对疾病本质而进行的治疗。主要包括如下四种：

1. 热因热用 即以热治热，是指用热性药物来治疗具有假热征象的病证。适用于阴盛格阳的真寒假热证。

2. 寒因寒用 即以寒治寒，是指用寒性药物来治疗具有假寒征象的病证。适用于阳盛格阴的真热假寒证。

3. 塞因塞用 即以补开塞，指用补益方药来治疗具有闭塞不通症状的病证。适用于"至虚有盛候"的真虚假实证。

4. 通因通用 即以通治通，指用通利之方药治疗具有实性通泄症状的病证。适用于"大实有羸状"的真实假虚证。

考点3★★ 治标与治本

1. "本"和"标"的概念 本和标是一个相对的概念，有多种含义，主要是用以说明病变过程中各种矛盾的主次关系。如从邪正双方来说，则正气是本，邪气是标；从病机与症状来说，则病机是本，症状是标；从疾病先后来说，则旧疾、原发病是本，新病、继发病是标。

2. 缓则治本 指在病情缓和、病势迁延、暂无急重病状情况下，即应着眼于疾病本质的治疗。

3. 急则治标 在某些紧急情况下，首先或主要针对其紧急病证或症状进行治疗的方法。如二便不通、喘脱、大出血等情况治其标。

4. 标本兼治 在治疗某些标本错杂并重的疾病时，采用治标与治本兼顾的方法，如增水行舟，益气解表。

考点4★ 扶正与祛邪的概念

1. 扶正 即扶助正气以提高机体的抗病能力。扶正多用补虚方法，适用于各种虚证。

2. 祛邪 即祛除邪气以安正气。祛邪多用泻实的方法，适用于各种实证。

考点5★★★　扶正祛邪的运用

1. 单纯扶正　适用于以正气虚为主要矛盾，而邪气亦不盛的虚性病证或真虚假实证。

2. 单纯祛邪　适用于以邪实为主要矛盾，而正气未衰的实性病证或真实假虚证。

3. 扶正与祛邪兼用　适用于正虚邪实，虚实夹杂病证。但在具体应用时，亦应分清是以正虚为主，还是以邪实为主，以便确定其治法是扶正为主而兼顾祛邪，还是祛邪为主而兼顾扶正。

4. 先祛邪后扶正　适用于虽然邪盛而正虚不甚，尚耐攻伐的病证，或邪盛为主，两者同时兼顾，则扶正反会助邪的病证，均应先祛邪而后扶正。

5. 先扶正后祛邪　即先补后攻，适用于正虚邪实，以正虚为主的病证。因正气过于虚弱，若同时兼以攻邪，则更伤正气，故应先扶正而后祛邪。

考点6★★★　调整阴阳

1. 损其有余　即"实则泻之"。适用于阴阳中任何一方偏盛有余的实证。"阳胜则热"的实热则"热者寒之"；"阴胜则寒"的实寒则"寒者热之"。

2. 补其不足　即"虚则补之"。适用于阴阳中任何一方虚损不足的虚证。

<u>阴阳互制之调补阴阳：</u>阴虚则热的虚热证，治宜滋阴以抑阳，即王冰所谓"壮水之主，以制阳光"，《内经》所谓"阳病治阴"。阳虚则寒的虚寒证，治宜扶阳以抑阴，即王冰所谓"益火之源，以消阴翳"，《内经》所谓"阴病治阳"。

<u>阴阳互济之调补阴阳：</u>对于虚热证与虚寒证，可用阴

中求阳与阳中求阴的治法。此即阴阳互济的方法。阴中求阳：即补阳时适当佐以补阴药；阳中求阴：即补阴时适当佐以补阳药。

3. 阴阳并补（阴阳互损） 对阴阳两虚则可采用阴阳并补之法治疗。

考点7★★★ 三因制宜

1. 因时制宜 "用寒远寒，用凉远凉，用温远温，用热远热，食宜同法"。

2. 因地制宜 根据不同地域环境特点，考虑用药的治则。

3. 因人制宜 老年慎泻，少年慎补。

第十六单元 养生与寿夭

考点★★ 养生的原则与方法

养生的原则包括：①顺应自然。②形神兼养。③调养脾肾。④因人而异。

中医诊断学

第一单元　望诊

考点1★★★　得神、失神、少神、假神的临床表现和意义

1. 得神

（1）意义　虽病而正气未伤，预后良好。

（2）表现　神志清楚，语言清晰，面色荣润含蓄，表情丰富自然；目光明亮，精彩内含；反应灵敏，动作灵活，体态自如；呼吸平稳，肌肉不削。

2. 失神

（1）精亏神衰

1）意义：脏腑精气极亏，正气大伤，功能活动衰竭，多见于慢性久病重病之人，预后不良。

2）表现：精神萎靡，意识模糊，反应迟钝，面色无华，晦暗暴露，目无光彩，眼球呆滞，呼吸微弱，或喘促无力，肉削著骨，动作艰难等。

（2）邪盛神乱

1）意义：邪气亢盛，热扰神明，邪陷心包；或肝风夹痰，蒙蔽清窍，阻闭经络，多见于急性病人，属病重。

2）表现：神昏谵语，躁扰不宁，循衣摸床，撮空理线；或猝然昏倒，双手握固，牙关紧闭等。

3. 少神

（1）意义　正气不足，精气轻度损伤，脏腑功能减弱，常见于虚证患者，或病后恢复期患者。

（2）表现　精神不振，两目乏神，面色少华，肌肉松软，倦怠乏力，少气懒言，动作迟缓。

4. 假神

（1）意义　假神是垂危病人出现精神暂时好转的假象。说明阴阳即将离决，属病危，多为临终表现。

（2）表现　久病重病之人，本已失神，但突然精神转佳，目光转亮，言语不休，想见亲人；或病至语声低微断续，忽而声音响亮起来；或原来面色晦暗，突然颧赤如妆；或本来毫无食欲，忽然食欲增强。

考点2★★★　五色主病的临床表现及其意义

五色	常见病证	意义
青色	主寒证、气滞、血瘀、疼痛、惊风	①面色青黑或淡青为寒盛或痛剧。②突然面色青灰，口唇青紫，为心阳暴脱，血脉瘀阻。③面色青黄，见于肝脾不调。④小儿眉间、鼻柱、唇周青色，为惊风或惊风先兆
白色	主虚证（血虚、气虚、阳虚）、寒证、失血	①口唇面色白而无华，主失血证或血虚证。②面色㿠白者，属阳虚证；面色㿠白而虚浮，属阳虚水泛。③面色苍白属阳气暴脱之亡阳证；或阴寒凝滞，血行不畅之实寒证；或大失血之人
黄色	主脾虚、湿证	①面色萎黄主脾胃气虚，气血不足。②黄胖主脾虚湿困。③阳黄为湿热熏蒸，阴黄为寒湿郁阻
赤色	主热证，戴阳证	①满面通红，为外感发热或脏腑阳盛。②午后颧红，多为阴虚内热。③面色苍白时有泛红如妆，为虚阳浮越（戴阳）

续表

五色	常见病证	意义
黑色	主肾虚、水饮、瘀血、寒证、疼痛	①面黑暗淡属肾阳虚。②面黑干焦属肾阴虚。③眼眶周围发黑为肾虚水饮或寒湿带下。④面色黧黑、肌肤甲错属瘀血日久

考点3★★★ 目部的脏腑分属

古人将目的不同部位分属于五脏，归纳为"五轮学说"。

1. 目内外眦的血络——血轮——心
2. 白睛——气轮——肺
3. 黑珠——风轮——肝
4. 瞳仁——水轮——肾
5. 眼胞——肉轮——脾

考点4★ 望目态的主要内容及临床意义

1. **瞳孔缩小** 可见于川乌、草乌、毒覃、有机磷类农药及吗啡、氯丙嗪等药物中毒。

2. **瞳孔散大** 可见于颅脑损伤、出血中风病等，提示病情危重；若两侧瞳孔完全散大，对光反射消失则是临床死亡的指征之一；也可见于青风内障或颠茄类药物中毒等。

3. **目睛凝视** 指病人两眼固定，不能转动，多属肝风内动所致。固定上视者，称戴眼反折。

4. **睡眠露睛** 指病人昏昏欲睡，睡后胞睑未闭而睛珠外露，多属脾气虚弱，气血不足，胞睑失养所致。常见于吐泻伤津和慢脾风的患儿。

5. **胞睑下垂** 又称睑废，指胞睑无力张开而上睑下垂者。双睑下垂者，多为先天不足、脾肾亏虚；单睑下垂者,多见于外伤。

考点5★★　望口之形色和口之动态的主要内容及临床意义

1. 口之形色

(1) 口角流涎　小儿见之多属脾虚湿盛;成人见之多为中风口㖞不能收摄。

(2) 口疮　唇内和口腔肌膜出现灰白色小溃疡,周围红晕,局部疼痛,多由心脾二经积热上熏所致。

(3) 口糜　口腔肌膜糜烂成片,口气臭秽,多由湿热内郁,上蒸口腔而成。

(4) 鹅口疮　小儿口腔、舌上出现片状白屑,状如鹅口者,多因感受邪毒,心脾积热,上熏口舌所致。

2. 口之动态

(1) 口张　口开而不闭,属虚证。若状如鱼口,但出不入,则为肺气将绝。

(2) 口噤　口闭而难开,牙关紧急,属实证,多因筋脉拘急所致,可见于中风、痫病、惊风、破伤风等。

(3) 口撮　上下口唇紧聚,不能吸吮,可见于小儿脐风。

(4) 口㖞　口角向一侧歪斜,见于风邪中络,或中风病的中经络。

考点6★★★　望齿的主要内容及临床意义

1. 牙齿色泽　①牙齿干燥:胃阴已伤。②光燥如石:胃热炽盛。③燥如枯骨:肾阴枯涸。

2. 牙齿动态　①牙关紧急:多属风痰阻络或热极动风。②咬牙龂齿:多为热盛动风。③睡中龂齿:多因胃热或虫积所致,亦可见于常人。

考点7★★ 望龈的主要内容及临床意义

①牙龈淡白：血虚或失血。②牙龈红肿疼痛：胃火亢盛。

考点8★★ 望咽喉的主要内容及临床意义

1. 咽部红肿 ①咽部深红，肿痛明显：肺胃热毒壅盛。②咽部鲜红娇嫩，疼痛不甚：肾水亏少，阴虚火旺。③咽部淡红漫肿：痰湿凝聚。

2. 白喉 咽部溃烂处上覆白腐，形如白膜。伪膜坚韧，不易剥离，重剥则出血，或剥去随即复生，此属重证，因肺胃热毒伤阴而成，属烈性传染病。

3. 乳蛾 一侧或两侧喉核红肿肥大，形如乳头或乳蛾，表面或有脓点，咽痛不适。属肺胃热盛，邪客喉核，或虚火上炎，气血瘀滞所致。

4. 喉痈 咽喉部红肿高突，疼痛剧烈，吞咽困难，常因热毒客于咽喉所致。

考点9★ 望颈项的主要内容及临床意义

1. 外形

（1）瘿瘤 指颈部结喉处有肿块突起，或大或小，或单侧或双侧，可随吞咽而上下移动。多因肝郁气结痰凝，或水土失调，痰气搏结所致。

（2）瘰疬 指颈侧颌下有肿块如豆，累累如串珠。多由肺肾阴虚，虚火内灼，炼液为痰，结于颈部，或因外感风火时毒，夹痰结于颈部所致。

2. 动态 颈脉怒张指颈部脉管明显胀大，平卧时更甚，多见于心血瘀阻，肺气壅滞，以及心肾阳衰、水气凌心的病人。

考点 10★★ 望四肢动态的主要内容及临床意义

1. 四肢抽搐　指四肢筋脉挛急与弛张间作，舒缩交替，动作有力。多因肝风内动，筋脉拘急所致。

2. 手足拘急　多因寒邪凝滞或气血亏虚，筋脉失养所致。

3. 手足颤动　指双手或下肢颤抖或振摇不定，不能自主，多由血虚筋脉失养或饮酒过度所致。

4. 手足蠕动　指手足时时掣动，动作弛缓无力，类似虫之蠕行，多为阴虚动风所致。

5. 循衣摸床，撮空理线　指重病神志不清，病人不自主地伸手抚摸衣被、床沿，或伸手向空，手指时分时合，为病重失神之象。

考点 11★ 望斑疹的内容

斑	凡色深红或青紫，成片平铺于皮肤，抚之不碍手，压之不褪色者，为斑
疹	凡色红或紫红，点小如粟米，高出皮肤，抚之碍手，压之褪色者，为疹

考点 12★★★ 望痰的临床意义

①寒痰：稀白。②热痰：黄稠。③燥痰：少、黏，难咯。④湿痰：白、滑、多，易咯。⑤肺痈：咳吐脓血腥臭痰。

考点 13★★ 望涕的临床意义

①流清涕：外感风寒。②流浊涕：外感风热。③阵发性清涕量多如注，伴喷嚏频作：鼻鼽，是风寒束于肺卫所致。④久流浊涕，气腥臭：鼻渊，属湿热蕴阻。

考点14★★★　望呕吐物的临床意义

①清稀无酸臭味：胃阳虚或寒邪犯胃。②秽浊有酸臭味：邪热犯胃。③呕吐清水痰涎，伴胃脘振水声：饮停胃脘。④吐酸腐食物：伤食。⑤呕吐黄绿苦水：肝胆郁热或湿热。⑥吐血，色暗红或紫暗有块，夹杂食物残渣：胃有积热，或肝火犯胃，或胃腑血瘀。

考点15★★★　小儿食指络脉病理变化的临床意义

正常食指络脉在食指掌侧前缘，隐隐显露于掌指横纹附近，纹色浅红略紫，呈单支且粗细适中。

1. 红紫辨寒热　色鲜红为外感表证；色紫红为里热证；色青为痛证、惊风；色紫黑为血络郁闭，病情危重；色淡白为脾虚、疳积。

2. 淡滞定虚实　浅淡纤细为虚，浓滞增粗为实。

3. 浮沉分表里　浮现明显为病邪在表，见于外感表证；沉隐不显为病邪在里，见于内伤里证。

4. 三关测轻重　风关以内，为邪在络；在气关，为邪在经；在命关，为邪入脏；透关射甲，即食指络脉一直延至指端爪甲，预后不良，病情凶险。

第二单元　望舌

考点1★★★　舌色

1. 淡白舌　主气血两虚、阳虚。

①气血两虚：淡白光莹，舌体瘦薄。②阳虚水湿内停：淡白湿润，舌体胖嫩。③脱血夺气：枯白舌。

2. 红舌　主热证。

①实热：兼黄苔。②虚热：少苔或无苔。③心火：舌

尖红。④肝胆火：舌边红。

3. 绛舌　主里热亢盛、阴虚火旺。

①温病热入营血或脏腑内热炽盛：舌绛有苔，或伴有红点、芒刺。②阴虚火旺：舌绛，少或无苔，或有裂纹。

4. 紫舌　主血行不畅。

①热：绛紫而干枯少津。②寒：淡紫而湿润。③血瘀：舌暗紫，有瘀点、瘀斑。

考点2★★　舌形

1. 老嫩

（1）老舌　舌质纹理粗糙或皱缩，坚敛而不柔软，舌色较暗。主实证。

（2）嫩舌　舌质纹理细腻，浮胖娇嫩，舌色浅淡。主虚证。

2. 胖瘦　①胖大：主水湿痰饮。②瘦薄：主气血阴液不足。③舌淡而瘦薄：气血两虚。④舌红绛干燥而瘦薄：阴虚火旺。⑤舌红绛肿胀：心脾热盛。

3. 点刺　皆主热盛，点刺越多，热邪越盛。

4. 裂纹舌　①舌红绛而有裂纹，多属热盛伤津。②舌淡白而有裂纹，多为血虚不润。③舌淡白胖嫩有齿痕又兼见裂纹者，多属脾虚湿侵。

5. 齿痕舌　主脾虚、水湿内停。

考点3★★★　舌态

1. 强硬　主热、痰、风。

①邪热炽盛：舌红绛少津而强硬。②风痰阻络：舌胖大，有厚腻苔而强硬。③中风：舌强语言謇涩。

2. 痿软　主阴液亏损或气血两虚。

3. 颤动　主肝风内动。

4. 歪斜 主中风、喑痱或中风先兆。

5. 吐弄 均主心脾有热。

<u>吐舌和弄舌的区别</u>：吐舌为疫毒攻心或正气已绝。弄舌为热甚动风先兆。吐弄舌可见于小儿智能发育不全。

6. 短缩 病情危重的征象。

①寒：淡白或青紫，湿润而短缩。②热：色红绛干燥而短缩。③痰：舌胖大，苔滑腻而短缩。④虚：舌淡白，胖嫩而短缩。

考点4★★★ 苔质

1. 厚薄 主要反映邪正的盛衰和邪气之深浅。

（1）薄苔 主健康人，或病在表，病情轻。

（2）厚苔 主食积、痰湿，或病在里，病情较重。

2. 润燥 主要反映体内津液的盈亏和输布情况。

（1）滑苔 为水湿之邪内聚的表现，<u>主痰饮，主湿，主寒证</u>。

（2）燥苔 <u>提示体内津液已伤。</u>

（3）糙苔 <u>由燥苔进一步发展而成，为伤津之重证。</u>

3. 腐腻

（1）腐苔 苔质疏松而厚，颗粒粗大，形如豆腐渣堆在舌面上，揩之可去。<u>主食积、痰浊、内痈</u>。

（2）腻苔 苔质致密，颗粒细腻，揩之不去，刮之不脱。<u>主湿浊、痰饮、食积。</u>

4. 剥（落）苔 了解胃气胃阴之存亡及气血的盛衰。

（1）地图舌 舌苔剥落呈地图状，边缘凸起。

（2）镜面舌 舌苔全部剥落，舌面光洁如镜。

（3）类剥苔 剥落处可见新生颗粒。

5. 真、假苔

（1）真苔 舌苔坚敛着实，紧贴于舌面，不易脱落。表示有胃气，<u>也称有根苔。</u>

（2）**假苔**　舌苔不着实，似浮涂于舌面上，刮之即去。表示胃气已衰，也称无根苔。

考点5★★★　苔色

1. 白苔　主表证、寒证、湿证，特殊情况下主热证。
①表证：薄白苔。②寒证：舌苔薄白而滑。③热证：积粉苔。

2. 黄苔　主热证、里证。苔色越黄，热邪越重。淡黄为热轻，深黄为热重，焦黄为热结。

黄腻苔主湿热或痰热内蕴，或食积化腐。

3. 灰黑苔　主热极，寒盛。①热极津枯：苔灰黑而燥裂。②阳虚寒盛：苔灰黑而润滑。

考点6★★　舌下络脉

1. 舌下络脉短而细，周围小络脉不明显，舌色偏淡者，多属气血不足。

2. 舌下络脉粗胀，或呈青紫、绛、绛紫、紫黑色，或舌下络脉曲张如紫色珠子状，有大小不等的结节等，皆为血瘀的征象。

第三单元　闻诊

考点1★★　音哑与失音

1. 新病属实证（金实不鸣）　因外感风寒或风热，或痰湿壅肺。

2. 久病属虚证（金破不鸣）　多因各种原因导致阴虚火旺，肺肾精气内伤所致。

考点2★★★ 谵语、郑声、独语、错语的概念及临床意义

1. 谵语 指神志不清，语无伦次，声高有力的症状，属实证。为热扰心神。

2. 郑声 指神志不清，语言重复，时断时续，语声低弱模糊的症状。为脏气衰竭，心神散乱。见于多种疾病的晚期、危重阶段。

3. 独语 指自言自语，喃喃不休，见人语止，首尾不续的症状。多因心气虚弱，神气不足，或气郁痰阻，蒙蔽心神所致，属阴证。常见于癫病、郁病。

4. 错语 指病人神志清楚而语言时有错乱，语后自知言错的症状。虚证多与心气虚弱，神气不足有关。实证多为痰湿、瘀血、气滞阻碍心窍所致。

考点3★★★ 咳嗽的表现及临床意义

1. 咳声重浊沉闷 寒痰湿浊停聚于肺，肺失肃降（寒咳）。

2. 干咳，少痰或无痰 燥邪犯肺或阴虚肺燥（燥咳）。

3. 咳声不扬，痰稠色黄 肺热（热咳）。

4. 咳有痰声，痰多易咯 痰湿阻肺（湿咳）。

5. 百日咳 咳声短促，呈阵发性、痉挛性、连续不断，咳后有鸡鸣样回声，并反复发作者，多因风邪与痰热搏结所致，常见于小儿。

6. 白喉 咳声如犬吠，伴有声音嘶哑，吸气困难，是肺肾阴虚，疫毒攻喉所致。

考点4★ 短气、少气的表现及临床意义

1. 短气 指自觉呼吸短促而不相接续，气短不足以息的轻度呼吸困难。其表现似喘而不抬肩，气急而无痰

声，即只自觉短促，他觉征象不明显。

2. 少气 又称气微，指呼吸微弱而声低，气少不足以息，言语无力的症状。少气属诸虚劳损，多因久病体虚或肺肾气虚所致。

考点5★★　胃肠异常声音

1. 呕吐 ①吐势徐缓，声音微弱：虚寒呕吐。②吐势较急，声音壮厉：实热呕吐。③呕吐呈喷射状：热扰神明。④呕吐酸腐味的食糜：食滞胃脘。

2. 呃逆 ①呃声高亢、声响有力为实证。②呃声低沉、气弱无力为虚证。③新病呃逆，其声有力，多属寒邪或热邪客于胃，久病、重病呃逆不止，声低气怯无力者，属胃气衰败之危候。

3. 嗳气 ①食滞胃脘：嗳出酸腐气味。②肝气犯胃：嗳气随情志变化而增减。③胃虚气逆：嗳声低沉断续。

考点6★★　病室气味异常的临床意义

1. 病室臭气触人，多为瘟疫类疾病。
2. 病室有血腥味，病者多患失血。
3. 病室散有腐臭气，病者多患溃脓疮疡。
4. 病室尸臭，多为脏腑衰败，病情重笃。
5. 病室有尿臊气（氨气味），见于肾衰。
6. 病室有烂苹果样气味（酮体气味），多见于消渴危重病症。
7. 病室有蒜臭气味，多见于有机磷中毒。

第四单元　问诊

考点1★★　问寒热

1. 恶寒发热 ①恶寒重发热轻：主风寒表证。②发热重恶寒轻：主风热表证。③发热轻而恶风：主伤风表证。

2. 但寒不热　①新病恶寒：主要见于里实寒证。②久病畏寒：主要见于里虚寒证。

3. 但热不寒

（1）壮热　高热持续不退，属里实热证。

（2）潮热　①日晡潮热：下午3~5时（即申时）热势较高，见于阳明腑实证。②阴虚潮热：午后和夜间有低热，有热自骨缝向外透发的感觉，多属阴虚火旺。③湿温潮热：午后发热明显，身热不扬，肌肤初扪之不觉很热，扪之稍久即觉灼手，为湿郁热蒸之象。

4. 寒热往来

（1）寒热往来无定时　多见于少阳病，为半表半里证。

（2）寒热往来有定时　每日或二三日发作一次，发有定时，常见于疟疾。

考点2★★　特殊汗出的表现和临床意义

1. 自汗　醒时经常汗出，活动后尤甚。见于气虚或阳虚证。

2. 盗汗　睡则汗出，醒则汗止。见于阴虚证。

3. 绝汗　病情危重时大汗不止。见于亡阴或亡阳证。

4. 战汗　病人先恶寒战栗而后汗出的症状，为正邪剧争所致。常见于温病或伤寒邪正剧烈斗争的阶段，是病变发展的转折点。

考点3★★★　问疼痛的性质及其临床意义

①胀痛：气滞。但头目胀痛，则多因肝火上炎或肝阳上亢所致。②刺痛：血瘀。③冷痛：寒证。④灼痛：热证。⑤重痛：湿邪困阻气机。⑥酸痛：风湿侵袭、气血不

足所致。⑦<u>绞痛</u>：寒邪凝滞或有形实邪阻闭气机。⑧<u>空痛</u>：气血亏虚所致。⑨<u>隐痛</u>：<u>虚证</u>。⑩<u>走窜痛</u>：肝气郁滞或风邪所致。

考点4★★ 问头痛的性质及其临床意义

①阳明经头痛：前额连眉棱骨痛。②少阳经头痛：头两侧痛。③太阳经头痛：后头部连项痛。④厥阴经头痛：颠顶痛。

考点5★★★ 问头晕的性质及其临床意义

1. 头晕而胀，烦躁易怒，舌红苔黄，脉弦数者，多因肝火上炎。

2. 头晕胀痛，头重脚轻，舌红少津，脉弦细者，多因肝阳上亢。

3. 头晕面白，神疲乏力，舌淡脉细弱者，多因气血亏虚。

4. 头晕而重，如物裹缠，痰多苔腻者，多因痰湿内阻。
5. 头晕耳鸣，腰酸遗精者，多因肾虚精亏。
6. 外伤后头晕刺痛者，多因瘀血阻滞脑络。

考点6★★★ 耳鸣、耳聋的病机

1. 实证 <u>突发耳鸣，声大如雷，按之不减，或新病暴聋。</u>可因肝胆火盛、肝阳上亢，或痰火壅结、气血瘀阻、风邪上袭，或药毒伤耳所致。

2. 虚证 <u>渐起耳鸣，声细如蝉，按之可减或耳渐聋。</u>可因肾精、脾气或肝阴血不足，耳窍失养所致。

考点7★★ 目昏、雀盲的特点及临床意义

1. 目昏 视物昏暗，模糊不清。
2. 雀盲 每至黄昏以后视力减退，视物不清。
3. 目昏和雀盲皆为肝肾精血不足所致

考点8★★★ 问饮食与口味

1. 口渴与饮水

（1）口渴多饮 指口渴明显，饮水量多。①若大渴喜冷饮，为里实热证。②若口渴多饮，伴有食多、尿多、消瘦，为消渴病。

（2）渴不多饮 多见于四种情况：①痰饮水湿内停。②湿热内困。③热入营分。④瘀血（口干，但欲漱水不欲咽）。

2. 食欲与食量

（1）消谷善饥 消谷善饥，兼大便溏泄者，属胃强脾弱。

（2）饥不欲食 多属胃阴虚证。

3. 口味

（1）口淡 多见于脾胃虚弱证。

（2）口甜 多见于脾胃湿热，或脾虚之证。

（3）口黏腻 常见于痰热内盛、湿热蕴脾及寒湿困脾。

（4）口酸 多见于伤食、肝胃郁热等。

（5）口苦 多见于心火上炎或肝胆火热之证。

（6）口涩 为燥热伤津，或脏腑热盛所致。

（7）口咸 多认为是肾病及寒水上泛之故。

考点9★ 大便异常的表现和临床意义

1. 便质异常

（1）完谷不化 多见于脾虚和肾虚。新起者多为食滞胃肠。

（2）溏结不调 时干时稀：肝脾不调；先干后溏：脾虚。

（3）下利脓血 痢疾或肠癌。

（4）便血　若便黑如柏油是远血，血来自胃脘；若便血鲜红是近血，血多因内痔或肛裂等。

2. 排便感异常

（1）肛门灼热　见于大肠湿热所致泄泻或痢疾。

（2）里急后重　即腹痛窘迫、时时欲泻、肛门重坠、便出不爽，见于湿热痢疾。

（3）排便不爽　见于大肠湿热；或肝气犯脾，肠道气滞或食滞胃肠。

考点10★　小便异常的表现和临床意义

1. 尿次异常

（1）尿频数　频数量少色赤而急迫：下焦湿热；频数量多色清而长：肾阳虚或肾气不固。

（2）癃闭　点滴而出为癃；点滴不出为闭。实：湿热、瘀血、砂石；虚：肾阳虚。

2. 排尿感异常

（1）尿道涩痛　湿热内蕴、热灼津伤、结石或瘀血阻塞所致。

（2）余溺不尽(即排尿后小便点滴不尽)　肾阳亏虚，肾气不固。

（3）小便失禁　多因肾气不固，膀胱失约。

（4）遗尿　肾气不固。

考点11★　带下异常的临床表现及意义

1. 白带　色白，量多，质稀，多属脾肾阳虚。
2. 黄带　色黄，质黏，臭秽，多属湿热下注。

第五单元 脉诊

考点★★ 常见病脉归类

脉纲	共同特点	相类脉		
		脉名	脉象	主病
浮脉类	轻取即得	浮	举之有余,按之不足	表证,亦见于虚阳浮越证
		洪	脉体阔大,充实有力,来盛去衰	热盛
		濡	浮细无力而软	虚证,湿困
		散	浮取散漫,中候似无,沉取不应,伴节律不齐或脉力不匀	元气离散,脏气将绝
		芤	浮大中空,如按葱管	失血,伤阴
		革	浮而搏指,中空边坚	亡血,失精,半产,崩漏
沉脉类	重按始得	沉	轻取不应,重按始得	里证
		伏	重按推至筋骨始得	邪闭,厥病,痛极
		弱	沉细无力而软	阳气虚衰,气血俱虚
		牢	沉按实大弦长	阴寒内积,疝气,癥积

续表

脉纲	共同特点	相类脉		
		脉名	脉象	主病
迟脉类	一息不足四至	迟	一息不足四至	寒证,亦见于邪热结聚
		缓	一息四至,脉来怠缓	湿病,脾胃虚弱,亦见于平人
		涩	往来艰涩,迟滞不畅	精伤,血少,气滞,血瘀,痰食内停
		结	迟而时一止,止无定数	阴盛气结,寒痰瘀血,气血虚衰
数脉类	一息五至以上	数	一息五至以上,不足七至	热证,亦主里虚证
		疾	脉来急疾,一息七八至	阳极阴竭,元气将脱
		促	数而时一止,止无定数	阳热亢盛,瘀滞,痰食停积,脏气衰败
		动	脉短如豆,滑数有力	疼痛,惊恐
虚脉类	应指无力	虚	举按无力,应指松软	气血两虚
		细	脉细如线,应指明显	气血俱虚,湿证
		微	极细极软,似有似无	气血大虚,阳气暴脱
		代	迟而中止,止有定数	脏气衰微,疼痛,惊恐,跌仆损伤
		短	首尾俱短,不及本部	有力主气郁,无力主气损

续表

脉纲	共同特点	相类脉		
		脉名	脉象	主病
实脉类	应指有力	实	举按充实而有力	实证，平人
		滑	往来流利，应指圆滑	痰湿，食积，实热，青壮年，孕妇
		弦	端直以长，如按琴弦	肝胆病，疼痛，痰饮等，老年健康者
		紧	绷急弹指，状如转索	实寒证，疼痛，宿食
		长	首尾端直，超过本位	阳气有余，阳证，热证，实证，平人
		大	脉体宽大，无汹涌之势	健康人，病进

第六单元 八纲辨证

考点1★ 八纲辨证的概念

八纲，指表、里、寒、热、虚、实、阴、阳八个纲领。根据病情资料，运用八纲进行分析综合，从而辨别疾病现阶段病变部位的浅深、病情性质的寒热、邪正斗争的盛衰和病证类别的阴阳，以作为辨证纲领的方法，称为八纲辨证。

考点2★★★ 表证和里证的鉴别

1. 表证

（1）特点 见于外感病初期，起病急，病程短，病位浅。

（2）临床表现　新起恶风寒，或恶寒发热，头身疼痛，打喷嚏，鼻塞，流涕，咽喉痒痛，微有咳嗽、气喘，舌淡红，苔薄，脉浮。

2. 里证

（1）特点　<u>病位深，病情重，病程长，非表即里。</u>

（2）临床表现　无新起恶寒发热并见，以脏腑症状为主要表现。

3. 表里证鉴别要点

（1）病程　<u>新病、病程短：表证；久病、病程长：里证。</u>

（2）症状　<u>发热恶寒同时并见：表证；但发热或但恶寒：里证。</u>

（3）舌脉　<u>舌苔常无明显变化，脉浮：表证；舌质、舌苔常有变化，脉不浮或沉：里证。</u>

考点3★　寒热证鉴别要点

鉴别特点	寒证	热证
寒热喜恶	恶寒喜温	恶热喜凉
口渴情况	不渴	渴喜冷饮
面色	白	红
四肢	冷	热
大便	稀溏	秘结
小便	清长	短赤
舌象	舌淡，苔白润	舌红，苔黄
脉象	迟或紧	数

考点 4★★　虚证、实证的鉴别

鉴别要点	虚证	实证
病程	长（久病）	短（新病）
体质	多虚弱	多壮实
精神	萎靡	兴奋
声息	声低息微	声高气粗
疼痛情况	喜按	拒按
胸腹胀满情况	按之不痛，胀满时减	按之疼痛，胀满不减
发热情况	五心烦热，午后微热	蒸蒸壮热
恶寒情况	畏寒，得衣近火则减	恶寒，添衣加被不减
舌象	质嫩，苔少或无苔	质老，苔厚
脉象	无力	有力

考点 5★★　阴虚证与阳虚证的临床表现

1. 阳虚证　畏寒、肢凉，口淡不渴或喜热饮，或自汗。小便清长或尿少不利，大便稀薄，面色㿠白，舌淡胖，苔白滑，脉沉迟无力。兼有神疲、气短、乏力等气虚的表现。

2. 阴虚证　形体消瘦，口燥咽干，两颧潮红，五心烦热，潮热盗汗，小便短黄，大便干结，舌红少津或少苔，脉细数。

考点 6★★★　亡阴证与亡阳证的鉴别要点

鉴别要点	亡阳证	亡阴证
汗液	稀冷如水、味淡	黏热如油、味咸
寒热	身冷畏寒	身热恶热

续表

鉴别要点	亡阳证	亡阴证
四肢	厥冷	温暖
面色	苍白	面赤颧红
气息	微弱	急促
口渴	不渴或欲饮热	口渴饮冷
舌象	苔白润	舌干红
脉象	脉微欲绝	细数疾而无力

考点7★★★ 寒热真假

1. 真热假寒 指内有真热而外见某些假寒的"热极似寒"证候。

（1）真热 身热，口渴引饮，小便短黄，舌红苔黄而干。

（2）假寒 四肢凉甚至厥冷，神志昏沉，面色紫暗。

2. 真寒假热 指内有真寒而外见某些假热的"寒极似热"证候。

（1）真寒 疲乏无力，下肢厥冷，小便清长，舌淡，苔白。

（2）假热 面色浮红如妆，口渴，自觉发热，脉浮大或数。

（3）分辨 面红但如妆；口渴而不欲饮；脉虽大，但无力。

3. 寒热真假的鉴别 胸腹的冷热是辨别寒热真假的关键。观小便赤白亦为经验之谈。

第七单元　病因辨证

考点★★　六淫辨证

1. 风淫证　恶风寒，微发热，汗出，苔薄白，脉浮缓（风邪袭表证）；或有鼻塞、流清涕、喷嚏，或伴咽喉痒痛、咳嗽（风邪犯肺证）；或为突发皮肤瘙痒、丘疹（风客肌肤证）；或突发肌肤麻木、口眼㖞斜（风中经络证）；或新起面睑、肢体浮肿（风水相搏证）；或肢体关节游走作痛（风胜行痹证）。

2. 寒淫证　分为表实寒之伤寒证和里实寒之中寒证。恶寒重，或伴发热，无汗，头身痛，鼻塞，或流清涕，脉浮紧；或见咳嗽哮喘，咯痰稀白，或为脘腹疼痛，呕吐，肠鸣泄泻；或局部拘急冷痛，四肢厥冷，口不渴，小便清长，面色㿠白或青，舌苔白，脉弦紧或伏等。

3. 暑淫证　发热恶热，汗出，口渴喜饮，气短，神疲，肢体困倦，小便短黄，舌红，苔白或黄，脉虚数；或发热，猝然昏倒，汗出不止，气喘，甚至昏迷、惊厥、抽搐等；或见高热，神昏，胸闷，腹痛，呕恶，无汗等。

4. 湿淫证　头昏沉如裹，嗜睡，身体困重，胸闷脘痞，口腻不渴，纳呆，恶心，肢体关节、肌肉酸痛，大便稀，小便浑浊；或为局部渗漏湿液，或皮肤出现湿疹、瘙痒，妇女可见带下量多。面色晦垢，舌苔滑腻，脉濡缓或细等。

5. 燥淫证　皮肤干燥，甚则皲裂、脱屑，口唇、鼻孔、咽喉干燥，口渴饮水，舌苔干燥，大便干燥，小便短黄（燥性干涩，易伤津液），或见干咳少痰，痰黏难咯（燥易伤肺），脉象偏浮。燥有凉燥与温燥之分。

（1）凉燥　常见恶寒发热，无汗，头痛，脉浮缓或浮紧等表寒症状。

（2）温燥　常见发热有汗，咽喉疼痛，心烦，舌红，脉浮数等表热症状。

6. 火淫证

（1）一般热象　发热恶热，烦躁，口渴喜饮，汗多，大便秘结，小便短黄，面色赤，舌红或绛，苔黄，干燥或灰黑，脉数有力。

（2）特殊热象　神昏、谵语（热扰心神）；惊厥、抽搐（热炽筋挛）；吐血、衄血（血热妄行）；痈肿疮疡（热盛肉腐）。

第八单元　气血津液辨证

考点1★★★　**气病辨证的要点**

1. 气虚证　神疲、乏力、气短、脉虚。

2. 气陷证　气虚证+下陷症状（脘腹坠胀、内脏下垂）。

3. 气不固证　气虚证+自汗，或大便、小便、血液、精液、胎元等不固。

4. 气脱证　病势危重，见气息微弱、汗出不止、脉微。

5. 气滞证　可见胸胁脘腹或损伤部位的胀闷、疼痛，疼痛的性质为胀痛、窜痛、攻痛。

6. 气逆证　以咳、喘、呕、呃、眩、厥为特征。

7. 气闭证　突发昏厥或绞痛、二便闭塞、息粗、脉实。

考点2★★★　**血病辨证的要点**

1. 血虚证　面、睑、唇、舌、爪甲色白，脉细。

2. 血脱证　有血液严重损失的病史，以面色苍白、心悸、脉微或芤为主要表现。

3. 血瘀证 固定刺痛、肿块、出血、瘀血色脉征(舌有紫色斑点、舌下络脉曲张)。

4. 血热证 出血(如咳、吐、尿、便血,月经提前、量多)+热象(身热,口渴,烦躁谵语,舌绛,脉数)。

5. 血寒证 寒象(手足或少腹冷痛,喜暖畏寒,苔白)+瘀血(肤色紫暗,痛经,经色紫暗,夹有血块,舌紫暗)。

考点3★★★ 气血同病类证辨证

1. 气虚血瘀证 气虚证+血瘀证。
2. 气滞血瘀证 气滞证+血瘀证。
3. 气血两虚证 气虚证+血虚证。
4. 气不摄血证 气虚证+慢性出血。
5. 气随血脱证 大出血+亡阳证。

考点4★★ 津液病辨证的要点

1. 痰证 ①咳嗽痰多,痰质黏稠,胸闷(肺)。②脘痞不舒,纳呆恶心,呕吐痰涎(胃)。③神昏癫狂,喉中痰鸣(心)。④形体肥胖,某些部位出现圆滑柔韧的包块(皮肤经络)。⑤头晕目眩(清窍)。

辨证要点:舌苔白腻或黄腻,脉滑。

2. 饮证

分类		临床表现
痰饮	饮停胃肠	脘腹痞胀,呕吐清涎,胃中振水音,肠间水声辘辘
悬饮	饮停胸胁	胸胁饱满、胀痛,咳嗽、转侧则痛增,脉弦
支饮	饮停心肺	胸闷心悸,气短不能平卧等
溢饮	饮溢四肢	肢体沉重、酸痛,或浮肿,小便不利

3. 水停证 以肢体浮肿、小便不利,或腹大痞胀,舌淡胖等为主要表现。

4. 津液亏虚证 口渴尿少,口、鼻、唇、舌、咽喉、皮肤、大便等干燥。

第九单元 脏腑辨证

考点1★★★ 心病辨证

1. 心气虚证 心悸,胸闷+气虚表现。

2. 心阳虚证 心悸怔忡,胸闷或心痛+阳虚表现。

3. 心阳虚脱证 心阳虚证表现+亡阳表现。

4. 心血虚证 心悸,失眠多梦+血虚表现。

5. 心阴虚证 心烦,心悸,失眠多梦+阴虚表现。

心血虚与心阴虚虽均可见心悸、失眠、多梦等症状,但血虚以"色白"为特征而无热象,阴虚以"色赤"为特征而有明显热象。

6. 心脉痹阻证 心悸怔忡,胸闷,心痛。

(1)瘀血 以刺痛为特点,伴见瘀血征象。

(2)痰浊 以闷痛为特点,伴见痰盛征象。

(3)寒凝 以痛剧、突发、得温痛减为特点,伴寒象。

(4)气滞 以胀痛为特点,发作与情志有关。

7. 痰蒙心神证 神志异常(神志抑郁,错乱,痴呆,昏迷)+痰浊内盛(苔白腻,脉滑)。

8. 痰火扰神证 神志异常(神志狂躁,神昏谵语)+痰火内盛(苔黄腻,脉滑数)。

比较:痰蒙心神为抑郁,有痰无火;痰火扰神为狂躁,痰火皆有。

9. 心火亢盛证 心的特异性热象+一般火热表现。

(1)心的特异性热象 ①神志:烦、失眠、狂、昏、谵。②舌：舌尖红、舌生疮。③小便：赤、涩、灼、痛。

（2）一般火热表现　面赤口渴，溲黄便干，苔黄，脉数有力。

10. 瘀阻脑络证　头痛、头晕+瘀血表现（舌紫）。

11. 小肠实热证　小便赤涩灼痛+心火炽盛表现。

考点2★★★　肺病辨证

1. 肺气虚证　咳喘无力，痰清稀+气虚表现。

2. 肺阴虚证　干咳无痰或痰少而黏+阴虚表现。

3. 风寒犯肺证　咳嗽，痰稀白+风寒表证（脉浮紧）。

4. 风热犯肺证　咳嗽，痰少色黄+风热表证（脉浮数）。

5. 燥邪犯肺证　干咳无痰或痰少而黏+干燥症状（可兼有表证）。

6. 寒痰阻肺证　咳喘，痰白量多易咳+实寒表现。

7. 肺热炽盛　咳喘气粗，鼻翼扇动+实热表现。

8. 痰热壅肺证　咳喘，痰多黄稠，苔黄腻+实热表现。

9. 饮停胸胁证　胸廓饱满，胸胁部胀闷或痛。

10. 风水相搏证　突起头面浮肿+表证（脉浮）。

11. 肠道湿热证　痢疾或泄泻+湿热表现（苔黄腻，脉滑数）。

12. 肠热腑实证　大便秘结、腹满硬痛+里实热表现。

13. 肠燥津亏证　大便干燥、排便困难+津亏表现。

考点3★★★　脾病辨证

1. 脾气虚证　食少，腹胀，便溏+气虚表现。

2. 脾虚气陷证　脾气虚+下陷症状（脘腹坠胀，便意频数，肛门重坠，内脏下垂）。

3. 脾阳虚证　食少，腹胀腹痛，便溏+虚寒表现。

4. 脾不统血证 脾气虚表现+慢性出血。

5. 寒湿困脾证 腹胀,纳呆,呕恶+舌苔白滑或白腻。

6. 湿热蕴脾证 腹胀,纳呆,呕恶+舌质红,苔黄腻。

考点4★★★ 胃病辨证

1. 胃气虚证 胃脘痞满,隐痛+气虚表现。

2. 胃阳虚证 胃脘冷痛+阳虚表现。

3. 胃阴虚证 胃脘嘈杂,饥不欲食+虚热表现。

4. 胃热炽盛证 胃脘灼痛、消谷善饥+一般热证表现。

5. 寒饮停胃证 脘腹痞胀,胃中有振水声,呕吐清水痰涎。

6. 寒滞胃肠证 胃脘冷痛,痛势急剧。

7. 食滞胃肠证 脘腹痞胀疼痛,呕泻酸馊腐臭食物。

8. 胃肠气滞证 脘腹胀痛走窜,嗳气,肠鸣,矢气。

考点5★★★ 肝病辨证

1. 肝血虚证 眩晕、视力减退、肢体麻木、手足震颤+血虚表现。

2. 肝阴虚证 头晕、目涩、胁痛+阴虚表现。

<u>比较</u>:<u>肝血虚与肝阴虚均属肝的虚证</u>,均有头晕等表现。但前者为<u>血虚</u>,无热象,后者为<u>阴虚</u>,虚热表现明显。

3. 肝郁气滞证 情志抑郁、胸胁或少腹胀痛。

4. 肝火炽盛证 肝经实火炽盛特异性症状(<u>头晕胀痛,面红目赤,急躁易怒</u>)+一般火热症状。

5. 肝阳上亢证 头晕胀痛、头重脚轻、<u>腰膝酸软</u>。

<u>特点</u>:<u>上盛下虚,本虚标实(肝阳亢于上,肾阴亏于下)</u>。

<u>比较</u>:肝火炽盛证属火热过盛的<u>实证</u>。肝阳上亢证为

71

用阳太过，阳亢耗阴，上盛下虚的<u>虚实夹杂证</u>。

6. 肝风内动证

（1）**肝阳化风** 眩晕欲仆，头摇肢颤，言语謇涩或舌强不语，甚至半身不遂。

（2）**热极生风** 高热+抽搐（手足抽搐，颈项强直，两目上视，角弓反张，牙关紧闭）。

（3）**阴虚动风** 肝阴虚+手足蠕动。

（4）**血虚生风** 肝血虚+手足震颤麻木。

7. 寒滞肝脉证 少腹、阴部或颠顶部位冷痛+实寒症状。

8. 肝胆湿热证 胁肋胀痛，身目发黄，阴部瘙痒，带下黄臭+湿热症状（苔黄腻，脉弦滑数）。

9. 胆郁痰扰证 胆怯易惊，惊悸不宁，失眠，眩晕，呕恶，苔白腻或黄滑。

考点6★★★ 肾病辨证

1. 肾阳虚证 腰膝酸冷、性欲减退、夜尿多+阳虚症状。

2. 肾虚水泛证 水肿下肢为甚，小便短少+肾阳虚症状。

3. 肾阴虚证 腰酸耳鸣+阴虚症状。

4. 肾精不足证 生长发育迟缓，早衰，生育机能低下，无明显寒象和热象。

5. 肾气不固证 腰膝酸软，小便、精液、经带、胎元不固+气虚症状。

6. 膀胱湿热证 尿频尿急，排尿灼痛+湿热症状（舌红苔黄腻）。

考点7★★★ 脏腑兼病辨证

1. 心肾不交证 心烦失眠，惊悸，腰膝酸软，耳鸣，梦遗+阴虚症状。

2. 心肾阳虚证　心悸，水肿+阳虚症状。

3. 心肺气虚证　咳喘，心悸，胸闷+气虚症状。

4. 心脾气血虚证　心悸怔忡，食少，腹胀，便溏+气血两虚症状。

5. 心肝血虚证　心悸，多梦，视物模糊，眩晕，肢麻+血虚之象。

6. 脾肺气虚证　食少，腹胀，便溏，咳喘咯痰+气虚症状。

7. 肺肾气虚证　久病咳喘，呼多吸少，动则尤甚，腰膝酸软+气虚症状。

8. 肺肾阴虚证　干咳少痰，腰膝酸软，遗精+阴虚症状。

9. 肝火犯肺证　咳嗽痰黄或咳血，胸胁灼痛，急躁易怒+实热症状。

10. 肝胃不和证　肝郁（胁肋胀痛，情绪抑郁）+胃失和降症状（嗳气吞酸）。

11. 肝脾不调证　肝郁（胸胁胀痛，情志抑郁）+脾虚（腹胀便溏）。

12. 肝肾阴虚证　腰酸，胁痛，耳鸣，遗精，眩晕+阴虚症状。

13. 脾肾阳虚证　久泻久利，水肿，腰腹冷痛+阳虚症状。

第十单元　六经辨证

考点1★★　太阳病证

太阳病证是指外感伤寒病初期所表现的证候。

1. 太阳经证
（1）太阳中风证　恶风、发热、汗出、脉浮缓。
（2）太阳伤寒证　恶寒、无汗、头身疼痛、脉浮紧。
2. 太阳腑证
（1）太阳蓄水证　小腹满、小便不利与太阳经证症状共见。
（2）太阳蓄血证　少腹急硬、小便自利、便黑。

考点2★★　阳明病证

阳明病证指外感病发展过程中，病邪内传阳明，阳热亢盛，胃肠燥热所表现的证候。
1. 阳明经证　壮热、汗出、口渴、脉洪大。
2. 阳明腑证　潮热汗出、腹满硬痛、大便秘结、苔黄燥、脉沉实。

考点3★　少阳病证

少阳病证指邪犯少阳，正邪分争，枢机不利，胆火内郁，经气不畅所表现的证候。
辨证要点：寒热往来、胸胁苦满、口苦、咽干、目眩、脉弦。

考点4★★　太阴病证

太阴病证指脾阳虚弱，邪从寒化，寒湿内生所表现的证候。
辨证要点：腹满时痛、自利、口不渴与虚寒症状共见。

考点5★★　少阴病证

少阴病证指伤寒六经病变的后期阶段出现心肾亏虚，全身性阴阳衰惫所表现的证候。
1. 少阴寒化证　无热恶寒、四肢厥冷、下利清谷、脉微细。

2. 少阴热化证 心烦失眠、口燥咽干、舌尖红、脉细数。

考点6★★　厥阴病证

厥阴病证指疾病发展传变到较后阶段，出现阴阳对峙、寒热交错、厥热胜复所表现的证候。

辨证要点：消渴、心中疼热、饥而不欲食。

考点7★★　六经病证的传变

1. 传经　病邪自外侵入，逐渐向里发展，由某一经病证转变为另一经病证，称为"传经"。其中若按伤寒六经的顺序相传者，称为"<u>循经传</u>"；若是隔一经或两经以上相传者，称为"<u>越经传</u>"；若相互表里的两经相传者，称为"<u>表里传</u>"。

2. 直中　伤寒病初起不从阳经传入，而病邪直入于三阴者，称为"<u>直中</u>"。

3. 合病　伤寒病不经过传变，两经或三经同时出现的病证，称为"<u>合病</u>"。

4. 并病　伤寒病凡一经病证未罢，又见他经病证者，称为"<u>并病</u>"。

第十一单元　卫气营血辨证

考点1★　卫分证

卫分证是指温热病邪侵袭肌表，卫气功能失常所表现的证候。

辨证要点：发热、微恶风寒、舌边尖红、脉浮数。

考点 2★　气分证

气分证是指温热病邪内传脏腑，正盛邪炽，阳热亢盛所表现的证候。

辨证要点：发热、汗出、口渴、舌红苔黄、脉数有力。

考点 3★★　营分证

营分证是指温病邪热内陷，营阴受损，心神被扰所表现的证候。

辨证要点：身热夜甚、心烦、舌红绛、脉细数。

考点 4★　血分证

血分证是指温病邪热深入阴血，导致动血、动风、耗阴所表现的证候。

辨证要点：发热、神昏谵语、斑疹紫暗、出血动风、舌质深绛。

考点 5★　顺传与逆传的概念

1. 顺传　指病变多从卫分开始，依次传入气分、营分、血分，反映了温病由浅入深的演变规律。

2. 逆传　指邪入卫分后，不经过气分阶段而直接深入营、血分。实际上"逆传"只是顺传规律中的一种特殊类型，病情更加急剧、重笃。

第十二单元　三焦辨证

考点 1★　上焦病证

上焦病证指温热之邪侵袭手太阴肺和手厥阴心包所表现的证候。

辨证要点：邪犯肺卫，以发热，微恶风寒，舌边尖红，脉浮数为主要表现；邪热壅肺，以但热不寒，咳喘痰黄，脉数为主要表现；邪陷心包，以高热神昏，肢厥，舌质红绛为主要表现。

考点2★　中焦病证

中焦病证指温热之邪侵犯中焦脾胃，从燥化或从湿化所表现的证候。

辨证要点：阳明燥热以发热口渴、腹满便秘、苔黄燥、脉沉实为主要表现。太阴湿热以身热不扬、脘痞呕恶、便溏、苔黄腻、脉濡数为主要表现。

考点3★　下焦病证

下焦病证指温热之邪犯及下焦，劫夺肝肾之阴所表现的证候。

辨证要点：身热颧红、手足蠕动或瘛疭、舌绛苔少。

中 药 学

第一单元 总论

考点1★★ 中药的性能

中药的性能又称药性，包括四气、五味、升降浮沉、归经、毒性。

考点2★★★ 五味的作用及适应证

1. **辛味** 能行——行气、行血；能散——发散。
2. **甘味** 能补——补益；能和——和中、调和药性；能缓——缓急止痛。
3. **淡味** 能渗、能利——有渗湿利小便的作用。
4. **酸味** 能收——收敛；能涩——固涩。
5. **涩味** 与酸味药的作用相似，有收敛固涩的作用。
6. **苦味** 能泄、能燥、能坚。
   有清泄火热、泄降气逆、通泄大便、燥湿、坚阴（泻火存阴）等作用。一般来讲，清热泻火、下气平喘、降逆止呕、通利大便、清热燥湿、苦温燥湿、泻火存阴的药物多具有苦味。
7. **咸味** 能下——泻下通便；能软——软坚散结。

考点3★ 升降浮沉

升降浮沉是指药物对人体作用的不同趋向性。一般而言，发表、透疹、升阳、涌吐、开窍等药具有升浮作用，收敛固涩、泻下、利水、潜阳、镇惊安神、止咳平喘、止呕等药具有沉降作用。

考点4★★　归经

归经是以脏腑经络为基础，以药物所治疗的具体病证为依据，经过长期临床实践总结出来的用药理论。

考点5★★★　"七情"配伍的意义

1. 单行　单用一味药物治疗某种病情单一的疾病。

2. 相须　两种功效相似的药物配合应用，可以增强原有药物的疗效。

3. 相使　以一种药物为主，另一种药物为辅，两种药物合用，辅药可以提高主药的功效。

4. 相畏　一种药物的毒副作用能被另一种药物所抑制。

5. 相杀　一种药物能够减轻或消除另一种药物的毒副作用。生姜杀生半夏，生半夏畏生姜。

6. 相恶　两药合用，一种药物能使另一种药物原有的功效降低，甚至丧失，如人参恶莱菔子。

7. 相反　两种药物同用能产生或增强毒性或副作用。

考点6★★★　配伍禁忌

1. 十八反　甘草反甘遂、大戟、海藻、芫花；乌头类（川乌、草乌、附子）反贝母、瓜蒌、天花粉、半夏、白蔹、白及；藜芦反人参、西洋参、党参、沙参、丹参、玄参、苦参、细辛、芍药（本草明言十八反，半蒌贝蔹及攻乌，藻戟遂芫俱战草，诸参辛芍叛藜芦）。

2. 十九畏　硫黄畏朴硝，水银畏砒霜，狼毒畏密陀僧，巴豆畏牵牛，丁香畏郁金，川乌、草乌畏犀角，牙硝畏三棱，官桂畏赤石脂，人参畏五灵脂。

第二单元 解表药

考点 1★★★ 发散风寒药的功效和常考要点

药名	相似功效	不同功效	常考要点
麻黄	发汗散寒	宣肺平喘，利水消肿	发汗解表之要药，肺气壅遏所致喘咳的要药
桂枝	发汗解肌	温经通脉，助阳化气，平冲降气	
紫苏叶	解表散寒	行气宽中，解鱼蟹毒	
生姜	解表散寒	温中止呕，温肺止咳，解鱼蟹毒	
香薷	发汗解表	化湿和中，利水消肿	
荆芥	解表散风	透疹消疮，止血	风寒、风热、寒热不明显，均可用
防风	祛风解表	胜湿止痛，止痉	外感风寒，风湿，风热表证均可用
羌活	解表散寒	祛风胜湿，止痛	上半身风寒湿痹，太阳头痛
白芷	解表散寒	祛风止痛，宣通鼻窍，燥湿止带，消肿排脓	阳明头痛
细辛	解表散寒	祛风止痛，通窍，温肺化饮	
藁本	祛风散寒	除湿止痛	巅顶头痛

续表

药名	相似功效	不同功效	常考要点
苍耳子	散风寒	通鼻窍，祛风湿	
辛夷	散风寒	通鼻窍	鼻渊，应包煎

考点2★★★　发散风热药的功效和常考要点

药名	相似功效	不同功效	常考要点
薄荷	疏散风热	清利头目，利咽透疹，疏肝行气	后下
牛蒡子	疏散风热	宣肺祛痰，利咽透疹，解毒散肿	
蝉蜕	疏散风热	利咽开音，透疹，明目退翳，息风止痉	
桑叶	疏散风热	平抑肝阳，清肝明目，清肺润燥	
菊花	疏散风热	平抑肝阳，清肝明目，清热解毒	
蔓荆子	疏散风热	清利头目	
柴胡	解表退热	疏肝解郁，升举阳气	治少阳证之要药
葛根	解肌退热	透疹，生津止渴，升阳止泻，通经活络，解酒毒	治项背强痛
升麻	发表	透疹，清热解毒，升举阳气	
淡豆豉	解表	除烦，宣发郁热	

第三单元 清热药

考点1★★★ 清热泻火药的功效和常考要点

药名	相似功效	不同功效	常考要点
石膏	生用：清热泻火	生用：除烦止渴；煅用：敛疮生肌，收湿，止血	清泻肺胃气分实热之要药
知母	清热泻火	滋阴润燥	
栀子	清热泻火	除烦，利湿，凉血解毒；外用消肿止痛。焦栀子：凉血止血	治热病心烦，躁扰不宁之要药
夏枯草	清热泻火	明目，散结消肿	善泻肝火
芦根	清热泻火	生津止渴，除烦，止呕，利尿	
天花粉	清热泻火	生津止渴，消肿排脓	
淡竹叶	清热泻火	除烦止渴，利尿通淋	
决明子	清热	明目，润肠通便	

考点2★★★ 清热燥湿药的功效和常考要点

药名	相似功效	不同功效	常考要点
黄芩	清热燥湿	泻火解毒，止血，安胎	
黄连	清热燥湿	泻火解毒	治泻痢之要药
黄柏	清热燥湿	泻火除蒸，解毒疗疮	

续表

药名	相似功效	不同功效	常考要点
龙胆	清热燥湿	泻肝胆火	
苦参	清热燥湿	杀虫,利尿	
秦皮	清热燥湿	收涩止痢,止带,明目	
白鲜皮	清热燥湿	祛风解毒	

考点3★★★ 清热解毒药的功效和常考要点

药名	相似功效	不同功效	常考要点
金银花	清热解毒	疏散风热	<u>治疗一切内外痈之要药</u>
连翘	清热解毒	消肿散结,疏散风热	<u>疮家圣药</u>
大青叶	清热解毒	凉血消斑	
蒲公英	清热解毒	消肿散结,利湿通淋	<u>治乳痈之要药</u>
鱼腥草	清热解毒	消痈排脓,利尿通淋	<u>治肺痈之要药</u>
射干	清热解毒	消痰,利咽	
白头翁	清热解毒	凉血止痢	<u>治热毒血痢之良药</u>
板蓝根	清热解毒	凉血,利咽	
青黛	清热解毒	凉血消斑,泻火定惊	
贯众	清热解毒	止血,杀虫	

续表

药名	相似功效	不同功效	常考要点
土茯苓	解毒	除湿，通利关节	杨梅毒疮
山豆根	清热解毒	利咽消肿	
白花蛇舌草	清热解毒	消痈，利湿通淋	
穿心莲	清热解毒	凉血，消肿，燥湿，泻火	
紫花地丁	清热解毒	凉血消肿	
大血藤	清热解毒	活血，祛风，止痛	
败酱草	清热解毒	消痈排脓，祛瘀止痛	
马勃	清热解毒	利咽，止血	
马齿苋	清热解毒	凉血止血，止痢	
鸦胆子	清热解毒	止痢，截疟，外用腐蚀赘疣	
熊胆粉	清热解毒	息风止痉，清肝明目	
山慈菇	清热解毒	化痰散结	
漏芦	清热解毒	消痈下乳，舒筋通脉	
野菊花	清热解毒	泻火平肝	

考点4★★★ 清热凉血药的功效和常考要点

药名	相似功效	不同功效	常考要点
生地黄	清热凉血	养阴生津	清热、凉血、止血之要药

续表

药名	相似功效	不同功效	常考要点
玄参	清热凉血	泻火解毒，滋阴	
牡丹皮	清热凉血	活血祛瘀	治无汗骨蒸之要药
赤芍	清热凉血	散瘀止痛	
紫草	清热凉血	活血消斑，解毒透疹	
水牛角	清热凉血	解毒，定惊	

考点5★★★ 清虚热药的功效和常考要点

药名	相似功效	不同功效	常考要点
青蒿	清透虚热	凉血除蒸，解暑，截疟	
地骨皮	清肺降火	凉血除蒸	除有汗之骨蒸
白薇	清虚热	凉血，利尿通淋，解毒疗疮	
银柴胡	清虚热	除疳热	
胡黄连	退虚热	除疳热，清湿热	

第四单元　泻下药

考点1★★★ 攻下药的功效和常考要点

药名	相似功效	不同功效	常考要点
大黄	泻下攻积	清热泻火，凉血解毒，逐瘀通经，除湿退黄	治疗积滞便秘之要药

85

续表

药名	相似功效	不同功效	常考要点
芒硝	泻下通便	润燥软坚，清火消肿	
番泻叶	行滞通便	泻热，利水	
芦荟			入丸散服

考点2★★　润下药的功效和常考要点

药名	相似功效	不同功效	常考要点
火麻仁	润肠通便		
郁李仁	润肠通便	下气利水	
松子仁	润肠通便	润肺止咳	

考点3★★★　峻下逐水药的功效和常考要点

药名	相似功效	不同功效	常考要点
甘遂	泻水逐饮	消肿散结	
牵牛子	泻水通便	消痰涤饮，杀虫攻积	
巴豆霜	峻下冷积	逐水退肿，豁痰利咽，外用蚀疮	<u>治疗寒积便秘</u>
京大戟	泻水逐饮	消肿散结	
芫花	泻水逐饮	外用杀虫疗疮	

第五单元　祛风湿药

考点1★★★　祛风寒湿药的功效和常考要点

药名	相似功效	不同功效	常考要点
独活	祛风除湿	通痹止痛	治风湿痹痛主药，下部寒湿为宜
威灵仙	祛风湿	通络止痛，消骨鲠	治骨鲠咽喉及风湿痹痛
蕲蛇	祛风，通络	止痉	
木瓜	舒筋活络	和胃化湿	为治湿痹、筋脉拘挛要药
川乌	祛风除湿	温经止痛	善治风寒湿痹之寒邪偏盛
乌梢蛇	祛风，通络	止痉	
青风藤	祛风湿，通经络	利小便	

考点2★★　祛风湿热药的功效和常考要点

药名	相似功效	不同功效	常考要点
秦艽	祛风湿	通络止痛，退虚热，清湿热	风药中之润剂，风湿痹痛，寒热新久均可用，治虚热要药
防己	祛风湿	止痛，利水消肿	
豨莶草	祛风湿	利关节，解毒	
络石藤	祛风通络	凉血消肿	
桑枝	祛风湿	利关节	

考点3★★★ 祛风湿强筋骨药的功效和常考要点

药名	相似功效	不同功效	常考要点
桑寄生	祛风湿，补肝肾，强筋骨	安胎元	<u>胎动不安</u>
五加皮	祛风湿，补肝肾，强筋骨	利水	
狗脊	祛风湿，补肝肾，强腰膝		

第六单元 化湿药

考点★★★ 化湿药的功效和常考要点

药名	相似功效	不同功效	常考要点
广藿香	芳香化浊	和中止呕，发表解暑	<u>芳香化湿浊的要药</u>
苍术	燥湿	健脾，祛风散寒，明目	
厚朴	燥湿	消痰，下气除满	<u>为消除胀满之要药</u>
砂仁	化湿	开胃，温脾止泻，理气安胎	<u>后下</u>
豆蔻	化湿	行气，温中止呕，开胃消食	<u>后下</u>
佩兰	芳香化湿	发表解暑，醒脾开胃	
草果	燥湿	温中，除痰截疟	

第七单元　利水渗湿药

考点1★★★　利水消肿药的功效和常考要点

药名	相似功效	不同功效	常考要点
茯苓	利水渗湿	健脾，宁心	利水消肿要药，寒热虚实水肿均可
薏苡仁	利水渗湿	健脾止泻，除痹，排脓	
泽泻	利水渗湿	泄热	
猪苓	利水渗湿		
香加皮	利水消肿	祛风湿，强筋骨	
冬瓜皮	利水消肿	清热解暑	

考点2★★★　利尿通淋药的功效和常考要点

药名	相似功效	不同功效	常考要点
车前子	清热利尿通淋	渗湿止泻，明目，祛痰	包煎
滑石	利尿通淋	清热解暑，外用祛湿敛疮	
石韦	利尿通淋	清肺止咳，凉血止血	
木通	利尿通淋	通经下乳，清心除烦	
通草	清热利尿	通气下乳	
瞿麦	利尿通淋	活血通经	
地肤子	利湿	清热，祛风止痒	
海金沙	利湿通淋	清热止痛	包煎
萆薢	利湿祛浊	祛风除痹	
萹蓄	利尿通淋	杀虫止痒	

考点 3★★★　利湿退黄药的功效和常考要点

药名	相似功效	不同功效	常考要点
茵陈	清利湿热，利胆退黄		治黄疸之要药
金钱草	利湿退黄	利尿通淋，解毒消肿	善治石淋
虎杖	利湿退黄	清热解毒，散瘀止痛，化痰止咳	泻热通便

第八单元　温里药

考点★★★　温里药的功效和常考要点

药名	相似功效	不同功效	常考要点
附子	散寒止痛	回阳救逆，补火助阳	回阳救逆第一品药
干姜	温中散寒	回阳通脉，温肺化饮	温暖中焦之主药
肉桂	散寒止痛	补火助阳，温通经脉，引火归原	为治命门火衰之要药
吴茱萸	散寒止痛	降逆止呕，助阳止泻	治寒滞肝经诸痛之主药
小茴香	散寒止痛	理气和胃	
丁香	散寒止痛	温中降逆，温肾助阳	
花椒	温中止痛	杀虫止痒	
高良姜	散寒温中止痛	止呕	

第九单元　理气药

考点★★★　理气药的功效和常考要点

药名	相似功效	不同功效	常考要点
陈皮	理气健脾	燥湿化痰	治痰湿咳喘的要药
枳实	破气消积	化痰散痞	
木香	行气止痛	健脾消食	行气止痛之要药，治湿热泻痢里急后重之要药
香附	理气宽中	疏肝解郁，调经止痛	疏肝解郁、行气止痛之要药，妇科调经之要药
青皮	疏肝破气	消积化滞	
沉香	行气止痛	温中止呕，纳气平喘	
川楝子	行气止痛	杀虫，疏肝泄热	
乌药	行气止痛	温肾散寒	寒凝气滞，胸腹诸痛
薤白	行气导滞	通阳散结	治胸痹心痛
檀香	行气止痛	开胃，温中	
荔枝核	行气散结	祛寒止痛	
佛手	理气和胃	疏肝止痛，燥湿化痰	
大腹皮	行气宽中	利水消肿	

第十单元 消食药

考点★★★ 消食药的功效和常考要点

药名	相似功效	不同功效	常考要点
山楂	消食健胃	行气散瘀,化浊降脂	治油腻肉积之要药
莱菔子	消食除胀	降气化痰	食积兼气滞用之最宜
鸡内金	消食健胃	固精止遗,通淋化石	
神曲	消食和胃		丸剂中有金石药,加入本品以助消化
麦芽	消食健脾开胃	回乳消胀,行气	善治米面薯蓣食滞
稻芽	消食和中	健脾开胃	

第十一单元 驱虫药

考点★★ 驱虫药的功效和常考要点

药名	相似功效	不同功效	常考要点
槟榔	杀虫消积	行气,利水,截疟	善治绦虫
使君子	杀虫消积		
苦楝皮	杀虫	疗癣	
雷丸	杀虫消积		
榧子	杀虫消积	润肠通便,润肺止咳	

第十二单元 止血药

考点1★★★ 凉血止血药的功效和常考要点

药名	相似功效	不同功效	常考要点
小蓟	凉血止血	散瘀解毒消痈	善治尿血和血淋
大蓟	凉血止血	散瘀解毒消痈	
地榆	凉血止血	解毒敛疮	尤宜于下焦下血，治水火烫伤之要药
槐花	凉血止血	清肝泻火	善治便血、痔血
侧柏叶	凉血止血	化痰止咳，生发乌发	
白茅根	凉血止血	清热利尿	

考点2★★★ 化瘀止血药的功效和常考要点

药名	相似功效	不同功效	常考要点
三七	散瘀止血	消肿定痛	伤科之要药
茜草	祛瘀止血	凉血，通经	妇科调经要药
蒲黄	化瘀止血	通淋	善治尿血和血淋
降香	化瘀止血	理气止痛	

考点3★★★ 收敛止血药的功效和常考要点

药名	相似功效	不同功效	常考要点
白及	收敛止血	消肿生肌	收敛止血之要药
仙鹤草	收敛止血	止痢，截疟，解毒，补虚	
棕榈炭	收敛止血		
血余炭	收敛止血	化瘀，利尿	

考点 4★★　温经止血药的功效和常考要点

药名	相似功效	不同功效	常考要点
艾叶	温经止血	散寒调经,外用祛湿止痒	温经止血之要药,妇科下焦虚寒或寒客胞宫之要药
炮姜	温经止血	温中止痛	

第十三单元　活血化瘀药

考点 1★★★　活血止痛药的功效和常考要点

药名	相似功效	不同功效	常考要点
川芎	活血止痛	行气,祛风	血中之气药,妇科要药,头痛须用川芎,治头痛要药
延胡索	活血止痛	行气	能行血中气滞,气中血滞,故专治一身上下诸痛
郁金	活血止痛	行气解郁,清心凉血,利胆退黄	
姜黄	破血止痛	行气,通经	
乳香	活血定痛	消肿生肌	
没药	散瘀定痛	消肿生肌	
五灵脂	活血止痛	化瘀止血	包煎

考点2★★★ 活血调经药的功效和常考要点

药名	相似功效	不同功效	常考要点
丹参	活血通经	祛瘀止痛,凉血消痈,清心除烦	一味丹参散,功同四物汤;妇科调经常用药
红花	活血通经	散瘀止痛	活血祛瘀、通经止痛之要药
桃仁	活血祛瘀	润肠通便,止咳平喘	
益母草	活血调经	利尿消肿,清热解毒	妇产科要药
牛膝	逐瘀通经	补肝肾,强筋骨,利水通淋,引火(血)下行	
鸡血藤	活血调经	补血,舒筋活络,止痛	补血兼活血
王不留行	活血通经	下乳消痈,利尿淋	
泽兰	活血调经	祛瘀消痈,利水消肿	

考点3★★ 活血疗伤药的功效和常考要点

药名	相似功效	不同功效	常考要点
土鳖虫	破血逐瘀	续筋接骨	有小毒
苏木	活血祛瘀	消肿止痛	
自然铜	散瘀止痛	续筋接骨	
骨碎补	活血止痛	补肾强骨,外用消风祛斑	
血竭	活血定痛	化瘀止血,生肌敛疮	

考点4★ 破血消癥药的功效和常考要点

药名	相似功效	不同功效	常考要点
莪术	破血行气	消积止痛	莪术和三棱功效相同
三棱	破血行气	消积止痛	
水蛭	破血消癥	逐瘀通经	
穿山甲	活血消癥	通经，下乳，消肿排脓，搜风通络	

第十四单元 化痰止咳平喘药

考点1★★★ 温化寒痰药的功效和常考要点

药名	相似功效	不同功效	常考要点
半夏	燥湿化痰	降逆止呕，消痞散结，外用消肿止痛	燥湿化痰，温化寒痰之要药，止呕要药
天南星	燥湿化痰	祛风止痉，外用散结消肿	
旋覆花	消痰	降气，行水止呕	包煎
芥子	温肺豁痰	利气散结，通络止痛	
白前	消痰	降气，止咳	

考点2★★★ 清化热痰药的功效和常考要点

药名	相似功效	不同功效	常考要点
川贝母	清热化痰	润肺止咳，散结消痈	
浙贝母	清热化痰	散结消痈，止咳解毒	

续表

药名	相似功效	不同功效	常考要点
瓜蒌	清热涤痰	宽胸散结,润燥滑肠	
桔梗	祛痰	宣肺,利咽,排脓	
竹茹	清热化痰	除烦止呕	
竹沥	清热豁痰	定惊利窍	冲服
天竺黄	清热豁痰	凉心定惊	
前胡	化痰	降气,散风清热	
海藻	消痰	软坚散结,利水消肿	
昆布	消痰	软坚散结,利水消肿	
海蛤壳	清热化痰	软坚散结,制酸止痛,外用收湿敛疮	

考点3★★★ 止咳平喘药的功效和常考要点

药名	相似功效	不同功效	常考要点
苦杏仁	止咳平喘	润肠通便,降气	有小毒,治咳喘之要药
百部	润肺止咳	杀虫灭虱,下气	外用治头虱、体虱、疥癣
紫苏子	止咳平喘	降气化痰,润肠通便	
桑白皮	泻肺平喘	利水消肿	
葶苈子	泻肺平喘	行水消肿	
紫菀	润肺止咳	化痰,下气	
款冬花	润肺止咳	下气,化痰	
枇杷叶	清肺止咳	降逆止呕	
白果	敛肺定喘	止带缩尿	

第十五单元　安神药

考点1★★★　重镇安神药的功效和常考要点

药名	相似功效	不同功效	常考要点
朱砂	镇惊安神	清心，明目，解毒	有毒，不入煎剂，只入丸、散
磁石	镇惊安神	平肝潜阳，聪耳明目，纳气平喘	先煎
龙骨	镇惊安神	平肝潜阳，收敛固涩，收湿敛疮	治滑脱诸证，先煎
琥珀	镇惊安神	活血散瘀，利尿通淋	冲服

考点2★★★　养心安神药的功效和常考要点

药名	相似功效	不同功效	常考要点
酸枣仁	养心安神	益肝，宁心敛汗，生津	养心安神之要药
柏子仁	养心安神	润肠通便，止汗	
远志	安神	祛痰，消肿，益智，交通心肾	
首乌藤	养血安神	祛风通络	
合欢皮	安神	解郁，活血消肿	

第十六单元 平肝息风药

考点1★★★ 平抑肝阳药的功效和常考要点

药名	相似功效	不同功效	常考要点
石决明	平肝潜阳	清肝明目	打碎先煎,凉肝、镇肝之要药
牡蛎	潜阳补阴	重镇安神,软坚散结,收敛固涩,制酸止痛	治滑脱诸证,先煎
赭石	平肝潜阳	重镇降逆,凉血止血	先煎,重镇降逆之要药
珍珠母	平肝潜阳	明目退翳,安神定惊	先煎
蒺藜	平肝	祛风明目,解郁,活血,止痒	
罗布麻叶	平肝	清热利水,安神	

考点2★★★ 息风止痉药的功效和常考要点

药名	相似功效	不同功效	常考要点
羚羊角	平肝息风	清肝明目,散血解毒	惊痫抽搐之要药
牛黄	凉肝息风	清心豁痰,开窍醒神,清热解毒	入丸散,0.15~0.35g
钩藤	息风定惊	清热平肝	后下
天麻	息风止痉	平抑肝阳,祛风通络	治疗眩晕、头痛之要药
地龙	定惊	清热,通络,平喘,利尿	
全蝎	息风镇痉	攻毒散结,通络止痛	

续表

药名	相似功效	不同功效	常考要点
蜈蚣	息风镇痉	攻毒散结，通络止痛	
僵蚕	息风止痉	祛风止痉，化痰散结	
珍珠	定惊	安神，明目消翳，解毒生肌，润肤祛斑	

第十七单元　开窍药

考点★★　开窍药的功效和常考要点

药名	相似功效	不同功效	常考要点
麝香	开窍醒神	活血通经，消肿止痛	<u>为醒神回苏之要药</u>，入丸散，0.03~0.1g
石菖蒲	开窍醒神	化湿开胃，豁痰、益智	
冰片	开窍醒神	清热止痛	
苏合香	开窍	辟秽，止痛	

第十八单元　补虚药

考点1★★★　补气药的功效和常考要点

药名	相似功效	不同功效	常考要点
人参	大补元气，补脾益肺	生津，安神益智，复脉固脱，养血	<u>拯危救脱的要药</u>，补肺、补脾要药
党参	健脾益肺	养血，生津	

续表

药名	相似功效	不同功效	常考要点
黄芪	补气	升阳固表，止汗，利水消肿，托疮生肌	补中益气要药
白术	健脾益气	燥湿利水，止汗，安胎	补气健脾第一要药
甘草	补脾益气	祛痰止咳，缓急止痛，清热解毒，调和诸药	
西洋参	补气养阴	清热生津	
太子参	益气健脾	生津润肺	
山药	补脾养胃，生津益肺	补肾涩精	补益肺脾肾三脏
白扁豆	健脾	化湿，和中，解毒，消暑	
大枣	补中益气	养血安神	
蜂蜜	补中	润燥，止痛，解毒，外用生肌敛疮	

考点2★★★ 补阳药的功效和常考要点

药名	相似功效	不同功效	常考要点
鹿茸	壮肾阳	益精血，强筋骨，调冲任，托疮毒	温肾壮阳、补督脉、益精血要药
淫羊藿	补肾阳	祛风湿，强筋骨	
巴戟天	补肾阳	祛风湿，强筋骨	
仙茅	补肾阳	祛寒湿，强筋骨	
杜仲	补肝肾	强筋骨，安胎	

続表

药名	相似功效	不同功效	常考要点
续断	补肝肾	强筋骨，止崩漏，续折伤	
菟丝子	补益肝肾	明目，止泻，安胎，固精缩尿，外用消风祛斑	
紫河车	温肾补精	养血益气	
补骨脂	补肾助阳	温脾止泻，纳气平喘，外用消风祛斑	
冬虫夏草	补肾益肺	止血化痰	
肉苁蓉	补肾阳	润肠通便，益精血	
锁阳	补肾阳	润肠通便，益精血	
益智	暖肾温脾	暖肾——固精缩尿，温脾——止泻摄唾	
沙苑子	补肾固精	养肝明目，助阳，缩尿	
蛤蚧	补肺益肾	纳气定喘，助阳益精	

考点3★★★　补血药的功效和常考要点

药名	相似功效	不同功效	常考要点
当归	补血调经	活血止痛，润肠通便	补血之圣药，妇科补血调经要药
熟地黄	补血滋阴	益精填髓	养血补虚要药，补肾阴要药
白芍	养血敛阴	调经，止汗，柔肝止痛，平抑肝阳	

续表

药名	相似功效	不同功效	常考要点
阿胶	补血，滋阴	润燥，止血	补血要药，止血要药
何首乌	制用：益精血	制用补肝肾，乌须发，强筋骨，化浊降脂；生用解毒，截疟，润肠通便，消痈	
龙眼肉	养血	补益心脾，安神	

考点4★★ 补阴药的功效和常考要点

药名	相似功效	不同功效	常考要点
北沙参	养阴清肺	益胃生津	
南沙参	养阴清肺	益胃生津，益气，化痰	
麦冬	养阴润肺	生津，清心	
天冬	养阴润燥	清肺生津	
百合	养阴润肺	清心安神	
石斛	滋阴清热	益胃生津	
玉竹	养阴润燥	生津止渴	
枸杞子	滋补肝肾	益精明目	
女贞子	滋补肝肾	乌发明目	
龟甲	滋阴潜阳	益肾强骨，养血补心，固经止崩	先煎
鳖甲	滋阴潜阳	退热除蒸，软坚散结	先煎
黄精	补气养阴	健脾，润肺，益肾	
墨旱莲	滋补肝肾	凉血止血	
楮实子	补肾	清肝，明目，利尿	

第十九单元 收涩药

考点1★★ 固表止汗药的功效

药名	相似功效	不同功效
麻黄根	固表止汗	
浮小麦	固表止汗	益气,除热

考点2★★★ 敛肺涩肠药的功效和常考要点

药名	相似功效	不同功效	常考要点
五味子	收敛固涩	益气生津,补肾宁心	治久咳虚喘之要药
乌梅	敛肺涩肠	安蛔,生津	
五倍子	敛肺涩肠	降火,止泻,敛汗止血,收湿敛疮,固精止遗	
诃子	敛肺涩肠	止泻,止咳,利咽降火	
肉豆蔻	涩肠止泻	温中行气	
赤石脂	涩肠	止血,敛疮生肌	

考点3★★★ 固精缩尿止带药的功效和常考要点

药名	相似功效	不同功效	常考要点
山茱萸	收敛固脱	补益肝肾	<u>平补阴阳要药,固精止遗之要药,防元气虚脱要药</u>

续表

药名	相似功效	不同功效	常考要点
桑螵蛸	固精缩尿	补肾助阳	
金樱子	固精缩尿，固崩止带	涩肠止泻	
海螵蛸	涩精止带	收敛止血，制酸止痛，收湿敛疮	
莲子	益肾固精，止带	补脾止泻，养心安神	
芡实	益肾固精，止带	补脾止泻，除湿	
椿皮	收涩止带	清热燥湿，止泻，止血	

第二十单元　攻毒杀虫止痒药

考点★★　攻毒杀虫止痒药的功效和常考要点

药名	相似功效	不同功效	常考要点
雄黄	解毒，杀虫	截疟，燥湿祛痰	
硫黄	外用解毒杀虫疗疮	内服补火助阳通便	治疥癣
白矾	外用解毒杀虫止痒	外用燥湿，内服止血，止泻，祛除风痰	
蛇床子	杀虫止痒	燥湿祛风，温肾壮阳	
蟾酥	解毒，止痛	开窍醒神	内服0.015~0.03g
蜂房	攻毒杀虫	祛风止痛	

第二十一单元 拔毒化腐生肌药

考点★★ 拔毒化腐生肌药的功效和常考要点

药名	相似功效	不同功效	常考要点
升药	拔毒，去腐		多配煅石膏外用
砒石	外用攻毒，去腐	外用杀虫，蚀疮；内服祛痰平喘，截疟	内服0.002~0.004g
炉甘石	解毒	明目退翳，收湿止痒敛疮	
硼砂	外用解毒	外用清热，内服清肺化痰	

方 剂 学

第一单元 总论

考点1★★ 常用治法

八法：汗、和、下、消、吐、清、温、补。

考点2★★★ 方剂的组成原则

1. 君药 针对主病或主证起主要治疗作用的药物。

2. 臣药

（1）辅助君药加强对主病或主证的治疗作用的药物。

（2）针对重要兼病或兼证起主要治疗作用的药物。

3. 佐药

（1）佐助药 协助君、臣药以加强治疗作用，或直接治疗次要兼证的药物。

（2）佐制药 用以消除或减弱君、臣药的毒性，或制约君、臣药峻烈之性的药物。

（3）反佐药 病重邪甚时，为防止拒药，配用的与君药性味相反而又能在治疗中起相成作用的药物。

4. 使药

（1）引经药 用以引领方中诸药至病所或特定部位的药物。

（2）调和药 用以调和方中诸药的药物。

考点3★★　常用剂型及其特点

1. 汤剂其特点　吸收快,发挥药效迅速,加减变化灵活,能较全面、灵活地照顾每一个患者和各种病证及其不同发展阶段的特殊性。因而多用于病证较重或病情不稳定的患者

2. 散剂的特点　吸收较快,且制作简便,节约药材,便于使用和携带。

3. 丸剂的特点　吸收缓慢,药力持久。节省药材,服用、携带、贮存都比较方便。适用于慢性、虚弱性疾病。

第二单元　解表剂

第一节　辛温解表

考点1★★★　麻黄汤的组成、功用及主治
【组成】麻黄　桂枝　杏仁　炙甘草
【功用】发汗解表,宣肺平喘。
【主治】<u>外感风寒表实证。</u>症见恶寒发热,头痛身疼,<u>无汗而喘</u>,舌苔薄白,<u>脉浮紧。</u>
【方歌】麻黄汤中用桂枝,杏仁甘草四般施,发热恶寒头项痛,喘而无汗服之宜。
【速记法】干妈贵姓。(甘麻桂杏)

考点2★★★　桂枝汤的组成、功用及主治
【组成】桂枝　芍药　生姜　大枣　炙甘草
【功用】解肌发表,<u>调和营卫。</u>
【主治】<u>外感风寒表虚证。</u>恶风发热,<u>汗出头痛</u>,鼻鸣干

呕，苔白不渴，<u>脉浮缓或浮弱</u>。

【方歌】桂枝汤治太阳风，芍药甘草姜枣同，解肌发表调营卫，表虚有汗此为功。

【速记法】桂芝要炒姜枣。（桂枝药草姜枣）

考点3★★　九味羌活汤的组成、功用及主治

【组成】羌活　防风　苍术　细辛　川芎　白芷　生地黄　黄芩　甘草

【功用】发汗祛湿，兼清里热。

【主治】<u>外感风寒湿邪，内有蕴热证。</u>恶寒发热，无汗，头痛项强，<u>肢体酸楚疼痛</u>，<u>口苦微渴</u>，舌苔白或微黄，脉浮。

【方歌】九味羌活用防风，细辛苍芷与川芎，黄芩生地同甘草，分经论治宜变通。

【速记法】强风百草细，秦川有苍生。（羌风白草细，芩川＊苍生）（注："＊"代表无药名意义的虚字，下同）

考点4★★　止嗽散的组成、功用及主治

【组成】桔梗　荆芥　紫菀　百部　白前　甘草　陈皮

【功用】宣肺利气，疏风止咳。

【主治】<u>风邪犯肺之咳嗽证。</u>咳嗽咽痒，咯痰不爽，或微有恶寒发热，舌苔薄白，脉浮缓。

【方歌】止嗽散内用桔梗，紫菀荆芥百部陈，白前甘草共为末，姜汤调服止嗽频。

【速记法】陈庚借钱去百草园。（陈梗芥前＊百草园）

考点5★★　小青龙汤的组成、功用及主治

【组成】麻黄　芍药　细辛　干姜　炙甘草　桂枝　半夏　五味子

【功用】解表散寒，温肺化饮。

【主治】<u>外寒里饮证。</u>恶寒发热，头身疼痛，无汗，喘

咳,痰涎清稀量多,胸痞,或干呕,或痰饮咳喘不得平卧,或身体疼重,头面四肢浮肿,舌苔白滑,脉浮。
【方歌】小青龙汤最有功,风寒束表饮停胸,辛夏甘草和五味,姜桂麻黄芍药同。
【速记法】少将为嘛甘心下跪。(芍姜味麻甘辛夏桂)

考点6★ 大青龙汤的组成、功用及主治
【组成】麻黄 桂枝 炙甘草 杏仁 石膏 生姜 大枣
【功用】发汗解表,兼清里热。
【主治】外感风寒,兼有郁热证。恶寒发热,头身疼痛,无汗,烦躁,口渴,脉浮紧。
【方歌】大青龙汤桂麻黄,杏草石膏姜枣藏,太阳无汗兼烦躁,风寒两解此为良。
【速记法】石大姜干妈姓桂。(石大姜甘麻杏桂)

第二节 辛凉解表

考点1★★★ 银翘散的组成、功用及主治
【组成】连翘 银花 桔梗 薄荷 竹叶 生甘草 荆芥穗 淡豆豉 牛蒡子 鲜苇根
【功用】辛凉透表,清热解毒。
【主治】温病初起。发热,微恶风寒,无汗,或有汗不畅,头痛口渴,咳嗽咽痛,舌尖红,苔薄白或薄黄,脉浮数。
【方歌】银翘散主上焦疴,竹叶荆牛豉薄荷,甘桔芦根凉解法,清疏风热煮无过。
【速记法】荷梗连根叶似伞,豆花接穗秆如牛。(荷梗连根叶★★,豆花芥穗甘★牛)

考点2★★★ 桑菊饮的组成、功用及主治
【组成】桑叶 菊花 杏仁 连翘 薄荷 桔梗 生甘草

苇根

【功用】疏风清热，宣肺止咳。

【主治】风温初起，邪客肺络证。但咳，身热不甚，口微渴，脉浮数。

【方歌】桑菊饮中桔杏翘，芦根甘草薄荷饶，清疏肺卫轻宣剂，风温咳嗽服之消。

【速记法】荷花根，巧接杏，桑果。（荷花根，翘桔杏，桑国）

考点3★★ 麻黄杏仁甘草石膏汤的组成、功用及主治

【组成】麻黄　杏仁　炙甘草　石膏

【功用】辛凉疏表，清肺平喘。

【主治】外感风邪，邪热壅肺证。身热不解，咳逆气急，甚则鼻扇，口渴，有汗或无汗，舌苔薄白或黄，脉浮而数。

考点4★ 柴葛解肌汤的组成、功用及主治

【组成】柴胡　葛根　黄芩　羌活　白芷　芍药　桔梗　甘草（大枣　生姜　石膏）

【功用】解肌清热。

【主治】外感风寒，郁而化热证。恶寒渐轻，身热增盛，无汗头痛，目痛鼻干，心烦不眠，咽干耳聋，眼眶痛，舌苔薄黄，脉浮微洪。

【方歌】陶氏柴葛解肌汤，邪在三阳热势张，芩芍桔甘羌活芷，石膏大枣与生姜。

【速记法】姜大哥拾柴草，秦姐抢白芍。（姜大葛石柴草，芩桔羌白芍）

第三节 扶正解表

考点1★★ 败毒散的组成、功用及主治
【组成】柴胡 前胡 川芎 枳壳 羌活 独活 茯苓 桔梗 人参 甘草 （生姜 薄荷）
【功用】散寒祛湿，益气解表。
【主治】气虚外感风寒湿证。憎寒壮热，头项强痛，肢体酸痛，无汗，鼻塞声重，咳嗽有痰，胸膈痞满，舌淡苔白，脉浮而按之无力。
【方歌】人参败毒茯苓草，枳桔柴前羌独芎，薄荷少许姜三片，时行感冒有奇功。
【速记法】活熊身伏草埂，二虎只可强攻。（活芎参茯草梗，二胡枳壳羌*）

考点2★★ 参苏饮的组成、功用及主治
【组成】人参 紫苏叶 干葛 半夏 前胡 茯苓 桔梗 枳壳 木香 陈皮 炙甘草 （生姜 枣）
【功用】益气解表，理气化痰。
【主治】气虚外感风寒，内有痰湿证。恶寒发热，无汗头痛鼻塞，咳嗽痰白，胸脘满闷，倦怠无力，气短懒言，苔白脉弱。
【方歌】参苏饮内用陈皮，枳壳前胡半夏齐，干葛木香甘桔茯，气虚外感最相宜。
【速记法】二陈姐跟参叔只撬钱箱。（二陈桔根参苏枳壳前香）

第三单元 泻下剂

第一节 寒下

考点1★★★ 大承气汤的组成、功用及主治

【组成】大黄　厚朴　枳实　芒硝

【功用】峻下热结。

【主治】

（1）阳明腑实证。大便不通，频转矢气，脘腹痞满，腹痛拒按，按之硬，甚至潮热谵语，手足濈然汗出，舌苔黄燥起刺，或焦黑燥裂，脉沉实。

（2）热结旁流证。下利清水，色纯青，其气臭秽，脐腹疼痛，按之坚硬有块，口舌干燥，脉滑实。

（3）里热实证之热厥、痉病或发狂等。

【方歌】大承气汤用硝黄，配伍枳朴泻力强，痞满燥实四症见，峻下热结宜此方。

【速记法】皇后只是笑。（黄厚枳实硝）

考点2★ 大陷胸汤的组成、功用及主治

【组成】甘遂　大黄　芒硝

【功用】泻热逐水。

【主治】水热互结之结胸证。心下痛，拒按，按之硬，或从心下至少腹硬满疼痛，手不可近；伴见短气烦躁，大便秘结，舌上燥而渴，日晡小有潮热，舌红，苔黄腻或兼水滑，脉沉紧或沉迟有力。

【方歌】大陷胸汤用硝黄，甘遂为末共成方，专治热实结胸证，泻热逐水效非常。

【速记法】谁大笑。（遂大硝）

第二节 温下

考点★★★ 温脾汤的组成、功用及主治

【组成】大黄 芒硝 附子 干姜 当归 人参 甘草
【功用】攻下寒积，温补脾阳。
【主治】<u>阳虚冷积证。</u>腹痛便秘，脐下绞结，绕脐不止，<u>手足不温</u>，苔白不渴，脉沉弦而迟。
【方歌】温脾参附与干姜，甘草当归硝大黄，寒热并行治寒积，脐腹绞结痛非常。
【速记法】为姜大人父子干杯忙。（*姜大人附子甘归芒）

第三节 润下

考点1★★★ 麻子仁丸的组成、功用及主治

【组成】麻子仁 芍药 杏仁 枳实 厚朴 大黄 蜂蜜
【功用】润肠泄热，行气通便。
【主治】<u>脾约证。</u>大便干结，<u>小便频数，脘腹胀满，舌红苔黄，脉数</u>。
【方歌】麻子仁丸治脾约，大黄枳朴杏仁芍，胃热津枯便难解，润肠通便功效高。
【速记法】二人密要小承气。（二仁蜜药小承气）

考点2★★★ 济川煎的组成、功用及主治

【组成】当归 牛膝 <u>肉苁蓉</u> 泽泻 升麻 枳壳
【功用】温肾益精，润肠通便。
【主治】肾虚便秘。大便秘结，小便清长，腰膝酸软，头目眩晕，舌淡苔白，脉沉迟。
【方歌】济川归膝肉苁蓉，泽泻升麻枳壳从，肾虚津亏肠中燥，寓通于补法堪宗。

【速记法】止泻当用生牛肉。(枳泻当*升牛肉)

第四节 逐水

考点★ 十枣汤的组成、功用及主治

【组成】芫花　甘遂　大戟　大枣

【功用】攻逐水饮。

【主治】

(1) 悬饮。咳唾胸胁引痛,心下痞硬,干呕短气,头痛目眩,或胸背掣痛不得息,舌苔滑,脉沉弦。

(2) 水肿。一身悉肿,尤以身半以下肿甚,腹胀喘满,二便不利。

【方歌】十枣逐水效甚夸,大戟甘遂与芫花,悬饮内停胸胁痛,大腹肿满用无差。

【速记法】达吉愿找谁。(大戟芫枣遂)

第五节 攻补兼施

考点★ 黄龙汤的组成、功用及主治

【组成】大黄　芒硝　枳实　厚朴　人参　当归　甘草　桔梗　(生姜　大枣)

【功用】攻下热结,益气养血。

【主治】<u>阳明腑实,气血不足证</u>。下利清水,色纯青,或大便秘结,脘腹胀满,腹痛拒按,身热口渴,神疲少气,谵语,甚或循衣摸床,撮空理线,神昏肢厥,舌苔焦黄或焦黑,<u>脉虚</u>。

【方歌】黄龙汤枳朴硝黄,参归甘桔枣生姜,阳明腑实气血弱,攻补兼施效力强。

【速记法】大承气+当借草人。(当桔草人)

第四单元　和解剂

第一节　和解少阳

考点1★★★　小柴胡汤的组成、功用及主治

【组成】柴胡　黄芩　半夏　人参　炙甘草　生姜　大枣

【功用】和解少阳。

【主治】

(1) 伤寒少阳证。往来寒热，胸胁苦满，默默不欲饮食，心烦喜呕，口苦，咽干，目眩，苔薄白，脉弦。

(2) 妇人中风，热入血室证。经水适断，寒热发作有时。

(3) 黄疸、疟疾，以及内伤杂病而见少阳证者。

【方歌】小柴胡汤和解功，半夏人参甘草从，更用黄芩加姜枣，少阳百病此为宗。

【速记法】生芹菜炒大虾仁。（生芩柴草大夏人）

考点2★★　蒿芩清胆汤的组成、功用及主治

【组成】青蒿　竹茹　半夏　茯苓　黄芩　枳壳　陈皮　碧玉散（滑石、青黛、甘草）

【功用】清胆利湿，和胃化痰。

【主治】少阳湿热痰浊证。寒热如疟，寒轻热重，口苦胸闷，吐酸苦水，或呕黄涎而黏，甚则干呕呃逆，胸胁胀痛，小便黄少，舌红苔白腻，间现杂色，脉数而右滑左弦。

【方歌】蒿芩清胆碧玉需，陈夏茯苓枳竹茹，热重寒轻痰夹湿，胸痞呕恶总能除。

【速记法】青竹如碧玉，黄羚下子沉。（青竹茹碧玉，黄芩夏枳陈）

第二节 调和肝脾

考点1★★★ 逍遥散的组成、功用及主治

【组成】柴胡 当归 芍药 白术 茯苓 炙甘草 （煨生姜 薄荷）

【功用】疏肝解郁，养血健脾。

【主治】<u>肝郁血虚脾弱证</u>。两胁作痛，头痛目眩，口燥咽干，神疲食少，月经不调，乳房胀痛，脉弦而虚。

【方歌】逍遥散用归芍柴，苓术甘草姜薄偕，疏肝养血兼理脾，丹栀加入热能排。

【速记法】小姚嘱咐魏生将薄荷当柴草烧。（逍遥术茯煨生姜薄荷当柴草芍）

考点2★★★ 四逆散的组成、功用及主治

【组成】炙甘草 枳实 柴胡 芍药

【功用】透邪解郁，疏肝理脾。

【主治】

(1) <u>阳郁厥逆证</u>。手足不温，或腹痛，或泄利下重，脉弦。

(2) <u>肝脾不和证</u>。胁肋胀闷，脘腹疼痛，脉弦。

【方歌】四逆散里用柴胡，芍药枳实甘草须，此是阳郁成厥逆，疏肝理脾奏效奇。

【速记法】四逆只烧柴草。（四逆枳芍柴草）

考点3★ 痛泻要方的组成、功用及主治

【组成】炒白术 炒白芍 炒陈皮 防风

【功用】补脾柔肝，祛湿止泻。

【主治】<u>脾虚肝郁之痛泻</u>。肠鸣腹痛，大便泄泻，<u>泻必腹痛，泻后痛缓</u>，舌苔薄白，脉两关不调，左弦而右缓。

【方歌】痛泻要方用陈皮，术芍防风共成剂，肠鸣泄泻腹又痛，治在泻肝与实脾。
【速记法】臣，痛泻烧住房。（陈痛泻芍术防）

第三节 调和肠胃

考点★★★ 半夏泻心汤的组成、功用及主治
【组成】半夏 干姜 黄芩 黄连 人参 炙甘草 大枣
【功用】寒热平调，消痞散结。
【主治】寒热互结之痞证。心下痞，但满而不痛，呕吐，或肠鸣下利，舌苔腻而微黄。
【方歌】半夏泻心黄连芩，干姜甘草与人参，大枣合之治虚痞，法在降阳而和阴。
【速记法】秦莲婶炒枣拌姜。（芩连参草枣半姜）

第五单元 清热剂

第一节 清气分热

考点1★★★ 白虎汤的组成、功用及主治
【组成】石膏 知母 炙甘草 粳米
【功用】清热生津。
【主治】气分热盛证。壮热面赤，烦渴引饮，汗出恶热，脉洪大有力。
【方歌】白虎膏知甘草粳，气分大热此方清，热渴汗出脉洪大，加入人参气津生。
【速记法】白虎精食母肝。（白虎粳石母甘）

考点 2★★ 竹叶石膏汤的组成、功用及主治

【组成】竹叶 石膏 半夏 麦冬 人参 炙甘草 粳米

【功用】清热生津，益气和胃。

【主治】<u>伤寒、温热、暑病，余热未清，气阴两伤证</u>。身热多汗，心胸烦闷，气逆欲呕，口干喜饮，虚羸少气，或虚烦不寐，舌红苔少，脉虚数。

【方歌】竹叶石膏汤人参，麦冬半夏甘草临，再加粳米同煎服，清热益气养阴津。

【速记法】厦门人煮食干净米。（夏门人竹石甘粳米）

第二节 清营凉血

考点 1★★★ 清营汤的组成、功用及主治

【组成】犀角（也可用水牛角代） 生地黄 元参 竹叶心 黄连 银花 连翘 麦冬 丹参

【功用】清营解毒，透热养阴。

【主治】<u>热入营分证</u>。身热夜甚，神烦少寐，时有谵语，目常喜开或喜闭，口渴或不渴，或<u>斑疹隐隐</u>，脉细数，舌绛而干。

【方歌】清营汤是鞠通方，热入心包营血伤，角地银翘玄连竹，丹麦清热佐之良。

【速记法】乔连花选升丹麦主席。（翘连花玄生丹麦竹犀）

考点 2★★ 犀角地黄汤的组成、功用及主治

【组成】犀角（也可用水牛角代） 地黄 芍药 丹皮

【功用】清热解毒，凉血散瘀。

【主治】<u>热入血分证</u>。身热谵语，斑色紫黑，或吐血衄血、便血、尿血，舌深绛起刺，脉数，或喜妄如狂，或漱水不欲咽，或大便色黑易解。

【方歌】犀角地黄芍药丹,血热妄行吐衄斑,蓄血发狂舌质绛,凉血散瘀病可痊。

【速记法】岳母牺牲。(药牡犀生)

第三节 清热解毒

考点1★★★ 普济消毒饮的组成、功用及主治

【组成】黄芩 黄连 橘红 生甘草 玄参 柴胡 桔梗 连翘 板蓝根 马勃 牛蒡子 人参 白僵蚕 升麻

【功用】清热解毒,疏风散邪。

【主治】<u>大头瘟</u>。恶寒发热,头面红肿焮痛,目不能开,咽喉不利,舌燥口渴,舌红,苔白兼黄,脉数有力者。

【方歌】普济消毒芩连蒡,玄参甘桔蓝根侣,升柴马勃连翘红,人参僵蚕为末咀。

【速记法】陈胜巧拦截牛马,才将国老生擒。(陈升翘蓝桔牛马,柴僵国老参芩)

考点2★★★ 黄连解毒汤的组成、功用及主治

【组成】黄连 黄芩 黄柏 栀子

【功用】泻火解毒。

【主治】<u>三焦火毒热盛证</u>。大热烦躁,口燥咽干,错语不眠;或热病吐血、衄血;或热甚发斑,或身热下痢,或湿热黄疸;或外科痈疡疔毒,小便黄赤,舌红苔黄,脉数有力。

【方歌】黄连解毒汤四味,黄芩黄柏栀子备,躁狂大热呕不眠,吐衄斑黄均可为。

【速记法】秦连山黄柏解毒。(芩连山黄柏解毒)

考点3★★ 凉膈散的组成、功用及主治

【组成】川大黄 芒硝 炙甘草 山栀子仁 薄荷叶

黄芩　连翘　竹叶　蜜

【功用】泻火通便，清上泄下。

【主治】上中二焦火热证。烦躁口渴，面赤唇焦，胸膈烦热，口舌生疮，睡卧不宁，谵语狂妄，或咽痛吐衄，便秘溲赤，或大便不畅，舌红苔黄，脉滑数。

【方歌】凉膈硝黄栀子翘，黄芩甘草薄荷饶，竹叶蜜煎疗膈上，中焦燥实服之消。

【速记法】黄老将军巧捉萧何子。（黄老将军翘竹硝荷栀）

第四节　清脏腑热

考点1★★★　龙胆泻肝汤的组成、功用及主治

【组成】龙胆草　黄芩　栀子　泽泻　木通　车前子　当归　生地黄　柴胡　生甘草

【功用】清泻肝胆实火，清利肝经湿热。

【主治】

(1) 肝胆实火上炎证。头痛目赤，胁痛口苦，耳聋、耳肿，舌红苔黄，脉弦数有力。

(2) 肝经湿热下注证。阴肿阴痒，筋痿阴汗，小便淋浊，妇女带下黄臭等，舌红苔黄腻，脉弦数有力。

【方歌】龙胆泻肝栀芩柴，生地车前泽泻偕，木通甘草当归合，肝经湿热力能排。

【速记法】龙车通黄山，当地卸柴草。（龙车通黄山，当地泻柴草）

考点2★★　清胃散的组成、功用及主治

【组成】生地黄　当归身　牡丹皮　黄连　升麻

【功用】清胃凉血。

【主治】胃火牙痛。牙痛牵引头痛，面颊发热，其齿恶热喜冷，或牙龈红肿溃烂，或牙宣出血，或唇舌颊腮肿痛，或口气热臭,口干舌燥,舌红苔黄,脉滑数。
【方歌】清胃散用升麻连,当归生地牡丹全,或加石膏清胃热,口疮吐衄与牙宣。
【速记法】生母当黄帝。(升母当黄地)

考点3★★ 玉女煎的组成、功用及主治
【组成】石膏 熟地 麦冬 知母 牛膝
【功用】清胃热,滋肾阴。
【主治】<u>胃热阴虚证。</u>
(1)头痛,牙痛,齿松牙衄,烦热干渴,舌红苔黄且干。
(2)治消渴,消谷善饥等。
【方歌】玉女煎用熟地黄,膏知牛膝麦冬襄,胃火阴虚相因病,牙痛齿枯宜煎尝。
【速记法】十亩麦地一头牛,胃热阴虚玉女愁。(石母麦地**牛,胃热阴虚玉女愁)

考点4★★★ 芍药汤的组成、功用及主治
【组成】芍药 当归 黄连 槟榔 木香 炙甘草 大黄 黄芩 官桂
【功用】清热燥湿,调气和血。
【主治】<u>湿热痢疾。</u>腹痛,便脓血,赤白相兼,里急后重,肛门灼热,小便短赤,舌苔黄腻,脉弦数。
【方歌】芍药汤中用大黄,芩连归桂槟草香,清热燥湿调气血,里急腹痛自安康。
【速记法】秦香莲当兵,将军要炒肉。(芩香连当槟,将军药草肉)

考点5★★ 泻白散的组成、功用及主治
【组成】地骨皮 桑白皮 炙甘草 粳米
【功用】清泻肺热,止咳平喘。

【主治】肺热喘咳证。咳嗽,气喘,皮肤蒸热,日晡尤甚,舌红苔黄,脉细数。
【方歌】泻白桑皮地骨皮,甘草粳米四般宜,参茯知芩皆可入,肺热喘嗽此方施。
【速记法】白骨精是草包。(白骨粳＊草＊)

考点6★★　白头翁汤的组成、功用及主治
【组成】白头翁　黄柏　黄连　秦皮
【功用】清热解毒,凉血止痢。
【主治】热毒痢疾。腹痛,里急后重,肛门灼热,下痢脓血,赤多白少,渴欲饮水,舌红苔黄,脉弦数者。
【方歌】白头翁汤治热痢,黄连黄柏与秦皮,味苦性寒能凉血,解毒坚阴功效奇。
【速记法】秦莲喊拜拜。(秦连＊白柏)

考点7★　左金丸的组成、功用及主治
【组成】黄连　吴茱萸
【功用】清肝泻火,降逆止呕。
【主治】肝火犯胃证。胁肋疼痛,嘈杂吞酸,呕吐口苦,舌红苔黄,脉弦数。
【方歌】左金连萸六一丸,肝火犯胃吐吞酸,再加芍药名戊己,热泻热痢服之安。
【速记法】昨进黄鱼。(黄连与吴茱萸用量比为6∶1)

考点8★　导赤散的组成、功用及主治
【组成】生地黄　木通　生甘草梢　竹叶
【功用】清心利水养阴。
【主治】心经火热证。症见心胸烦热,口渴面赤,意欲饮冷,或口舌生疮,或心热移于小肠,溲赤涩痛,舌红,

脉数。
【方歌】导赤生地与木通，草梢竹叶四般攻，口糜淋痛小肠火，引热同归小便中。
【速记法】竹竿通地。（竹甘通地）

第五节 清虚热

考点1★★ 青蒿鳖甲汤的组成、功用及主治
【组成】青蒿　鳖甲　生地　知母　丹皮
【功用】养阴透热。
【主治】<u>温病后期，邪伏阴分证。</u>夜热早凉，热退无汗，舌红苔少，脉细数。
【方歌】青蒿鳖甲地知丹，热自阴来仔细辨，夜热早凉无汗出，养阴透热服之安。
【速记法】母鳖好生蛋。（母鳖蒿生丹）

考点2★ 当归六黄汤的组成、功用及主治
【组成】当归　生地黄　熟地黄　黄芩　黄柏　黄连　黄芪
【功用】滋阴泻火，固表止汗。
【主治】<u>阴虚火旺之盗汗。</u>发热盗汗，面赤心烦，口干唇燥，大便干结，小便黄赤，舌红苔黄，脉数。
【方歌】当归六黄二地黄，芩连芪柏共煎尝，滋阴泻火兼顾表，阴虚火旺盗汗良。
【速记法】弟弟骑白龟练琴。（地地芪柏归连芩）

第六单元 祛暑剂

第一节 祛暑解表

考点★★ 香薷散的组成、功用及主治

【组成】香薷　白扁豆　厚朴　酒

【功用】祛暑解表，化湿和中。

【主治】<u>阴暑</u>。恶寒发热，头痛身痛，无汗，腹痛吐泻，胸脘痞闷，舌苔白腻，脉浮。

【方歌】三物香薷豆朴先，散寒化湿功效兼，若益银翘豆易花，新加香薷祛暑煎。

【速记法】猴想炒扁豆。（厚香炒扁豆）

第二节 祛暑利湿

考点★ 六一散的组成、功用及主治

【组成】滑石　甘草

【功用】清暑利湿。

【主治】暑湿证。身热烦渴，小便不利或泄泻。

【方歌】六一散用滑石草，清暑利湿有功效，益元碧玉与鸡苏，砂黛薄荷加之好。

【速记法】六一拾草。（滑石与甘草用量比为6∶1）

第三节 祛暑益气

考点★ 清暑益气汤的组成、功用及主治

【组成】西洋参　石斛　麦冬　黄连　竹叶　荷梗　知母

甘草　粳米　西瓜翠衣

【功用】清暑益气，养阴生津。

【主治】<u>暑热气津两伤证</u>。身热汗多，口渴心烦，小便短赤，体倦少气，精神不振，脉虚数。

【方歌】王氏清暑益气汤，善治中暑气阴伤，洋参冬斛荷瓜翠，连竹知母甘粳裹。

【速记法】师母深夜卖黄瓜和糙米。（石母参叶麦黄瓜荷草米）

第七单元　温里剂

第一节　温中祛寒

考点1★★★　理中丸的组成、功用及主治

【组成】人参　干姜　白术　炙甘草

【功用】温中祛寒，补气健脾。

【主治】

（1）<u>脾胃虚寒证</u>。脘腹疼痛，喜温喜按，呕吐便稀，脘痞食少，畏寒肢冷，口淡不渴，舌淡苔白润，脉沉细或沉迟无力。

（2）<u>阳虚失血证</u>。便血、吐血、衄血或崩漏等，血色暗淡，质清稀，面色㿠白，气短神疲，脉沉细或虚大无力。

（3）<u>中阳不足，阴寒上乘导致的胸痹，或脾气虚寒，不能摄津之病后多涎唾，或中阳虚损，土不荣木之小儿慢惊，或清浊相干，升降失常之霍乱等</u>。

【方歌】理中丸主理中乡，甘草人参术干姜，呕利腹痛阴寒盛，或加附子总扶阳。

【速记法】草人赶猪。(草人干术)

考点2★★★　小建中汤的组成、功用及主治
【组成】芍药　桂枝　炙甘草　生姜　大枣　饴糖
【功用】温中补虚，和里缓急。
【主治】<u>中焦虚寒，肝脾失调，阴阳不和证。腹中拘急疼痛，时发时止，喜温喜按</u>，或心中悸动，虚烦不宁，面色无华；兼见手足烦热，咽干口燥等。舌淡苔白，脉细弦。
【方歌】小建中汤芍药多，桂姜甘草大枣和，更加饴糖补中脏，虚劳腹冷服之瘥。
【速记法】姜姨要草枣汁。(姜饴药草枣枝)

考点3★★★　吴茱萸汤的组成、功用及主治
【组成】吴茱萸　人参　大枣　生姜
【功用】<u>温中补虚，降逆止呕</u>。
【主治】
（1）胃寒呕吐证。食谷欲吐，或兼胃脘疼痛，吞酸嘈杂，舌淡，脉沉弦而迟。
（2）肝寒上逆证。干呕吐涎沫，头痛，颠顶痛甚，舌淡，脉沉弦。
（3）肾寒上逆证。呕吐下利，手足厥冷，烦躁欲死，舌淡，脉沉细。
【方歌】吴茱萸汤人参枣，重用生姜温胃好，阳明寒呕少阴利，厥阴头痛皆能保。
【速记法】乌江找人。(吴姜枣人)

考点4★　大建中汤的组成、功用及主治
【组成】蜀椒　干姜　人参　胶饴
【功用】温中补虚，缓急止痛。
【主治】<u>中阳衰弱，阴寒内盛之脘腹疼痛</u>。心胸中大寒痛，呕不能食，腹中寒，上冲皮起，出见有头足，上下痛而不可触近，舌苔白滑，脉细沉紧，甚则肢厥脉伏。
【方歌】大建中汤建中阳，蜀椒干姜参饴糖，阴盛阳虚腹冷痛，温补中焦止痛强。
【速记法】姜姨任教。（姜饴人椒）

第二节 回阳救逆

考点★★★ 四逆汤的组成、功用及主治
【组成】生附子 干姜 炙甘草
【功用】回阳救逆。
【主治】<u>少阴病，心肾阳衰寒厥证。</u>四肢厥逆，恶寒蜷卧，神衰欲寐，面色苍白，腹痛下利，呕吐不渴，舌苔白滑，脉象微细，以及太阳病误汗亡阳者。
【方歌】四逆汤中附草姜，四肢厥冷急煎尝，腹痛吐泻脉微细，急投此方可回阳。
【速记法】蒋干父子。（姜甘附子）

第三节 温经散寒

考点1★★ 当归四逆汤的组成、功用及主治
【组成】当归 桂枝 芍药 细辛 炙甘草 通草 大枣
【功用】温经散寒，养血通脉。
【主治】<u>血虚寒厥证。</u>手足厥寒，或腰、股、腿、足、肩臂疼痛，口不渴，舌淡苔白，脉沉细或细而欲绝。
【方歌】当归四逆桂芍枣，细辛甘草与通草，血虚肝寒手足冷，煎服此方乐陶陶。
【速记法】肝大的同志要当心。（甘大＊通枝药当辛）

考点2★ 暖肝煎的组成、功用及主治
【组成】当归 枸杞子 小茴香 肉桂 乌药 沉香（木

香亦可) 茯苓 (生姜)

【功用】温补肝肾,行气止痛。

【主治】<u>肝肾不足,寒滞肝脉证</u>。睾丸冷痛或小腹疼痛,或疝气痛,畏寒喜暖,舌淡苔白,脉沉迟。

【方歌】暖肝煎中杞茯归,茴沉乌药合肉桂,下焦虚寒疝气痛,温补肝肾此方推。

【速记法】小狗无肉,铃铛响。(小枸乌肉,苓当香)

第八单元 表里双解剂

第一节 解表清里

考点★★★ 葛根黄芩黄连汤的组成、功用及主治

【组成】葛根 炙甘草 黄芩 黄连

【功用】解表清里。

【主治】<u>表证未解,邪热入里证</u>。身热,下利臭秽,胸脘烦热,口干作渴,或喘而汗出,舌红苔黄,脉促或数。

第二节 解表攻里

考点1★★ 大柴胡汤的组成、功用及主治

【组成】柴胡 黄芩 芍药 半夏 枳实 大黄 生姜 大枣

【功用】和解少阳,内泻热结。

【主治】<u>少阳阳明合病</u>。往来寒热,胸胁苦满,呕不止,郁郁微烦,心下急痛或心下痞硬,<u>大便不解</u>或协热下利,舌苔黄,脉弦数有力。

【方歌】大柴胡汤用大黄,枳实芩夏白芍将,煎加姜枣表兼里,妙法内攻并外攘。
【速记法】胡琴伴姜嫂,找将军只是打豺虎。(胡芩半姜芍,枣将军枳实大柴胡)

考点2★★ 防风通圣散的组成、功用及主治
【组成】防风 荆芥 连翘 麻黄 薄荷叶 川芎 当归 芍药 白术 山栀 大黄 芒硝 石膏 黄芩 桔梗 甘草 滑石 生姜
【功用】疏风解表,泻热通便。
【主治】<u>风热壅盛,表里俱实</u>。憎寒壮热,头目昏眩,目赤睛痛,口苦口干,咽喉不利,胸膈痞闷,咳呕喘满,涕唾黏稠,大便秘结,小便赤涩,舌苔黄腻,脉数有力,亦用治疮疡肿毒,肠风痔漏,鼻赤,瘾疹等。
【方歌】防风通圣大黄硝,荆芥麻黄栀子翘,甘桔芎归膏滑石,薄荷芩竹力偏饶。表里交攻阳热盛,外疡创毒总能消。
【速记法】黄妈石河值勤住草房,忙借船摆渡归金石桥。(黄麻石荷栀芩术甘防,芒桔川白*归荆石翘)

第九单元 补益剂

第一节 补气

考点1★★★ 参苓白术散的组成、功用及主治
【组成】莲子肉 薏苡仁 砂仁 桔梗 白扁豆 茯苓 人参 甘草 白术 山药
【功用】益气健脾,渗湿止泻。
【主治】<u>脾虚湿盛证</u>。饮食不化,胸脘痞闷,肠鸣泄泻,

四肢乏力,形体消瘦,面色萎黄,舌淡苔白腻,脉虚缓,亦可用治肺脾气虚,痰湿咳嗽。

【方歌】参苓白术扁豆陈,山药甘莲砂薏仁,桔梗上浮兼保肺,枣汤调服益脾神。

【速记法】沙夫人意要接编百草帘。(砂茯人薏药桔扁白草莲)

考点2★★★ 补中益气汤的组成、功用及主治

【组成】黄芪(量最大) 炙甘草 人参 当归 橘皮 升麻 柴胡 白术

【功用】补中益气,升阳举陷。

【主治】

(1)脾胃气虚证。饮食减少,体倦肢软,少气懒言,面色萎黄,大便稀溏,脉虚软。

(2)气虚下陷证。脱肛、子宫脱垂、久泻、久痢、崩漏等,伴短气、乏力,舌淡,脉虚。

(3)气虚发热证。身热自汗,渴喜热饮,气短乏力,舌淡,脉虚大无力。

【方歌】补中益气芪术参,炙草升柴归陈助,清阳下陷能升举,气虚发热甘温除。

【速记法】麻人赶猪,虎皮当旗。(麻人甘术,胡皮当芪)

考点3★★ 生脉散的组成、功用及主治

【组成】人参 麦冬 五味子

【功用】益气生津,敛阴止汗。

【主治】

(1)暑热、温热,耗气伤阴证。汗多神疲,体倦乏力,气短懒言,咽干口渴,舌干红少苔,脉虚数。

(2)久咳伤肺,气阴两虚证。干咳少痰,短气自汗,口干舌燥,脉虚细。

【方歌】生脉麦味与人参，保肺生津又提神，气少汗多兼口渴，病危脉绝急煎斟。
【速记法】生脉散救"无脉人"。（五麦人）

考点4★★　玉屏风散的组成、功用及主治
【组成】炙黄芪　防风　白术（大枣）
【功用】益气固表止汗。
【主治】表虚自汗。
（1）汗出恶风，面色㿠白，舌淡苔薄白，脉浮虚。
（2）治虚人腠理不固，易感风邪者。
【方歌】玉屏组合少而精，芪术防风鼎足行，表虚汗多易感冒，固卫敛汗效特灵。
【速记法】房主弃屏风。（防术芪屏风）

考点5★　四君子汤的组成、功用及主治
【组成】人参　白术　茯苓　炙甘草
【功用】益气健脾。
【主治】脾胃气虚证。面色萎白，语声低微，气短乏力，食少便溏，舌淡苔白，脉虚缓。
【方歌】四君子汤中和义，参术茯苓甘草比，益以夏陈名六君，祛痰补益气虚饵，除却半夏名异功，或加香砂气滞使。
【速记法】夫人赶猪。（茯人甘术）

第二节　补血

考点1★★★　归脾汤的组成、功用及主治
【组成】白术　人参　黄芪　龙眼肉　茯神　酸枣仁　木香　炙甘草　当归　远志　生姜　大枣
【功用】益气补血，健脾养心。

【主治】

(1) 心脾气血两虚证。心悸怔忡，健忘失眠，盗汗虚热，食少体倦，面色萎黄，舌淡，苔薄白，脉细弱。

(2) 脾不统血证。便血，皮下紫癜，妇女崩漏，月经超前，量多色淡，或淋漓不止，舌淡，脉细弱。

【方歌】归脾汤用术参芪，归草茯神远志随，酸枣木香龙眼肉，煎加姜枣益心脾，怔忡健忘俱可却，便血崩漏总能医。

【速记法】四君归期早，远知龙眼香。（四君归芪枣，远志龙眼香）

考点2★★　当归补血汤的组成、功用及主治

【组成】黄芪　当归

【功用】补气生血。

【主治】血虚发热证。

(1) 肌热面赤，烦渴欲饮，脉洪大而虚，重按无力。

(2) 亦治妇人经期、产后血虚发热，头痛；或疮疡溃后，久不愈合者。

【方歌】当归补血东垣方，黄芪一两归二钱，血虚发热口烦渴，脉大而虚宜此煎。

【速记法】骑龟。（芪归）

考点3★★　四物汤的组成、功用及主治

【组成】当归　川芎　白芍　熟地黄

【功用】补血调血。

【主治】营血虚滞证。头晕目眩，心悸失眠，面色无华，或妇人月经不调，量少或经闭不行，脐腹作痛，舌淡，脉细弦或细涩。

【方歌】四物地芍与归芎，血家百病此方通，经带胎产俱可治，加减运用在胸中。

【速记法】弟摆船归。(地白川归)

第三节 气血双补

考点1★★★ 炙甘草汤的组成、功用及主治
【组成】炙甘草 生姜 人参 生地黄 桂枝 阿胶 麦冬 麻仁 大枣 清酒
【功用】滋阴养血,益气温阳,复脉定悸。
【主治】
(1) 阴血不足,阳气虚弱证。脉结代,心动悸,虚羸少气,舌光少苔,或质干而瘦小者。
(2) 虚劳肺痿。干咳无痰,或咳吐涎沫,量少,形瘦短气,虚烦不眠,自汗盗汗,咽干舌燥,大便干结,脉虚数。
【方歌】炙甘草汤参姜桂,麦冬生地大麻仁,大枣阿胶加酒服,虚劳肺痿效如神。
【速记法】阿妈卖地,贵大人干生气。(阿麻麦地,桂大人甘生*)

考点2★ 八珍汤的组成、功用及主治
【组成】人参 白术 茯苓 当归 川芎 白芍 熟地黄 炙甘草 生姜 大枣
【功用】益气补血。
【主治】气血两虚证。面色萎白或无华,头晕目眩,四肢倦怠,气短懒言,心悸怔忡,饮食减少,舌淡,苔薄白,脉细弱或虚大无力。
【方歌】双补气血八珍汤,四君四物合成方,煎加姜枣调营卫,气血亏虚服之康。
【速记法】四君子汤+四物汤。

第四节 补阴

考点1★★★　一贯煎的组成、功用及主治
【组成】北沙参　麦冬　当归身　生地黄　枸杞子　川楝子
【功用】滋阴疏肝。
【主治】肝肾阴虚，肝气郁滞证。
（1）胸脘胁痛，吞酸吐苦，咽干口燥，舌红少津，脉细弱或虚弦。
（2）治疝气瘕聚。
【方歌】一贯煎中用地黄，沙参杞子麦冬襄，当归川楝水煎服，阴虚肝郁是妙方。
【速记法】麦地练狗当杀。（麦地楝枸当沙）

考点2★★★　六味地黄丸的组成、功用及主治
【组成】熟地黄　山茱萸　山药　泽泻　茯苓　丹皮
【功用】填精滋阴补肾。
【主治】肾阴精不足证。腰膝酸软，头晕目眩，视物昏花，耳鸣耳聋，盗汗，遗精，消渴，骨蒸潮热，手足心热，口燥咽干，牙齿动摇，足跟作痛，小便淋漓，以及小儿囟门不合，舌红少苔，脉沉细数。
【方歌】六味地黄益肾肝，茱薯丹泽地苓专，更加知柏成八味，阴虚火旺自可煎。养阴明目加杞菊，滋阴都气五味先，肺肾两调金水生，麦冬加入长寿丸。
【速记法】渔夫单要熟蟹。（萸茯丹药熟泻）

考点3★★　左归丸的组成、功用及主治
【组成】熟地黄　山药　枸杞　山茱萸肉　牛膝　菟丝子　鹿角胶　龟甲胶

【功用】滋阴补肾，填精益髓。
【主治】<u>真阴不足证</u>。头目眩晕，腰酸腿软，遗精滑泄，自汗盗汗，口燥舌干，舌红少苔，脉细。
【方歌】左归丸内山药地，萸肉枸杞与牛膝，菟丝龟鹿二胶合，壮水之主方第一。
【速记法】愚弟要牛狗兔鹿龟。（萸地药牛枸菟鹿龟）

考点4★　大补阴丸的组成、功用及主治

【组成】熟地黄　龟甲　黄柏　知母　猪脊髓　蜂蜜
【功用】滋阴降火。
【主治】<u>阴虚火旺证</u>。骨蒸潮热，盗汗遗精，咳嗽咯血，心烦易怒，足膝疼热或痿软，舌红少苔，尺脉数而有力。
【方歌】大补阴丸知柏黄，龟甲脊髓蜜成方，咳嗽咯血骨蒸热，阴虚火旺制亢阳。
【速记法】风致白龟驻地。（蜂知柏龟猪地）

第五节　补阳

考点1★★★　肾气丸的组成、功用及主治

【组成】干地黄　山药　山茱萸　泽泻　茯苓　丹皮　桂枝　炮附子
【功用】补肾助阳，化生肾气。
【主治】<u>肾阳气不足证</u>。腰痛脚软，身半以下常有冷感，少腹拘急，小便不利，或小便反多，入夜尤甚，阳痿早泄，舌淡而胖，脉虚弱，尺部沉细；以及痰饮，水肿，消渴，脚气，转胞等。
【方歌】金匮肾气治肾虚，熟地淮药及山萸，丹皮苓泽加桂附，水中生火在温煦。
【速记法】贵子腹泻单要黄鱼。（桂子茯泻丹药黄萸）

考点2★ 右归丸的组成、功用及主治

【组成】熟地黄 山药 山茱萸 枸杞子 菟丝子 鹿角胶 杜仲 肉桂 当归 制附子

【功用】温补肾阳,填精益髓。

【主治】肾阳不足,命门火衰证。年老或久病,气衰神疲,畏寒肢冷,或腰膝软弱,或阳痿遗精,或阳衰无子,或饮食减少,大便不实,或小便自遗,舌淡苔白,脉沉迟。

【方歌】右归丸中地附桂,山药茱萸菟丝归,杜仲鹿胶枸杞子,益火之源此方魁。

【速记法】独育狗鹿兔,当地要富贵。(杜萸枸鹿菟,当地药附桂)

第六节 阴阳双补

考点★ 地黄饮子的组成、功用及主治

【组成】熟干地黄 巴戟天 山茱萸 石斛 肉苁蓉 炮附子 五味子 官桂 茯苓 麦冬 菖蒲 远志 生姜 大枣 薄荷

【功用】滋肾阴,补肾阳,开窍化痰。

【主治】喑痱证。舌强不能言,足废不能用,口干不欲饮,足冷面赤,脉沉细弱。

【方歌】地黄饮子山茱斛,麦味菖蒲远志茯,苁蓉桂附巴戟天,薄荷姜枣为末服。

【速记法】贵妇从远东赴沪地,将尝大巴鱼何味。(桂附苁远冬茯斛地,姜菖大巴萸荷味)

第十单元　固涩剂

第一节　固表止汗

考点★★　牡蛎散的组成、功用及主治

【组成】黄芪　麻黄根　煅牡蛎　小麦
【功用】敛阴止汗，益气固表。
【主治】自汗、盗汗证。身常汗出，夜卧尤甚，心悸惊惕，短气烦倦，舌淡红，脉细弱。
【方歌】牡蛎散内用黄芪，小麦麻根合用宜，卫虚自汗或盗汗，固表收敛见效奇。
【速记法】骑马卖牡蛎。（芪麻麦牡蛎）

第二节　敛肺止咳

考点★　九仙散的组成、功用及主治

【组成】人参　款冬花　桑白皮　桔梗　五味子　阿胶　乌梅　贝母　罂粟壳
【功用】敛肺止咳，益气养阴。
【主治】久咳伤肺，气阴两伤。久咳不已，咳甚则气喘自汗，痰少而黏，脉虚数。
【方歌】九仙散中罂粟君，五味乌梅共为臣，参胶款桑贝桔梗，敛肺止咳益气阴。
【速记法】乌梅丧母无人管，速叫九仙去借款。（乌梅桑母五人*，粟胶九仙*桔款）

第三节　涩肠固脱

考点1★★　四神丸的组成、功用及主治
【组成】肉豆蔻　补骨脂　五味子　吴茱萸　生姜　大枣
【功用】温肾暖脾，固肠止泻。
【主治】脾肾阳虚之肾泄证。五更泄泻，不思饮食，食不消化，或久泻不愈，腹痛喜温，腰酸肢冷，神疲乏力，舌淡，苔薄白，脉沉迟无力。
【方歌】四神故纸与吴萸，肉蔻五味四般须，大枣生姜为丸服，五更肾泄最相宜。
【速记法】枣将骨肉喂鱼。（枣姜骨肉味萸）

考点2★　真人养脏汤的组成、功用及主治
【组成】人参　当归　白术　肉豆蔻　肉桂　炙甘草　白芍　木香　诃子　罂粟壳
【功用】涩肠固脱，温补脾肾。
【主治】久泻久痢，脾肾虚寒证。泻利无度，滑脱不禁，甚至脱肛坠下，脐腹疼痛，喜温喜按，倦怠食少，舌淡苔白，脉沉迟细。
【方歌】真人养脏诃粟壳，肉蔻当归桂木香，术芍参甘为涩剂，脱肛久痢早煎尝。
【速记法】穆桂英挡住草蔻要何人。（木桂罂当术草蔻芍诃人）

第四节　涩精止遗

考点★　桑螵蛸散的组成、功用及主治
【组成】桑螵蛸　远志　菖蒲　龙骨　人参　茯神　当归　龟甲（人参汤调下）

【功用】调补心肾,固精止遗。
【主治】<u>心肾两虚之尿频或遗尿、遗精证。</u>小便频数,或尿如米泔色,或遗尿,或遗精,心神恍惚,健忘,舌淡苔白,脉细弱。
【方歌】桑螵蛸散治便数,参苓龙骨同龟壳,菖蒲远志当归入,补肾宁心健忘却。
【速记法】自家人常孤身飘荡。(志甲人菖骨神螵当)

第五节 固崩止带

考点1★★ 固冲汤的组成、功用及主治
【组成】白术 生黄芪 煅龙骨 煅牡蛎 山萸肉 生杭芍 海螵蛸 茜草 棕边炭 五倍子
【功用】固冲摄血,益气健脾。
【主治】<u>脾肾亏虚,冲脉不固证。</u>血崩或月经过多,或漏下不止,色淡质稀,头晕肢冷,心悸气短,神疲乏力,腰膝酸软,舌淡,脉微弱。
【方歌】固冲汤中用术芪,龙牡五倍棕榈施,海螵茜草芍山萸,崩中漏下总能医。
【速记法】探骑母龙背,潜航筑山海。(炭芪牡龙倍,茜杭术山海)

考点2★ 易黄汤的组成、功用及主治
【组成】炒山药 炒芡实 盐黄柏 车前子 白果
【功用】补益脾肾,清热祛湿,收涩止带。
【主治】<u>脾肾虚弱,湿热带下。</u>带下黏稠量多,色黄如浓茶汁,其气腥秽,舌红,苔黄腻。
【方歌】易黄白果与芡实,车前黄柏加薯蓣,能消带下黏稠秽,补肾清热又祛湿。
【速记法】要十车黄果。(药实车黄果)

考点 3★　固经丸的组成、功用及主治

【组成】黄芩　白芍　龟甲　黄柏　椿树根皮　香附

【功用】滋阴清热，固经止血。

【主治】<u>阴虚血热之崩漏</u>。月经过多，或崩中漏下，血色深红或紫黑稠黏，手足心热，腰膝酸软，舌红，脉弦数。

【方歌】固经丸用龟甲君，黄柏椿皮香附芩，更加芍药糊丸服，漏下崩中均可宁。

【速记法】黄芩伯夹香椿。（黄芩伯甲香椿）

第十一单元　安神剂

第一节　重镇安神

考点★★★　朱砂安神丸的组成、功用及主治

【组成】朱砂　黄连　炙甘草　生地黄　当归

【功用】镇心安神，清热养血。

【主治】<u>心火亢盛，阴血不足证</u>。失眠多梦、惊悸怔忡、心烦神乱，甚则胸中懊侬，舌尖红，脉细数。

【方歌】朱砂安神东垣方，归连甘草合地黄，怔忡不寐心烦乱，清热养阴可复康。

【速记法】朱砂敢当皇帝。（朱砂甘当黄地）

第二节　滋养安神

考点 1★★★　天王补心丹的组成、功用及主治

【组成】生地黄　人参　丹参　元参　茯苓　五味子　远志　桔梗　当归　天冬　麦冬　柏子仁　酸枣仁　朱砂　竹叶

【功用】滋阴养血,补心安神。
【主治】<u>阴虚血少,神志不安证</u>。心悸怔忡,虚烦失眠,神疲健忘,或梦遗,手足心热,口舌生疮,大便干结,舌红少苔,脉细数。
【方歌】补心丹用柏枣仁,二冬生地当归身,三参桔梗朱砂味,远志茯苓共养神。
【速记法】三婶早搏两冬无,当地接令住五院。(三参枣柏两冬*,当地桔苓朱五远)

考点2★★★　酸枣仁汤的组成、功用及主治

【组成】酸枣仁　知母　茯苓　川芎　甘草
【功用】养血安神,清热除烦。
【主治】<u>肝血不足,虚热内扰之虚烦不眠证</u>。虚烦失眠,心悸不安,头目眩晕,咽干口燥,舌红,脉弦细。
【方歌】酸枣二升先煮汤,茯知二两用之良,芎二甘一相调剂,服后安然入梦乡。
【速记法】令母熊找草。(苓母芎枣草)

第十二单元　开窍剂

第一节　凉开

考点1★★★　安宫牛黄丸的功用及主治

【功用】清热解毒,豁痰开窍。
【主治】<u>邪热内陷心包证</u>。高热烦躁,神昏谵语,舌謇肢厥,舌红或绛,脉数有力,亦治中风昏迷,小儿惊厥属邪热内闭者。

考点2★　紫雪的功用及主治

【功用】清热开窍，息风止痉。

【主治】温热病，热闭心包及热盛动风证。高热烦躁，神昏谵语，痉厥，口渴唇焦，尿赤便秘，舌质红绛，苔黄燥，脉数有力或弦数；以及小儿热盛惊厥。

考点3★　至宝丹的功用及主治

【功用】清热开窍，化浊解毒。

【主治】痰热内闭心包证。

（1）神昏谵语，身热烦躁，痰盛气粗，舌绛苔黄垢腻，脉滑数。

（2）亦治中风、中暑及小儿惊厥属于痰热内闭者。

第二节　温开

考点★★　苏合香丸的功用及主治

【功用】温通开窍，行气止痛。

【主治】寒闭证。①突然昏倒，牙关紧闭，不省人事，苔白，脉迟。②亦治心腹卒痛，甚则昏厥属寒凝气滞者。

第十三单元　理气剂

第一节　行气

考点1★★★　半夏厚朴汤的组成、功用及主治

【组成】半夏　厚朴　茯苓　生姜　苏叶

【功用】行气散结，降逆化痰。

【主治】梅核气。咽中如有物阻，咯吐不出，吞咽不下，胸膈满闷,或咳或呕,舌苔白润或白滑,脉弦缓或弦滑。
【方歌】半夏厚朴痰气疏,茯苓生姜共紫苏,加枣同煎名四七,痰凝气滞皆能除。
【速记法】夏侯将复苏。(夏厚姜茯苏)

考点2★★ 天台乌药散的组成、功用及主治
【组成】乌药 木香 小茴香 青皮 高良姜 槟榔 川楝子 巴豆(炒川楝子后去巴豆) 酒
【功用】行气疏肝,散寒止痛。
【主治】气滞寒凝证。小肠疝气,少腹控引睾丸而痛,偏坠肿胀,或少腹疼痛,苔白,脉沉弦。
【方歌】天台乌药木茴香,巴豆制楝青槟姜,行气疏肝止疼痛,寒疝腹痛是良方。
【速记法】天台五妖想练兵,回想把良将请。(天台乌药香楝槟,茴香巴良姜青)

考点3★★★ 越鞠丸的组成、功用及主治
【组成】苍术 川芎 神曲 香附 栀子
【功用】行气解郁。
【主治】六郁证(气、血、痰、火、湿、食)。胸膈痞闷,脘腹胀痛,嗳腐吞酸,恶心呕吐,饮食不消。
【方歌】越鞠丸治六般郁,气血痰火食湿因,芎苍香附兼栀曲,气畅郁舒痛闷伸。
【速记法】父子唱川曲。(附子苍川曲)

考点4★★ 厚朴温中汤的组成、功用及主治
【组成】厚朴 陈皮 炙甘草 草豆蔻仁 茯苓 木香 干姜 生姜
【功用】行气除满,温中燥湿。
【主治】脾胃寒湿气滞证。脘腹胀满或疼痛,不思饮食,四肢倦怠,舌苔白腻,脉沉弦。

【方歌】厚朴温中陈草苓，干姜草蔻木香停，煎服加姜治腹痛，寒湿胀满用皆灵。

【速记法】幕后炒酱豆腐皮。（木厚草姜豆茯皮）

考点5★　瓜蒌薤白白酒汤的组成、功用及主治

【组成】瓜蒌　薤白　白酒

【功用】通阳散结，行气祛痰。

【主治】<u>胸痹胸阳不振，痰气互结证</u>。胸部满痛，甚至胸痛彻背，喘息咳唾，短气，舌苔白腻，脉沉弦或紧。

考点6★　柴胡疏肝散的组成、功用及主治

【组成】柴胡　陈皮　川芎　香附　芍药　枳壳　炙甘草

【功用】疏肝解郁，行气止痛。

【主治】<u>肝气郁滞证</u>。胁肋疼痛，胸闷喜太息，情志抑郁或易怒，或嗳气，脘腹胀满，脉弦。

【方歌】柴胡疏肝芍川芎，陈皮枳壳草香附，疏肝解郁兼理血，胁肋脘腹疼痛除。

【速记法】陈香川要四逆散（陈香川＊枳芍柴草）

第二节　降气

考点1★★★　旋覆代赭汤的组成、功用及主治

【组成】旋覆花　人参　生姜　代赭石　炙甘草　半夏　大枣

【功用】降逆化痰，益气和胃。

【主治】<u>胃虚痰阻气逆证</u>。胃脘痞闷或胀满，按之不痛，频频嗳气；或见纳差、呃逆、恶心，甚或呕吐，舌苔白腻，脉缓或滑。

【方歌】旋覆代赭用人参，半夏姜甘大枣临，重以镇逆咸

软痞,痞硬噫气力能禁。

【速记法】将干瞎找戴花人。(姜甘夏枣代花人)

考点2★★ 苏子降气汤的组成、功用及主治

【组成】苏子 半夏 当归 炙甘草 前胡 厚朴 肉桂 生姜 大枣 苏叶

【功用】降气平喘,祛痰止咳。

【主治】上实下虚喘咳证。痰涎壅盛,胸膈满闷,喘咳短气,呼多吸少,或腰痛脚弱,肢体倦怠,或肢体浮肿,舌苔白滑或白腻,脉弦滑。

【方歌】苏子降气半夏归,前胡桂朴草姜随,上实下虚痰嗽喘,或加沉香去肉桂。

【速记法】苏子叶找肉脯盛夏归草湖。(苏子叶枣肉朴生夏归草胡)

考点3★★ 定喘汤的组成、功用及主治

【组成】白果 麻黄 苏子 甘草 款冬花 杏仁 桑白皮 炒黄芩 法半夏

【功用】宣降肺气,清热化痰。

【主治】风寒外束,痰热内蕴证。咳喘痰多气急,质稠色黄,或微恶风寒,舌苔黄腻,脉滑数。

【方歌】定喘白果与麻黄,款冬半夏白皮桑,苏杏黄芩兼甘草,外寒痰热喘哮尝。

【速记法】桑叔炒白果黄杏拌麻花。(桑苏草白果黄杏半麻花)

第十四单元 理血剂

第一节 活血祛瘀

考点1★★ 补阳还五汤的组成、功用及主治

【组成】生黄芪 当归尾 赤芍 地龙 川芎 红花 桃仁

【功用】补气,活血,通络。

【主治】<u>中风之气虚血瘀证。</u>半身不遂,口眼㖞斜,语言謇涩,口角流涎,小便频数或遗尿不禁,舌暗淡,苔白,脉缓无力。

【方歌】补阳还五用四物,再用桃红去生地,地龙一味来通络,黄芪益气祛瘀滞。

【速记法】当地凶人持红旗。(当地芎仁赤红芪)

考点2★★★ 生化汤的组成、功用及主治

【组成】全当归 川芎 桃仁 炮干姜 炙甘草 黄酒 童便

【功用】养血祛瘀,温经止痛。

【主治】<u>血虚寒凝,瘀血阻滞证。</u>产后恶露不行,小腹冷痛者。

【方歌】生化汤是产后方,归芎桃草酒炮姜,消瘀活血功偏擅,止痛温经效亦彰。

【速记法】将干逃归川。(姜甘桃归川)

考点3★★★ 血府逐瘀汤的组成、功用及主治

【组成】桃仁 红花 当归 生地黄 川芎 赤芍 牛膝 桔梗 柴胡 枳壳 甘草

【功用】活血化瘀,行气止痛。

【主治】胸中血瘀证。胸痛,头痛,日久不愈,痛如针刺而有定处,或呃逆日久不止,或饮水即呛,干呕,或内热瞀闷,或心悸怔忡,失眠多梦,急躁易怒,入暮潮热,唇暗或两目暗黑,舌质暗红,或舌有瘀斑或瘀点,脉涩或弦紧。

【方歌】血府当归生地桃,红花甘草壳赤芍,柴胡芎桔牛膝等,血化下行不作劳。

【速记法】俏桃红穿柴草要当牛耕地。(壳桃红川柴草药当牛桔地)

考点4★★★ 温经汤的组成、功用及主治

【组成】吴茱萸 当归 芍药 川芎 人参 桂枝 阿胶 牡丹皮 生姜 甘草 半夏 麦冬

【功用】温经散寒,养血祛瘀。

【主治】冲任虚寒,瘀血阻滞证。漏下不止,或血色暗而有块,淋漓不畅,或月经超前或延后,或逾期不止,或一月再行,或经停不至,而见少腹里急,腹满,傍晚发热,手心烦热,唇口干燥。舌质暗红,脉细而涩。亦治妇人宫冷,久不受孕。

【方歌】温经汤用吴黄芎,归芍丹桂姜夏冬,参草益脾胶养血,调经重在暖胞宫。

【速记法】熊皮贵,无人要,冬将夏,草当浇。(芎皮桂,吴人药,冬姜夏,草当胶)

考点5★★ 复元活血汤的组成、功用及主治

【组成】柴胡 瓜蒌根 当归 红花 甘草 穿山甲 酒大黄 酒桃仁

【功用】活血祛瘀,疏肝通络。

【主治】跌打损伤,瘀血阻滞证。胁肋瘀肿,痛不可忍。

【方歌】复元活血汤柴胡,花粉当归山甲俱,桃仁红花大黄草,损伤瘀血酒煎去。

【速记法】柴贵人山楼打花草。(柴归仁山蒌大花草)

考点6★★　桃核承气汤的组成、功用及主治

【组成】桃仁　大黄　桂枝　炙甘草　芒硝

【功用】逐瘀泻热。

【主治】下焦蓄血证。少腹急结,小便自利,甚则烦躁谵语,神志如狂,至夜发热;以及血瘀经闭,痛经,脉沉实而涩者。

【方歌】桃核承气五般施,甘草硝黄并桂枝,瘀热互结小腹胀,如狂蓄血功最奇。

【速记法】将军忙逃贵国。(将军芒桃桂国)

考点7★★　失笑散的组成、功用及主治

【组成】五灵脂　炒蒲黄

【功用】活血祛瘀,散结止痛。

【主治】瘀血疼痛证。心腹刺痛,或产后恶露不行,或月经不调,少腹急痛。

【方歌】失笑灵脂共蒲黄,等分作散醋煎尝,血瘀少腹时作痛,祛瘀止痛效非常。

【速记法】黄磷失效。(黄灵失笑)

考点8★★　桂枝茯苓丸的组成、功用及主治

【组成】桂枝　茯苓　桃仁　牡丹皮　芍药　白蜜

【功用】活血化瘀,缓消癥块。

【主治】瘀阻胞宫证。妇人素有癥块,妊娠漏下不止,胎动不安,血色紫黑晦暗,腹痛拒按,或经闭腹痛,或产后恶露不尽而腹痛拒按,舌质紫暗或有瘀点,脉沉涩。

【方歌】金匮桂枝茯苓丸,桃仁芍药和牡丹,等分为末蜜丸服,缓消癥块胎可安。

【速记法】贵人服丹药。(桂仁茯丹药)

第二节 止血

考点1★★ 咳血方的组成、功用及主治
【组成】青黛 瓜蒌仁 海粉 炒山栀子 诃子 (蜜姜汁)
【功用】清肝宁肺,凉血止血。
【主治】肝火犯肺之咳血证。咳嗽痰稠带血,咯吐不爽,或心烦易怒,胸胁作痛,咽干口苦,颊赤,便秘,舌红苔黄,脉弦数。
【方歌】咳血方中诃子收,瓜蒌海粉山栀投,青黛蜜丸口噙化,咳嗽痰血服之瘳。
【速记法】海带和瓜子。(海黛诃瓜子)

考点2★★ 小蓟饮子的组成、功用及主治
【组成】生地黄 小蓟 滑石 木通 蒲黄 藕节 淡竹叶 当归 山栀子 甘草
【功用】凉血止血,利水通淋。
【主治】热结下焦之血淋、尿血。尿中带血,小便频数,赤涩热痛,舌红脉数。
【方歌】小蓟饮子藕蒲黄,木通滑石生地襄,归草黑栀淡竹叶,血淋热结服之良。
【速记法】拾草节,侄子归,竹地扑通捉小鸡。(石草节,栀子归,竹地蒲通*小蓟)

考点3★★ 槐花散的组成、功用及主治
【组成】炒槐花 侧柏叶 荆芥穗 炒枳壳
【功用】清肠止血,疏风行气。
【主治】风热湿毒,壅遏肠道,损伤血络便血证。

肠风、脏毒，或便前出血，或便后出血，或粪中带血，以及痔疮出血，血色鲜红或晦暗，舌红苔黄，脉数。
【方歌】槐花散用治肠风，侧柏荆芥枳壳充，为末等分米饮下，宽肠凉血逐风功。
【速记法】百岁之槐。（柏穗枳槐）

考点4★★ 十灰散的组成、功用及主治

【组成】大蓟炭　小蓟炭　荷叶炭　侧柏炭　茅根炭　茜根炭　山栀炭　大黄炭　丹皮炭　棕榈皮炭（白藕汁　萝卜汁　京墨）
【功用】凉血止血。
【主治】血热妄行之上部出血证。呕血，吐血，咯血，嗽血或衄血，血色鲜红，来势急暴，舌红脉数。
【方歌】十灰散用十般灰，柏茅茜荷丹榈煨，二蓟栀黄各炒黑，上部出血势能摧。
【速记法】大鸡蛋黄和小鸡毛，总值百钱。（大蓟丹黄荷小蓟茅根，棕栀柏茜）

考点5★★ 黄土汤的组成、功用及主治

【组成】甘草　干地黄　白术　炮附子　阿胶　黄芩　灶心黄土
【功用】温阳健脾，养血止血。
【主治】脾阳不足，脾不统血证。大便下血，先便后血，以及吐血、衄血、妇人崩漏，血色暗淡，四肢不温，面色萎黄，舌淡苔白，脉沉细无力。
【方歌】黄土汤用芩地黄，术附阿胶甘草尝，温阳健脾能摄血，便血崩漏服之康。
【速记法】嘱咐勤浇黄土草地。（术附芩胶黄土草地）

第十五单元 治风剂

第一节 疏散外风

考点1★★★ 川芎茶调散的组成、功用及主治

【组成】川芎 荆芥 白芷 羌活 炙甘草 细辛 防风 薄荷 清茶

【功用】疏风止痛。

【主治】外感风邪头痛。偏正头痛或颠顶作痛，目眩鼻塞，或恶风发热，舌苔薄白，脉浮。

【方歌】川芎茶调散荆防，辛芷薄荷甘草羌，目昏鼻塞风攻上，正偏头痛悉能康。

【速记法】草熊戴新戒指，呛风喝茶。（草芎*辛荆芷，羌风荷茶）

考点2★★ 消风散的组成、功用及主治

【组成】当归 生地 防风 蝉蜕 知母 苦参 胡麻 荆芥 苍术 牛蒡子 石膏 甘草 木通

【功用】疏风除湿，清热养血。

【主治】风疹、湿疹。皮肤瘙痒，疹出色红，或遍身云片斑点，抓破后渗出津水，苔白或黄，脉浮数。

【方歌】消风散内有荆防，蝉蜕胡麻苦参苍，知膏蒡通归地草，风疹湿疹服之康。

【速记法】谨防馋牛通仓库，十亩草地归胡妈。（荆防蝉牛通苍苦，石母草地归胡麻）

考点3★★ 大秦艽汤的组成、功用及主治

【组成】秦艽 甘草 川芎 当归 白芍药 细辛 川羌

活　防风　黄芩　石膏　吴白芷　白术　生地黄　熟地黄　白茯苓　川独活

【功用】疏风清热，养血活血。

【主治】<u>风邪初中经络证</u>。口眼㖞斜，舌强不能言语，手足不能运动，或恶寒发热，苔白或黄，脉浮数或弦细。

【方歌】大秦艽汤羌独防，芎芷辛芩二地黄，石膏归芍苓甘术，风邪散见可通尝。

【速记法】秦皇拎枪逐二弟独归川药房制席草膏。（秦艽黄芩羌术生熟地独归川药防芷细草膏）

考点4★　牵正散的组成、功用及主治

【组成】白附子　白僵蚕　全蝎　热酒

【功用】祛风化痰，通络止痉。

【主治】<u>风中头面经络</u>。口眼㖞斜，或面肌抽动者，舌淡红，苔白。

【方歌】牵正散是杨家方，全蝎僵蚕白附襄，服用少量热酒下，口眼㖞斜疗效彰。

【速记法】蚕服全蝎。（蚕附全蝎）

考点5★　小活络丹的组成、功用及主治

【组成】炮川乌　炮草乌　地龙　炮天南星　乳香　没药（冷酒或荆芥汤送服）

【功用】祛风除湿，化痰通络，活血止痛。

【主治】<u>风寒湿痹</u>。肢体筋脉疼痛，麻木拘挛，关节屈伸不利，疼痛游走不定，舌淡紫，苔白，脉沉弦或涩。亦治中风手足不仁，日久不愈，经络中有湿痰瘀血，而见腰腿沉重或腿臂间作痛。

【方歌】小活络丹天南星，二乌乳没与地龙，寒湿瘀血成痹痛，搜风活血经络通。

【速记法】二乌龙没乳难。（川乌草乌龙没乳南）

第二节 平息内风

考点1★★★　羚角钩藤汤的组成、功用及主治

【组成】羚羊角　霜桑叶　京川贝　鲜生地　双钩藤　滁菊花　茯神木　生白芍　生甘草　淡竹茹

【功用】凉肝息风，增液舒筋。

【主治】<u>肝热生风证</u>。高热不退，烦闷躁扰，手足抽搐，发为痉厥，甚则神昏，舌绛而干，或舌焦起刺，脉弦而数。

【方歌】俞氏羚角钩藤汤，桑菊茯神鲜地黄，贝草竹茹同芍药，肝风内动急煎尝。

【速记法】领狗上草地，主妇少背菊。（羚钩桑草地，竹茯芍贝菊）

考点2★★★　镇肝熄风汤的组成、功用及主治

【组成】怀牛膝　生赭石　生龙骨　生牡蛎　生龟甲　生白芍　玄参　天冬　川楝子　生麦芽　茵陈　甘草

【功用】镇肝息风，滋阴潜阳。

【主治】<u>类中风</u>。头目眩晕，目胀耳鸣，脑部热痛，心中烦热，面色如醉，或时常噫气，或肢体渐觉不利，口角渐形㖞斜，甚或眩晕颠仆，昏不知人，移时始醒；或醒后不能复元，<u>脉弦长有力</u>。

【方歌】镇肝息风芍天冬，玄参牡蛎赭茵供，麦龟膝草龙川楝，肝风内动有奇功。

【速记法】天涯少草龙牡恋，牛鬼折姻缘。（天芍芍草龙牡楝，牛龟赭茵元）

考点3★★　天麻钩藤饮的组成、功用及主治

【组成】天麻　钩藤　生决明　山栀　黄芩　川牛膝　杜

仲　益母草　桑寄生　夜交藤　朱茯神

【功用】平肝息风，清热活血，补益肝肾。

【主治】<u>肝阳偏亢，肝风上扰证。</u>头痛，眩晕，失眠多梦，或口苦面红，舌红苔黄，脉弦数。

【方歌】天麻钩藤石决明，杜仲牛膝桑寄生，栀子黄芩益母草，茯神夜交安神宁。

【速记法】天麻钩藤教绝技，伏神擒牛众致意。（天麻钩藤交决寄，茯神芩牛仲栀益）

考点 4★★　大定风珠的组成、功用及主治

【组成】生白芍　阿胶　生龟甲　干地黄　麻仁　五味子　生牡蛎　麦冬　炙甘草　鸡子黄　生鳖甲

【功用】滋阴息风。

【主治】<u>阴虚风动证。</u>温病后期，手足瘛疭，形瘦神倦，舌绛少苔，<u>脉气虚弱，时时欲脱者。</u>

【方歌】大定风珠鸡子黄，再合加减复脉汤，三甲并同五味子，滋阴息风是妙方。

【速记法】贾母五弟要归，阿妈买草鸡。（甲牡五地药龟，阿麻麦草鸡）

第十六单元　治燥剂

第一节　轻宣外燥

考点 1★★★　杏苏散的组成、功用及主治

【组成】苏叶　半夏　茯苓　前胡　桔梗　枳壳　甘草　生姜　橘皮　杏仁　大枣

【功用】轻宣凉燥，理肺化痰。

【主治】<u>外感凉燥证。</u>恶寒无汗，头微痛，咳嗽痰稀，鼻

塞咽干，苔白，脉弦。

【方歌】杏苏散内夏陈前，枳桔苓草姜枣研，轻宣温润治凉燥，咳止痰化病自痊。

【速记法】苏杏姐将找陈夏领草支前。（苏杏桔姜枣陈夏苓草枳前）

考点2★★　清燥救肺汤的组成、功用及主治

【组成】桑叶　石膏　人参　甘草　胡麻仁　阿胶　麦冬　杏仁　枇杷叶

【功用】清燥润肺，益气养阴。

【主治】<u>温燥伤肺证。</u>干咳无痰，气逆而喘，头痛身热，咽喉干燥，鼻燥，胸满胁痛，心烦口渴，舌干无苔，脉虚大而数。

【方歌】清燥救肺参草杷，石膏胶杏麦胡麻，经霜收下冬桑叶，清燥润肺效可夸。

【速记法】失业人胡麻仁，卖芭蕉炒杏仁。（石叶人胡麻仁，麦杷胶草杏仁）

考点3★★　桑杏汤的组成、功用及主治

【组成】桑叶　杏仁　香豉　栀皮　沙参　梨皮　象贝

【功用】清宣温燥，润肺止咳。

【主治】<u>外感温燥证。</u>头痛，身热不甚，微恶风寒，口渴，咽干，鼻燥，干咳无痰，或痰少而黏，舌红，苔薄白而干，脉浮数而右脉大。

【方歌】桑杏汤中象贝宜，沙参栀豉与梨皮，干咳鼻燥右脉大，辛凉甘润燥能医。

【速记法】傻贝母只吃桑杏梨皮。（沙贝母栀豉桑杏梨皮）

第二节 滋阴润燥

考点1★★★ 麦门冬汤的组成、功用及主治

【组成】麦冬 半夏 人参 甘草 粳米 大枣

【功用】滋养肺胃,降逆下气。

【主治】

(1) 虚热肺痿。咳嗽气喘,咽喉不利,咯痰不爽,或咳唾涎沫,口干咽燥,手足心热,舌红少苔,脉虚数。

(2) 胃阴不足证。气逆呕吐,口渴咽干,舌红少苔,脉虚数。

【方歌】麦门冬汤用人参,枣草粳米半夏存,肺痿咳逆因虚火,益胃生津此方珍。

【速记法】夏大人卖炒米。(夏大人麦草米)

考点2★★ 增液汤的组成、功用及主治

【组成】玄参 麦冬 生地

【功用】增液润燥。

【主治】阳明温病,津亏肠燥便秘证。大便秘结,口渴,舌干红,脉细数或沉而无力。

【方歌】增液玄参与地冬,热病津枯便不通,补药之体作泻剂,但非重用不为功。

【速记法】玄生卖地。(玄参麦地)

考点3★ 玉液汤的组成、功用及主治

【组成】山药 生黄芪 知母 鸡内金 葛根 五味子 天花粉

【功用】益气养阴,固肾止渴。

【主治】消渴之气阴两虚证。口干而渴,饮水不解,小便频数量多,或小便浑浊,困倦气短,舌嫩红而干,脉虚细无力。

【方歌】玉液山药芪葛根,花粉知味鸡内金,消渴口干溲多数,补脾固肾益气阴。

【速记法】葛天花岂知山鸡味。(葛天花芪知山鸡味)

考点4★★ 百合固金汤的组成、功用及主治

【组成】生地黄 熟地黄 麦冬 百合 白芍 当归 贝母 甘草 玄参 桔梗

【功用】滋润肺肾,止咳化痰。

【主治】<u>肺肾阴亏,虚火上炎证。</u>咳嗽气喘,痰中带血,咽喉燥痛,头晕目眩,午后潮热,舌红少苔,脉细数。

【方歌】百合固金二地黄,玄参贝母桔草藏,麦冬芍药当归配,喘咳痰血肺家伤。

【速记法】弟弟卖草药,百元皆归母。(地地麦草药,百元桔归母)

第十七单元 祛湿剂

第一节 化湿和胃

考点1★★★ 藿香正气散的组成、功用及主治

【组成】大腹皮 白芷 紫苏 茯苓 半夏曲 白术 陈皮 厚朴 苦桔梗 藿香 炙甘草 生姜 大枣

【功用】解表化湿,理气和中。

【主治】<u>外感风寒,内伤湿滞证。</u>霍乱吐泻,恶寒发热,头痛,胸膈满闷,脘腹疼痛,舌苔白腻,脉浮或濡缓,以及山岚瘴疟等。

【方歌】藿香正气大腹苏，甘桔陈苓术朴俱，夏曲白芷加姜枣，感伤岚瘴并能驱。
【速记法】二陈姐想找江苏白蜘蛛，补大腹皮。（二陈桔香枣姜苏白芷术，朴大腹皮）

考点2★★　平胃散的组成、功用及主治
【组成】苍术　厚朴　陈皮　炙甘草　生姜　大枣
【功用】燥湿运脾，行气和胃。
【主治】湿滞脾胃证。脘腹胀满，不思饮食，口淡无味，恶心呕吐，嗳气吞酸，肢体沉重，怠惰嗜卧，常多自利，舌苔白腻而厚，脉缓。
【方歌】平胃散用朴陈皮，苍术甘草姜枣齐，燥湿运脾除胀满，调胃和中此方宜。
【速记法】姜枣草皮厚猪不吃。（姜枣草皮厚术＊＊）

第二节　清热祛湿

考点1★★★　三仁汤的组成、功用及主治
【组成】杏仁　滑石　白通草　白蔻仁　竹叶　厚朴　生薏苡仁　半夏
【功用】宣畅气机，清利湿热。
【主治】湿温初起及暑温夹湿之湿重于热证。头痛恶寒，身重疼痛，肢体倦怠，面色淡黄，胸闷不饥，午后身热，苔白不渴，脉弦细而濡。
【方歌】三仁杏蔻薏苡仁，朴夏白通滑竹叶，水用甘澜扬百遍，湿温初起法堪遵。
【速记法】三人后半夜通话。（杏仁白蔻仁薏苡仁厚半叶通滑）

考点2★★　八正散的组成、功用及主治
【组成】车前子　瞿麦　萹蓄　滑石　山栀子　炙甘草

木通　煨大黄　灯心草

【功用】清热泻火，利水通淋。

【主治】<u>热淋。</u>尿频尿急，溺时涩痛，淋漓不畅，尿色混赤，甚或癃闭不通，小腹急满，口燥咽干，舌苔黄腻，脉滑数。

【方歌】八正木通与车前，萹蓄大黄滑石研，草梢瞿麦兼栀子，煎加灯草痛淋蠲。

【速记法】黄山边区等通滑草车。（黄山萹瞿灯通滑草车）

考点3★★　甘露消毒丹的组成、功用及主治

【组成】飞滑石　绵茵陈　淡黄芩　石菖蒲　川贝母　木通　藿香　连翘　白豆蔻　薄荷　射干

【功用】利湿化浊，清热解毒。

【主治】<u>湿温时疫，湿热并重证。</u>发热倦怠，胸闷腹胀，肢酸咽痛，身目发黄，颐肿口渴，小便短赤，泄泻淋浊；舌苔白或厚腻或干黄，脉濡数或滑数。

【方歌】甘露消毒蔻藿香，茵陈滑石木通菖，芩翘贝母射干薄，湿温时疫是主方。

【速记法】秦香莲飞石射陈，石菖蒲搏斗被捅。（芩香连飞石射陈，石菖蒲薄豆贝通）

考点4★★　连朴饮的组成、功用及主治

【组成】制厚朴　川连（姜汁炒）　石菖蒲　制半夏　香豉　焦栀　芦根

【功用】清热化湿，理气和中。

【主治】<u>湿热霍乱。</u>上吐下泻，胸脘痞闷，心烦躁扰，小便短赤，舌苔黄腻，脉濡数。

【方歌】连朴饮用香豆豉，菖蒲半夏焦山栀，芦根厚朴黄连入，湿热霍乱此方施。

【速记法】廉颇只吃拌卤脯。（连朴栀豉半芦蒲）

考点5★ 茵陈蒿汤的组成、功用及主治
【组成】茵陈蒿　栀子　大黄
【功用】清热,利湿,退黄。
【主治】<u>黄疸阳黄证</u>。一身面目俱黄,黄色鲜明,发热,无汗或但头汗出,口渴欲饮,恶心呕吐,腹微满,小便短赤,大便不爽或秘结,舌红苔黄腻,脉沉数或滑数有力。
【方歌】茵陈蒿汤治阳黄,栀子大黄组成方,栀子柏皮加甘草,茵陈四逆治阴黄。
【速记法】茵陈治黄。(茵陈栀黄)

考点6★ 当归拈痛汤的组成、功用及主治
【组成】羌活　防风　升麻　葛根　白术　苍术　当归身　人参　甘草　苦参　炒黄芩　知母　炒茵陈　猪苓　泽泻
【功用】利湿清热,疏风止痛。
【主治】<u>湿热相搏,外受风邪证。</u>遍身肢节烦痛,或肩背沉重,或脚气肿痛,脚膝生疮,舌苔白腻微黄,脉弦数。
【方歌】当归拈痛羌防升,猪泽茵陈芩葛朋,二术苦参知母草,疮疡湿热服皆应。
【速记法】陈妈葛母尝甘苦,租枪防身当擒白蟹。(陈麻葛母苍甘苦,猪羌防参当芩白泻)

考点7★ 二妙散的组成、功用及主治
【组成】炒黄柏　炒苍术　姜汁
【功用】清热燥湿。
【主治】<u>湿热下注证。</u>筋骨疼痛,或两足痿软,或足膝红肿疼痛,或湿热带下,或下部湿疮、湿疹,小便短赤,舌苔黄腻者。
【方歌】二妙散中苍柏兼,若云三妙牛膝添,四妙再加薏

苡仁，湿热下注痿痹症。
【速记法】二妙藏黄柏。（二妙苍黄柏）

第三节 利水渗湿

考点1★★★ 五苓散的组成、功用及主治
【组成】猪苓 泽泻 白术 茯苓 桂枝
【功用】利水渗湿，温阳化气。
【主治】
（1）蓄水证。小便不利，头痛微热，烦渴欲饮，甚则水入即吐，舌苔白，脉浮。
（2）痰饮。脐下动悸，吐涎沫而头眩，或短气而咳者。
（3）水湿内停证。水肿，泄泻，小便不利，以及霍乱吐泻等。
【方歌】五苓散治太阳腑，泽泻白术与二苓，温阳化气添桂枝，利便解表治水停。
【速记法】领贵妇择白猪。（苓桂茯泽白术）

考点2★★★ 猪苓汤的组成、功用及主治
【组成】猪苓 茯苓 泽泻 滑石 阿胶
【功用】利水渗湿，养阴清热。
【主治】水热互结伤阴证。小便不利，发热，口渴欲饮，或心烦不寐，或兼有咳嗽、呕恶、下利，舌红苔白或微黄，脉细数，又治热淋血淋。
【方歌】猪苓汤用猪茯苓，泽泻滑石阿胶并，小便不利兼烦渴，利水养阴热亦平。
【速记法】谢玲玲滑跤。（泻苓苓滑胶）

考点3★★ 防己黄芪汤的组成、功用及主治
【组成】防己 黄芪 甘草 白术 生姜 大枣

【功用】益气祛风，健脾利湿。
【主治】<u>表虚不固之风水或风湿证。</u>汗出恶风，身重或肿，或肢节疼痛，小便不利，舌淡苔白，脉浮。
【方歌】防己黄芪金匮方，白术甘草枣生姜，汗出恶风兼身重，表虚湿盛服之康。
【速记法】草房黄找白浆。（草防黄枣白姜）

第四节 温化寒湿

考点1★★★ 真武汤的组成、功用及主治
【组成】茯苓 芍药 白术 生姜 附子
【功用】温阳利水。
【主治】
（1）阳虚水泛证。小便不利，四肢沉重疼痛、浮肿、腰以下为甚，畏寒肢冷、腹痛、下利，或咳，或呕，舌淡胖，苔白滑，脉沉细。
（2）太阳病发汗太过，阳虚水泛证。汗出不解，其人仍发热，心下悸，头眩，身𠕓动，振振欲擗地。
【方歌】真武汤壮肾中阳，茯苓术芍附生姜，少阴腹痛有水气，悸眩惊惕保安康。
【速记法】珠江少妇灵。（术姜芍附苓）

考点2★★ 实脾散的组成、功用及主治
【组成】厚朴 白术 木瓜 木香 草果 大腹子 炮附子 茯苓 干姜 炙甘草 生姜 大枣
【功用】温阳健脾，行气利水。
【主治】<u>脾肾阳虚，水气内停之阴水。</u>身半以下肿甚，手足不温，口中不渴，胸腹胀满，大便溏薄，舌苔白腻，脉沉弦而迟。
【方歌】实脾苓术与木瓜，甘草木香大腹加，草果附姜兼厚朴,虚寒阴水效堪夸。
【速记法】夫妇枣煮草姜,生瓜果脯香槟。(附茯枣术草姜,生瓜果朴香槟)

考点3★ 苓桂术甘汤的组成、功用及主治
【组成】<u>茯苓</u> 桂枝 白术 炙甘草
【功用】温阳化饮,健脾利水。
【主治】<u>中阳不足之痰饮</u>。胸胁支满,目眩心悸,或短气而咳,舌苔白滑,脉弦滑或沉紧。

第五节 祛湿化浊

考点1★★ 完带汤的组成、功用及主治
【组成】炒白术 山药 人参 苍术 车前子 白芍 柴胡 黑芥穗 陈皮 甘草
【功用】补脾疏肝,化湿止带。
【主治】<u>脾虚肝郁,湿浊带下。</u>带下色白,清稀如涕,面色㿠白,倦怠便溏,舌淡苔白,脉缓或濡弱。
【方歌】完带汤中二术陈,车前甘草和人参,柴芍淮山黑芥穗,化湿止带此方神。
【速记法】白人苍山批草药糊疝子。(白人苍山皮草药胡芥子)

考点2★ 萆薢分清饮的组成、功用及主治
【组成】益智仁 川萆薢 石菖蒲 乌药 盐
【功用】温肾利湿,分清化浊。
【主治】<u>下焦虚寒之膏淋、白浊</u>。小便频数,浑浊不清,白如米泔,凝如膏糊,舌淡苔白,脉沉。
【方歌】萆薢分清石菖蒲,甘草乌药益智俱,或益茯苓盐煎服,淋浊留连自可除。

【速记法】巫医比唱。(乌益草菖)

第六节 祛风胜湿

考点1★ 羌活胜湿汤的组成、功用及主治

【组成】羌活 独活 藁本 防风 炙甘草 川芎 蔓荆子

【功用】祛风胜湿止痛。

【主治】风湿犯表之痹证。肩背痛不可回顾,头痛身重,或腰脊疼痛,难以转侧,苔白脉浮。

【方歌】羌活胜湿草独芎,蔓荆藁本加防风,湿邪在表头腰痛,发汗升阳经络通。

【速记法】高兄疯蛮独抢活干。(藁芎风蔓独羌活甘)

考点2★ 独活寄生汤的组成、功用及主治

【组成】独活 桑寄生 杜仲 牛膝 细辛 秦艽 茯苓 肉桂心 防风 川芎 人参 甘草 当归 芍药 干地黄

【功用】祛风湿,止痹痛,益肝肾,补气血。

【主治】痹证日久,肝肾两虚,气血不足证。腰膝疼痛,痿软,肢节屈伸不利,或麻木不仁,畏寒喜温,心悸气短,舌淡苔白,脉象细弱。

【方歌】独活寄生艽防辛,芎归地芍桂苓均,杜仲牛膝人参草,冷风顽痹屈能伸。

【速记法】情人细心独寄贵药,杜兄放牛归伏草地。(秦人细辛独寄桂药,杜芎防牛归茯草地)

第十八单元 祛痰剂

第一节 燥湿化痰

考点1★★★ 温胆汤的组成、功用及主治
【组成】半夏 竹茹 炒枳实 陈皮 炙甘草 茯苓 生姜 大枣
【功用】理气化痰,清胆和胃。
【主治】胆胃不和,痰热内扰证。胆怯易惊,头眩心悸,心烦不眠,夜多易梦;或呕恶呃逆,眩晕,癫痫。苔白腻,脉弦滑。
【方歌】温胆汤中苓半草,枳竹陈皮加姜枣,虚烦不眠证多端,此系胆虚痰热扰。
【速记法】珠江夏令早食柑橘。(竹姜夏苓枣实甘橘)

考点2★★ 二陈汤的组成、功用及主治
【组成】半夏 橘红 白茯苓 炙甘草 生姜 乌梅
【功用】燥湿化痰,理气和中。
【主治】湿痰证。咳嗽痰多,色白易咯,恶心呕吐,胸膈痞闷,肢体困重,或头眩心悸,舌苔白滑或腻,脉滑。
【方歌】二陈汤用半夏陈,益以茯苓甘草臣,利气和中燥湿痰,煎加生姜与乌梅。
【速记法】陈夏领草莓酱。(陈夏苓草梅姜)

第二节 清热化痰

考点1★★★ 清气化痰丸的组成、功用及主治
【组成】瓜蒌仁 陈皮 炒黄芩 杏仁 炒枳实 茯苓

胆南星　制半夏　姜汁

【功用】清热化痰，理气止咳。

【主治】痰热咳嗽。咳嗽气喘，咳痰黄稠，胸膈痞闷，甚则气急呕恶，烦躁不宁，舌质红，苔黄腻，脉滑数。

【方歌】清气化痰星夏橘，杏仁枳实瓜蒌实，芩苓姜汁糊为丸，气顺火消痰自失。

【速记法】陈皮杏仁拌黄瓜实难服。（陈皮杏仁半黄瓜实南茯）

考点2★　小陷胸汤的组成、功用及主治

【组成】黄连　半夏　瓜蒌实

【功用】清热化痰，宽胸散结。

【主治】痰热互结之小结胸证。胸脘痞闷，按之则痛，或心胸闷痛，或咳痰黄稠，舌红苔黄腻，脉滑数。

【方歌】小陷胸汤连夏蒌，宽胸开结涤痰优，膈上热痰痞满痛，舌苔黄腻服之休。

【速记法】黄连下楼。（黄连夏蒌）

第三节　润燥化痰

考点★★　贝母瓜蒌散的组成、功用及主治

【组成】贝母　瓜蒌　天花粉　茯苓　橘红　桔梗

【功用】润肺清热，理气化痰。

【主治证候】燥痰咳嗽。咳嗽痰少，咯痰不爽，涩而难出，咽喉干燥，苔白而干。

【方歌】贝母瓜蒌花粉研，橘红桔梗茯苓添，呛咳咽干痰难出，润燥化痰病自安。

【速记法】陈母拎蒌接花粉。（陈母苓蒌桔花粉）

第四节 温化寒痰

考点1★★★ 苓甘五味姜辛汤的组成、功用及主治

【组成】茯苓 甘草 干姜 细辛 五味子
【功用】温肺化饮。
【主治】寒饮咳嗽。咳嗽痰多,清稀色白,喜唾涎沫,胸满不舒,舌苔白滑,脉弦滑。

考点2★ 三子养亲汤的组成、功用及主治

【组成】紫苏子 白芥子 莱菔子
【功用】温肺化痰,降气消食。
【主治】痰壅气逆食滞证。咳嗽喘逆,痰多胸痞,食少难消,舌苔白腻,脉滑。
【方歌】三子养亲祛痰方,芥苏莱菔共煎汤,大便实硬加熟蜜,冬寒更可加生姜。
【速记法】三子来借书。(三子莱芥苏)

第五节 化痰息风

考点★★★ 半夏白术天麻汤的组成、功用及主治

【组成】半夏 白术 天麻 茯苓 橘红 甘草 生姜 大枣
【功用】化痰息风,健脾祛湿。
【主治】风痰上扰证。眩晕或头痛,胸膈痞闷,恶心呕吐,舌苔白腻,脉弦滑。
【方歌】半夏白术天麻汤,苓草橘红大枣姜,眩晕头痛风痰证,热盛阴亏切莫尝。

【速记法】夏伏天煮姜枣炒橘红。（夏苓天术姜枣草橘红）

第十九单元　消食剂

第一节　消食化滞

考点1★★★　保和丸的组成、功用及主治
【组成】山楂　神曲　半夏　茯苓　陈皮　连翘　莱菔子
【功用】消食化滞，理气和胃。
【主治】食积证。脘腹痞满胀痛，嗳腐吞酸，恶食呕逆，或大便泄泻，舌苔厚腻，脉滑。
【方歌】保和神曲与山楂，苓夏陈翘菔子加，炊饼为丸白汤下，消食和胃效堪夸。
【速记法】神父下山敲沉锣。（神茯夏山翘陈萝）

考点2★★　枳实导滞丸的组成、功用及主治
【组成】大黄　枳实　炒神曲　茯苓　黄芩　黄连　白术　泽泻
【功用】消食导滞，清热祛湿。
【主治】湿热食积证。脘腹胀痛，下痢泄泻，或大便秘结，小便短赤，舌苔黄腻，脉沉有力。
【方歌】枳实导滞曲大黄，芩连白术茯苓襄，泽泻蒸饼糊丸服，湿热积滞力能攘。
【速记法】责令白大实勤练神曲。（泽苓白大实芩连神曲）

第二节　健脾消食

考点★★　健脾丸的组成、功用及主治
【组成】炒白术　木香　酒炒黄连　甘草　白茯苓　人参

炒神曲　陈皮　砂仁　炒麦芽　山楂　山药　煨肉豆蔻
【功用】健脾和胃，消食止泻。
【主治】<u>脾虚食积证</u>。食少难消，脘腹痞闷，大便溏薄，倦怠乏力，苔腻微黄，脉虚弱。
【方歌】健脾参术苓草陈，肉蔻香连合砂仁，楂肉山药曲麦炒，消补兼施此方寻。
【速记法】夫人赶猪卖山神，陈香莲要杀寇。（茯人甘术麦山神，陈香连药砂蔻）

第二十单元　驱虫剂

考点★★★　乌梅丸的组成、功用及主治

【组成】乌梅　细辛　干姜　黄连　当归　附子　蜀椒　桂枝　人参　黄柏　蜜
【功用】温脏安蛔。
【主治】蛔厥证。脘腹阵痛，烦闷呕吐，时发时止，得食则吐，甚则吐蛔，手足厥冷；或久泻久痢。
【方歌】乌梅丸用细辛桂，黄连黄柏及当归，人参椒姜加附子，清上温下又安蛔。
【速记法】富贵新疆人数着白脸美。（附归细姜人蜀枝柏连梅）

第二十一单元　治痈疡剂

考点1★★★　大黄牡丹汤的组成、功用及主治

【组成】大黄　牡丹皮　桃仁　冬瓜子　芒硝
【功用】泻热破瘀，散结消肿。
【主治】<u>肠痈初起，湿热瘀滞证</u>。右少腹疼痛拒按，按之

其痛如淋,甚则局部肿痞,或右足屈而不伸,伸则痛剧,小便自调,或时时发热,自汗恶寒,舌苔薄腻而黄,脉滑数。

【方歌】金匮大黄牡丹汤,桃仁瓜子芒硝襄,肠痈初起腹按痛,苔黄脉数服之康。

【速记法】黄涛担冬瓜忙。(黄桃丹冬瓜芒)

考点2★★ 仙方活命饮的组成、功用及主治

【组成】白芷 贝母 防风 赤芍 当归尾 甘草 皂角刺 穿山甲 天花粉 乳香 没药 金银花 陈皮 酒

【功用】清热解毒,消肿溃坚,活血止痛。

【主治】痈疡肿毒初起。局部红肿焮痛,或身热凛寒,苔薄白或黄,脉数有力。

【方歌】仙方活命金银花,防芷归陈草芍加,贝母花粉兼乳没,穿山角刺酒煎佳,一切痈毒能溃散,溃后忌服用勿差。

【速记法】北国风光佳天下,赤芍没想金银花。当用陈皮造白纸,解毒活血溃坚夸。(贝风※甲天※,赤芍没香金银花,当※陈皮皂白芷,解毒活血溃坚夸)

考点3★ 苇茎汤的组成、功用及主治

【组成】苇茎 薏苡仁 冬瓜子 桃仁

【功用】清肺化痰,逐瘀排脓。

【主治】肺痈,热毒壅滞,痰瘀互结证。身有微热,咳嗽痰多,甚则咳吐腥臭脓血,胸中隐隐作痛,舌红苔黄腻,脉滑数。

【方歌】苇茎汤方出千金,桃仁薏苡冬瓜仁,肺痈痰热兼瘀血,化浊排脓病自宁。

【速记法】冬桃已萎。(冬桃苡苇)

考点4★★★ 阳和汤的组成、功用及主治

【组成】熟地　肉桂　麻黄　鹿角胶　白芥子　炮姜炭　生甘草

【功用】温阳补血，散寒通滞。

【主治】<u>阴疽</u>。贴骨疽、脱疽及流注、痰核、鹤膝风等，患处漫肿无头，皮色不变，酸痛无热，口中不渴，舌苔淡白，脉沉细或迟细。

【方歌】阳和汤法解寒凝，贴骨流注鹤膝风，熟地鹿胶姜炭桂，麻黄白芥甘草从。

【速记法】皇帝将生贵娇子。（麻地姜生桂胶子）

▶ 中医经典

第一单元　黄帝内经

第一节　素问·上古天真论

考点★　"上古之人，其知道者……度百岁乃去。"

【原文】昔在黄帝，生而神灵，弱而能言，幼而徇齐，长而敦敏，成而登天。乃问于天师曰：余闻上古之人，春秋皆度百岁，而动作不衰；今时之人，年半百而动作皆衰者，时世异耶？人将失之耶？岐伯对曰：上古之人，其知道者，法于阴阳，和于术数，食饮有节，起居有常，不妄作劳，故能形与神俱，而尽终其天年，度百岁乃去。今时之人不然也，以酒为浆，以妄为常，醉以入房，以欲竭其精，以耗散其真，不知持满，不时御神，务快其心，逆于生乐，起居无节，故半百而衰也。

【重点总结】

养生的原则　一要顺应外界四时气候的阴阳变化规律。二要养成良好的生活习惯和作息规律。

养生的方法　法于阴阳，和于术数，食饮有节，起居有常，不妄作劳。

第二节　素问·四气调神大论

考点1★★　"治未病"养生防病原则

【原文】是故圣人不治已病治未病，不治已乱治未乱，此之谓也。夫病已成而后药之，乱已成而后治之，譬犹渴而穿井，斗而铸锥，不亦晚乎！

【重点总结】

"治未病"意义有二：未病先防，已病防变。

考点2★★　"春夏养阳，秋冬养阴"的养生原则及其意义

【原文】所以圣人春夏养阳，秋冬养阴。

考点3★　"夫四时阴阳者，万物之根本也……坏其真矣。"

【原文】夫四时阴阳者，万物之根本也。所以圣人春夏养阳，秋冬养阴，以从其根，故与万物沉浮于生长之门。逆其根，则伐其本，坏其真矣。

【重点总结】

万物之根本是　四时阴阳。

逆其根的后果　伐其本，坏其真。

第三节　素问·阴阳应象大论

考点1★★　"治病必求于本"的临床价值

【原文】治病必求于本。

【重点总结】

治病必求于本，本于阴阳。

考点2★　"阴味出下窍，阳气出上窍……壮火散气，少火生气。"

【原文】阴味出下窍，阳气出上窍。味厚者为阴，薄为阴之阳。气厚者为阳，薄为阳之阴。味厚则泄，薄则通。气薄则发泄，厚则发热。壮火之气衰，少火之气壮。壮火食气，气食少火。壮火散气，少火生气。

【重点总结】

药食气味纯阳者为壮火，服之则耗散人体的正气。

药食气味温和者为少火，食之则能使人体正气充盛。

"壮火之气衰，少火之气壮；壮火食气，气食少火；壮火散气，少火生气"：意为药食气味纯厚而作用纯阳，服之则耗散人体的正气；药食气味温和而作用平和，食之则能使人体正气充盛。

考点3★ "善诊者，察色按脉，先别阴阳……而知病所生，以治无过，以诊则不失矣。"

【原文】善诊者，察色按脉，先别阴阳；审清浊，而知部分；视喘息，听音声，而知所苦；观权衡规矩，而知病所主。按尺寸，观浮沉滑涩，而知病所生。以治无过，以诊则不失矣。

【重点总结】

本段原文指出"善诊者，察色按脉，先别阴阳"，以阴阳作为临床诊治疾病之纲领。

考点4★★★ "病之始起也，可刺而已；其盛，可待衰而已。故因其轻而扬之，因其重而减之，因其衰而彰之……气虚宜掣引之。"

【原文】故曰：病之始起也，可刺而已；其盛，可待衰而已。故因其轻而扬之，因其重而减之，因其衰而彰之。形不足者，温之以气；精不足者，补之以味。其高者，因而越之；其下者，引而竭之；中满者，泻之于内；其有邪者，渍形以为汗；其在皮者，汗而发之；其慓悍者，按而收之；其实者，散而泻之。审其阴阳，以别柔刚，阳病治阴，阴病治阳，定其血气，各守其乡，血实宜决之，气虚宜掣引之。

【重点总结】

背诵原文。

本段原文以阴阳理论为纲，论述了"因势利导"的中医治则。

其一，根据病变之势择时治疗：例如其盛，可待衰而已，指对于疟疾等某些周期性发作的疾病，在其未发病之前邪气较弱的时候进行治疗。

其二，根据病位之势顺势治疗：例如其高者，因而越之；其下者，引而竭之；中满者，泻之于内；其有邪者，渍形以为汗；其在皮者，汗而发之。

其三，根据虚实之势扶正祛邪：例如因其轻而扬之，因其重而减之，因其衰而彰之；形不足者，温之以气；精不足者，补之以味；其实者，散而泻之；血实宜决之；气虚宜掣引之。

第四节 素问·经脉别论

考点 1 ★★ "勇者气行则已，怯者则着而为病"和"生病起于过用"的理论观点

【原文】勇者气行则已，怯者则着而为病也。

【重点总结】

强调体质是决定疾病是否发生的根本因素。勇怯指人的体质有强弱之异。

【原文】生病起于过用。

【重点总结】

疾病的发生是因"过用"，即超越了常度。

考点 2 ★★★ "食气入胃，散精于肝……揆度以为常也。"

【原文】食气入胃，散精于肝，淫气于筋。食气入胃，浊气归心，淫精于脉。脉气流经，经气归于肺，肺朝百脉，输精于皮毛。毛脉合精，行气于府，府精神明，留于四藏，气归于权衡。权衡以平，气口成寸，以决死生。

饮入于胃，游溢精气，上输于脾，脾气散精，上归于肺，通调水道，下输膀胱。水精四布，五经并行。合于四时五藏阴阳，揆度以为常也。

【重点总结】

食气入胃，浊气归心 浊气"是指水谷精微中稠厚的部分。

毛脉合精 气血相合。

第五节 素问·太阴阳明论

考点1★★ "脾病而四肢不用"的机理及临床意义

【原文】 帝曰：脾病而四支不用，何也？岐伯曰：四支皆禀气于胃，而不得至经，必因于脾，乃得禀也。今脾病不能为胃行其津液，四支不得禀水谷气，气日以衰，脉道不利，筋骨肌肉，皆无气以生，故不用焉。

【重点总结】

"治痿独取阳明"(《素问·痿论》)的治则，即是在此基础上阐发的又一重要观点。

考点2★ "脾者土也，治中央……不得独主于时也。"

【原文】 脾者土也，治中央，常以四时长四藏，各十八日寄治，不得独主于时也。

【重点总结】

本句提出了"脾不主时"的观点。"脾不主时"，但却无时不主，四时皆有脾气，指一年四时中各脏腑都与脾有关，即<u>四季末的后十八日均由脾所主</u>。

第六节 灵枢·本神

考点1★ 由心"任物"到智"处物"的思维过程

【原文】所以任物者谓之心,心有所忆谓之意,意之所存谓之志,因志而存变谓之思,因思而远慕谓之虑,因虑而处物谓之智。

【重点总结】
背诵原文。

考点2★ "生之来谓之精……并精而出入者谓之魄。"

【原文】生之来谓之精,两精相搏谓之神,随神往来者谓之魂,并精而出入者谓之魄。

【重点总结】
背诵原文。

第七节 素问·生气通天论

考点★★ "阴者,藏精而起亟也;阳者,卫外而为固也。"

【原文】阴者,藏精而起亟也;阳者,卫外而为固也。

【重点总结】
本句论述了阴阳互根互制(互用)的关系。阴精和阳气的作用分别是"藏精"和"卫外"。

第八节 素问·举痛论

考点★★★ "余知百病生于气也……思则气结。"

【原文】余知百病生于气也,怒则气上,喜则气缓,悲则气消,恐则气下,寒则气收,炅则气泄,惊则气乱,劳则气耗,思则气结。

【重点总结】

背诵原文。

"百病生于气"中"气"指气机失调。

第九节　素问·至真要大论

考点1★★★　"诸风掉眩，皆属于肝……诸呕吐酸，暴注下迫，皆属于热。"

【原文】诸风掉眩，皆属于肝。诸寒收引，皆属于肾。诸气膹郁，皆属于肺。诸湿肿满，皆属于脾。诸热瞀瘛，皆属于火。诸痛痒疮，皆属于心。诸厥固泄，皆属于下。诸痿喘呕，皆属于上。诸禁鼓栗，如丧神守，皆属于火。诸痉项强，皆属于湿。诸逆冲上，皆属于火。诸胀腹大，皆属于热。诸躁狂越，皆属于火；诸暴强直，皆属于风；诸病有声，鼓之如鼓，皆属于热。诸病胕肿，疼酸惊骇，皆属于火。诸转反戾，水液浑浊，皆属于热。诸病水液，澄澈清冷，皆属于寒。诸呕吐酸，暴注下迫，皆属于热。

【重点总结】

背诵原文。

考点2★　"逆者正治，从者反治……必伏其所主，而先其所因。"

【原文】逆者正治，从者反治，从少从多，观其事也。帝曰：反治何谓？岐伯曰：热因热用，寒因寒用；塞因塞用，通因通用。必伏其所主，而先其所因；其始则同，其终则异；可使破积，可使溃坚，可使气和，可使必已。

第十节 灵枢·百病始生

考点★★ "风雨寒热不得虚,邪不能独伤人……参以虚实,大病乃成。"

【原文】风雨寒热不得虚,邪不能独伤人。卒然逢疾风暴雨而不病者,盖无虚,故邪不能独伤人。此必因虚邪之风,与其身形,两虚相得,乃客其形,两实相逢,众人肉坚。其中于虚邪也,因于天时,与其身形,参以虚实,大病乃成。

【重点总结】

本篇把邪气的侵袭看作发病的条件,而正气虚弱才是发病的决定性因素。

第十一节 素问·热论

考点★★ "治之各通其藏脉……可泄而已。"

【原文】治之各通其藏脉,病日衰已矣。其未满三日者,可汗而已;其满三日者,可泄而已。

【重点总结】

本段指出了外感热病的治疗原则:各通其藏脉。

外感热病,未满三日者,其邪尚在表,可用发汗的方法,祛除邪气,使病痊愈。已满三日者,其邪气已传入里,故可用泻法。

第十二节 素问·评热病论

考点★★ "劳风法在肺下……伤肺则死也。"

【原文】劳风法在肺下,其为病也,使人强上冥视,唾出若涕,恶风而振寒,此为劳风之病。帝曰:治之奈何？岐伯曰：以救俯仰。巨阳引。精者三日，中年者五日，不精者七日。咳出青黄涕，其状如脓，大如弹丸，从口中若鼻中出，不出则伤肺，伤肺则死也。

【重点总结】

1. 劳风的病因病机

病因：因劳而虚，因虚而受风，邪气化热壅肺。

病机：太阳受风，卫阳郁遏，肺失清肃，痰热壅积。

2. 劳风的症状 恶风振寒，强上冥视，唾出若涕，甚则咳出青黄痰块。

3. 劳风的治疗及预后 劳风的治疗宜利肺散邪以救俯仰，排出痰液以通气道；治则为针刺太阳以引经气。因势利导的排痰祛邪之法对于劳风的治疗至关重要。

第十三节 素问·咳论

考点1★ "五藏六府皆令人咳"的理论及其临床意义

考点2★ "肺之令人咳，何也？……乘冬则肾先受之。"

【原文】黄帝问曰：肺之令人咳，何也？岐伯对曰：五藏六府皆令人咳，非独肺也。帝曰：愿闻其状。岐伯曰：皮毛者，肺之合也，皮毛先受邪气，邪气以从其合也。其寒饮食入胃，从肺脉上至于肺，则肺寒，肺寒则外内合邪，因而客之，则为肺咳。五藏各以其时受病，非其时，各传以与之。人与天地相参，故五藏各以治时，感于寒则受病，微则为咳，甚者为泄为痛。乘秋则肺先受邪，乘春则肝先受之，乘夏则心先受之，乘至阴则脾先受之，乘冬则肾先受之。

【重点总结】

1. 咳的病因病机 ①外有风寒所伤。②内有寒饮停聚。

2. 咳与季节气候的关系 乘秋则肺先受邪，乘春则肝先受之，乘夏则心先受之，乘至阴则脾先受之，乘冬则肾先受之。

第十四节　素问·痹论

考点★ "凡痹之客五藏者……涩于小便，上为清涕。"

【原文】凡痹之客五藏者，肺痹者，烦满，喘而呕。心痹者，脉不通，烦则心下鼓，暴上气而喘，嗌干，善噫，厥气上则恐。肝痹者，夜卧则惊，多饮，数小便，上为引如怀。肾痹者，善胀，尻以代踵，脊以代头。脾痹者，四支解堕，发咳，呕汁，上为大塞。肠痹者，数饮而出不得，中气喘争，时发飧泄。胞痹者，少腹膀胱按之内痛，若沃以汤，涩于小便，上为清涕。

【重点总结】
熟记原文。

第十五节　素问·痿论

考点★ "阳明者，五藏六府之海……故足痿不用也。"

【原文】阳明者，五藏六府之海，主润宗筋，宗筋主束骨而利机关也。冲脉者，经脉之海也，主渗灌溪谷，与阳明合于宗筋，阴阳揔宗筋之会，会于气街，而阳明为之长，皆属于带脉，而络于督脉。故阳明虚，则宗筋纵，带脉不引，故足痿不用也。

【重点总结】
本段论述了痿证的治疗原则，提出了"治痿独取阳明"的重要观点。

第十六节　素问·异法方宜论

考点★　"医之治病也,一病而治各不同,皆愈,何也?……地势使然也。"

【原文】黄帝问曰:医之治病也,一病而治各不同,皆愈,何也?岐伯对曰:地势使然也。

【重点总结】

本段论述了同一种疾病,由于地域东南中西北方位及气候不同,其治法也各有所宜。

第十七节　素问·汤液醪醴论

考点1★　"神不使"的含义及其临床意义

【原文】帝曰:形弊血尽而功不立者何?岐伯曰:神不使也。

【重点总结】

神不使,指若神机丧失,则针药难以发挥作用。强调了病人的神气在治疗中的重要作用。

考点2★　"平治于权衡……五阳已布,疏涤五藏。"

【原文】平治于权衡,去宛陈莝,微动四极,温衣,缪刺其处,以复其形。开鬼门,洁净府,精以时服,五阳已布,疏涤五藏。

【重点总结】

水肿病治则　"平治于权衡""去宛陈莝"。

水肿的具体治法　一为"开鬼门,洁净府";二为"缪刺其处";三为"微动四极";四为"温衣"。

第十八节　素问·标本病传

考点★★★　"小大不利治其标；小大利治其本。"

【原文】小大不利治其标，小大利治其本。

【重点总结】

熟读原文。

第十九节　灵枢·决气

考点1★　"余闻人有精气津液血脉，余意以为一气耳……壅遏营气，令无所避？是谓脉。"

【原文】余闻人有精、气、津、液、血、脉，余意以为一气耳，今乃辨为六名，余不知其所以然。岐伯曰：两神相搏，合而成形，常先身生，是谓精。何谓气？岐伯曰：上焦开发，宣五谷味，熏肤，充身，泽毛，若雾露之溉，是谓气。何谓津？岐伯曰：腠理发泄，汗出溱溱，是谓津。何谓液？岐伯曰：谷入气满，淖泽注于骨，骨属屈伸，泄泽补益脑髓，皮肤润泽，是谓液。何谓血？岐伯曰：中焦受气取汁，变化而赤，是谓血。何谓脉？岐伯曰：壅遏营气，令无所避，是谓脉。

【重点总结】

熟读原文。

考点2★　"精脱者，耳聋……其脉空虚，此其候也。"

【原文】精脱者，耳聋；气脱者，目不明；津脱者，腠理开，汗大泄；液脱者，骨属屈伸不利，色夭，脑髓消，胫酸，耳数鸣；血脱者，色白，夭然不泽，其脉空虚，此其候也。

【重点总结】
熟读原文。

第二单元 伤寒论

第一节 辨太阳病脉证并治

考点1★★ "太阳之为病,脉浮,头项强痛而恶寒。"(1条)

【原文】 太阳之为病,脉浮,头项强痛而恶寒。(1条)

【重点总结】
本条为太阳病辨证纲要。

1. 六经的名称源于《内经》。太阳又称巨阳,是阳气隆盛之意,其经脉走向最长,其气布于周身,故谓之太阳。

2. 恶寒是太阳表证出现最早和贯穿始终的症状。

考点2★★ "太阳中风,阳浮而阴弱……桂枝汤主之。"(12条)

【原文】 太阳中风,阳浮而阴弱,阳浮者,热自发,阴弱者,汗自出,啬啬恶寒,淅淅恶风,翕翕发热,鼻鸣干呕者,桂枝汤主之。(12条)

【重点总结】
本条论述太阳中风证的病机、证候特点及其治法方药。

1. 阳浮而阴弱既指脉象又指病机

脉象:阳指浮取,阴指沉取,意为轻取见浮,沉取则弱。

病机:卫阳浮盛,营阴不足。

这里的"而"字,卫强而阴弱,卫受邪,卫不固表致营阴不足,有因果转属之意。

2. 服桂枝汤的调护方法

(1) 药后啜粥,一剂药一次煎好,分三次温服。服药后须喝热粥。

(2) 温覆微汗,使全身微汗湿润为佳,不可过汗。

(3) 中病即止,服第一次药,汗出病愈即可停服。

(4) 不效继进,如服后不出汗可服第二剂,还不出汗,则可缩短服药的间隔时间,在半天左右的时间里服完三次药,病重者甚至可一昼夜服药至二三剂,并加强观察和护理。

(5) 服药期间禁忌生冷和一切不易消化、有刺激性及油腻的食物。

考点3★★★ "太阳病,桂枝证,医反下之……葛根黄芩黄连汤主之。"(34条)

【原文】太阳病,桂枝证,医反下之,利遂不止,脉促者,表未解也;喘而汗出者,葛根黄芩黄连汤主之。(34条)

【重点总结】

本条为<u>太阳病误下,表邪不解,邪气内迫阳明大肠导致热利</u>的证治。

1. "利遂不止" 误用攻下,引邪内迫大肠,因而肠热下利不止。

2. 脉促的含义 表邪陷而未尽,正气仍趋表抗邪。脉促是脉来急促或短促,是正气抗邪之象。"脉促者,表未解也",可见与数中一止的促脉迥异。

3. "喘而汗出" 大肠有热,上蒸于肺,迫津外泄。

4. 三表七里证 本证为表里同病。本证<u>邪陷于里十之七,邪留在表十之三,又称三表七里证</u>。

5. 葛根黄芩黄连汤证的辨治要点

症：身热不恶寒或微恶寒，利下黄色稀水势急臭秽，灼肛，心烦，口渴，喘而汗出，尿赤，苔黄，脉滑数。

理：太阳邪热内迫阳明下利。

法：轻清解肌，清肠止利。

方：葛根黄芩黄连汤。

考点4★★　"太阳病，头痛发热……无汗而喘者，麻黄汤主之。"（35条）

【原文】太阳病，头痛发热，身疼腰痛，骨节疼痛，恶风，无汗而喘者，麻黄汤主之。（35条）

【重点总结】

本条论述太阳伤寒证证治。

1. 63条麻杏甘石汤证是<u>汗出而喘</u>；34条葛根芩连汤证是<u>喘而汗出</u>；而本条麻黄汤证是<u>无汗而喘</u>。

2. 麻黄汤证病机为<u>卫遏营郁</u>。

3. 麻黄汤中杏仁的作用。麻黄汤中配伍杏仁，取其<u>降气平喘</u>的作用，且麻黄与杏仁相伍，宣发与肃降配合，<u>有利于肺的宣降功能恢复正常</u>。故太阳伤寒证无论有无喘咳症状，均可用杏仁调节肺的宣发肃降功能，以利于解表。

考点5★★　"伤寒表不解，心下有水气……或喘者，小青龙汤主之。"（40条）

【原文】伤寒表不解，心下有水气，干呕发热而咳，或渴，或利，或噎，或小便不利、少腹满，或喘者，小青龙汤主之。（40条）

【重点总结】

本条论述外感风寒，内兼水饮的证治。

1. 小青龙汤证的审证考点　咳吐白色清稀痰涎。

小青龙汤证病机是表寒里饮，乃因风寒外束，内有水饮停蓄心下胃脘所致。临床以咳吐白色清稀痰涎为审证考点，治以小青龙汤发汗解表，温化水饮。

2. 小青龙汤证的"不渴""或渴""服汤已，渴者"

不渴：小青龙汤证的病机为外感风寒，内有寒饮，饮为阴邪，故一般口不渴。口不渴表明津液未有损伤。此为小青龙汤证主要症状。

或渴：是因饮阻气机，津不化气，不为人体所用，其渴喜热饮且不多饮。

服汤已，渴者：服用小青龙汤之后，在温燥药物的作用下，水饮初化，津液呈一时性匮乏，可出现短暂的口渴现象，此非津液损伤，乃津液一时不足，无须治疗，等津液自和，必自愈。故为水饮初化，邪气欲解之兆。

考点6★★ "太阳病，发汗后，大汗出，胃中干……五苓散主之。"（71条）

【原文】太阳病，发汗后，大汗出，胃中干，烦躁不得眠，欲得饮水者，少少与饮之，令胃气和则愈；若脉浮，小便不利，微热消渴者，五苓散主之。（71条）

【重点总结】

本条论述太阳之腑膀胱受邪，气化不利的证治。

1. 太阳蓄水证的"消渴""烦渴"与阳明热证"烦渴"的鉴别

（1）太阳蓄水证的"消渴""烦渴"为膀胱气化不利，水液潴留，津液不为人体所用。

（2）阳明热证的"烦渴"是因为燥热之邪损伤津液，导致津液大量丧失。

2. 五苓散证的辨治要点

症：发热恶风，汗出，口渴，小便不利，少腹胀满，或烦，甚者渴欲引饮，水入即吐，或小便多，舌苔白滑，脉浮或浮数。

理：表邪未解，膀胱气化不利。

法：化气利水，兼解表邪。

方：五苓散。

考点7★★★ "伤寒五六日，中风，往来寒热……身有微热，或咳者，小柴胡汤主之。"（96条）

【原文】伤寒五六日，中风，往来寒热，胸胁苦满，嘿嘿不欲饮食，心烦喜呕，或胸中烦而不呕，或渴，或腹中痛，或胁下痞硬，或心下悸，小便不利，或不渴，身有微热，或咳者，小柴胡汤主之。（96条）

【重点总结】

1. 柴胡四症 即<u>往来寒热，胸胁苦满，嘿嘿不欲饮食，心烦喜呕</u>。乃因邪入少阳，枢机不利，胆火上炎，正邪分争于半表半里，影响脾胃功能而致。

2. 小柴胡汤煎服法的意义

（1）"去渣，再煎"的目的是和解病邪，<u>避免呕逆</u>。

（2）有同样要求的是半夏泻心汤、生姜泻心汤、甘草泻心汤、旋覆代赭汤。

考点8★★ "伤寒二三日，心中悸而烦者，小建中汤主之。"（102条）

【原文】伤寒二三日，心中悸而烦者，小建中汤主之。（102条）

【重点总结】

本条论述<u>里虚伤寒，心悸而烦</u>的证治。病人心脾不足，气血双亏，兼有外感。

小建中汤治疗外感病所体现的中医治疗原则代表中医<u>培土生金</u>的治疗原则。

考点 9★★★ "小结胸病,正在心下,按之则痛,脉浮滑者,小陷胸汤主之。"(138条)

【原文】小结胸病,正在心下,按之则痛,脉浮滑者,小陷胸汤主之。(138条)

【重点总结】

本条论述小结胸证的证治。

1. 大、小陷胸汤治疗热实结胸证的鉴别

	治法	病机	主症
大陷胸汤	泻热逐水破结	水热骤结,病势急重	触痛、反跳痛突出,痛处范围大,可上及胸膈,下连少腹
小陷胸汤	清热化痰开结	痰热渐聚,病势轻缓	心下痞塞为主,痛处范围局限,正(仅)在脘腹

2. 小陷胸汤证的辨治要点

症:心下硬满,按之疼痛,舌苔黄滑腻,脉浮滑。

理:痰热互结心下。

法:清热涤痰开结。

方:小陷胸汤。

考点 10★★ "伤寒汗出解之后,胃中不和……生姜泻心汤主之。"(157条)

【原文】伤寒汗出解之后,胃中不和,心下痞硬,干噫食臭,胁下有水气,腹中雷鸣,下利者,生姜泻心汤主之。(157条)

【重点总结】

1. 生姜泻心汤证的审证考点 心下痞硬,干噫食臭。

2. 寒热错杂三泻心汤证的证治异同

共同点:

证候表现:三泻心汤主治证均以心下痞、呕逆、下利、肠鸣为主症。

病机：均有<u>中虚寒热错杂，胃气壅滞</u>的共同点。

治疗：均用辛开苦泄，甘温益气之法。

选药：均以半夏泻心汤为基础方。

不同点：

	病机	主症	治疗
半夏泻心汤	重心在升降失常	呕逆更明显	治疗重在和胃降逆，以半夏为君药
生姜泻心汤	兼有水食停滞	干噫食臭	治疗兼和胃散水，在半夏泻心汤基础上加生姜四两为君，减干姜为一两，宣散水气，和胃降逆
甘草泻心汤	以胃气重虚为主，中气不足尤为明显	痞利俱甚，干呕、心烦不安症状明显	重在益胃缓中，故在半夏泻心汤的基础上增炙甘草四两为君，加强补虚和中

3. 生姜泻心汤证的辨治要点

症：心下痞硬，干噫食臭，腹中雷鸣，下利。舌苔厚腻。

理：寒热错杂，水食停滞。

法：辛开苦降，消食和中，散水消痞。

方：生姜泻心汤。

考点 11★★ "伤寒发汗，若吐若下，解后心下痞硬，噫气不除者，旋覆代赭汤主之。"（161 条）

【原文】伤寒发汗，若吐若下，解后心下痞硬，噫气不除者，旋覆代赭汤主之。（161 条）

【重点总结】
1. 旋覆代赭汤证的辨治要点

症：心下痞硬，嗳气连绵，或呕吐，或反胃，或呃逆。

理：胃虚痰阻气逆。

法：降气化痰，益气和胃。

方：旋覆代赭汤。

2. 旋覆代赭汤证与生姜泻心汤证的鉴别

共同点：两者均有<u>心下痞硬</u>、噫气。

不同点：

	病机	主症	治疗
生姜泻心汤	胃虚食滞，水气不利	干噫食臭，肠鸣下利	和胃消痞，辛散水气
旋覆代赭汤	胃虚痰聚，虚气上逆	噫气不带食臭，无下利	降逆化痰，和胃镇肝

考点12★★ "伤寒若吐、若下后，七八日不解……欲饮水数升者，白虎加人参汤主之。"（168条）

【原文】伤寒若吐若下后，七八日不解，热结在里，表里俱热，时时恶风，大渴，舌上干燥而烦，欲饮水数升者，白虎加人参汤主之。（168条）

【重点总结】

本条论述阳明邪热炽盛，津气两伤证证治。

1. 白虎加人参汤证的辨治要点

症：高热不退，汗出不止，烦渴不解，时时恶风或微恶寒，气短神疲，甚则微喘鼻扇，舌苔黄燥，<u>脉浮芤或洪大无力，甚则散大</u>。

理：阳明邪热亢盛，气津两伤。

法：清热泻火，益气生津。

方：白虎加人参汤。

2. 白虎汤证与白虎加人参汤证的鉴别

共同点：都用于治疗阳明经热证。

病机：均有阳明燥热炽盛，邪热弥漫内外。

证候：皆有身热，汗出，烦躁，口渴，脉洪大。

治疗：均用辛寒清热之法，均用生石膏、知母、炙甘草、粳米四味药。

不同点：津气损伤的程度有轻有重。

	病机	主症	关键鉴别点
白虎汤	里热炽盛，津气耗伤程度尚轻	渴饮程度不是太甚，脉洪大，且无时时恶风、背微恶寒等阳气不达于背的症状	脉洪大有力
白虎加人参汤	耗气伤津程度与里热炽盛并重	渴饮程度尤甚，已是口大渴，欲饮水数升，脉洪而芤	脉大而芤

3. 白虎加人参汤证"无大热"的机理 热炽于里而肌表反不甚热。

4. 白虎加人参汤证"背微恶寒"的机理 热伤气津所致正气损伤，不能充养肌肤而时时恶风，肺所主之气不能自充肺俞，故背微恶寒。

5. 白虎加人参汤证"时时恶风"的机理 本证时时恶风是热盛大汗，导致汗出肌疏，气阴两伤，不胜风寒。

6. 白虎加人参汤证口舌干燥，大渴欲饮水的机理 大渴、舌上干燥是热盛津伤所致，而口干舌燥乃胃燥津伤，津不上承。

7. 白虎加人参汤加人参的意义 扶正驱邪，宁心除烦，补益气津，大补元气，以防厥脱，反佐，以免白虎汤寒凉太过。

考点 13 ★★★ "伤寒脉结代,心动悸,炙甘草汤主之。"(177 条)

【原文】伤寒脉结代,心动悸,炙甘草汤主之。"(177 条)

【重点总结】

炙甘草汤证的辨治要点:

症:心动悸,少气乏力,头晕,面色少华,舌质淡红或嫩红,脉结代。

理:心阴阳两虚。

法:通阳复脉,养血滋阴。

方:炙甘草汤。

第二节 辨阳明病脉证并治

考点 1 ★★ "阳明之为病,胃家实是也。"(180 条)

【原文】阳明之为病,胃家实是也。(180 条)

【重点总结】

如何理解"胃家实" "胃家"指胃与大肠、小肠;"实"指邪气炽盛,正阳亢旺。

胃家实是阳明病胃肠燥热炽盛,正气抗邪有力的病理概括。

考点 2 ★★★ "阳明病,发热汗出者……身必发黄,茵陈蒿汤主之。"(236 条)

【原文】阳明病,发热汗出者,此为热越,不能发黄也。但头汗出,身无汗,剂颈而还,小便不利,渴引水浆者,此为瘀热在里,身必发黄,茵陈蒿汤主之。(236 条)

【重点总结】

茵陈蒿汤证的辨治要点:

症：身黄，黄色鲜明如橘子色，伴见汗出不彻，或但头汗出，发热，口渴，心烦，大便秘结或黏滞不畅，小便黄赤不利，舌红苔黄。

理：湿热郁蒸，腑气壅滞。

法：泻热利湿退黄。

方：茵陈蒿汤。

考点3★★ **"三阳合病，腹满身重，难以转侧……白虎汤主之。"（219条）**

【原文】三阳合病，腹满身重，难以转侧，口不仁，面垢，谵语遗尿。发汗则谵语，下之则额上生汗，手足逆冷。若自汗出者，白虎汤主之。（219条）

【重点总结】

本条论述白虎汤证重证的证治及治禁。其起病即<u>太阳、阳明、少阳三经病的证候同时出现。随之病邪入里化热，而成阳明里热独盛之证</u>。

1. 本条三阳合病独清阳明 虽曰"三阳合病"，但其病机重心在阳明。

太阳、少阳之热已转入阳明，故不必三阳同治，只清阳明即可。

2. 阳明热证的治疗禁忌 <u>①禁发汗。②禁温针。③禁攻下。④禁利小便。</u>

3. 白虎汤证的辨治要点

症：高热，大汗，大渴引饮，渴喜冷饮，心烦，张目不眠，甚则神昏谵语，手足厥冷，面红，唇舌均红，苔厚或黄或白；脉洪大，或滑数有力。

理：阳明热盛，充斥内外。

法：辛寒清热。

方：白虎汤。

考点4★★ "阳明病,脉迟,虽汗出不恶寒者,其身必重……微和胃气,勿令至大泄下。"(208条)

【原文】 阳明病,脉迟,虽汗出不恶寒者,其身必重,短气,腹满而喘,有潮热者,此外欲解,可攻里也。手足濈然汗出者,此大便已硬也,大承气汤主之;若汗多,微发热恶寒者,外未解也,其热不潮,未可与承气汤;若腹大满不通者,可与小承气汤,微和胃气,勿令至大泄下。(208条)

【重点总结】

1. 大承气汤主症:汗出、潮热、腹满、不恶寒。

2. 阳明病脉迟,就是指热邪与燥屎阻结胃肠,经脉受阻,气血运行不畅而导致的迟脉,此迟脉必兼<u>沉实有力</u>之象。

3. 大承气汤的辨治要点。

症:腹满硬痛或绕脐疼痛,不大便,<u>潮热</u>,<u>不恶寒</u>,反恶热;面目俱赤,烦躁谵语;手足濈然<u>汗出</u>;苔黄燥或焦裂起刺,脉沉滑实有力。

理:燥热与有形糟粕相结,津伤热伏,腑气不通。

法:峻下热实,荡涤燥结。

方:大承气汤。

第三节 辨少阳病脉证并治

考点★★ "少阳之为病,口苦,咽干,目眩也。"(263条)

【原文】 少阳之为病,口苦,咽干,目眩也。(263条)

【重点总结】

本条为少阳病辨证纲要。

第四节　辨太阴病脉证并治

考点1★★　"太阴之为病，腹满而吐……若下之，必胸下结硬。"（273条）

【原文】　太阴之为病，腹满而吐，食不下，自利益甚，时腹自痛。若下之，必胸下结硬。（273条）

【重点总结】

本条为太阴病辨证纲要。

1. 太阴病的病机：脾阳亏虚、寒湿内盛。
2. 太阴病吐利属虚寒性质，故其吐利之物澄澈清冷。
3. 太阴腹满与阳明腹满的鉴别。

太阴腹满属虚寒性腹满，乃脾虚寒湿内停，气机壅滞所致，因阳气有自复之时，故其腹满或腹痛时有减轻，伴有舌淡，口不渴，下利稀溏，形寒肢冷等症状。

阳明腹胀满乃里热炽盛，腑气壅滞，燥屎内结所致，故其腹满持续存在，所谓"腹满不减，减不足言"，同时伴有舌红苔厚黄干，口渴，发热，不大便等里热证。

考点2★★　"自利不渴者，属太阴，以其藏有寒故也，当温之，宜服四逆辈。"（277条）

【原文】　自利不渴者，属太阴，以其藏有寒故也，当温之，宜服四逆辈。（277条）

【重点总结】

1. 太阴病的主证　腹满而吐，食不下，时腹自痛，下利不渴，舌苔白腻，脉沉迟而弱。

2. 太阴虚寒证与阳明中寒证的证治异同

共同点：均属中焦虚寒证。

不同点：

	病机	主症	方剂
太阴虚寒证	脾阳亏虚，寒湿内盛	腹满而吐，食不下，时腹自痛，下利不渴，舌苔白腻，脉沉迟而弱	理中汤
阳明中寒证	胃阳亏虚，寒邪内盛	不能食，食谷欲呕，小便不利，大便初硬后溏，手足濈然汗出	吴茱萸汤

第五节 辨少阴病脉证并治

考点1★★ "少阴之为病，脉微细，但欲寐也。"（281条）

【原文】少阴之为病，脉微细，但欲寐也。（281条）

【重点总结】

本条为少阴病辨证纲要。

少阴包括心肾两脏。

少阴为病，心肾亏虚，全身阴阳气血不足。故脉微细提示阴阳两虚，心肾不足。

考点2★★ "少阴病，始得之……麻黄细辛附子汤主之。"（301条）

【原文】少阴病，始得之，反发热，脉沉者，麻黄细辛附子汤主之。（301条）

【重点总结】

本条论述少阴阳虚兼太阳表证的证治。

本证的形成是素体肾阳亏虚，感受风寒，致太阳、少阴同病。

1. 有表证的发热为何"脉沉" 少阴病，心肾阳亏，感受寒邪以后,正阳无力浮出于表,虽有发热,脉仍"沉"伏在里。

2. 麻黄附子细辛汤证的辨治要点

症:恶寒较甚,发热或微热,头痛无汗,舌淡苔薄白,脉沉。

理:少阴阳虚兼太阳外感。

法:温经解表。

方:麻黄附子细辛汤。

考点3★★★ "少阴病,得之二三日以上……黄连阿胶汤主之。"(303条)

【原文】少阴病,得之二三日以上,心中烦,不得卧,黄连阿胶汤主之。(303条)

【重点总结】

本条论心肾不交失眠的证治。

素体阴虚之人,感受外邪,二三日后邪气因阴亏化热,阴虚火旺,形成少阴热化证。

1. 黄连阿胶汤证 以心火亢旺为主,肾阴虚为辅。

2. 黄连阿胶汤的煎服法 本方黄连、黄芩、芍药先浓煎1次;阿胶溶入煎好的药汁中;待药小冷,搅入鸡子黄,分3次服用。

3. 黄连阿胶汤证的辨治要点

症:心烦不得卧,口燥咽干,舌红少苔,脉细数。

理:肾阴亏虚,心火亢旺。

法:滋补肾阴,清泄心火。

方:黄连阿胶汤。

考点4★★ "少阴病,二三日不已……或呕者,真武汤主之。"(316条)

【原文】少阴病,二三日不已,至四五日,腹痛,小

便不利,四肢沉重疼痛,自下利者,此为有水气。其人或咳,或小便利,或下利,或呕者,真武汤主之。(316条)

【重点总结】

本条论述少阴病阳虚水停的证治。

1. 真武汤与茯苓桂枝白术甘草汤治疗水气病证的异同

共同点:两证均以水气为患,药用茯苓、白术利水。

不同点:

	病机	主症	用药特点
苓桂术甘汤	病位在脾,为脾虚失运,水气内停	病情较轻,症见头眩,心下逆满,气上冲胸,小便不利	方以茯苓为主药,重在培土运脾,并伍用桂枝、甘草,辛甘通阳,化气利水
真武汤	病位在肾,为肾阳虚衰,水气泛滥全身	病情较重,除水气内停外,尚见水肿,振振欲擗地,四肢沉重疼痛之水气浸渍肌肉、筋脉之证	重在温补肾阳,化气行水,故伍用附子、芍药、生姜

2. 或然症加减的意义 若咳者,加干姜、细辛温散水寒,五味子收敛肺气;呕加生姜,和胃止呕,辛散水邪;下利加干姜以温阳散寒,去芍药之酸寒,免有碍救阳;小便利不需利水,去茯苓,免淡渗利水太多(原方去附子,因其为主药,不可去之)。

3. 真武汤证的辨治要点

症:心下悸,发热,头眩,身瞤动,振振欲擗地,腹痛,小便不利,四肢沉重疼痛,甚则四肢水肿,或咳,或呕，或小便利，舌质淡，苔白滑，脉沉。

理：肾阳虚衰，水气泛滥。

法：温阳化气行水。

方：真武汤。

考点5★★ "少阴病，下利清谷……通脉四逆汤主之。"（317条）

【原文】少阴病，下利清谷，里寒外热，手足厥逆，脉微欲绝，身反不恶寒，其人面色赤，或腹痛，或干呕，或咽痛，或利止脉不出者，通脉四逆汤主之。（317条）

【重点总结】

本条论述少阴阳衰阴盛，虚阳外越证治。

1. 通脉四逆汤证与四逆汤证的证治异同

共同点：两者均属少阴阴盛阳衰证，均可见脉微细，但欲寐，下利清谷，手足厥逆的症状，均采用回阳救逆之法，均用干姜、附子、炙甘草治疗。

不同点：

	病机	主症	用药特点
四逆汤	以阳衰阴盛为主，证较通脉四逆汤证为轻	无假热或仅有轻度假热症状	用四逆汤原方
通脉四逆汤	阳衰阴盛重证	虚阳外越，阴阳格拒，有明显假热症候，如身反不恶寒，面赤，咽痛，脉微欲绝	在四逆汤的基础上重用干姜、附子，使之兼能通达内外之阳气

2. 白通汤证与通脉四逆汤证的证治异同

共同点：两者均属少阴阳衰阴盛，阴阳格拒证，均可见真寒假热症状，均有下利，脉微，手足厥冷，治疗均用干姜、附子破阴回阳救逆。

不同点：

	证型	病机	主症	治法	用药特点
白通汤	戴阳证	阴盛于内，格阳于上	以面部娇嫩红赤为主	治疗重在破阴回阳，宣通上下阳气	用葱白宣通阳气，不用炙甘草，恐留恋中焦，不利于上下阳气交通
通脉四逆汤	格阳证	以阴寒内盛，格阳于外为主	以身反不恶寒为主	重在破阴回阳，宣通内外阳气	重用干姜、附子破阴回阳，并用炙甘草补中益气

3. 通脉四逆汤证的辨治要点

症：四肢厥逆，下利清谷，汗出，身热反不恶寒，或面赤，或腹痛，或干呕，或咽痛，或四肢拘急不解，苔白滑或黑滑，脉微欲绝。

理：阴盛于内，格阳于外。

法：破阴回阳，通达内外。

方：通脉四逆汤。

考点6★★ "少阴病，四逆……或泄利下重者，四逆散主之。"（318条）

【原文】少阴病，四逆，其人或咳，或悸，或小便不利，或腹中痛，或泄利下重者，四逆散主之。（318条）

【重点总结】

本条论述阳郁致厥证治。

1. 四逆散证的主证和临床证候 主证是泄利下重。

临床表现为手足厥冷或手足不温（轻），脘腹胸胁胀闷疼痛，泄利下重，或兼咳嗽，心悸，小便不利，舌苔少或薄而不腻，脉弦。

2. 四逆散证的辨证考点

症：手足厥冷或手足不温（轻），脘腹胸胁胀闷疼痛，泄利下重，或兼咳嗽，心悸，小便不利，舌苔少或薄而不腻，脉弦。

理：阳气郁滞，不达四末。

法：疏畅气机，透达郁阳。

方：四逆散。

第六节　辨厥阴病脉证并治

考点1★★　"厥阴之为病，消渴……下之利不止。"（326条）

【原文】厥阴之为病，消渴，气上撞心，心中疼热，饥而不欲食，食则吐蛔，下之利不止。（326条）

【重点总结】

消渴，烦热，饥不欲食和吐蛔作为厥阴病的辨证提纲。

厥阴病厥证一般禁用下法。

考点2★★　"手足厥寒，脉细欲绝者，当归四逆汤主之。"（351条）

【原文】手足厥寒，脉细欲绝者，当归四逆汤主之。（351条）

【重点总结】

本条论述血虚寒凝致厥的证治。

1. 当归四逆汤证的诊断考点　脉细欲绝。

2. 寒厥与血虚寒厥的鉴别　寒厥是脉微欲绝，血虚寒厥是脉细欲绝。

寒厥是<u>少阴阳衰阴盛</u>，故四肢厥冷而脉象微弱无力，时隐时现，治宜通阳散寒复脉，可用<u>通脉四逆汤</u>。

<u>血虚寒厥</u>是<u>血虚寒凝，经脉失养</u>，故手足虽寒而不过肘膝，脉细欲绝，治疗用<u>当归四逆汤</u>温经散寒，养血复脉。

其厥冷有轻重之别，脉在微细之间，不可不辨。

3."血虚寒凝"为何不用附子、干姜 附子、干姜，性温燥，以温肾补火为主，而肝主藏血，体阴而用阳，<u>肝血亏虚之时温燥药当慎用</u>，以免燥热劫伤肝阴，故不用干姜和附子。

4. 当归四逆汤证的辨证考点

症：手足厥寒，脉细欲绝，或四肢关节疼痛，或身痛腰痛，或指（趾）尖、鼻尖、耳朵边青紫。舌淡苔白。

理：厥阴血虚，寒凝经脉。

法：养血散寒，温通经脉。

方：当归四逆汤。

考点3★★ "热利下重者，白头翁汤主之。"（371条）

【原文】热利下重者，白头翁汤主之。（371条）

【重点总结】

本条论述<u>厥阴热利</u>的证治。

1. 白头翁汤证的辨证考点

症：发热，口渴欲饮水，下痢脓血，腹痛，里急后重，肛门灼热，小便短赤，舌红苔黄，脉滑数。

理：厥阴肝经湿热下迫大肠。

法：清热凉肝，凉血解毒。

方：白头翁汤。

2.《伤寒论》热利三方证的证治异同《伤寒论》热利三方证指白头翁汤证、黄芩汤证、葛根芩连汤证，<u>均属</u>

热利，均有发热、口渴、下利臭秽、灼肛、小便黄赤、舌红、苔黄、脉数证候。

	病机	主症	治法
白头翁汤	厥阴肝热下迫大肠所致	下利便脓血，腹痛，里急后重明显	清热燥湿，凉肝解毒
黄芩汤	少阳胆热下迫大肠所致	少腹绞痛，下利口苦咽干，目眩等	清热止利
葛根芩连汤	太阳表热下迫大肠所致	兼有太阳发热恶寒，汗出而喘症状	清热止利，兼以解表

第三单元　金匮要略

第一节　脏腑经络先后病脉证第一

考点1★★　"问曰：上工治未病……是其义也。余脏准此。"

【原文】问曰：上工治未病，何也？师曰：夫治未病者，见肝之病，知肝传脾，当先实脾。四季脾王不受邪，即勿补之。中工不晓相传，见肝之病，不解实脾，惟治肝也。

夫肝之病，补用酸，助用焦苦，益用甘味之药调之。酸入肝，焦苦入心，甘入脾。脾能伤肾，肾气微弱，则水不行，水不行，则心火气盛，则伤肺；肺被伤，则金气不行，金气不行，则肝气盛。故实脾，则肝自愈。此治肝补脾之要妙也。肝虚则用此法，实则不在用之。

经曰：虚虚实实，补不足，损有余，是其义也。余脏准此。（1）

【重点总结】
1. 本条论述<u>已病防传</u>和<u>虚实异治</u>的治疗原则。
2. 肝实证的治法：<u>见肝之病，知肝传脾，当先实脾。</u>
3. 肝虚证的治法：<u>补用酸，助用焦苦，益用甘味之药调之</u>（补肝脏，兼扶心脾）。

考点2★ "夫人禀五常，因风气而生长……是皮肤脏腑之文理也。"

【原文】夫人禀五常，因风气而生长，风气虽能生万物，亦能害万物，如水能浮舟，亦能覆舟。若五脏元真通畅，人即安和，客气邪风，中人多死。千般疢难，不越三条：一者，经络受邪，入脏腑，为内所因也；二者，四肢九窍，血脉相传，壅塞不通，为外皮肤所中也；三者，房室、金刃、虫兽所伤。以此详之，病由都尽。

若人能养慎，不令邪风干忤经络，适中经络，未流传脏腑，即医治之；四肢才觉重滞，即导引、吐纳、针灸、膏摩，勿令九窍闭塞；更能无犯王法、禽兽灾伤，房室勿令竭乏，服食节其冷热苦酸辛甘，不遗形体有衰，病则无由入其腠理。腠者，是三焦通会元真之处，为血气所注；理者，是皮肤脏腑之文理也。（2）

【重点总结】
1. 本条论述了天人合一的整体观念、发病原因及未病先防、既病防变的防治原则。
2. <u>外感六淫之邪和房劳、金刃、虫兽所伤为主要病因，正气的虚实决定了病位的浅深。</u>
3. 未病先防的措施。若人能养慎，不令邪风干忤经络。无犯王法、禽兽灾伤，房室勿令竭乏，服食节其冷热苦酸辛甘，不遗形体有衰，病则无由入其腠理。
4. 既病防变的措施。适中经络，未流传脏腑，即医治之。四肢才觉重滞，即导引、吐纳、针灸、膏摩，勿令九窍闭塞。

考点3★ "夫病痼疾,加以卒病,当先治其卒病,后乃治其痼疾也。"

【原文】夫病痼疾,加以卒病,当先治其卒病,后乃治其痼疾也。(15)

【重点总结】

本条论述新久同病时的先后缓急治则。

第二节 痉湿暍病脉证治第二

考点1★★ "太阳病关节疼痛而烦……但当利其小便。"

【原文】太阳病,关节疼痛而烦,脉沉而细者,此名湿痹。湿痹之候,小便不利,大便反快,但当利其小便。(14)

【重点总结】

1. 湿痹的证候 关节疼痛而烦,脉沉而细;小便不利,大便反快。

2. 湿痹的治法 当利其小便。

考点2★★ "风湿,脉浮,身重,汗出,恶风者,防己黄芪汤主之。"

【原文】风湿,脉浮,身重,汗出,恶风者,防己黄芪汤主之。(22)

防己一两、甘草半两(炒)、白术七钱半、黄芪一两一分(去芦)。

上锉麻豆大,每抄五钱匕,生姜四片,大枣一枚,水盏半,煎八分,去滓温服,良久再服。喘者加麻黄半两;胃中不和者加芍药三分;气上冲者加桂枝三分;下有陈寒者加细辛三分。服后当如虫行皮中,从腰下如冰,后坐被上，又以一被绕腰以下，温令微汗，差。

【重点总结】

方名：<u>防己黄芪汤</u>。

治法：益气固表，祛风化湿。

病机：素体气虚，外感风湿。

主症：<u>脉浮，身重，汗出，恶风</u>。

组成：防己祛风除湿；黄芪、白术益气固表；甘草、生姜、大枣调和营卫。

加减：

若喘——加麻黄以宣肺平喘。

若脘腹疼痛——加芍药以缓急止痛。

若气上冲——加桂枝以平冲降逆。

若下焦有寒日久——加细辛以祛风散寒。

第三节　百合狐惑阴阳毒病脉证治第三

考点1★★ "论曰：百合病者……各随证治之。"

【原文】 论曰：百合病者，百脉一宗，悉致其病也。意欲食复不能食，常默默，欲卧不能卧，欲行不能行，饮食或有美时，或有不用闻食臭时，如寒无寒，如热无热，口苦，小便赤，诸药不能治，得药则剧吐利，如有神灵者，身形如和，其脉微数。

每溺时头痛者，六十日乃愈；若溺时头不痛，淅然者，四十日愈；若溺快然，但头眩者，二十日愈。其证或未病而预见，或病四五日而出，或病二十日，或一月微见者，各随证治之。(1)

【重点总结】

1. 白合病病机　百脉一宗，悉致其病也。心肺阴虚内热，则百脉失于濡养。

2. 百合病的临床表现　一为变幻不定之征，如欲食复不能食、欲卧不能卧、欲行不能行、似寒非寒、似热非热、身形如和等。二为客观可凭之征，如阴虚内热所致口苦、小便赤、其脉微数。

3. 百合病的预后转归 仲景判断阴液虚损的症状：<u>小便时所出现的不适</u>。

若小便时有头痛，则提示阴津伤极，脑络失养，病情重，预后时间长。

若小便时自觉恶风，无头痛不适，则提示阴津尚存，阳气受损，故而预后较前者好。

若小便时无任何不适，平时自觉头晕、目眩，则提示虽有阴伤但不重，病情尚轻，预后可。

考点2★★★ "百合病，不经吐、下、发汗……百合地黄汤主之。"

【原文】百合病，不经吐、下、发汗，病形如初者，百合地黄汤主之。(5)

百合七枚（擘）、生地黄汁一升。

上以水洗百合，渍一宿，当白沫出，出其水，更以泉水二升，煎取一升，去滓，内地黄汁，煎取一升五合，分温再服。中病，勿更取。大便当如漆。

【重点总结】
白合病
治法：养心润肺，滋阴清热。
方剂：百合地黄汤。
注意事项：<u>中病，勿更取</u>。<u>大便当如漆</u>。

第四节　中风历节病脉证并治第五

考点1★ "寸口脉浮而紧……舌即难言，口吐涎。"

【原文】寸口脉浮而紧，紧则为寒，浮则为虚，寒虚相搏,邪在皮肤;浮者血虚,络脉空虚;贼邪不泻,或左或右;邪气反缓,正气即急,正气引邪,㖞僻不遂。

邪在于络,肌肤不仁;邪在于经,即重不胜;邪入于腑,即不识人;邪入于脏,舌即难言,口吐涎。(2)

【重点总结】

1. 中风的病机 浮者血虚,络脉空虚;贼邪不泻。气血不足,血脉空虚,风寒邪气侵袭,邪正交争,正虚邪胜,不能鼓邪外出,致使邪气随虚处停留。

2. 根据邪气停留部位不同,将中风分为四类 中络、中经、中腑、中脏。

邪在于络,肌肤不仁。

邪在于经,即重不胜(肢体沉重)。

邪入于腑,即不识人。

邪入于脏,舌即难言,口吐涎。

考点2★★ "诸肢节疼痛,身体魁羸……桂枝芍药知母汤主之。"

【原文】诸肢节疼痛,身体魁羸,脚肿如脱,头眩短气,温温欲吐,桂枝芍药知母汤主之。(8)

桂枝四两、芍药三两、甘草二两、麻黄二两、生姜五两、白术五两、知母四两、防风四两、附子二枚(炮)。

上九味,以水七升,煮取二升,温服七合,日三服。

【重点总结】

风湿历节

病机:肝肾不足,风湿内侵,浸淫关节筋骨。

临床表现:诸肢节疼痛,身体魁羸,脚肿如脱,头眩短气,温温欲吐。

辨证要点:关节的肿大变形、身体消瘦。

用方:桂枝芍药知母汤。

第五节　血痹虚劳病脉证并治第六

考点1★★　"血痹阴阳俱微……黄芪桂枝五物汤主之。"

【原文】血痹阴阳俱微，寸口关上微，尺中小紧，外证身体不仁，如风痹状，黄芪桂枝五物汤主之。（2）

黄芪三两、芍药三两、桂枝三两、生姜六两、大枣十二枚。

上五味，以水六升，煮取二升，温服七合，日三服（一方有人参）。

【重点总结】

血痹

病机：素体气血不足，血行涩滞致使身体肌肤失于濡养。

临床表现：寸口关上微，尺中小紧，外证身体不仁，如风痹状。

辨证要点：肢体局部肌肤麻木不仁、脉涩。

用方：黄芪桂枝五物汤。

考点2★★　"夫失精家少腹弦急……桂枝龙骨牡蛎汤主之。"

【原文】夫失精家，少腹弦急，阴头寒，目眩（一作目眶痛）发落，脉极虚芤迟，为清谷、亡血、失精。脉得诸芤动微紧，男子失精，女子梦交，桂枝龙骨牡蛎汤主之。（8）

桂枝、芍药、生姜各三两，甘草二两，大枣十二枚，龙骨、牡蛎各三两。

上七味，以水七升，煮取三升，分温三服。

【重点总结】

虚劳失精

病机：阴阳两虚。

临床表现：少腹弦急，阴头寒，目眩发落，脉极虚芤迟，脉得诸芤动微紧，男子失精，女子梦交。

治法：调和阴阳，潜镇固涩。

用方：桂枝龙骨牡蛎汤。

第六节　肺痿肺痈咳嗽上气病脉证治第七

考点1★★　"大逆上气，咽喉不利，止逆下气者，麦门冬汤主之。"

【原文】大逆上气，咽喉不利，止逆下气者，麦门冬汤主之。（10）

麦门冬七升、半夏一升、人参二两、甘草二两、粳米三合、大枣十二枚。

上六味，以水一斗二升，煮取六升，温服一升，日三夜一服。

【重点总结】

虚热肺痿

病机：肺胃阴虚。

临床表现：大逆上气，咽喉不利。

治法：止逆下气。

用方：麦门冬汤。

配伍特点：麦冬与半夏用药比为7∶1。

考点2★★　"肺胀，咳而上气……小青龙加石膏汤主之。"

【原文】肺胀，咳而上气，烦躁而喘，脉浮者，心下有水，小青龙加石膏汤主之。（14）

小青龙加石膏汤方（《千金》证治同，外更加胁下痛引缺盆）：

麻黄、芍药、桂枝、细辛、甘草、干姜各三两,五味子、半夏各半升,膏二两。

上九味,以水一斗,先煮麻黄,去上沫,内诸药,煮取三升。强人服一升,羸者减之,日三服,小儿服四合。

【重点总结】

肺胀

病机:外寒内饮,郁久化热。

临床表现:咳而上气,烦躁而喘,脉浮。

治法:解表散寒、温肺化饮,辅以清热除烦。

用方:小青龙加石膏汤。

服药注意:强人服一升,羸者减之,小儿服四合。

第七节 胸痹心痛短气病脉证治第九

考点1★★ "师曰:夫脉当取太过不及……以其阴弦故也。"

【原文】师曰:夫脉当取太过不及,阳微阴弦,即胸痹而痛,所以然者,责其极虚也。今阳虚知在上焦,所以胸痹、心痛者,以其阴弦故也。(1)

【重点总结】

胸痹

脉象:阳微阴弦指脉微,尺脉弦。关前为阳,关后为阴。

病机:阳微阴弦。

"阳微"指心阳虚衰,上焦阳气不足。

"阴弦"指阴寒、痰饮、瘀血等邪气。

上焦心阳亏虚,下焦阴寒上逆,而发为胸痹。

考点2★★ "胸痹之病……栝蒌薤白白酒汤主之。"

【原文】胸痹之病,喘息咳唾,胸背痛,短气,寸口

脉沉而迟，关上小紧数，栝蒌薤白白酒汤主之。(3)

栝蒌实一枚（捣）、薤白半斤、白酒七升。

上三味，同煮，取二升，分温再服。

【重点总结】

胸痹

主症：喘息咳唾、胸背痛、短气。

诊断关键：胸背痛、短气。

病机：心胸阳气不振，水饮邪气上乘，闭阻气道、血脉。

治法：通阳散结，豁痰下气。

方剂：栝蒌薤白白酒汤。

第八节　腹满寒疝宿食病脉证治第十

考点★★　"病腹满，发热十日……厚朴七物汤主之。"

【原文】病腹满，发热十日，脉浮而数，饮食如故，厚朴七物汤主之。(9)

厚朴半斤、甘草三两、大黄三两、大枣十枚、枳实五枚、桂枝二两、生姜五两。

上七味，以水一升，煮取四升，温服八合，日三服。呕者加半夏五合，下利去大黄，寒多者加生姜至半斤。

【重点总结】

腑实兼表证

主症：腹满，发热十日，脉浮而数，饮食如故。

诊断关键：腹胀满，兼有发热、脉浮数。

病机：表证未解，邪气入里化热，形成腑实。

治法：通腑泄热，祛风解表。

方剂：厚朴七物汤（厚朴三物汤合桂枝汤去芍药）。

第九节　五脏风寒积聚病脉证并治第十一

考点★★　"肾着之病，其人身体重……甘姜苓术汤主之。"

【原文】肾着之病，其人身体重，腰中冷，如坐水中，形如水状，反不渴，小便自利，饮食如故，病属下焦。身劳汗出，衣（一作表）里冷湿，久久得之，腰以下冷痛，腹重如带五千钱，甘姜苓术汤主之。(16)

甘草二两、白术二两、干姜四两、茯苓四两。

上四味，以水五升，煮取三升，分温三服，腰中即温。

【重点总结】
肾着
病因病机：身劳汗出，衣里冷湿（劳动汗出，衣服冷湿，寒湿侵袭腰部，致使其经脉气血不畅）。
诊断关键：<u>腰部冷痛、腹重</u>。
治法：散寒除湿。
方剂：<u>甘姜苓术汤</u>。

第十节　痰饮咳嗽病脉证并治第十二

考点1★★★　"问曰：四饮何以为异？……短气不得卧，其形如肿，谓之支饮。"

【原文】问曰：四饮何以为异？师曰：其人素盛今瘦，水走肠间，沥沥有声，谓之痰饮；饮后水流在胁下，咳唾引痛，谓之悬饮；饮水流行，归于四肢，当汗出而不汗出，身体疼重，谓之溢饮；咳逆倚息，短气不得卧，其形如肿，谓之支饮。(2)

【重点总结】
四饮的病位和症状
<u>痰饮</u>：水饮停留于胃肠间。
<u>悬饮</u>：水饮停于两胁下。
<u>溢饮</u>：水饮停于四肢肌表。
<u>支饮</u>：水饮停于胸膈之间，影响心肺。

考点2★★★ "心下有痰饮，胸胁支满，目眩，苓桂术甘汤主之。"

【原文】 心下有痰饮，胸胁支满，目眩，苓桂术甘汤主之。（16）

茯苓四两、桂枝三两、白术三两、甘草二两。

上四味，以水六升，煮取三升，分温三服，小便则利。

【重点总结】
痰饮病
病因病机：脾虚失运，饮停心下。
诊断关键：<u>胸胁支满，目眩</u>。
治法：温阳化饮，健脾利水。
方剂：<u>苓桂术甘汤</u>。

第十一节　消渴小便不利淋病脉证并治第十三

考点★★ "男子消渴……肾气丸主之。"

【原文】 男子消渴，小便反多，以饮一斗，小便一斗，肾气丸主之。（3）

【重点总结】
下消
病机：<u>肾阳不足，肾气亏虚</u>。
主症：口渴多饮，小便频多。

治法：温补肾阳。

方剂：肾气丸。

第十二节　水气病脉证并治第十四

考点1★★　"师曰：病有风水、有皮水……久不愈，必致痈脓。"

【原文】师曰：病有风水、有皮水、有正水、有石水、有黄汗。风水，其脉自浮，外证骨节疼痛，恶风；皮水，其脉亦浮，外证胕肿，按之没指，不恶风，其腹如鼓，不渴，当发其汗；正水，其脉沉迟，外证自喘；石水，其脉自沉，外证腹满不喘；黄汗，其脉沉迟，身发热，胸满，四肢头面肿，久不愈，必致痈脓。(1)

【重点总结】

风水

病位：肺。

病机：风邪袭表，肺失宣降，水湿停滞。

症状：其脉自浮，外证骨节疼痛，恶风。

皮水

病位：肺脾。

病机：肺脾气虚，水湿内停。

症状：其脉亦浮，外证胕肿，按之没指，不恶风，其腹如鼓，不渴，当发其汗。

正水

病位：肾。

病机：肾阳虚不能蒸化水湿。

症状：其脉沉迟，外证自喘。

石水：是正水进一步加重所致。

病位：肾。

病机：肾阳虚不能蒸化水湿。

症状:其脉自沉,外证腹满不喘。
黄汗
病机:水湿郁表,继而湿郁化热。
症状:其脉沉迟,身发热,胸满,四肢头面肿,久不愈,必致痈脓。

考点2★★ "师曰:诸有水者……当发汗乃愈。"

【原文】师曰:诸有水者,腰以下肿,当利小便;腰以上肿,当发汗乃愈。(18)

【重点总结】

水气病的治疗原则:因势利导。

腰以下部位水肿当利小便;腰以上部位水肿当发汗。

考点3★★ "风水恶风,一身悉肿……越婢汤主之。"

【原文】风水恶风,一身悉肿,脉浮不渴,续自汗出,无大热,越婢汤主之。(23)

【重点总结】

风水夹热水肿

病机:风邪袭表,肺失宣降。

症状:恶风,身热,汗出不口渴,全身浮肿。

治法:发汗散水,清解郁热。

方剂:越婢汤。

组成:麻黄、石膏、生姜、甘草、大枣。

第十三节 黄疸病脉证并治第十五

考点★★★ "寸口脉浮而缓……脾色必黄,瘀热以行。"

【原文】寸口脉浮而缓,浮则为风,缓则为痹,痹非中风,四肢苦烦,脾色必黄,瘀热以行。(1)

【重点总结】
黄疸
病位：脾。
病理因素：湿、热、瘀。
病机：脾色必黄，瘀热以行。湿热郁闭于脾，影响血分并行于周身故发黄。

第十四节 呕吐哕下利病脉证治第十七

考点★★★ "呕而肠鸣，心下痞者，半夏泻心汤主之。"

【原文】呕而肠鸣，心下痞者，半夏泻心汤主之。(10)

【重点总结】
心下痞
病位：中焦。
病机：邪气内陷，寒热错杂于中焦，中焦气机不畅。
治法：清寒泄热，和胃除痞。
方剂：半夏泻心汤。
治疗特点：上下齐病，只治其中。

第十五节 妇人妊娠病脉证并治第二十

考点1★★ "妇人宿有癥病，经断未及三月……桂枝茯苓丸主之。"

【原文】妇人宿有癥病，经断未及三月，而得漏下不止，胎动在脐上者，为癥痼害。妊娠六月动者，前三月经水利时，胎也。下血者，后断三月，衃也。所以血不止者，其癥不去故也。当下其癥，桂枝茯苓丸主之。(2)

【重点总结】
瘀血痞块所致胎漏

治法：行血祛瘀，平冲下气。
方剂：桂枝茯苓丸。
组成：桂枝、茯苓、芍药、桃仁、丹皮、蜜。
胎癥鉴别：妊娠正常应该六月胎动，且在脐下。瘀血癥块所致三月则动，且在脐上。

考点2★★　"妇人怀妊，腹中疗痛，当归芍药散主之。"

【原文】妇人怀妊，腹中疗痛，当归芍药散主之。(5)

【重点总结】
肝脾不和的妊娠腹痛病机：妊娠妇人血虚肝郁，脾虚湿停。
症状：妇人妊娠，小腹拘急，绵绵作痛，临床还可见急躁易怒，身体浮肿，胃纳欠佳。
治法：养血柔肝，补脾利湿。
方剂：当归芍药散。
组成：当归、芍药、川芎、茯苓、白术、泽泻。

第十六节　妇人产后病脉证治第二十一

考点★★★　"问曰：新产妇人有三病，一者病痉，二者病郁冒，三者大便难……亡津液，胃燥，故大便难。"

【原文】问曰：新产妇人有三病，一者病痉，二者病郁冒，三者大便难，何谓也？师曰：新产血虚，多出汗，喜中风，故令病痉；亡血复汗，寒多，故令郁冒；亡津液，胃燥，故大便难。(1)

【重点总结】
新产妇人三大病：病痉，病郁冒，大便难。
病机：血虚津亏。

第十七节 妇人杂病脉证并治第二十二

考点1★★ "妇人咽中如有炙脔,半夏厚朴汤主之。"

【原文】妇人咽中如有炙脔,半夏厚朴汤主之。(5)

【重点总结】

梅核气

病机:妇人因情志不舒,郁而化火,炼液成痰,阻于咽喉。

症状:咽中异物梗塞感,咯之不出,吞之不下。

治法:理气解郁,化痰散结。

方剂:半夏厚朴汤。

组成:半夏、厚朴、茯苓、生姜、苏叶。

考点2★★ "妇人脏躁,喜悲伤欲哭……甘麦大枣汤主之。"

【原文】妇人脏躁,喜悲伤欲哭,象如神灵所作,数欠伸,甘麦大枣汤主之。(6)

【重点总结】

脏躁

病机:七情郁而化火,火耗气伤血,进而肝血虚则不藏魂,心血虚则不养神。

症状:喜悲伤欲哭,象如神灵所作,数欠伸。

治法:甘润缓急,养血安神。

方剂:甘麦大枣汤。

组成:小麦、甘草、大枣。

第四单元　温病学

第一节　温热论

考点1★★★　"温邪上受，首先犯肺……若论治法则与伤寒大异也。"

【原文】温邪上受，首先犯肺，逆传心包。肺主气属卫，心主血属营，辨营卫气血虽与伤寒同，若论治法则与伤寒大异也。

【重点总结】

《温热论》作者为清代叶天士。

创立了卫气营血辨证体系。

1. 温热病的致病因素："温邪"。

2. 温热病的感邪途径："上受"，指温邪从口鼻而入侵犯人体。

3. 温热病的首发部位："温邪上受，<u>首先犯肺</u>"，肺部。

4. 温热病的传变规律：卫气营血是反映温邪表里浅深的标志。温邪由肺卫传至气分，由浅入深，称为"<u>顺传</u>"，此时病情较轻。如温邪不由浅至深顺传，而<u>由肺卫直接内陷心包，称为"逆传"</u>，此时病情较重，病势凶险。

5. 温热病与伤寒：二者治法大异。温热病用药重视养阴生津，伤寒用药重视顾护阳气。

考点2★　"盖伤寒之邪留恋在表……势必孤矣。"

【原文】盖伤寒之邪留恋在表，然后化热入里，温邪则热变最速，未传心包，邪尚在肺，肺主气，其合皮毛，故云在表。在表初用辛凉轻剂。挟风则加入薄荷、牛蒡之属,挟湿加芦根、滑石之流。或透风于热外,或渗湿于热下,不与热相搏,势必孤矣。

【重点总结】

1. 伤寒与温病传变的区别:伤寒容易"留恋在表",温邪"热变最速"。

2. 温邪在表初用:辛凉轻剂——<u>桑菊饮</u>。

3. 温邪夹风:<u>"透风于热外"</u>,加入薄荷、牛蒡之属。温邪夹湿:<u>"渗湿于热下"</u>,加芦根、滑石之流。

考点3★ "不尔,风挟温热而燥生……以此为辨。"

【原文】不尔,风挟温热而燥生,清窍必干,为水主之气不能上荣,两阳相劫也。湿与温合,蒸郁而蒙蔽于上,清窍为之壅塞,浊邪害清也。其病有类伤寒,验之法,伤寒多有变证,温热虽久,在一经不移,以此为辨。

【重点总结】

温热夹风和夹湿的不同病机和证候特点,以及温热夹湿与伤寒的鉴别。

1. 温热夹风

病机特点:<u>"两阳相劫"</u>。"两阳"指风邪与热邪。"水主之气不能上荣"。"水主之气"泛指人体的津液。

证候特点:<u>"清窍必干"</u>。温热夹风生燥,口、鼻、目、耳等面部诸窍干。

2. 温热夹湿

病机特点:<u>"浊邪害清"</u>。"浊邪"指湿热,"清"指清窍。

证候特点:<u>清窍壅塞</u>指鼻塞、耳聋、头昏目胀,甚至昏聩。

3. 温热夹湿("湿与温合")与伤寒的鉴别 伤寒多有变证,温热虽久,在一经不移。

考点4★　"前言辛凉散风……急急透斑为要。"

【原文】前言辛凉散风，甘淡驱湿，若病仍不解，是渐欲入营也。营分受热，则血液受劫，心神不安，夜甚无寐，或斑点隐隐，即撤去气药。如从风热陷入者，用犀角、竹叶之属；如从湿热陷入者，犀角、花露之品，参入凉血清热方中。若加烦躁，大便不通，金汁亦可加入，老年或平素有寒者，以人中黄代之，急急透斑为要。

【重点总结】

温邪（风热或湿热）逆传，热入营分（心包）。

1. 症状：心神不安，夜甚无寐，斑点隐隐。
2. 治疗：凉血清热方。

<u>如从风热陷入者，用犀角、竹叶之属。如从湿热陷入者，犀角、花露之品。</u>

若烦躁，大便不通，加金汁；老年或平素有寒者，以人中黄代之。

3. 治疗目的："<u>急急透斑为要</u>"，是指用清热解毒、凉血透邪之法透达热邪，促使营热随斑外透，而不是用升散提透之法。
4. 营分受热，血液受劫："血液"指营阴。

考点5★　"若斑出热不解者，胃津亡也……恐其陷入易易耳。"

【原文】若斑出热不解者，胃津亡也。主以甘寒，重则如玉女煎，轻则如梨皮、蔗浆之类。或其人肾水素亏，虽未及下焦，先自彷徨矣。必验之于舌，如甘寒之中加入咸寒，务在先安未受邪之地，恐其陷入易易耳。

【重点总结】

"斑出热不解"。

1. 病机："<u>胃津亡</u>"。邪热已消灼胃津，津伤则水不能济火。

2. 治法：<u>甘寒之剂</u>，清热生津。

3. 用药：热盛伤津较重者——<u>玉女煎</u>（清气凉营，泄热生津）。

热盛伤津较轻者——梨皮、蔗浆之属（滋养胃津）。

其人肾水素亏：必验之于舌（舌质干绛）——<u>甘寒+咸寒</u>，以"先安未受邪之地"。

考点 6 ★★★ "若其邪始终在气分流连者……不可不知。"

【原文】若其邪始终在气分流连者，可冀其战汗透邪，法宜益胃，令邪与汗并，热达腠开，邪从汗出。解后胃气空虚，当肤冷一昼夜，待气还自温暖如常矣。盖战汗而解，邪退正虚，阳从汗泄，故渐肤冷，未必即成脱证。此时宜令病者安舒静卧，以养阳气来复，旁人切勿惊惶，频频呼唤，扰其元神，使其烦躁。但诊其脉，若虚软和缓，虽倦卧不语，汗出肤冷，却非脱证；若脉急疾，躁扰不卧，肤冷汗出，便为气脱之证矣。更有邪盛正虚，不能一战而解，停一二日再战汗而愈者，不可不知。

【重点总结】

温邪流连于气分。

1. 治法：可冀其<u>战汗</u>透邪，法宜<u>益胃</u>，令邪与汗并，热达腠开，邪从汗出。

2. 益胃：指温邪留恋气分时的治法，即以轻清宣透之品，宣通气机，<u>清气生津</u>，灌溉肠液，使正气得以振奋，邪热随汗而解。

3. 战汗：正气未衰，驱邪外出。

（1）临床表现：全身战栗，甚或肢冷爪青，脉沉伏，而后全身大汗淋漓。

（2）转归：战汗后出现肤冷，同时应留意患者脉象和神志的表现。

预后转归鉴别关键：在于<u>脉象和神志的表现</u>。

若脉虚软和缓，神清，倦卧不语，为邪去正气尚虚的表现，并非脱证。

若脉象急疾，神志不清，烦躁不能安卧，则是正气外脱的表现。

考点7★ "再论气病有不传血分……转疟之机括。"

【原文】再论气病有不传血分，而邪留三焦，亦如伤寒中少阳病也。彼则和解表里之半，此则分消上下之势，随证变法，如近时杏、朴、苓等类，或如温胆汤之走泄。因其仍在气分，犹可望其战汗之门户，转疟之机括。

【重点总结】

温病邪留三焦（仍在气分）。

1. 病机：温邪久居气分，易留于三焦，导致气机不宣，水道不通，水湿内停，可出现类似伤寒少阳病的证候。

2. 临床表现：寒热起伏，胸满腹胀，小便短少，苔腻等。

3. 治法：<u>"分消上下之势"（分消走泄）</u>，即用分消走泄之法宣通上、中、下三焦气机。

4. 方药：近时——杏、朴、苓；古时——温胆汤。

考点8★ "大凡看法，卫之后方言气……反致慌张矣。"

【原文】大凡看法，卫之后方言气，营之后方言血。在卫汗之可也，到气才可清气，入营犹可透热转气，如犀角、玄参、羚羊角等物，入血就恐耗血动血，直须凉血散血，如生地、丹皮、阿胶、赤芍等物。否则，前后不循缓急之法，虑其动手便错，反致慌张矣。

【重点总结】
论温病的纲领。卫气营血不同阶段相应的治疗大法。
1. "在卫汗之可也"。
2. "到气才可清气"。
3. "入营犹可透热转气"——"犀角、玄参、羚羊角"以清营热、滋营阴。
4. "入血就恐耗血动血,直须凉血散血"——"生地、丹皮、阿胶、赤芍"以凉血散血。

考点9★ "且吾吴湿邪害人最广……然较之杂证,则有不同也。"

【原文】 且吾吴湿邪害人最广,如面色白者,须要顾其阳气,湿胜则阳微也,法应清凉,然到十分之六七,即不可过于寒凉,恐成功反弃,何以故耶?湿热一去,阳亦衰微也;面色苍者,须要顾其津液,清凉到十分之六七,往往热减身寒者,不可就云虚寒,而投补剂,恐炉烟虽熄,灰中有火也,须细察精详,方少少与之,慎不可直率而往也。又有酒客里湿素盛,外邪入里,里湿为合。在阳旺之躯,胃湿恒多,在阴盛之体,脾湿亦不少,然其化热则一。热病救阴犹易,通阳最难,救阴不在血,而在津与汗,通阳不在温,而在利小便,然较之杂证,则有不同也。

【重点总结】
湿邪致病的特点以及治疗方面的注意事项。
1. 湿邪害人,阳虚"面色白者"——"顾其阳气"。
湿邪害人,阴虚"面色苍者"——"顾其津液"。
2. "酒客里湿素盛"——易出现"外邪入里,里湿为合"。
"阳旺之躯,胃湿恒多"——病多见<u>热重于湿</u>。
"阴盛之体,脾湿亦不少"——病多见<u>湿重于热</u>。

3. 温热病治疗:"救阴不在血,而在津与汗,通阳不在温,而在利小便"。

考点 10 ★★ "再论三焦不得从外解……以粪燥为无湿矣。"

【原文】再论三焦不得从外解,必致成里结。里结于何,在阳明胃与肠也。亦须用下法,不可以气血之分,就不可下也。但伤寒邪热在里,劫烁津液,下之宜猛;此多湿邪内搏,下之宜轻。伤寒大便溏为邪已尽,不可再下;湿温病大便溏为邪未尽,必大便硬,慎不可再攻也,以粪燥为无湿矣。

【重点总结】

鉴别	湿热里结	伤寒里结
病机	湿热与积滞相互胶结于肠腑,并非燥屎	邪热炽盛,津液受劫,燥屎结于肠腑而成阳明腑实证
治法	下法宜轻宜缓,以期祛湿导滞	下法宜峻,以期急下存阴
下之后大便溏的意义	便溏为湿邪未尽,必大便硬,慎不可再攻也,以粪燥为无湿矣	便溏为燥结已除,邪气已去,不可再下

第二节 湿热病篇

考点 1 ★★ "湿热证,始恶寒……舌白,口渴不引饮。"

【原文】湿热证,始恶寒,后但热不寒,汗出胸痞,舌白,口渴不引饮。

【重点总结】

《湿热病篇》作者清代薛雪（薛生白）。

湿热病的辨证提纲。

薛生白认为湿热病表证为<u>太阴和阳明之表（脾胃）</u>，主要表现为四肢倦怠、肌肉烦疼和胸痞等脾胃病变，还有汗出、苔腻、渴不欲饮等症状。

考点 2★ "<u>湿热证，恶寒无汗……头不痛者，去羌活。</u>"

【原文】湿热证，恶寒无汗，身重头痛，湿在表分。宜藿香、香薷、羌活、苍术皮、薄荷、牛蒡子等味。头不痛者，去羌活。

【重点总结】

湿邪伤表、尚未化热的证治。

薛生白在自注中说本证为<u>"阴湿伤表之候"</u>。

1. 证候：恶寒<u>无汗</u>，身重头痛。
2. 治法：芳香辛散，透表化湿。
3. 用药：宜藿香、香薷、羌活、苍术皮、薄荷、牛蒡子等味。头不痛者，去羌活。

考点 3★ "<u>湿热证，恶寒发热……不恶寒者，去苍术皮。</u>"

【原文】湿热证，恶寒发热，身重，关节疼痛，湿在肌肉，不为汗解。宜滑石、大豆黄卷、茯苓皮、苍术皮、藿香叶、鲜荷叶、白通草、桔梗等味。不恶寒者，去苍术皮。

【重点总结】

湿邪伤表、已经化热的证治。

薛生白在自注中说本证为<u>"阳湿伤表之候"</u>。

1. 证候：恶寒发热，身重，关节疼痛，<u>汗出</u>。
2. 治法：利湿泄热，芳香化湿透表。

3. 用药：宜滑石、大豆黄卷、茯苓皮、苍术皮、藿香叶、鲜荷叶、白通草、桔梗等味。不恶寒者，去苍术皮。

4. 鉴别：阴湿者无汗，阳湿者有汗。

考点4★ "湿热证，寒热如疟……干菖蒲、六一散等味。"

【原文】湿热证，寒热如疟，湿热阻遏膜原，宜柴胡、厚朴、槟榔、草果、藿香、苍术、半夏、干菖蒲、六一散等味。

【重点总结】

"湿热阻遏膜原"的证治。

薛生白在自注中云"膜原为阳明之半表半里"。

1. 证候：寒热往来如疟状。可见舌苔白腻或满布垢浊，苔如积粉，脘腹满闷等湿浊内盛之症。

2. 治法：宣透膜原，辟秽化浊。

3. 用药：用柴胡以透达膜原，厚朴、半夏、槟榔、草果、苍术以理脾燥湿、开达膜原，藿香、菖蒲以芳香化浊，六一散以清利湿热。

考点5★ "湿热证，数日后脘中微闷……芦尖、冬瓜仁等味。"

【原文】湿热证，数日后脘中微闷，知饥不食，湿邪蒙绕三焦。宜藿香叶、薄荷叶、鲜荷叶、枇杷叶、佩兰叶、芦尖、冬瓜仁等味。

【重点总结】

湿热病后期"余湿未尽，胃气未醒"的证治。

1. 病机：湿热病后期，湿热大势已解但余邪未清，余湿困脾，脾胃气未醒，湿邪蒙绕三焦，气机不畅。

2. 症状：脘中微闷，知饥不食。（脘：主要指胃脘，

也涉及胸腹部）

3. 用药：藿香叶、薄荷叶、鲜荷叶、枇杷叶、佩兰叶等"五叶"轻清宣化，再配以芦尖、冬瓜仁以淡渗利湿，使气机畅通，余湿得除，诸证自愈。

考点6★ "湿热证，初起发热……佩兰叶、六一散等味。"

【原文】湿热证，初起发热，汗出胸痞，口渴舌白，湿伏中焦。宜藿梗、蔻仁、杏仁、枳壳、桔梗、郁金、苍术、厚朴、草果、半夏、干菖蒲、佩兰叶、六一散等味。

【重点总结】

湿伏中焦，始见化热，湿重于热的证治。

1. 症状：湿热证，初起发热，<u>汗出胸痞，口渴舌白</u>，湿伏中焦。

2. 治法：辛开化湿为主，佐以清热。

3. 用药：用苍术、厚朴、草果、半夏以辛苦燥湿；藿香、佩兰、蔻仁、郁金、菖蒲以芳香化湿；杏仁、桔梗以开宣肺气，行气湿化；六一散以清热淡渗利湿。

4. 用药特点：集中了<u>燥湿、化湿、宣湿、渗湿</u>四种方法，体现了薛氏治湿的基本大法。

考点7★ "湿热证，舌根白……绿豆衣、六一散等味。"

【原文】湿热证，舌根白，舌尖红。湿渐化热，余湿犹滞。宜辛泄佐清热，如蔻仁、半夏、干菖蒲、大豆黄卷、连翘、绿豆衣、六一散等味。

【重点总结】

"湿渐化热，余湿犹滞"的证治。

1. 症状：除<u>舌根白，舌尖红</u>外，还可见胸痞、恶心、呕吐、身热汗不解，甚或小便短赤、脉濡数等症。

2. 病性：虽薛生白自注为<u>"湿热参半之证"</u>，但热势尚不重，实际上仍属湿重热轻之证。

3. 治法：<u>辛泄（辛开苦泄）中佐以清热</u>。
4. 用药：蔻仁、半夏、菖蒲以辛散燥湿，大豆黄卷、连翘、绿豆衣、六一散以清热利湿。

第三节　温病条辨

考点1★★　"温病者：有风温、有温热……有冬温、有温疟。"（上焦1条）

【原文】温病者：有风温、有温热、有温疫、有温毒、有暑温、有湿温、有秋燥、有冬温、有温疟。

【重点总结】
《温病条辨》作者为清代吴瑭（吴鞠通）。
创立了三焦辨证体系。
1. 列举了九种温病的名称。
2. 温病是多种热性病的总称。
3. 根据季节和主气来命名：风温、暑温、秋燥、冬温。
根据不同病邪或临床特点来命名：温毒、温热、湿热、温疟、温疫。
4. 温毒：感受了温热时毒病邪，既有热性病的常见症状，又有局部肿毒表现。
温热：多是春季感受温热病邪，表现为<u>热象较高</u>。
湿温：多发于长夏初秋，因感受<u>湿热</u>病邪而发。
温疟：内有阴气先伤，夏季复感暑热，<u>阴伤而阳热亢盛而发的一种疟疾</u>。
温疫：感受<u>疠气秽浊</u>而发，具有强烈<u>流行性和传染性</u>。

考点2★　"太阴风温、温热……湿温、温疟，不在此例。"（上焦4条）

【原文】太阴风温、温热、温疫、冬温，初起恶风寒者,桂枝汤主之;但热不恶寒而渴者,辛凉平剂银翘散主之。温毒、暑温、湿温、温疟,不在此例。

【重点总结】

温邪初犯卫分的证治。

1. 选用辛温法和辛凉法的重要依据:"恶风寒"和"不恶寒"。

2. 恶风寒较明显用辛温法解表——桂枝汤。

3. 热象较重,不恶寒而渴者(相对而言),宜以辛凉法治疗——辛凉平剂银翘散,开创了辛凉透邪之法治疗表证。

考点3★ "太阴温病,血从上溢者……可用清络育阴法。"(上焦11条)

【原文】 太阴温病,血从上溢者,犀角地黄汤合银翘散主之。有中焦病者,以中焦法治之。若吐粉红血水者,死不治;血从上溢,脉七、八至以上,面反黑者,死不治;可用清络育阴法。

【重点总结】

太阴温病:上焦温病。

1. 手太阴温病血分证

症状:血从上溢。

方药:犀角地黄汤合银翘散。

2. 两种"死不治"的危重症

死不治:病情危重,不治则死。

一为吐粉红色血水("实血与液交迫而出")。

二为血从上溢,口鼻出血,脉七八至以上,颜面反而晦暗无泽("火极而似水")。

治法:清络育阴(凉血清络,甘寒养阴)。

方药:犀角地黄汤合黄连阿胶汤加减。

考点 4★★ "太阴温病,寸脉大……清营汤去黄连主之。"(上焦 15 条)

【原文】太阴温病,寸脉大,舌绛而干,法当渴,今反不渴者,热在营中也,清营汤去黄连主之。

【重点总结】
手太阴肺经营分证的证治。
1. 症状
(1) 寸脉大:心肺上焦有热。
(2) 舌绛红而干:邪热伤及营阴。
(3) 反不渴:热入营分,热邪蒸腾营气上注口咽。
2. 方药:清营汤去黄连(黄连味苦性燥且性质沉降,不去恐更伤营阴及引邪深入)。

考点 5★★ "邪入心包,舌蹇肢厥,牛黄丸主之,紫雪丹亦主之。"(上焦 17 条)

【原文】邪入心包,舌蹇肢厥,牛黄丸主之,紫雪丹亦主之。

【重点总结】
1. 邪入心包的证治(上焦)
症状:舌蹇肢厥。
方药:牛黄丸或紫雪丹。
2. 厥证鉴别

	温病厥证	伤寒厥证
病位	手厥阴心包经	足厥阴肝经
病机	邪热内盛,热邪内闭而无出路,阳气内阻不能外达而致厥(真热假寒)	阳气虚弱,阴寒内盛

续表

	温病厥证	伤寒厥证
舌象（鉴别要点）	舌多见色绛红，苔黄腻而焦干	舌多见色淡而胖嫩，有齿印，苔白、灰或黑润

考点6★★ "头痛恶寒，身重疼痛……长夏深秋冬日同法，三仁汤主之。"（上焦43条）

【原文】头痛恶寒，身重疼痛，舌白不渴，脉弦细而濡，面色淡黄，胸闷不饥，午后身热，状若阴虚，病难速已，名曰湿温，汗之则神昏耳聋，甚则目瞑不欲言；下之则洞泄；润之则病深不解，长夏深秋冬日同法，三仁汤主之。

【重点总结】

湿温初起的证治。

1. 与湿温病关系最密切的脏腑：肺、脾。
2. 症状：头痛恶寒，身重疼痛，舌白不渴，脉弦细而濡，面色淡黄，胸闷不饥，午后身热。
3. 治法：分利湿热，湿热同治。
4. 方剂：<u>三仁汤</u>。
5. 治疗禁忌：汗之则神昏耳聋，甚则目瞑不欲言。下之则洞泄。润之则病深不解。

考点7★★★ "面目俱赤，语声重浊……湿温、温疟，不在此例。"（中焦1条）

【原文】面目俱赤，语声重浊，呼吸俱粗，大便闭，小便涩，舌苔老黄，甚则黑有芒刺，但恶热，不恶寒，日晡益甚者，传至中焦，阳明温病也。脉浮洪躁甚者，白虎汤主之；脉沉数有力，甚则脉体反小而实者，大承气汤主之。暑温、湿温、温疟，不在此例。

【重点总结】

阳明温病：中焦温病。

阳明温病提纲

	阳明温病	
症状	面目俱赤，语声重浊，呼吸俱粗，大便闭，小便涩，舌苔老黄，甚则黑有芒刺，但恶热，不恶寒，日晡益甚者	
分型	阳明经证	阳明腑证
脉象	脉浮洪躁	脉沉数有力，甚则脉体反小而实（邪结于内）
腹部触诊	腹软无压痛，大便不秘	腹部胀满疼痛，便秘或热结旁流
用方	白虎汤	大承气汤

考点8★★★ "阳明温病，下之不通……再不下者，增液承气汤主之。"（中焦17条）

【原文】阳明温病，下之不通，其证有五：应下失下，正虚不能运药，不运药者死，新加黄龙汤主之。喘促不宁，痰涎壅滞，右寸实大，肺气不降者，宣白承气汤主之。左尺牢坚，小便赤痛，时烦渴甚，导赤承气汤主之。邪闭心包，神昏舌短，内窍不通，饮不解渴者，牛黄承气汤主之。津液不足，无水舟停者，间服增液，再不下者，增液承气汤主之。

【重点总结】

阳明温病下之不通的五种证治

证型	共同表现	兼症	病机	治法	方药
腑证兼正虚	阳明温病腑实相关表现（可参考中焦1条）	正虚相关表现	应下失下，邪热流连，邪盛正虚，不能运药	扶正去邪"邪正合治法"	新加黄龙汤
腑证兼肺热		喘促不宁，坐卧不安，痰热壅滞，右寸实大，肺气不降	阳明热结，肺与大肠表里合病，热邪阻肺，肺失宣降	清肺定喘，泻热通便"脏腑合治法"	宣白承气汤
腑证兼小肠热		尿色黄赤，尿道涩痛，烦渴，左尺脉牢坚不移（左尺候肾与小肠）	阳明腑实，小肠热盛，大肠与小肠合病	泻大肠热结，清利小肠火热"二肠同治法"	导赤承气汤
腑证兼窍闭		神志昏迷，舌短难伸，口渴而饮水不解	阳明热邪内闭心包	泻阳明腑实，清心开窍"两少阴合治法"	牛黄承气汤
腑证兼津亏		津液枯耗相关表现，同服增液大便仍不下	阳明热盛阴津，津液枯耗，致大便闭结不通，无水舟停	滋阴增液，泻热通便"气血合治法"	增液承气汤

考点9★★ "阳明温病,无汗,实证未剧……冬地三黄汤主之。"(中焦29条)

【原文】阳明温病,无汗,实证未剧,不可下。小便不利者,甘苦合化,冬地三黄汤主之。

【重点总结】

1. 阳明温病无汗禁下　实证未剧:指阳明腑实证尚不显著,判断依据在"无汗"。

2. 小便不利的证治　温病出现小便不利原因有三:一是小肠热盛,火腑不通,分清泌浊功能失调;二是热邪袭肺,肺失宣降,通调水道功能失调;三是温热之邪伤及津液。病机可归纳为津液不足和津液不布。

治疗:甘苦合化,即甘味药能缓补滋养,苦味药能燥湿清热,合用则能滋润清热。不可再行淡渗利湿,强行利尿之法恐再伤阴。

考点10★★ "风温、温热、温疫……加减复脉汤主之。"(下焦1条)

【原文】风温、温热、温疫、温毒、冬温,邪在阳明久羁,或已下,或未下,身热面赤,口干舌燥,甚则齿黑唇裂,脉沉实者,仍可下之;脉虚大,手足心热甚于手足背者,加减复脉汤主之。

【重点总结】

温病后期真阴耗伤的证治。

共有症状	身热面赤,口干舌燥,甚则齿黑唇裂	
病机	温热之邪久留阳明,热势炽盛	热邪伤及少阴,使真阴受灼
鉴别要点	脉沉实有力	脉虚大无根,手足心热于手足背

续表

治法	泻下	滋养真阴
方剂	承气汤	加减复脉汤

注：吴氏认为，温病热邪已经深入下焦，伤及肝肾之阴，同时存在腑实证也应使用承气汤急下存阴。

考点 11★★★　"少阴温病，真阴欲竭，壮火复炽……黄连阿胶汤主之。"（下焦 11 条）

【原文】少阴温病，真阴欲竭，壮火复炽，心中烦，不得卧者，黄连阿胶汤主之。

【重点总结】

1. 少阴温病：下焦温病。

2. 少阴温病阴虚邪盛，方用黄连阿胶汤，主治心肾不交之证。

3. 壮火：指邪热之火。

考点 12★★　"夜热早凉，热退无汗，热自阴来者，青蒿鳖甲汤主之。"（下焦 12 条）

【原文】夜热早凉，热退无汗，热自阴来者，青蒿鳖甲汤主之。

【重点总结】

温病后期，邪留阴分的证治。

1. 病机　温病后期，真阴亏损而余邪留伏阴分。

2. 症状　夜热早凉，热退无汗，能食消瘦，舌红苔少，脉沉细数。

3. 治法　滋阴透热。

4. 方剂　青蒿鳖甲汤。

考点 13★★　"治外感如将……治下焦如权（非重不沉）。"（杂说）

【原文】治外感如将（兵贵神速，机圆法活，去邪务尽，善后务细，盖早平一日，则人少受一日之害）；治内伤如相（坐镇从容，神机默运，无功可言，无德可见，而人登寿域）。治上焦如羽（非轻不举）；治中焦如衡（非平不安）；治下焦如权（非重不沉）。

【重点总结】

1. 治外感如将；治内伤如相。

2. 治上焦如羽（非轻不举）：用药选轻清升浮之品，药量轻，煎煮时间不能过长。

治中焦如衡（非平不安）：保持脾升胃降。

治下焦如权（非重不沉）：用性质沉重，重镇滋潜味厚的药物。

中西医结合临床

中西医结合内科学

第一单元 呼吸系统疾病

第一节 急性上呼吸道感染

考点1★ 中医病因病机

本病病位在肺卫,其病因病机主要是外邪乘虚而入,以致卫表被郁,肺失宣肃,一般病情轻浅。

考点2★★ 临床表现

1. 普通感冒 为病毒感染引起,潜伏期短,起病较急。临床表现差异很大,以鼻部症状为主。

<u>主要症状</u>:早期有咽部干燥,继而出现鼻塞、喷嚏、低热、咳嗽、鼻流清涕,以后变稠,呈黄脓样。全身症状短暂,可出现全身酸痛、头痛、乏力、食欲下降、腹胀、腹痛、便秘或腹泻等。

<u>体征</u>:鼻腔黏膜充血、水肿,有分泌物,偶有眼结膜充血,可有体温升高。

2. 急性病毒性咽炎和喉炎 病原体多为鼻病毒、腺病毒、流感病毒、副流感病毒,以及肠病毒、呼吸道合胞病毒等。

<u>主要症状</u>:急性病毒性咽炎咽部发痒或有灼热感,咽痛不明显,咳嗽少见。急性喉炎多表现为声音嘶哑,说话

困难，咳嗽时疼痛，常有发热、咽痛或咳嗽。

体征：咽喉部水肿、充血，局部淋巴结轻度肿大，有触痛，有时可闻及喉部喘息声。

3. 急性咽-扁桃体炎 病原体多为溶血性链球菌。

主要症状：起病急，咽痛明显，发热，畏寒，体温可达39℃以上。

体征：咽部充血明显，扁桃体肿大、充血，表面有黄色点状渗出物，颌下淋巴结肿大压痛。

4. 急性疱疹性咽峡炎 多由柯萨奇病毒A引起，多见于儿童，夏季较易流行，起病急，病程约1周。

主要症状：明显咽痛、发热。

体征：咽部、软腭、悬雍垂和扁桃体上有灰白色小丘疹，以后形成疱疹和浅表溃疡，周围黏膜有红晕。

5. 急性咽结膜炎 主要由腺病毒、柯萨奇病毒、埃可病毒等引起，起病急，病程一般4~6日。夏季多发，儿童多见，由游泳传播。

主要症状：发热、咽痛、流泪、畏光。

体征：咽部及结膜充血，可有颈淋巴结肿大，或有角膜炎。

急性上呼吸道感染少数可并发急性鼻窦炎、中耳炎、急性气管-支气管炎、肺炎，也可引起急性心肌炎、风湿热、急性肾小球肾炎。

考点3★★★ 中医辨证论治

辨证分型	治法	代表方剂
风寒束表证	辛温解表	荆防败毒散加减
风热犯表证	辛凉解表	银翘散或葱豉桔梗汤加减
暑湿伤表证	清暑祛湿解表	新加香薷饮加减

第二节 急性支气管炎

考点1★ 中医病因病机

本病的发病常以风为先导，夹有寒、热、燥、湿等邪。病变部位主要在肺。

考点2★★ 诊断与鉴别诊断

根据病史、咳嗽和咳痰等呼吸道症状，两肺散在干、湿啰音等体征，结合血象和X线胸片，可作出临床诊断。病毒和细菌检查有助于病因诊断。

考点3★★★ 中医辨证论治

辨证分型	治法	代表方剂
风寒袭肺证	疏风散寒，宣肺止咳	三拗汤合止嗽散加减
风热犯肺证	疏风清热，宣肺止咳	桑菊饮加减
燥热伤肺证	疏风清肺，润燥止咳	桑杏汤加减
凉燥伤肺证	轻宣凉燥，润肺止咳	杏苏散加减

第三节 慢性支气管炎

考点1★★ 临床表现及并发症

主要并发症包括：

1. **阻塞性肺气肿** 为慢性支气管炎最常见的并发症。
2. **支气管扩张症**
3. **支气管肺炎**

考点2★★ 诊断与鉴别诊断

1. **诊断要点** 临床上以咳嗽、咳痰为主要症状或伴有喘息，每年发病持续 3 个月，并连续 2 年或以上。除外具有咳嗽、咳痰、喘息症状的其他疾病，如支气管哮喘、支气管扩张、肺结核、尘肺、肺脓肿、心功能不全等。

2. 分型

（1）单纯型 主要表现为咳嗽、咳痰。

（2）喘息型 除咳嗽、咳痰外，尚伴有喘息、哮鸣音。

3. 分期

（1）急性加重期 指在 1 周内出现脓性或黏液脓性痰，痰量明显增加，或伴有发热等炎症表现；或在 1 周内"咳""痰"或"喘"等症状中任何一项明显加剧。

（2）慢性迁延期 指有不同程度的"咳""痰""喘"症状，迁延 1 个月以上。

（3）临床缓解期 指症状明显缓解或基本消失保持 2 个月以上。

考点 3★★ 西医治疗

1. 急性加重期和慢性迁延期

（1）控制感染 抗生素使用原则为及时、有效，感染控制后即予停用，以免产生耐药和二重感染。

（2）祛痰、镇咳 使用祛痰止咳剂，促进痰液引流，有利于感染的控制。

（3）解痉平喘 适用于喘息型患者急性发作，或合并肺气肿者。

2. 缓解期 主要是加强体质的锻炼，提高自身抗病能力；同时戒烟，避免有害气体和其他有害颗粒的吸入；也可使用免疫调节剂。

考点4★★★ 中医辨证论治

1. 实证

辨证分型	治法	代表方剂
风寒犯肺证	宣肺散寒,化痰止咳	三拗汤合止嗽散加减
风热犯肺证	清热解表,止咳平喘	桑菊饮加减
痰湿蕴肺证	燥湿化痰,降气止咳	二陈汤合三子养亲汤加减
痰热郁肺证	清热化痰,宣肺止咳	清金化痰汤加减
寒饮伏肺证	温肺化饮,散寒止咳	小青龙汤加减

2. 虚证

辨证分型	治法	代表方剂
肺气虚证	补肺益气,化痰止咳	玉屏风散加减
肺脾气虚证	补肺健脾,止咳化痰	补肺汤加减
肺肾气阴两虚证	滋阴补肾,润肺止咳	沙参麦冬汤合六味地黄丸加减

第四节 慢性阻塞性肺疾病

考点1★★ 临床表现与并发症

1. 临床表现

(1) 症状 ①慢性咳嗽、咳痰。②气短、喘息或呼吸困难。早期劳力时出现,后逐渐加重,是COPD的标志性症状。③其他,晚期患者可有体重下降、食欲减退等。

(2) 体征 早期体征不明显,随疾病进展,胸廓前后径增大,肋间隙增宽,剑突下胸骨下角增宽,呈桶状胸;呼吸动度减弱,触诊双侧语颤减弱或消失;叩诊肺部呈过清音,心浊音界缩小,肺下界和肝浊音界下降;听诊两肺呼吸音减弱,呼气延长,部分患者可闻及湿性啰音和/或干性啰音,心率增快,心音遥远,肺动脉瓣第二心音亢进,如剑突下出现收缩期心脏搏动及其心音较心尖部明显增强时,提示并发早期肺心病。

2. 并发症

(1) 自发性气胸。

(2) 慢性呼吸衰竭。

(3) 慢性肺源性心脏病。

考点2★★★ 诊断与鉴别诊断

1. 诊断要点 主要根据吸烟等高危因素史、临床症状、体征及肺功能检查等综合分析而确定。不完全可逆性气流受限是COPD诊断的必备条件。不完全可逆性气流受限依据吸入支气管舒张药后 $FEV_1/FVC<70\%$ 可确定。少数无咳嗽、咳痰症状患者,只要肺功能检查时 $FEV_1/FVC<70\%$,除外其他疾病后,亦可诊断为COPD。

2. 严重程度分级 根据 FEV_1/FVC、$FEV_1\%$ 预计值和症状可对COPD的严重程度作出分级。

慢性阻塞性肺疾病的严重程度分级

分级	标准
Ⅰ级:轻度	$FEV_1/FVC<70\%$ $FEV_1 \geqslant 80\%$ 预计值 有或无慢性咳嗽、咳痰症状
Ⅱ级:中度	$FEV_1/FVC<70\%$ $50\% \leqslant FEV_1<80\%$ 预计值 有或无慢性咳嗽、咳痰症状

续表

分级	标准
Ⅲ级：重度	$FEV_1/FVC<70\%$ $30\% \leq FEV_1<50\%$预计值 有或无慢性咳嗽、咳痰症状
Ⅳ级：极重度	$FEV_1/FVC<70\%$ $FEV_1<30\%$预计值 或$FEV_1<50\%$预计值，伴慢性呼吸衰竭

考点3★★★ 中医辨证论治

辨证分型	治法	代表方剂
外寒内饮证	温肺散寒，解表化饮	小青龙汤加减
痰热郁肺证	清肺化痰，降逆平喘	越婢加半夏汤或桑白皮汤加减
痰浊壅肺证	健脾化痰，降气平喘	三子养亲汤合二陈汤加减
肺脾气虚证	补肺健脾，益气平喘	补肺汤合四君子汤加减
肺肾气虚证	补肺益肾，降气平喘	平喘固本汤合补肺汤加减
阳虚水泛证	温肾健脾，化饮利水	真武汤合五苓散加减

第五节 支气管哮喘

考点1★★ 中医病因病机

伏痰是发病的"夙根"。基本病机：外邪引动伏痰。

考点2★★★ 诊断与鉴别诊断

1. 诊断 发作时在双肺可闻及散在或弥漫性哮鸣音，呼气相延长。

2. 鉴别诊断

（1）**心源性哮喘** 多有高血压、冠状动脉粥样硬化性心脏病等心脏疾病病史和体征。阵发性咳嗽，常咳出粉红色泡沫痰。血浆脑钠肽（BNP）水平检测可用于心源性或肺源性呼吸困难的快速鉴别。

（2）**慢性阻塞性肺疾病（COPD）** 多见于中老年人，有慢性咳嗽史，喘息长年存在，有加重期。患者多有长期吸烟或接触有害气体的病史。有肺气肿体征，两肺或可闻及湿啰音。用支气管舒张剂、口服或吸入激素作治疗性试验可能有所帮助。COPD 也可与哮喘同时存在。

考点 3★★★ 西医治疗

1. 激素 是控制气道炎症最有效的药物。给药途径包括吸入、口服和静脉应用等。吸入为首选途径。吸入给药是长期治疗哮喘的首选药物。

2. $β_2$ 受体激动剂 是缓解轻至中度急性哮喘症状的首选药物。

3. 白三烯受体拮抗剂

4. 茶碱类

考点 4★★★ 中医辨证论治

1. 发作期

辨证分型	治法	代表方剂
寒哮证	温肺散寒，化痰平喘	射干麻黄汤加减
热哮证	清热宣肺，化痰定喘	定喘汤或越婢加半夏汤加减
寒包热哮证	解表散寒，清化痰热	小青龙加石膏汤或厚朴麻黄汤加减
风痰哮证	祛风涤痰，降气平喘	三子养亲汤加味

2. 缓解期

辨证分型	治法	代表方剂
肺虚证	补肺固表	玉屏风散加减
脾虚证	健脾化痰	六君子汤加减
肾虚证	补肾纳气	金匮肾气丸或七味都气丸加减

第六节 肺炎

考点1★★★ 临床表现

1. 肺炎链球菌肺炎

（1）症状 起病急骤，高热、寒战、全身肌肉酸痛，体温在数小时内升至39~40℃。可有患侧胸部疼痛，放射到肩部或腹部，咳嗽或深呼吸时加剧。痰少，可带血或呈铁锈色。

（2）体征 ①早期肺部无明显异常体征。②肺实变时有叩诊呈浊音、听诊语颤增强和支气管呼吸音等典型体征，消散期可闻及湿啰音。③病变累及胸膜时可有胸膜摩擦音。

2. 葡萄球菌肺炎 痰带血丝或呈粉红色乳状。

3. 克雷伯杆菌肺炎 痰液常呈砖红色胶冻状或灰绿色。

4. 军团菌肺炎 体温可达39℃以上，稽留热型，体温上升与脉搏不呈比例，心率相对缓慢。

5. 病毒性肺炎 多为阵发性干咳。

6. 肺炎支原体肺炎 持久的阵发性刺激性呛咳为本病的突出症状。

7. 肺炎衣原体肺炎 起病隐袭，临床症状较轻或无症状，与肺炎支原体肺炎相似。

8. 真菌性肺炎

（1）肺放线菌病　痰中有时可找到由菌丝缠结成的"硫黄颗粒"。

（2）肺念珠菌病　支气管炎型咳多量白色泡沫稀痰，口腔、咽部及支气管黏膜上被覆散在点状白膜。肺炎型典型者咳白色粥样痰，也可呈乳酪块状，痰液有酵母臭味或口腔及痰中有甜酒样芳香味为其特征性表现。

考点2★★　诊断

根据病史、症状和体征，结合X线检查和痰液、血液检查，不难作出明确诊断。病原菌检测是确诊各型肺炎的主要依据

考点3★★　抗生素治疗

尽早应用抗生素是治疗感染性肺炎的首选治疗手段。

1. 细菌性肺炎

（1）肺炎链球菌肺炎　首选青霉素G。对青霉素过敏者，可用喹诺酮类药物。

（2）葡萄球菌肺炎　多选用耐青霉素酶的半合成青霉素或头孢菌素。

（3）克雷伯杆菌肺炎　常选二、三代头孢菌素类与氨基糖苷类联合用药，如头孢噻肟钠或头孢他啶联合妥布霉素或阿米卡星。

（4）军团菌肺炎　首选红霉素。

2. 病毒性肺炎　临床常用的如利巴韦林、阿昔洛韦、更昔洛韦、阿糖腺苷（阿糖腺嘌呤）、奥司他韦、金刚烷胺（金刚胺）等。

3. 肺炎支原体肺炎　本病具有自限性，多数患者不经治疗可自愈。大环内酯类是治疗肺炎支原体感染的首选药物。

4. 肺炎衣原体肺炎 治疗与支原体肺炎相似，首选红霉素。

5. 真菌性肺炎 病情严重者则应及时应用抗真菌药物，如氟康唑、两性霉素 B 等。

考点 4★★★ 中医辨证论治

辨证分型	治法	代表方剂
邪犯肺卫证	疏风清热，宣肺止咳	三拗汤或桑菊饮加减
痰热壅肺证	清热化痰，宽胸止咳	麻杏石甘汤合《千金》苇茎加减
热陷心包证	清热解毒，化痰开窍	清营汤合菖蒲郁金汤加减
阴竭阳脱证	益气养阴，回阳固脱	生脉散合四逆汤加减
正虚邪恋证	益气养阴，润肺化痰	竹叶石膏汤加减

第七节 原发性支气管肺癌

考点 1★★ 西医病因病理

1. 按解剖学分类 ①中央型肺癌。②周围型肺癌。

2. 按组织学分类

（1）小细胞肺癌（SCLC） 又称小细胞未分化癌。恶性程度最高，较早出现肺外转移，对放疗和化疗较敏感。

（2）非小细胞肺癌（NSCLC） ①鳞状上皮细胞癌（简称鳞癌），为最常见的类型。②腺癌。③大细胞未分化癌（简称大细胞癌）。

考点2★★★ 实验室检查及其他检查

1. 胸部 X 线检查 是发现肺癌的最基本方法。

2. 病理学检查 取得病变部位组织,进行病理学检查,对肺癌的诊断具有决定性意义。

考点3★★ 西医治疗

1. 手术 对非小细胞肺癌Ⅰ期和Ⅱ期患者应行以治愈为目标的手术切除治疗。

2. 化疗 小细胞肺癌对于化疗非常敏感,很多化疗药物可提高小细胞肺癌的缓解率。

考点4★★★ 中医辨证论治

辨证分型	治法	代表方剂
气滞血瘀证	化瘀散结,行气止痛	血府逐瘀汤加减
痰湿蕴肺证	祛湿化痰	二陈汤合栝蒌薤白半夏汤加减
阴虚毒热证	养阴清热,解毒散结	沙参麦冬汤合五味消毒饮
气阴两虚证	益气养阴,化痰散结	生脉散合沙参麦冬汤加减

第八节 慢性肺源性心脏病

考点1★★ 诊断

1. 有慢性阻塞性肺疾病或慢性支气管炎、肺气肿病史,或其他胸肺疾病病史(原发于肺血管的疾病如特发性肺动脉高压、栓塞性肺动脉高压等可无相应病史)。

2. 存在活动后呼吸困难、乏力和劳动耐力下降。

3. 体检发现肺动脉压增高、右心室增大或右心功能不全的征象,如颈静脉怒张、$P_2>A_2$、剑突下心脏搏动增强、肝大压痛、肝-颈静脉回流征阳性、下肢水肿等。

4. 心电图、X线胸片有提示肺心病的征象。

5. 超声心动图有肺动脉增宽和右心增大、肥厚的征象。

符合1~4条中的任一条加上第5条,并除外其他疾病所致右心改变(如风湿性心脏病、心肌病、先天性心脏病),即可诊断为慢性肺心病。

考点2★★ 中医辨证论治

1. 急性加重期

辨证分型	治法	代表方剂
痰浊壅肺证	健脾益肺,化痰降气	苏子降气汤加减
痰热郁肺证	清肺化痰,降逆平喘	越婢加半夏汤加减
痰蒙神窍证	涤痰开窍,息风止痉	涤痰汤加减,另服安宫牛黄丸或至宝丹
阳虚水泛证	温肾健脾,化饮利水	真武汤合五苓散加减

2. 缓解期

辨证分型	治法	代表方剂
肺肾气虚证	补肺纳肾,降气平喘	补肺汤加减
气虚血瘀证	益气活血,止咳化痰	生脉散合血府逐瘀汤加减

第九节 呼吸衰竭

考点1★ 临床表现

1. 急性呼吸衰竭的临床表现 主要是低氧血症所致

的呼吸困难和多器官功能障碍。

2. 慢性呼吸衰竭的临床表现 除导致慢性呼吸衰竭原发疾病的症状体征外,主要临床表现是缺氧和二氧化碳潴留所致的呼吸困难和多脏器功能紊乱。

考点2★★★ 诊断

呼吸衰竭除原发疾病和低氧血症及二氧化碳潴留导致的临床表现外,其诊断主要依靠血气分析,而结合肺功能、胸部影像学和纤维支气管镜等检查对于明确呼吸衰竭的原因至为重要。

动脉血气分析:呼吸衰竭的诊断标准为在海平面、标准大气压、静息状态、呼吸空气条件下,$PaO_2<60mmHg$,伴或不伴有 $PaCO_2>50mmHg$。仅有 $PaO_2<60mmHg$ 为 Ⅰ 型呼吸衰竭;若伴有 $PaCO_2>50mmHg$ 者,则为 Ⅱ 型呼吸衰竭。

考点3★★ 氧疗

1. 吸氧浓度 确定吸氧浓度的原则是保证 PaO_2 迅速提高到 $60mmHg$ 或脉搏容积血氧饱和度(SpO_2)达 90% 以上的前提下,尽量减低吸氧浓度,避免长时间高浓度给氧而导致急性氧中毒。Ⅰ 型呼吸衰竭,较高浓度(>35%)给氧可以迅速缓解低氧血症而不会引起二氧化碳潴留;对于伴有二氧化碳潴留的 Ⅱ 型呼吸衰竭,往往需要低浓度给氧,以免吸入氧浓度过高致血氧浓度迅速提高而抑制呼吸,加重二氧化碳潴留。

2. 吸氧装置 鼻导管或鼻塞;面罩主要包括简单面罩、带储气囊无重复呼吸面罩和文丘里面罩。

考点4★★　中医辨证论治

辨证分型	治法	代表方剂
痰浊阻肺证	化痰降气，宣肺平喘	二陈汤合三子养亲汤加减
肺肾气虚证	补益肺肾，纳气平喘	补肺汤合参蛤散加减
脾肾阳虚证	温肾健脾，化湿利水	真武汤合五苓散加减
痰蒙神窍证	涤痰开窍，息风止痉	涤痰汤送服安宫牛黄丸、至宝丹
阳微欲脱证	益气温阳，固脱救逆	独参汤灌服，同时可用参附注射液静脉滴注

第二单元　循环系统疾病

第一节　心力衰竭

考点1★★　心力衰竭分期及心功能分级

Ⅰ级：患者患有心脏病，但日常活动量不受限制，一般活动不引起疲乏、心悸、呼吸困难或心绞痛。

Ⅱ级：心脏病患者的体力活动受到轻度限制，休息时无自觉症状，但平时一般活动下可出现疲乏、心悸、呼吸困难或心绞痛。

Ⅲ级：心脏病患者体力活动明显受限，小于平时一般活动即引起上述症状。

Ⅳ级：心脏病患者不能从事任何体力活动。休息状态下也出现心衰的症状，体力活动后加重。

考点2★★　急性心力衰竭的诊断

急性左心衰竭　常见临床表现是急性左心衰竭所致的呼吸困难，系由肺淤血所致，严重患者可出现急性肺水肿和心源性休克。BNP/NT-proBNP 作为心衰的生物标志物，对急性左心衰竭诊断和鉴别诊断有肯定价值。

考点3★★　急性心力衰竭的中医辨证论治

辨证分型	治法	代表方剂
心肺气虚证	补益心肺	养心汤合补肺汤加减
心脾阳虚证	益气健脾，温阳利水	真武汤加减
心阳欲脱证	回阳固脱	独参汤或四味回阳饮加减

考点4★　慢性心力衰竭的中医病因病机

心衰病位在心，但其发生发展与肾、肺、脾、肝密切相关。根本病机是心气不足，心阳亏虚。

考点5★★★　慢性心力衰竭的临床表现

1. 左心衰竭　以肺淤血及心排血量降低致器官低灌注表现为主。

（1）症状　①呼吸困难：劳力性呼吸困难是左心衰竭最早出现的症状。夜间阵发性呼吸困难时患者常在熟睡后突然憋醒，可伴阵咳，呼吸急促，咳泡沫样痰或呈哮喘状态，又称为"心源性哮喘"（轻者坐起数分钟即缓解，重者发生急性肺水肿）。②咳嗽、咳痰、咯血。

（2）体征　①肺部体征：两肺底湿性啰音与体位变化有关；心源性哮喘时两肺可闻及哮鸣音；胸腔积液时有相应体征。②心脏体征：除原有心脏病体征外，一般均心脏扩大。心率加快，并有肺动脉瓣区第二音亢进、心尖区舒张期奔马律和/或收缩期杂音、交替脉等。

2. 右心衰竭 以体循环静脉淤血的表现为主。

(1) **症状** 由于内脏淤血，可有腹胀、食欲不振、恶心、呕吐、肝区胀痛、少尿等。

(2) **体征** ①静脉淤血体征：颈静脉怒张和/或肝-颈静脉回流征阳性；黄疸、肝大伴压痛；周围性紫绀；下垂部位凹陷性水肿；胸水和/或腹水。②心脏体征：除原有心脏病体征外，右心室显著扩大，有三尖瓣收缩期杂音。

考点6★★ 慢性心力衰竭的中医辨证论治

辨证分型	治法	代表方剂
气虚血瘀证	补益心肺，活血化瘀	保元汤合血府逐瘀汤加减
气阴两虚证	益气养阴，活血化瘀	生脉饮合血府逐瘀汤加减
阳虚水泛证	益气温阳，化瘀利水	真武汤合葶苈大枣泻肺汤加减
痰饮阻肺证	温化痰饮，泻肺逐水	苓桂术甘汤合丹参饮加减

第二节 快速性心律失常

考点1★★★ 快速性心律失常心电图诊断

1. 室上性心动过速 ①心率快而规则，阵发性室上性心动过速心率多在160~220次/分，非阵发性室上性心动过速心率在70~130次/分。②P波形态与窦性不同，出现在QRS波群之后则为房室交界性心动过速；当心率过快时，P波往往与前面的T波重叠，无法辨认，故统称为室上性心动过速。

2. 过早搏动

(1) **房性早搏** ①提早出现的P'波，形态与窦性P波不同。②P'-R>0.12秒。③QRS形态正常，亦可增宽

(室内差异性传导)或未下传。④代偿间歇不完全。

(2)房室交界性早搏 ①提前出现的QRS波群，而其前无相关P波，如有逆行P波，可出现在QRS之前（P′-R<0.12秒）、之中或之后（P′-R<0.20秒）。②QRS形态正常，也可因发生差异性传导而增宽。③代偿间歇多完全。

3. 室性心动过速 ①3个或以上的室早连发。②常无P波或P波与QRS无固定关系，且P波频率比QRS波频率缓慢。③频率多数为每分钟140~220次，室律略有不齐。④偶有心室夺获或室性融合波。

4. 房颤与房扑

(1)房颤 ①P波消失，代之以大小不等、形态不同、间隔不等的f波，频率为350~600次/分。②QRS波形态通常正常，但当心室率过快，QRS可增宽畸形（室内差异传导）。③心室率快而不规则，多在每分钟160~180次。④当心室率极快而无法辨别f波时，主要根据心室率完全不规则及QRS与T波形状变异诊断。

(2)房扑 ①P波消失，代之以连续性锯齿样f波（各波大小、形态相同，频率规则，为250~350次/分）。②QRS波群及T波均呈正常形态，但偶尔可因室内差异性传导、合并预激症候群，或伴束支传导阻滞，使其增宽畸形。③大多不能全都下传，常以固定房室比例［2∶1或(3~5)∶1］下传，心室率不规则。

考点2★ 西医治疗

1. 窦性心动过速 ①寻找并去除引起窦速的原因（心力衰竭、贫血、甲亢）。②首选β受体阻滞剂。③不能使用β受体阻滞剂时，可选用维拉帕米或地尔硫䓬。④如上述药物无效或不能耐受，可选用窦房结内向电流If抑制剂伊伐布雷定。⑤药物无效而症状显著者可考虑导管消融改良窦房结功能。

2. 房性期前收缩 ①对于无器质性心脏病且单纯房性期前收缩者,一般不需治疗。②症状十分明显者可考虑使用β受体阻滞剂。③由心力衰竭引起的房性期前收缩,适量洋地黄可达治疗目的。④对于可诱发诸如室上速、房颤的房性期前收缩应给予维拉帕米、普罗帕酮以及胺碘酮等治疗。

3. 阵发性室上性心动过速 如患者心功能、血压正常,可先尝试刺激迷走神经、颈动脉窦按摩、Valsalva动作、诱导恶心、压迫眼球法等。

终止发作药物治疗可选以下药物:①首选腺苷,起效迅速。②腺苷无效时可改用静注维拉帕米,这两类药物有效率达90%以上。

4. 房颤 ①抗凝治疗:房颤病人的栓塞发生率较高,因此,抗凝治疗是房颤治疗的重要内容。对于合并瓣膜病患者,需应用华法林抗凝。②控制心室率:永久性房颤一般需用药物控制心室率。β受体阻滞剂可作为所有房颤患者控制心室率的一线治疗药物。③心律转复及窦性心律维持。

考点3★★★ 中医辨证论治

辨证分型	治法	代表方剂
心虚胆怯证	镇惊定志,养心安神	安神定志丸加减
心血不足证	补血养心,益气安神	归脾汤加减
阴虚火旺证	滋阴清火,养心安神	天王补心丹加减
气阴两虚证	益气养阴,养心安神	生脉散加减
痰火扰心证	清热化痰,宁心安神	黄连温胆汤加减
瘀阻心脉证	活血化瘀,理气通络	桃仁红花煎加减
心阳不振证	温补心阳,安神定悸	参附汤合桂枝甘草龙骨牡蛎汤加减

第三节 缓慢性心律失常

考点1★★★ 缓慢性心律失常心电图诊断

1. 窦性心动过缓 ①窦性心律。②心率小于60次/分。③常伴有窦性心律不齐,严重过缓时可产生逸搏。

2. 房室传导阻滞

(1) 一度房室传导阻滞 ①窦性P波,每个P波后都有相应的QRS波群。②PR间期延长至0.20秒以上(老人PR间期大于0.22秒)。

(2) 二度房室传导阻滞 ①二度Ⅰ型:又称莫氏Ⅰ型,P波规律出现,PR间期逐渐延长,RR间隔相应地逐渐缩短,直到P波后无QRS波群出现,如此周而复始。②二度Ⅱ型:又称莫氏Ⅱ型,PR间期固定(正常或延长);P波突然不能下传而QRS波脱漏。

(3) 三度房室传导阻滞 ①窦性P波,PP间隔一般规则;P波与QRS波群无固定关系。②心房速率快于心室率。③出现交界性逸搏心率(QRS形态正常,频率一般为40~60次/分)或室性逸搏心率(QRS波宽大畸形,频率一般为20~40次/分)。心室率由交界区或心室自主起搏点维持。

3. 病态窦房结综合征 ①持续、严重、有时是突发的窦性心动过缓,心率<50次/分,且不易用阿托品等药物纠正。②发作时可见窦房阻滞或窦性停搏。③心动过缓与心动过速交替出现,又称慢-快综合征。心动过速可以是阵发性室上速、阵发性房颤与房扑。

考点2★★　西医治疗

1. 药物治疗

（1）窦性心动过缓　如心率不低于50次/分，一般不需治疗。如心率低于每分钟40次，引起心绞痛、心功能不全或中枢神经系统功能障碍时，应针对病因治疗，用阿托品、异丙肾上腺素、麻黄碱、沙丁胺醇等提高心室率。

（2）房室传导阻滞　①一度房室传导阻滞与二度Ⅰ型房室传导阻滞心室率不太慢者，无需接受治疗。②二度Ⅱ型与三度房室传导阻滞如心室率显著缓慢，伴有血流动力学障碍，甚至阿-斯综合征发作，应给予治疗。阿托品0.5~1mg静脉注射，适合阻滞部位位于房室结的患者；异丙肾上腺素1~4μg/min静脉点滴，适用于任何部位的房室传导阻滞，将心室率控制在50~70次/分。急性心肌梗死时应慎重。

（3）病态窦房结综合征　酌情应用阿托品、麻黄素或异丙肾上腺素以提高心率。

2. 人工心脏起搏　适应证：

（1）伴有临床症状的任何水平的完全或高度房室传导阻滞。

（2）束支-分支水平传导阻滞，间歇发生二度Ⅱ型房室传导阻滞，有症状者；在观察过程中虽无症状，但阻滞程度进展、HV间期>100毫秒者。

（3）病窦综合征或房室传导阻滞，心室率经常低于50次/分，有明确的临床症状，或间歇发生心室率<40次/分；或虽无症状，但有长达3秒的R-R间隔。

（4）由于颈动脉窦过敏引起的心率减慢，心率或R-R间隔达到上述标准，伴有明确症状者。

（5）有窦房结功能障碍和/或房室传导阻滞的患者，因其他情况必须采用具有减慢心率作用的药物治疗时，为保证适当的心室率，应植入起搏器。

考点3★★★　中医辨证论治

辨证分型	治法	代表方剂
心阳不足证	温补心阳，通脉定悸	人参四逆汤合桂枝甘草龙骨牡蛎汤加减
心肾阳虚证	温补心肾，温阳利水	参附汤合真武汤加减
气阴两虚证	益气养阴，养心通脉	炙甘草汤加减
痰浊阻滞证	理气化痰，宁心通脉	涤痰汤加减
心脉痹阻证	活血化瘀，理气通络	血府逐瘀汤加减

第四节　心脏性猝死

考点1★★　心脏性猝死诊断

①意识突然丧失。②大动脉（颈动脉或股动脉）搏动消失。③无呼吸或仅是喘息。具有上述表现即可作出临床诊断，检查患者有无反应，无呼吸或仅是喘息，不能在10秒内明确感觉到大动脉搏动，应立即进行心肺复苏。

考点2★★　基础心肺复苏

主要措施包括人工胸外挤压和开放气道、人工呼吸，简称 CAB（circulation，airway，breathing）。

1. 胸外按压　是建立人工循环的主要方法。胸外按压时，病人应置于水平位。头部不应高于心脏水平。患者应仰卧于硬板床或地上。术者宜跪在病人身旁或站在床旁的椅凳上。要按压在胸骨体中下 1/3 处，按压深度为 5~6cm，按压频率为 100~120 次/分，下压与放松的时间比为 1∶1。放松时定位的手掌根不要离开胸骨定位点。

2. 开通气道 保持呼吸道通畅是成功复苏的重要一步，可采用仰头抬颏法开放气道。

3. 人工呼吸 人工呼吸一般选择口对口，若病人牙关紧闭，则可改为口对鼻呼吸。

第五节 原发性高血压

考点1★★ 中医病因病机

高血压病发病主要与肝、脾、肾等脏腑关系密切；病因为情志失调、饮食不节、久病劳伤、先天禀赋不足等；主要病机环节为风、火、痰、瘀、虚；病机性质为本虚标实，<u>肝肾阴虚为本，肝阳上亢、痰浊内蕴为标</u>。

考点2★★ 高血压危重症

1. 恶性高血压 多见于中青年。发病急骤，血压显著升高，舒张压持续≥130mmHg，头痛，视力减退，视网膜出血、渗出和视神经乳头水肿。肾功能损害明显，出现蛋白尿、血尿、管型尿，迅速发生肾功能不全。

2. 高血压危象 由于交感神经活动亢进，在高血压病程中可发生短暂收缩压急剧升高（可达260mmHg），也可伴舒张压升高（120mmHg以上），同时出现剧烈头痛、心悸、气急、烦躁、恶心、呕吐、面色苍白或潮红、视力模糊等。控制血压后可迅速好转，但易复发。

3. 高血压脑病 多发生在重症高血压患者，多见严重头痛、呕吐、意识障碍，轻者仅有烦躁、意识模糊，或者一过性失明、失语、偏瘫等，严重者发生抽搐、昏迷。

考点3★★★ 诊断（血压分级及危险分层）

1. 按血压水平分类和分级 高血压定义为：在未使用降压药物的情况下，非同日3次测量血压，收缩压均≥140mmHg和/或舒张压≥90mmHg（每次不少于3次读数，取平均值)。收缩压≥140mmHg和舒张压<90mmHg为单纯性收缩期高血压。患者既往有高血压史,目前正在使用降压药物,血压虽然低于140/90mmHg,也诊断为高血压。根据血压升高水平,又进一步将高血压分为1级、2级和3级。当收缩压和舒张压分属于不同级别时,以较高的分级为准。单纯收缩期高血压也可按照收缩压分为1、2、3级。

分类	收缩压(mmHg)		舒张压(mmHg)
正常血压	<120	和	<80
正常高值	120~139	和/或	80~89
高血压	≥140	和/或	≥90
1级高血压	140~159	和/或	90~99
2级高血压	160~179	和/或	100~109
3级高血压	≥180	和/或	≥110
单纯收缩期高血压	≥140	和	<90

2. 按心血管风险分层

其他心血管危险因素和疾病史	血压（mmHg）			
	SBP 130~139 和（或）DBP 85~89	SBP 140~159 和（或）DBP 90~99	SBP 160~179 和（或）DBP 100~109	SBP≥180 和（或）DBP≥110
无	/	低危	中危	高危
1~2 个其他危险因素	低危	中危	中/高危	很高危
≥3 个其他危险因素，靶器官损害，或 CKD 3 期，无并发症的糖尿病	中/高危	高危	高危	很高危
临床并发症，或 CKD≥4 期，有并发症的糖尿病	高/很高危	很高危	很高危	很高危

CKD：慢性肾脏病

考点4★★★ 西医治疗

1. 血压控制目标值 目前一般主张血压控制目标值应<140/90mmHg。糖尿病、慢性肾脏病、心力衰竭或病情稳定的冠心病合并高血压病人,血压控制目标值<130/80mmHg。对于老年收缩期高血压病人,收缩压控制于150mmHg以下,如果能够耐受可降至140mmHg以下。大多数高血压病人应在数周至数个月内将血压逐渐降至目标水平。但老年人、病程较长或已有靶器官损害或并发症的病人降压速度宜适度缓慢。

2. 降压药物的应用

常用药 利尿剂;β受体阻滞剂;钙通道阻滞剂(CCB);血管紧张素转换酶抑制剂(ACEI);血管紧张素Ⅱ受体拮抗剂(ARB)。

考点5★★★ 中医辨证论治

辨证分型	治法	代表方剂
肝阳上亢证	平肝潜阳	天麻钩藤饮加减
痰湿内盛证	祛痰降浊	半夏白术天麻汤加减
瘀血阻窍证	活血化瘀	通窍活血汤加减
肝肾阴虚证	滋补肝肾,平潜肝阳	杞菊地黄丸加减
肾阳虚衰证	温补肾阳	济生肾气丸加减

第六节 心绞痛

考点1★★★ 诊断与鉴别诊断

1. 诊断要点 根据典型缺血性胸痛的发作特点和体征,结合存在的冠心病危险因素,除外其他原因所致的心绞痛，一般即可确立诊断。

(1) 典型心绞痛症状 ①部位：疼痛主要位于胸骨体中段或上段之后，可波及心前区。②性质：阵发性的胸痛常为压榨性、闷胀性或窒息性，也可有烧灼感。③诱因：发作常由劳累、情绪激动所诱发。④持续时间：疼痛出现后常逐步加重，然后在 3~5 分钟内渐消失，很少超过 15 分钟。⑤缓解方法：<u>一般在停止诱发症状的活动后即可缓解，舌下含服硝酸甘油能在几分钟内缓解。</u>

(2) 心绞痛发作时心电图 大多数患者可出现典型的缺血性改变，即以 R 波为主的导联中，出现 ST 段水平或下斜型压低≥0.1mV，有时出现 T 波倒置，发作缓解后恢复。平时有 T 波持续倒置的患者，发作时可变为直立，即所谓"假性正常化"。变异型心绞痛发作时可见相关导联 ST 段抬高，缓解后恢复。

(3) <u>冠状动脉造影 对冠心病具有确诊价值。</u>

2. 分型

(1) 稳定型心绞痛（稳定型劳力性心绞痛）

(2) 不稳定型心绞痛

1) 初发劳力型心绞痛：病程在 2 个月内新发生的心绞痛（从无心绞痛或有心绞痛病史但在近半年内未发作过心绞痛）。

2) 恶化劳力型心绞痛：病情突然加重，表现为胸痛发作次数增加，持续时间延长，诱发心绞痛的活动阈值明显减低，硝酸甘油缓解症状的作用减弱，病程在 2 个月之内。

3) 静息心绞痛：心绞痛发生在休息或安静状态，发作持续时间相对较长，含硝酸甘油效果欠佳，病程在 1 个月内。

4) 梗死后心绞痛：指 AMI 发病 24 小时后至 1 个月内发生的心绞痛。

5) 变异型心绞痛：休息或一般活动时发生的心绞痛，发作时心电图显示 ST 段暂时性抬高。

3. 与急性心肌梗死鉴别 疼痛部位与心绞痛相仿，但性质更剧烈，持续时间多超过 30 分钟，可长达数小时，可伴有心律失常、心力衰竭和/或休克，含用硝酸甘油多不能使之缓解。心电图中面向梗死部位的导联 ST 段抬高，和/或同时有异常 Q 波（非 ST 段抬高性心肌梗死则多表现为 ST 段下移和/或 T 波改变）。实验室检查血清心肌酶、肌红蛋白、肌钙蛋白 I 或 T 等增高。

考点2★★　西医治疗

药物治疗：①硝酸甘油。②硝酸异山梨酯。

考点3★★★　中医辨证论治

辨证分型	治法	代表方剂
心血瘀阻证	活血化瘀，通脉止痛	血府逐瘀汤加减
痰浊内阻证	通阳泄浊，豁痰宣痹	瓜蒌薤白半夏汤合涤痰汤
阴寒凝滞证	辛温通阳，散寒止痛	枳实薤白桂枝汤合当归四逆汤加减
气虚血瘀证	益气活血，通脉止痛	补阳还五汤加减
气阴两虚证	益气养阴，活血通脉	生脉散合炙甘草汤加减
心肾阴虚证	滋阴清热，养心和络	左归丸加减
心肾阳虚证	温补阳气，振奋心阳	参附汤合右归丸加减

第七节　急性心肌梗死

考点1★★　中医病因病机

<u>基本病机为心脉痹阻不通，心失所养</u>。病性本虚标实，

本虚是气虚、阳虚、阴虚,以心气虚为主;标实为寒凝、气滞、血瘀、痰阻,以血瘀为主。

考点2★★★　实验室检查及其他检查

1. 心电图

(1) ST段抬高性AMI者的心电图表现特点　①ST段抬高呈弓背向上型,在面向坏死区周围心肌损伤区的导联上出现。②T波倒置,在面向损伤区周围心肌缺血区的导联上出现。③宽而深的Q波(病理性Q波),在面向透壁心肌坏死区的导联上出现。

(2) 定位和定范围

部位	特征性心电图改变导联
前间壁	$V_1 \sim V_3$
前壁	$V_3 \sim V_5$
广泛前壁	$V_1 \sim V_6$
下壁	Ⅱ、Ⅲ、aVF
高侧壁	Ⅰ、aVL
正后壁	$V_7 \sim V_8$
右心室	$V_3R \sim V_5R$

2. 血清心肌坏死标志物　肌红蛋白测定有助于早期诊断。肌钙蛋白Ⅰ(CTnI)或T(CTnT)是诊断心肌坏死最特异和敏感的首选标志物。肌酸激酶同工酶(CK-MB)增高的程度能较准确地反映梗死的范围,其高峰出现时间是否提前有助于判断溶栓治疗是否成功。

考点3★★　诊断与鉴别诊断

1. 诊断　具备下列3条标准中2条:①缺血性胸痛的临床病史。②心电图的动态演变。③血清心肌坏死标记物浓度的动态改变。

2. 与心绞痛鉴别诊断 发作持续时间一般在 15 分钟以内，不伴恶心、呕吐、休克、心衰和严重心律失常不伴血清酶增高，心电图无变化或有 ST 段暂时性压低或抬高。

考点 4★★★ 中医辨证论治

辨证分型	治法	代表方剂
气滞血瘀证	活血化瘀，通络止痛	血府逐瘀汤加减
寒凝心脉证	散寒宣痹，芳香温通	当归四逆汤合苏合香丸加减
痰瘀互结证	豁痰活血，理气止痛	瓜蒌薤白半夏汤合桃红四物汤加减
气虚血瘀证	益气活血，祛瘀止痛	补阳还五汤加减
气阴两虚证	益气滋阴，通脉止痛	生脉散合左归饮加减
阳虚水泛证	温阳利水，通脉止痛	真武汤合葶苈大枣泻肺汤加减
心阳欲脱证	回阳救逆，益气固脱	参附龙牡汤加减

第八节 心脏瓣膜病

考点 1★ 中医病因病机

本病病位在心，常涉及肾、脾、肺。基本病机为正虚邪入、痹阻心脉。

考点 2★★★ 并发症

①心力衰竭：是风心病最常见的并发症和致死原因，约发生于 70% 的患者。②心律失常：以心房颤动最常见。③栓塞：最常见于二尖瓣狭窄伴房颤病人。④感染性心

内膜炎。⑤肺部感染。

考点3★★★ 诊断

1. 二尖瓣狭窄 根据劳力性呼吸困难、咳嗽（咯血）、声音嘶哑等症状，以及二尖瓣面容，心尖区隆隆样杂音，拍击性 S_1、P_2 亢进，二尖瓣开瓣音等可支持临床诊断；超声心动图检查结果是可靠的诊断依据。

2. 二尖瓣关闭不全 心尖区出现收缩期杂音，伴左心房室增大，诊断可以成立，确诊有赖超声心动图。

3. 主动脉瓣狭窄 主动脉瓣区喷射性收缩期杂音，向颈部传导。典型主动脉瓣狭窄杂音时，较易诊断。如合并关闭不全和二尖瓣损害，多为风心病。

4. 主动脉瓣关闭不全 主动脉瓣关闭不全的舒张期杂音伴周围血管征，可诊断为主动脉瓣关闭不全。急性重度反流者早期出现左心室衰竭，X 线心影正常而肺淤血明显。慢性如合并主动脉瓣或二尖瓣狭窄，支持风心病诊断。超声心动图可助确诊。

考点4★★ 中医辨证论治

辨证分型	治法	代表方剂
心肺瘀阻证	行气活血化瘀	血府逐瘀汤加减
气血亏虚证	益气养血，宁心安神	归脾汤加减
气阴两虚证	益气养阴，宁心复脉	炙甘草汤加味
气虚血瘀证	益气养心，活血通脉	独参汤合桃仁红花煎加减
心肾阳虚证	温补心肾，化气行水	参附汤合五苓散加减

第九节 病毒性心肌炎

考点1★★ 临床表现

1. 症状 多数患者发病前1~3周内有呼吸道或消化道感染的病史。表现发热、咽痛、咳嗽、全身不适、乏力等"感冒"样症状,或恶心、呕吐、腹泻等胃肠道症状。

2. 体征

(1) 心率增快 心率增快与发热不平衡,休息及睡眠时亦快;或心率异常缓慢,均为心肌炎的可疑征象。

(2) 心脏扩大 轻者可无扩大,一般为暂时性扩大。

(3) 心音改变 听诊心尖区可有第一心音减弱,和/或闻及病理性第三心音,或呈钟摆联律或胎心律。

(4) 心脏杂音和心包摩擦音 心室扩大者有相对性二尖瓣关闭不全,在心尖区可闻及收缩期杂音;心包受累时可闻及心包摩擦音。

考点2★★★ 中医辨证论治

辨证分型	治法	代表方剂
热毒侵心证	清热解毒,宁心安神	银翘散加减
湿毒犯心证	解毒化湿,宁心安神	葛根芩连汤合甘露消毒丹加减
心阴虚损证	滋阴清热,养心安神	天王补心丹加减
气阴两虚证	益气养阴,宁心安神	炙甘草汤合生脉散加减
阴阳两虚证	益气温阳,滋阴通脉	参附养荣汤加味

第十节 扩张型心肌病

考点1★　中医病因病机

本病病位在心,与肺、脾、肾关系密切。虚实夹杂,本虚标实,以心气虚弱、心脾肾阳虚为本,毒邪、瘀血、水饮、痰浊为标。病情严重者可发展为心阳暴脱,甚至阴阳离决而猝死。

考点2★★　诊断

扩张型心肌病:凡临床上有心脏扩大、心律失常及心力衰竭的患者;超声心动图证实有全心扩大,以左心室扩大为主,心室腔大,室壁不厚,大心腔小瓣膜,室壁运动幅度普遍降低,左室射血分数<0.4者,应考虑本病的诊断。通过问诊、体格检查及影像学检查等方法排除急性病毒性心肌炎、风湿性心瓣膜疾病、冠心病、高心病、肺心病、先天性心血管疾病及各种继发性心肌病等后可确定诊断。

考点3★★　中医辨证论治

辨证分型	治法	代表方剂
邪毒犯心证	清热解毒,宁心安神	银翘散加减
气虚血瘀证	补益心气,活血化瘀	圣愈汤合桃红四物汤加减
气阴两虚证	益气养阴,养心安神	炙甘草汤合天王补心丹
阳虚水泛证	温阳利水	真武汤加味
心阳虚脱证	回阳固脱	四逆汤合参附龙牡汤加味

第三单元 消化系统疾病

第一节 急性胃炎

考点1★ 中医病因病机

本病病位在胃，与肝、脾关系密切。病机是<u>胃失和降，胃络受损</u>。病理性质多属实证。

考点2★★ 实验室检查及其他检查

内镜检查可见胃黏膜弥漫性充血、水肿、渗出、出血和糜烂（腐蚀性胃炎急性期禁行内镜检查）。

考点3★★★ 诊断与鉴别诊断

1. 诊断 确诊有赖于<u>内镜检查（内镜检查宜在出血发生后24~48小时内进行）</u>。有近期服用NSAID史、严重疾病状态或大量饮酒患者，如发生呕血或黑便，应考虑急性糜烂出血性胃炎的可能。

2. 鉴别诊断

（1）<u>胆囊炎</u> 突发右上腹阵发性绞痛，<u>常在饱餐、进油腻食物后或夜间发作，右上腹压痛、反跳痛及肌紧张、Murphy征阳性，</u>轻度白细胞升高，血清转氨酶、胆红素等升高。

（2）<u>胰腺炎</u> 剧烈而持续的上腹痛、恶心、呕吐，腹部压痛，肌紧张，肠鸣音减弱或消失，<u>血清淀粉酶活性增高。</u>

考点4★★ 中医辨证论治

辨证分型	治法	代表方剂
寒邪客胃证	温中散寒,和胃止痛	香苏散合良附丸加减
湿热中阻证	清化湿热,理气止痛	清中汤加减
饮食伤胃证	消食导滞,调理气机	保和丸加减
肝气犯胃证	疏肝和胃,理气止痛	柴胡疏肝散加减
胃络瘀阻证	活血通络,理气止痛	失笑散合丹参饮加减
脾胃虚寒证	温补脾胃,散寒止痛	黄芪建中汤
胃阴不足证	养阴益胃,和中止痛	一贯煎合芍药甘草汤加减

第二节 慢性胃炎

考点1★★★ 胃镜检查

<u>胃镜及组织学检查是慢性胃炎诊断的最可靠方法。</u>

浅表性胃炎(非萎缩性胃炎)胃镜下可见黏膜充血、色泽较红、边缘模糊,多为局限性,<u>水肿与充血区共存,形成红白相间征象</u>,黏膜粗糙不平,有出血点,可有小的糜烂。<u>萎缩性胃炎则见黏膜失去正常颜色,呈淡红、灰色</u>,呈弥散性,黏膜变薄,皱襞变细平坦,黏膜血管暴露,有上皮细胞增生或明显的肠化生。

考点2★★★ 中医辨证论治

辨证分型	治法	代表方剂
肝胃不和证	疏肝理气,和胃止痛	柴胡疏肝散加减
脾胃虚弱证	健脾益气,温中和胃	四君子汤加减

续表

辨证分型	治法	代表方剂
脾胃湿热证	清利湿热，醒脾化浊	三仁汤加减
胃阴不足证	养阴益胃，和中止痛	益胃汤加减
胃络瘀阻证	化瘀通络，和胃止痛	失笑散合丹参饮加减

第三节 消化性溃疡

考点1★ 中医病因病机

本病病位在胃，与肝、脾关系密切，基本病机为<u>胃气阻滞，胃失和降，不通则痛</u>。

考点2★★★ 临床表现及并发症

典型消化性溃疡的临床特点：慢性反复发作过程、周期性发作和节律性发作。

1. 症状 周期性、节律性上腹痛为主要症状。

(1) **性质** 多为灼痛，或钝痛、胀痛、剧痛和/或饥饿样不适感。

(2) **部位** 多位于上腹，可偏左或偏右。

(3) **典型节律性** 十二指肠溃疡（DU）空腹痛和/或午夜痛，腹痛多于进食或服用抗酸药后缓解；胃溃疡（GU）患者也可发生规律性疼痛，但多为餐后痛，偶有夜间痛。

2. 体征 溃疡活动时上腹部可有局限性压痛，缓解期无明显体征。

3. 并发症 ①出血：是消化性溃疡最常见的并发症。②穿孔。③幽门梗阻。④癌变：少数GU发生癌变（DU一般不发生癌变）。

考点3★★★　实验室检查及其他检查

1. 胃镜检查　内镜检查是消化性溃疡最直接的诊断方法。溃疡镜下所见通常呈圆形、椭圆形或线形,边缘光整,底部覆有灰黄色或灰白色渗出物,周围黏膜充血、水肿,可见皱襞向溃疡集中。

2. X线钡餐检查　X线发现龛影是消化性溃疡的直接征象,有确诊价值。

3. 幽门螺杆菌检测　快速尿素酶试验操作简单,费用低,为首选方法。

考点4★★★　诊断

1. 长期反复发生的周期性、节律性、慢性上腹部疼痛,应用制酸药物可缓解。
2. 上腹部可有局限深压痛。
3. X线钡餐造影见溃疡龛影,有确诊价值。
4. 内镜检查可见到活动期溃疡,可确诊。

考点5★★　外科手术指征

①大出血经药物、胃镜、血管介入治疗无效。②急性穿孔;慢性穿透性溃疡。③器质性幽门梗阻。④GU疑有癌变。

考点6★★★　中医辨证论治

辨证分型	治法	代表方剂
肝胃不和证	疏肝理气,健脾和胃	柴胡疏肝散合五磨饮子加减
脾胃虚寒证	温中散寒,健脾和胃	黄芪建中汤加减
胃阴不足证	健脾养阴,益胃止痛	益胃汤加味
肝胃郁热证	清胃泄热,疏肝理气	化肝煎合左金丸加减
瘀血停胃证	活血化瘀,通络和胃	失笑散合丹参饮加减

第四节 胃癌

考点1★★ 转移途径

①直接蔓延。②淋巴结转移:是最早、最常见的转移方式。③血行转移。④腹腔内种植。

考点2★★ 实验室检查及其他检查

1. X 线钡餐检查 局部胃壁僵硬、皱襞中断,蠕动波消失,凸入胃腔内的充盈缺损,恶性溃疡直径多大于2.5cm,边缘不整齐,可示半月征、环堤征。

2. 内镜检查 胃镜结合黏膜活检是诊断胃癌最可靠的手段。

考点3★★ 中医辨证论治

辨证分型	治法	代表方剂
痰气交阻证	理气化痰,消食散结	启膈散加减
肝胃不和证	疏肝和胃,降逆止痛	柴胡疏肝散加减
脾胃虚寒证	温中散寒,健脾益气	理中汤合四君子汤加减
胃热伤阴证	清热和胃,养阴润燥	玉女煎加减
瘀毒内阻证	理气活血,软坚消积	膈下逐瘀汤加减
痰湿阻胃证	燥湿健脾,消痰和胃	开郁二陈汤加减
气血两虚证	益气养血,健脾和营	八珍汤加减

第五节 肝硬化

考点1★★ 中医病因病机

病变脏腑在肝,与脾、肾密切相关;初起在肝脾,久则及肾。基本病机为肝、脾、肾三脏功能失调，气滞、血瘀、水停腹中；病机特点为本虚标实。

考点2★★　诊断

肝硬化诊断依据

1. 主要指征　①内镜或食管吞钡X线检查发现食管静脉曲张。②B超提示肝回声明显增强、不均、光点粗大；或肝表面欠光滑，凹凸不平或呈锯齿状；或门静脉内径>13mm；或脾脏增大，脾静脉内径>8mm。③腹水伴腹壁静脉怒张。④CT显示肝外缘结节状隆起，肝裂扩大，尾叶/右叶比例>0.05，脾大。⑤腹腔镜或肝穿刺活组织检查诊为肝硬化。以上除⑤外，其他任何一项结合次要指征，可以确诊。

2. 次要指征　①化验：一般肝功能异常（A/G倒置、蛋白电泳A降低、γ-G升高、血清胆红素升高、凝血酶原时间延长等），或HA、PⅢP、MAO、ADA、LN增高。②体征：肝病面容（面色晦暗无华），可见多个蜘蛛痣，色暗，肝掌，黄疸，下肢水肿，肝脏质地偏硬，脾大，男性乳房发育。以上化验及体征所列，不必悉具。

考点3★★　中医辨证论治

辨证分型	治法	代表方剂
气滞湿阻证	疏肝理气，健脾利湿	柴胡疏肝散合胃苓汤加减
寒湿困脾证	温中散寒，行气利水	实脾饮加减
湿热蕴脾证	清热利湿，攻下逐水	中满分消丸合茵陈蒿汤加减
肝脾血瘀证	活血化瘀，化气行水	调营饮加减
脾肾阳虚证	温阳补脾，化气利水	附子理中汤合五苓散加减
肝肾阴虚证	滋养肝肾，化气利水	一贯煎合膈下逐瘀汤加减

第六节 原发性肝癌

考点1★★ 临床表现

1. 肝区疼痛 是肝癌最常见的症状,多呈持续性胀痛或钝痛。

2. 肝大 肝呈进行性增大,质地坚硬,表面凹凸不平,有大小不等的结节或巨块,边缘钝而不整齐,常有不同程度压痛。

3. 黄疸

4. 肝硬化征象 可有脾大、腹水、门静脉侧支循环形成等表现。

考点2★★ 并发症

①肝性脑病:是最严重的并发症。②上消化道出血。③肝癌结节破裂出血。④继发性感染。

考点3★★★ 诊断依据

1. 非侵入性诊断标准

(1)影像学标准 两种影像学检查均显示有>2cm的肝癌特征性占位病变。

(2)影像学结合 AFP 标准 一种影像学检查显示有>2cm的肝癌特征性占位病变,同时伴有 AFP ≥ 400μg/L(排除活动性肝炎、妊娠、生殖系胚胎源性肿瘤及转移性肝癌)。

2. 组织学诊断标准 肝组织学检查证实原发性肝癌。对影像学尚不能确定诊断的≤2cm的肝内结节应通过肝穿刺活检证实原发性肝癌的组织学特征。

考点4★ 西医治疗

1. 外科治疗 外科治疗手段主要是肝切除和肝移植

手术。

2. 介入治疗　介入治疗是肝癌的主要治疗方法。

考点5★★　中医辨证论治

辨证分型	治法	代表方剂
气滞血瘀证	疏肝理气，活血化瘀	逍遥散合桃红四物汤加减
湿热瘀毒证	清利湿热，化瘀解毒	茵陈蒿汤合鳖甲煎丸加减
肝肾阴虚证	养阴柔肝，软坚散结	滋水清肝饮合鳖甲煎丸加减

第七节　溃疡性结肠炎

考点1★★　诊断标准

符合以下3条，可诊断为溃疡性结肠炎：

1. 具有持续或反复发作腹泻和黏液血便、腹痛，伴有（或不伴）不同程度全身症状。

2. 排除细菌性痢疾、阿米巴痢疾、慢性血吸虫病、肠结核等感染性肠炎及克罗恩病、缺血性肠炎、放射性肠炎等。

3. 结肠镜检查特征　①黏膜血管纹理模糊、紊乱或消失，黏膜充血、水肿、易脆、出血和有脓性分泌物附着，亦常见黏膜粗糙，呈细颗粒状。②病变明显处可见弥漫性、多发性糜烂或溃疡。③缓解期患者可见结肠袋囊变浅、变钝或消失以及假息肉和桥形黏膜等。

考点2★★　中医辨证论治

辨证分型	治法	代表方剂
湿热内蕴证	清热利湿	白头翁汤加味
脾胃虚弱证	健脾渗湿	参苓白术散加减
脾肾阳虚证	健脾温肾止泻	理中汤合四神丸加味
肝郁脾虚证	疏肝健脾	痛泻要方加味
阴血亏虚证	滋阴养血，清热化湿	驻车丸
气滞血瘀证	化瘀通络	膈下逐瘀汤加减

第八节　上消化道出血

考点1★★★　出血严重程度的估计

成人每日消化道出血>5mL即可出现粪便隐血试验阳性；每日出血量50~100mL可出现黑便；胃内蓄积血量在250~300mL可引起呕血；一次出血量<400mL时，一般不出现全身症状；出血量达400~500mL，可出现乏力、心慌等全身症状；短时间内出血量超过1000mL，可出现周围循环衰竭表现。

考点2★★★　中医辨证论治

辨证分型	治法	代表方剂
胃中积热证	清胃泻火，化瘀止血	泻心汤合十灰散加减
肝火犯胃证	泻肝清胃，降逆止血	龙胆泻肝汤加减
脾不统血证	益气健脾，养血止血	归脾汤加减
气随血脱证	益气摄血，回阳固脱	独参汤或四味回阳饮加减

第四单元　泌尿系统疾病

第一节　慢性肾小球肾炎

考点1★★★　诊断

有水肿、高血压、蛋白尿、血尿及管型尿等表现中的一种（如血尿或蛋白尿）或数种。临床表现多种多样，有时可伴有肾病综合征或重度高血压。

考点2★★　中医辨证论治

辨证分型	治法	代表方剂
脾肾气虚证	补气健脾益肾	异功散加味
肺肾气虚证	补益肺肾	玉屏风散合金匮肾气丸加减
脾肾阳虚证	温补脾肾	附子理中丸或济生肾气丸加减
肝肾阴虚证	滋养肝肾	杞菊地黄丸加减
气阴两虚证	益气养阴	参芪地黄汤加减
水湿证	利水消肿	五苓散合五皮饮加减
湿热证	清热利湿	三仁汤加减
血瘀证	活血化瘀	血府逐瘀汤加减
湿浊证	健脾化湿泄浊	胃苓汤加减

第二节　肾病综合征

考点1★★★　诊断

原发性肾病综合征（NS）的诊断主要依靠排除继发性

NS。诊断要点包括：①大量蛋白尿（>3.5g/24h）。②低蛋白血症（血浆白蛋白≤30g/L）。③明显水肿。④高脂血症。其中，"大量蛋白尿"和"低白蛋白血症"为诊断NS的必备条件。

考点2★★★　中医辨证论治

辨证分型	治法	代表方剂
风水相搏证	疏风解表，宣肺利水	越婢加术汤加减
湿毒浸淫证	宣肺解毒，利湿消肿	麻黄连翘赤小豆汤合五味消毒饮
水湿浸渍证	健脾化湿，通阳利水	五皮饮合胃苓汤
湿热内蕴证	清热利湿，利水消肿	疏凿饮子加减
脾虚湿困证	温运脾阳，利水消肿	实脾饮加减
肾阳衰微证	温肾助阳，化气行水	济生肾气丸合真武汤

第三节　尿路感染

考点1★★　感染途径

①上行感染：为尿路感染的主要途径。②血行感染。③直接感染。④淋巴道感染。

考点2★★　中医病因病机

本病病位在肾与膀胱，与肝脾密切相关。病机为湿热蕴结下焦，肾与膀胱气化不利。本病以肾虚为本，膀胱湿热为标。

考点3★★★　临床表现

1. 膀胱炎　占尿路感染的60%以上。主要表现为尿频、尿急、尿痛、排尿困难、下腹部疼痛等,部分患者迅速出现排尿困难。一般无全身症状,少数患者可有腰痛、发热,体温多在38℃以下。多见于中青年妇女。

2. 急性肾盂肾炎 本病可见于任何年龄,育龄期妇女最多见,起病急骤。

(1) <u>全身症状</u> 高热、寒战、头痛、周身酸痛、恶心、呕吐,体温多在38℃以上,热型多呈弛张热,亦可呈间歇热或稽留热。

(2) <u>泌尿系统症状</u> 尿频、尿急、尿痛、排尿困难、下腹疼痛、腰痛等,患者多有腰酸痛或钝痛,少数还有剧烈的腹部阵发性绞痛,沿输尿管向膀胱方向放射。

(3) <u>体格检查</u> 体检时在肋腰点(腰大肌外缘与第12肋交叉点)有压痛,肾区叩击痛。

考点4★★★ 中医辨证论治

辨证分型	治法	代表方剂
膀胱湿热证	清热利湿通淋	八正散加减
肝胆郁热证	疏肝理气,清热通淋	丹栀逍遥散合石韦散加减
脾肾亏虚,湿热屡犯证	健脾补肾	无比山药丸加减
肾阴不足,湿热留恋证	滋阴益肾,清热通淋	知柏地黄丸加减

第四节 急性肾损伤

考点★ 诊断

符合以下情况之一者即可诊断为AKI:①48小时内

Scr 升高超过 26.5μmol/L（0.3mg/dL）。②Scr 升高超过基线 1.5 倍——确认或推测 7 天内发生。③尿量<0.5mL/（kg·h），且持续 6 小时以上。单用尿量改变作为判断标准时，需要除外尿路梗阻及其他导致尿量减少的原因。

第五节 慢性肾衰竭

考点 1★★ 中医病因病机

本病病位主要在肾，涉及肺、脾（胃）、肝等脏腑。其基本病机是肾元虚衰，湿浊内蕴，为本虚标实之证。本虚以肾元亏虚为主；标实见水气、湿浊、湿热、血瘀、肝风之证。

考点 2★★★ 诊断与 CKD 分期

1. 诊断要点 慢性肾衰竭的诊断是内生肌酐清除率（Ccr）<80mL/min，血肌酐（Scr）>133μmol/L，有慢性原发或继发性肾脏疾病病史。

2. CKD 分期

分期	特征	GFR（mL/min·1.73m^2）
1	GFR 正常或升高	≥90
2	GFR 轻度降低	60~89
3a	GFR 轻到中度降低	45~59
3b	GFR 中到重度降低	30~44
4	GFR 重度降低	15~29
5	ESRD（终末期肾病）	<15 或透析

考点 3★★ 尿毒症的替代治疗

当慢性肾衰患者 GFR 为 6~10mL/min（Scr>707μmol/

L）并有明显尿毒症临床表现，经治疗不能缓解时，则应进行透析治疗。对糖尿病肾病，可适当提前（GFR 为 10~15mL/min）安排透析。患者通常应先做一个时期透析，待病情稳定并符合有关条件后，可考虑进行肾移植术。

考点 4★★　中医辨证论治

1. 本虚证

辨证分型	治法	代表方剂
脾肾气虚证	补气健脾益肾	六君子汤加减
脾肾阳虚证	温补脾肾	济生肾气丸加减
气阴两虚证	益气养阴，健脾补肾	参芪地黄汤加减
肝肾阴虚证	滋肾平肝	杞菊地黄汤加减
阴阳两虚证	温扶元阳，补益真阴	金匮肾气丸或全鹿丸加减

2. 标实证

辨证分型	治法	代表方剂
湿浊证	和中降逆，化湿泄浊	小半夏加茯苓汤加减
湿热证	中焦湿热宜清化和中；下焦湿热宜清利湿热	中焦湿热者以黄连温胆汤加减；下焦湿热者以四妙丸加减
水气证	利水消肿	五皮饮或五苓散加减
血瘀证	活血化瘀	桃红四物汤加减
肝风证	镇肝息风	天麻钩藤饮加减

第五单元 血液及造血系统疾病

第一节 缺铁性贫血

考点1★★ 诊断

1. 贫血为小细胞低色素性，男性 Hb<120g/L，女性 Hb<110g/L，孕妇 Hb<100g/L；MCV<80fL，MCH<27pg，MCHC<32%。

2. 有缺铁的依据，符合贮铁耗尽（ID）或缺铁性红细胞生成（IDE）的诊断。

ID：符合下列任一项即可诊断。①血清铁蛋白<12μg/L。②骨髓铁染色显示骨髓小粒可染铁消失，铁粒幼红细胞<15%。

IDE：①符合 ID 诊断标准。②血清铁<8.95μmol/L，总铁结合力升高>64.44μmol/L，转铁蛋白饱和度<15%。③FEP/Hb>4.5μg/gHb。

3. 存在铁缺乏的病因，铁剂治疗有效。

考点2★★★ 铁剂治疗

口服铁剂是治疗 IDA 的首选。如琥珀酸亚铁 0.1~0.2g，每日3次。餐后服用胃肠道反应小且易耐受。应注意进食谷类、乳类和茶等会抑制铁剂的吸收；鱼、肉类、维生素C可加强铁剂的吸收。口服铁剂后，先是外周血网织红细胞增多，高峰在开始服药后 5~10 天，2 周后血红蛋白浓度上升，一般2个月左右恢复正常。铁剂治疗在血红蛋白恢复正常后至少持续 4~6 个月，待铁蛋白正常后停药。

考点3★★★　中医辨证论治

辨证分型	治法	代表方剂
脾胃虚弱证	健脾和胃，益气养血	香砂六君子汤合当归补血汤加减
心脾两虚证	益气补血，养心安神	归脾汤或八珍汤加减
脾肾阳虚证	温补脾肾	八珍汤合无比山药丸加减
虫积证	杀虫消积，补益气血	化虫丸合八珍汤加减

第二节　再生障碍性贫血

考点1★　中医病因病机

本病多为虚证，也可见虚中夹实。阴阳虚损为本病的基本病机，病变部位在骨髓，发病脏腑为心、肝、脾、肾，肾为根本，是由于精气内夺而引起。

考点2★★★　临床表现

再障主要表现为贫血、感染和出血。贫血多呈进行性；出血以皮肤黏膜多见，严重者有内脏出血；容易感染，引起发热。体检时均有贫血面容，眼结膜、甲床及黏膜苍白，皮肤可见出血点及紫癜。贫血重者，可有心率加快，心尖部收缩期吹风样杂音，一般无肝脾肿大。

考点3★★★　诊断

1. 全血细胞减少，网织红细胞百分数<0.01，淋巴细胞比例增高。
2. 一般无脾肿大。
3. 骨髓检查显示至少一部位增生减低（<正常50%）

或重度减低（<正常 25%）。如增生活跃，巨核细胞应明显减少，骨髓小粒成分中见非造血细胞增多。

考点 4★★ 中医辨证论治

辨证分型	治法	代表方剂
肾阴虚证	滋阴补肾，益气养血	左归丸合当归补血汤加减
肾阳虚证	补肾助阳，益气养血	右归丸合当归补血汤加减
肾阴阳两虚证	滋阴助阳，益气补血	左归丸、右归丸合当归补血汤加减
肾虚血瘀证	补肾活血	六味地黄丸或金匮肾气丸合桃红四物汤加减
气血两虚证	补益气血	八珍汤加减
热毒壅盛证	清热凉血，解毒养阴	清瘟败毒饮加减

第三节 白细胞减少症与粒细胞缺乏症

考点 1★★ 诊断

外周血白细胞计数 $<4.0×10^9/L$ 为白细胞减少症，外周血中性粒细胞绝对值 $<0.5×10^9/L$ 为粒细胞缺乏症。

考点 2★★ 白细胞减少症与粒细胞缺乏症的中医辨证论治

辨证分型	治法	代表方剂
气血两虚证	益气养血	归脾汤加减
脾肾亏虚证	温补脾肾	黄芪建中汤合右归丸加减
气阴两虚证	益气养阴	生脉散加减

续表

辨证分型	治法	代表方剂
肝肾阴虚证	滋补肝肾	六味地黄丸加减
外感温热证	清热解毒，滋阴凉血	犀角地黄汤合玉女煎加减

第四节 急性白血病

考点1★★★ 临床表现

1. 正常骨髓造血功能受抑制表现 ①贫血。②发热。③出血。

2. 白血病细胞增殖浸润表现 ①淋巴结和肝脾肿大。②骨骼和关节疼痛：常有胸骨下端局部压痛。③眼部：部分 AML 可伴粒细胞肉瘤，可引起眼球突出、复视或失明。④口腔和皮肤：可使牙龈增生、肿胀；可出现蓝灰色斑丘疹或皮肤粒细胞肉瘤，局部皮肤隆起、变硬，呈紫蓝色皮肤结节。⑤中枢神经系统白血病（CNSL）：常发生在缓解期，以急淋白血病最常见。⑥睾丸浸润。

考点2★★ 实验室检查及其他检查

1. 血象 贫血程度轻重不等，但呈进行性加重，晚期一般有严重贫血，多为正常细胞性贫血。大多数患者白细胞增多，超过 $10×10^9/L$ 以上者称为白细胞增多性白血病。低者可 $<1.0×10^9/L$，称为白细胞不增多性白血病。血涂片分类检查可见数量不等的原始和幼稚细胞，约50%的患者血小板低于 $60×10^9/L$，晚期血小板往往极度减少。

2. 骨髓象 具有决定性诊断价值。WHO 分类将骨髓原始细胞≥20%定为 AL 的诊断标准，并提出原始细胞比例<20%但伴有 t（15；17）、t（8；21）、inv（16）或 t

(16;16) 者亦应诊断为 AML。多数病例骨髓象有核细胞显著增生,以原始细胞为主,而较成熟中间阶段细胞缺如,并残留少量成熟粒细胞,形成所谓"裂孔"现象。Auer 小体仅见于 AML,有独立诊断意义。

考点 3★★ 中医辨证论治

辨证分型	治法	代表方剂
热毒炽盛证	清热解毒,凉血止血	黄连解毒汤合清营汤加减
痰热瘀阻证	清热化痰,活血散结	温胆汤合桃红四物汤加减
阴虚火旺证	滋阴降火,凉血解毒	知柏地黄丸合二至丸加减
气阴两虚证	益气养阴,清热解毒	五阴煎加味
湿热内蕴证	清热解毒,利湿化浊	葛根芩连汤加味

第五节 慢性髓细胞白血病

考点 1★★★ 诊断

凡有不明原因的持续性白细胞数增高,根据典型的血象、骨髓象改变,脾肿大,Ph 染色体阳性,BCR-ABL 融合基因阳性即可作出诊断。Ph 染色体尚可见于 1% AML、5% 儿童急性淋巴细胞白血病(ALL)及 25% 成人 ALL,应注意鉴别。

考点 2★★★ 中医辨证论治

辨证分型	治法	代表方剂
阴虚内热证	滋阴清热,解毒祛瘀	青蒿鳖甲汤加减
瘀血内阻证	活血化瘀	膈下逐瘀汤加减

续表

辨证分型	治法	代表方剂
气血两虚证	补益气血	八珍汤加减
热毒壅盛证	清热解毒为主，佐以扶正祛邪	清营汤合犀角地黄汤加减

第六节 原发免疫性血小板减少症

考点1★★★ 实验室检查及其他检查

1. 血小板 ①急性型血小板多在 $20×10^9/L$ 以下，慢性型常在 $50×10^9/L$ 左右。②血小板平均体积偏大，易见大型血小板。③出血时间延长，血块收缩不良。④血小板功能一般正常。

2. 骨髓象 ①急性型骨髓巨核细胞数量轻度增加或正常，慢性型骨髓巨核细胞数量显著增加。②巨核细胞发育成熟障碍，急性型者尤甚，表现为巨核细胞体积变小，胞浆内颗粒减少，幼稚巨核细胞增加。③血小板生成型巨核细胞显著减少（<30%）。④红系及粒、单核系正常。

考点2★★★ 诊断

①广泛出血累及皮肤、黏膜及内脏。②至少2次检查血小板计数减少。③脾不大。④骨髓巨核细胞增多或正常，有成熟障碍。⑤排除其他继发性血小板减少症。

考点3★★ 西医治疗

1. 糖皮质激素 是治疗本病的首选药物。

2. 脾切除适应证 ①正规糖皮质激素治疗3~6个月无效。②泼尼松维持量每日大于30mg。③有糖皮质激素使用禁忌证。④^{51}Cr 扫描脾区放射指数增高。以脾动脉栓塞替代脾切除，亦有良效。

3. 免疫抑制剂治疗 不宜首选。

考点 4★★★ 中医辨证论治

辨证分型	治法	代表方剂
血热妄行证	清热凉血	犀角地黄汤加减
阴虚火旺证	滋阴降火，清热止血	茜根散或玉女煎加减
气不摄血证	益气摄血，健脾养血	归脾汤加减
瘀血内阻证	活血化瘀止血	桃红四物汤加减

第七节 骨髓增生异常综合征

考点 1★★ 诊断

根据患者血细胞减少和相应的症状及病态造血、细胞遗传学异常、病理学改变，MDS 的诊断不难确立。参照维也纳诊断标准，MDS 诊断需要满足 2 个必要条件和 1 个确定标准。

必要条件：①持续（≥6 个月）一系或多系血细胞减少。红细胞（HGB<110g/L）、中性粒细胞（ANC<1.5×10^9/L）、血小板（PLT<100×10^9/L）。②排除其他可导致血细胞减少或发育异常的造血系统及非造血系统疾患。

确定标准：①骨髓涂片中红细胞系、中性粒细胞系、巨核细胞系中任一系至少 10% 有发育异常。②环状铁幼粒红细胞占有核红细胞比例≥15%。③骨髓涂片中原始细胞达 5%~19%。④染色体异常，特殊的 MDS 相关的核型，如 del（5q）、del（20q）、+8 或 -7/del（7q）。

考点2★★　中医辨证论治

辨证分型	治法	代表方剂
气血两虚证	益气补血	八珍汤加减
气阴两虚证	益气养阴	大补元煎加减
阴虚内热证	滋阴清热	清骨散加减
阴阳两虚证	阴阳双补	右归丸合左归丸加减
瘀毒内阻证	化瘀解毒	桃仁红花煎加减

第六单元　内分泌与代谢疾病

第一节　甲状腺功能亢进症

考点1★　中医病因病机

本病基本病机为<u>气滞痰凝，气郁化火，耗气伤阴</u>。本病初起多属实，以气滞痰凝，肝火旺盛为主；病久阴损气耗，多以虚为主，表现为气阴两虚之证。

考点2★★★　实验室检查及其他检查

1. 血清甲状腺激素的测定　血清游离甲状腺素（FT_4）和游离三碘甲状腺原氨酸（FT_3）：直接且准确地反映甲状腺功能状态，敏感性和特异性明显优于TT_3、TT_4。

2. 血清TSH测定　较T_3、T_4灵敏度高，是反映甲状腺功能最有价值的指标，对亚临床型甲亢和亚临床型甲减的诊断及治疗监测均有重要意义。

考点3★★ 诊断

临床表现为怕热、多汗、易激动、易饥多食、消瘦、手颤、腹泻、心动过速及眼征、甲状腺肿大等,在甲状腺部位听到血管杂音和触到震颤具有诊断意义。对一些轻症或临床表现不典型的病例,常需借助实验室检查,才能明确诊断。在确诊甲亢的基础上,排除其他原因所致的甲亢,结合患者眼征、弥漫性甲状腺肿、TRAb 或 TSAb 阳性,即可诊断为甲状腺功能亢进(GD)。

考点4★★ 中医辨证论治

辨证分型	治法	代表方剂
气滞痰凝证	疏肝理气,化痰散结	逍遥散合二陈汤加减
肝火旺盛证	清肝泻火,消瘿散结	龙胆泻肝汤加减
阴虚火旺证	滋阴降火,消瘿散结	天王补心丹加减
气阴两虚证	益气养阴,消瘿散结	生脉散加味

第二节 甲状腺功能减退症

考点1★★ 实验室检查及其他检查

甲状腺功能检查:血清 TSH 增高、FT_4 降低是诊断原发性甲减的必备指标;TT_3 和 FT_3 可在正常范围,严重甲减时降低;只有 TSH 升高而 T_3、T_4 正常,为亚临床甲减。

考点2★★ 诊断与鉴别诊断

本病患者可有甲状腺手术、放射治疗或抗甲状腺药物应用史,有自身免疫性甲状腺炎或垂体疾患。诊断的主要依据是甲状腺功能检查,如 FT_4 降低,TSH 明显升高为原发性甲减；亚临床期仅 TSH 升高；FT_4 降低，TSH 正常，考虑为继发性甲减。TRH 兴奋试验可助鉴别。

考点 3★★ 中医辨证论治

辨证分型	治法	代表方剂
脾肾气虚证	益气健脾补肾	四君子汤合大补元煎加减
脾肾阳虚证	温补脾肾	以脾阳虚为主者，附子理中丸加减；肾阳虚为主者，右归丸为主
心肾阳虚证	温补心肾，利水消肿	真武汤合苓桂术甘汤加减
阳气衰微证	益气回阳救逆	四逆加人参汤

第三节 亚急性甲状腺炎

考点 1★★★ 诊断

甲状腺肿大、结节、疼痛、压痛，伴有全身症状，甲状腺摄 ^{131}I 率和血清 T_3、T_4 呈分离现象，诊断即可成立。

考点 2★ 西医治疗

1. 轻症患者，可予非甾体抗炎药，如阿司匹林或吲哚美辛，疗程 2 周左右。

2. 症状较重者，给予泼尼松 10~15mg，每日 3~4 次，症状及血沉改善后可逐渐减量，维持 4~6 周。停药后如有复发，再予泼尼松治疗仍有效。

3. 若伴一过性甲状腺毒症，可给予普萘洛尔。

4. 伴一过性甲减可适当补充甲状腺制剂。

考点3★★★ 中医辨证论治

辨证分型	治法	代表方剂
肝胆郁热证	清肝泻胆，消肿止痛	龙胆泻肝汤加减
阴虚火旺证	滋阴清热，软坚散结	清骨散加减
痰瘀互结证	理气活血，化痰消瘿	海藻玉壶汤加减
脾阳不振证	温阳健脾，化气行水	实脾饮加减

第四节 慢性淋巴细胞性甲状腺炎

考点1★ 中医病因病机

气、痰、瘀壅结颈前，是本病发生的主要因素。病位在颈前，与肝、脾、肾等脏相关。病初以实为主，病久由实致虚，尤以阳虚、气虚为主，遂成本虚标实之证。以心肝阴虚及脾肾阳虚为本，气滞、痰凝、血瘀为标。

考点2★★ 临床表现

本病多见于中年妇女，起病缓慢，病初大部分无症状。HT患者双侧甲状腺弥漫性对称性肿大，质韧如橡皮，表面光滑，无触痛，常可扪及锥体叶，约半数伴甲减，部分患者可出现一过性甲亢表现。AT患者的首发症状为甲减表现。

考点3★★ 诊断与鉴别诊断

1. 桥本甲状腺炎 凡中年妇女，出现甲状腺弥漫性对称性肿大，特别是伴锥体叶肿大者，质地较坚实，无论甲状腺功能是否正常，均应疑为本病；如血清中TPOAb及TgAb明显增高，确诊可成立。

2. 萎缩性甲状腺炎 中年妇女，有甲状腺萎缩伴甲减。TPOAb 及 TgAb 明显增高，可诊断为 AT。

考点 4★★　中医辨证论治

辨证分型	治法	代表方剂
痰瘀凝结证	行气化痰，活血消瘿	二陈汤合桃红四物汤加减
肝郁脾虚证	疏肝健脾，行气化痰	逍遥散加减
肝肾阴虚证	滋补肝肾，软坚消瘿	杞菊地黄丸加减
脾肾阳虚证	温补脾肾，化气行水	四逆汤合五苓散加减

第五节　糖尿病

考点 1★★　中医病因病机

消渴病的主要病位在肺、胃、肾，而以肾为关键。本病基本病机为<u>阴津亏损、燥热偏胜</u>；以阴虚为本，燥热为标，两者互为因果。

考点 2★★★　糖尿病并发症

1. 急性并发症　①糖尿病酮症酸中毒（DKA）。②高渗高血糖综合征。

2. 感染性并发症　①皮肤化脓性感染。②真菌感染。③肺结核。④泌尿道感染。

3. 慢性并发症

（1）大血管病变　<u>①糖尿病性冠心病。②糖尿病性脑血管病</u>：其中脑出血少见，脑梗死居多。<u>③糖尿病下肢动脉硬化闭塞症。</u>

（2）微血管病变　<u>①糖尿病肾病。②糖尿病性视网膜病变。③糖尿病心肌病。</u>

（3）神经系统并发症　①周围神经病变。②自主神经病变。③中枢神经系统并发症。

(4) 糖尿病足 又称糖尿病性肢端坏疽。

考点3★★ 诊断

1. 糖尿病诊断以静脉血浆血糖异常作为依据,应注意单纯空腹血糖正常不能排除糖尿病,应加验餐后血糖,必要时进行OGTT。目前我国采用1999年WHO糖尿病标准。

2. 空腹血糖(FPG)≥7.0mmoL/L。空腹的定义是至少8小时未摄入热量。

3. OGTT 2小时血糖≥11.1mmol/L。试验应按照世界卫生组织(WHO)的标准进行,用75g无水葡萄糖溶于水作为糖负荷。

4. 有高血糖的典型症状或高血糖危象,随机血糖≥11.1mmol/L。

5. 如无明确的高血糖症状,结果应重复检测确认。

考点4★ 胰岛素治疗适应证

①T_1DM替代治疗。②T_2DM患者经饮食及口服降糖药治疗未获得良好控制。③T_2DM糖尿病无明显诱因出现体重显著下降者,应该尽早使用胰岛素治疗。④新诊断的T_2DM,GHbA1c>9%或空腹血糖>11.1mmol/L,首选胰岛素。⑤糖尿病酮症酸中毒、糖尿病高渗压综合征和乳酸性酸中毒伴高血糖者。⑥各种严重的糖尿病其他急性或慢性并发症。⑦糖尿病患者手术、妊娠和分娩。⑧某些特殊类型糖尿病。

考点5★★★ 中医辨证论治

辨证分型		治法	代表方剂
阴虚燥热证	上消(肺热伤津证)	清热润肺,生津止渴	消渴方加减
	中消(胃热炽盛证)	清胃泻火,养阴增液	玉女煎加减
	下消(肾阴亏虚证)	滋阴固肾	六味地黄丸加减

续表

辨证分型		治法	代表方剂
气阴两虚证		益气健脾，生津止渴	七味白术散加减
阴阳两虚证		滋阴温阳，补肾固涩	金匮肾气丸加减
痰瘀互结证		活血化瘀祛痰	平胃散合桃红四物汤加减
脉络瘀阻证		活血通络	血府逐瘀汤加减
并发症	疮痈	清热解毒	五味消毒饮合黄芪六一散加减
	白内障、雀目、耳聋	滋补肝肾，益精养血	杞菊地黄丸、羊肝丸、磁朱丸加减

第六节 血脂异常

考点1★★ 实验室检查

无论有无临床表现，血脂异常主要依据患者血脂水平作出诊断[《中国成人血脂异常防治指南（2016修订版）》]。

1. 血脂 血清 TC 或 TG 水平增高。

（1）血清胆固醇 TC<5.20mmol/L 为合适范围；5.2~6.19mmol/L 为边缘升高；≥6.2mmol/L 为升高。

（2）甘油三酯 TG≥2.3mmol/L 为升高。

2. 脂蛋白 LDL-C 水平升高，HDL-C 水平降低。

（1）低密度脂蛋白胆固醇 LDL-C 3.4~4.09mmol/L 为边缘升高；≥4.1mmol/L 为升高。

（2）高密度脂蛋白胆固醇 HDL-C<1.0mmol/L 为

降低。

考点2★★　诊断

1. 病史　原发性血脂异常者部分有家族史。继发性血脂异常者常有糖尿病、肾病、肝胆系统疾病史或不良饮食习惯及引起高脂血症的药物应用史。

2. 体征　①形体肥胖。②出现黄斑瘤、腱黄瘤、皮下结节状黄色瘤。③高脂血症性眼底病变、角膜环。

3. 辅助检查　无论有无临床表现，血脂异常主要依据患者血脂水平作出诊断。

考点3★★　西医治疗

高胆固醇血症，首选 HMG-CoA 还原酶抑制剂。

考点4★★　中医辨证论治

辨证分型	治法	代表方剂
胃热滞脾证	清胃泄热	保和丸合小承气汤加减
气滞血瘀证	活血祛瘀，行气止痛	血府逐瘀汤合失笑散加减
痰浊中阻证	健脾化痰降浊	导痰汤加减
肝肾阴虚证	滋养肝肾	杞菊地黄丸加减
脾肾阳虚证	温补脾肾	附子理中汤加减
肝郁脾虚证	疏肝解郁，健脾和胃	逍遥散加减

第七节　高尿酸血症与痛风

考点1★★　临床表现

1. 无症状期　仅有持续性或波动性高尿酸血症而无临床症状。

2. 急性关节炎期 典型发作起病急骤,凌晨关节疼痛惊醒、进行性加重、剧痛如刀割样或咬噬样。踇趾及第一跖趾关节最易受累。首次发作多为单关节炎。局部红、肿、热、痛,功能受限,触痛明显。可伴有发热、头痛、恶心、心悸、寒战、不适及白细胞升高、血沉增快等全身表现。

3. 痛风石及慢性关节炎期 痛风石(tophi)是痛风的特征性临床表现,常见于耳轮、跖趾、指间和掌指关节,常为多关节受累,且多见于关节远端,表现为关节肿胀、僵硬、畸形及周围组织的纤维化和变性。

4. 肾脏病变 ①痛风性肾病。②尿酸性尿路结石。

考点2★★ 实验室检查及其他检查

1. 血尿酸测定 正常男性 150~380μmol/L (2.5~6.4mg/dL),女性 100~300μmol/L (1.6~5.0mg/dL),绝经后更接近男性。

2. 滑囊液检查 急性关节炎期,行关节穿刺抽取滑液,在偏振光显微镜下,滑液中或白细胞内有<u>负性双折光针状尿酸盐结晶</u>,阳性率约为90%。穿刺或活检痛风石内容物,可发现同样形态的尿酸盐结晶。<u>本项检查具有确诊意义,为痛风诊断的"金标准"。</u>

考点3★★★ 诊断

1. 男性和绝经后女性血尿酸>420μmol/L(7.0mg/dL)、绝经前女性>350μmol/L(5.8mg/dL)可诊断为高尿酸血症。

2. 中老年男性如出现特征性关节炎表现、尿路结石或肾绞痛发作,伴有高尿酸血症应考虑痛风。关节液穿刺或痛风石活检证实为尿酸盐结晶可作出诊断。X线检查、CT或MRI扫描对明确诊断具有一定的价值。急性关节炎期诊断有困难者,秋水仙碱试验性治疗有诊断意义。

考点4★★ 西医治疗

秋水仙碱为治疗痛风急性发作的特效药。

考点5★★★ 中医辨证论治

辨证分型	治法	代表方剂
风寒湿阻证	祛风散寒,除湿通络	蠲痹汤加减
风湿热郁证	清热除湿,祛风通络	白虎加桂枝汤加减
痰瘀痹阻证	化痰祛瘀,通络止痛	桃红饮加减
肝肾亏虚证	补益肝肾,祛风通络	独活寄生汤加减

第七单元 风湿性疾病

第一节 类风湿关节炎

考点1★ 西医病理

类风湿关节炎的基本病理改变为滑膜炎。

考点2★★ 诊断

典型病例按美国风湿病学会 1987 年修订的分类标准,共 7 项:①晨僵持续至少 1 小时(≥6 周)。②3 个或 3 个以上关节肿胀(≥6 周)。③腕关节或掌指关节或近端指间关节肿胀(≥6 周)。④对称性关节肿胀(≥6 周)。⑤类风湿皮下结节。⑥手和腕关节的 X 线片有关节端骨质疏松和关节间隙狭窄。⑦类风湿因子阳性(该滴度在正常的阳性率<5%)。

上述7项中,符合4项即可诊断为类风湿关节炎。

考点3★★★ 中医辨证论治

1. 活动期

辨证分型	治法	代表方剂
湿热痹阻证	清热利湿,祛风通络	四妙丸加减
阴虚内热证	养阴清热,祛风通络	丁氏清络饮加减
寒热错杂证	祛风散寒,清热化湿	桂枝芍药知母汤加减

2. 缓解期

辨证分型	治法	代表方剂
痰瘀互结证	活血化瘀,祛痰通络	身痛逐瘀汤合指迷茯苓丸加减
肝肾亏损证	益肝肾,补气血,祛风湿,通经络	独活寄生汤加减

第二节 系统性红斑狼疮

考点1★ 诊断

普遍采用美国风湿病学会1997年推荐的SLE分类标准。①颊部红斑。②盘状红斑。③光过敏。④口腔溃疡。⑤关节炎。⑥浆膜炎。⑦肾脏病变。⑧神经系统病变,癫痫发作或精神症状。⑨血液系统异常:溶血性贫血或血白细胞减少或淋巴细胞绝对值减少或血小板减少。⑩免疫学异常:狼疮细胞阳性或抗dsDNA或抗Sm抗体阳性或梅毒血清试验假阳性。⑪抗核抗体阳性。

考点2★★ 中医辨证论治

辨证分型	治法	代表方剂
气营热盛证	清热解毒,凉血化斑	清瘟败毒饮加减
阴虚内热证	养阴清热	玉女煎合增液汤加减
热郁积饮证	清热蠲饮	葶苈大枣泻肺汤合泻白散加减
瘀热痹阻证	清热凉血,活血散瘀	犀角地黄汤加减
脾肾两虚证	滋肾填精,健脾利水	济生肾气丸加减
气血两亏证	益气养血	八珍汤加减
脑虚瘀热证	清心开窍	清宫汤送服或鼻饲安宫牛黄丸或至宝丹
瘀热伤肝证	疏肝清热,凉血活血	茵陈蒿汤合柴胡疏肝散加减

第八单元 神经系统疾病

第一节 癫痫

考点1★ 中医病因病机

本病的基本病机为脏腑失调,痰浊阻滞,气机逆乱,风痰内动,蒙蔽清窍。病理因素主要有风、火、痰、瘀,又以痰为重要。本病的病位在脑,涉及肝、脾、心、肾诸脏,其中肝、脾、肾的损伤是痫病发生的主要病理基础。

考点2★★★ 临床表现

1. 全面性强直-阵挛发作(GTCS) 即大发作,为最常见的发作类型之一,以意识丧失和全身对称性抽搐为特征。

2. 典型失神发作 通常称小发作,见于5~14岁的儿童。表现为意识短暂丧失,失去对周围的知觉,但无惊厥。病人突然终止原来的活动或中断谈话,面色变白,双目凝视,手中所持物件可能失握跌落,有时眼睑、口角或上肢出现不易觉察的颤动,无先兆和局部症状;一般持续3~15秒,事后对发作全无记忆。发作终止立即清醒。

3. 癫痫持续状态 癫痫持续发作或癫痫状态,传统定义认为"癫痫连续发作之间意识尚未完全恢复又频繁再发,总时间超过30分钟,或癫痫发作持续30分钟以上未自行停止"。目前观点认为,如果患者出现强直阵挛性发作持续5分钟以上即有可能发生神经元损伤,对于GTCS的患者若发生持续时间超过5分钟就该考虑癫痫持续状态的诊断,并须用抗癫痫药物紧急处理。癫痫持续状态是神经内科的常见急症。

病人始终处于昏迷状态,随反复发作而间歇期越来越短,体温升高,昏迷加深。

考点3★★ 诊断

1. 癫痫的临床诊断 主要根据癫痫患者的发作病史,特别是可靠目击者所提供的详细的发作过程和表现,辅以脑电图痫性放电即可诊断。

2. 脑电图 是诊断癫痫最常用的一种辅助检查方法,40%~50%癫痫病人在发作间歇期的首次EEG检查可见棘波、尖波或棘-慢波、尖-慢波等痫性放电波形。

3. 神经影像学检查 可确定脑结构性异常或损害,脑磁图、SPECT、PET等可帮助确定癫痫灶的定位。

考点4★★★ 抗癫痫药物的选择

1. GTCS首选药物为苯妥英钠、卡马西平,次选丙戊酸钠。

2. 典型失神发作及肌阵挛发作首选丙戊酸钠，次选乙琥胺、氯硝西泮；非典型失神发作首选乙琥胺或丙戊酸钠，次选氯硝西泮。

3. 部分性发作和继发全面性发作首选卡马西平，其次为苯妥英钠、丙戊酸钠或苯巴比妥。

4. 儿童肌阵挛发作首选丙戊酸钠，其次为乙琥胺或氯硝西泮。

5. 癫痫持续状态的处理。①地西泮：为首选药物。②苯妥英钠：为长作用抗痫药，用于地西泮控制发作后防止复发。③苯巴比妥钠：肌注对大部分病人有效。

考点5★★★ 中医辨证论治

辨证分型		治法	代表方剂
发作期	阳痫	急以开窍醒神，继以泻热涤痰息风	黄连解毒汤合定痫丸加减
	阴痫	温阳除痰，顺气定痫	五生丸合二陈汤加减
休止期	肝火痰热证	清肝泻火，化痰息风	龙胆泻肝汤合涤痰汤加减
	脾虚痰湿证	健脾和胃，化痰息风	醒脾汤加减
	肝肾阴虚证	补益肝肾，育阴息风	左归丸加减
	瘀阻清窍证	活血化瘀，通络息风	通窍活血汤加减

第二节 脑血管疾病

考点★ 危险因素

高血压是脑出血和脑梗死最重要的危险因素。

第三节 短暂性脑缺血发作

考点1★★★ 诊断

绝大多数短暂性脑缺血发作（TIA）病人就诊时症状已消失，其诊断主要依靠病史。有典型临床表现而又能排除其他疾病时，诊断即可确立。其诊断要点包括：①多数在50岁以上发病。②有高血压、高脂血症、糖尿病、心脏病病史及吸烟等不良嗜好。③突然局灶性神经功能缺失发作，持续数分钟，或可达数小时，但在24小时内完全恢复。④不同病人的局灶性神经功能缺失症状常按一定的血管支配区刻板地反复出现。⑤发作间歇期无神经系统定位体征。诊断确立后需要进一步明确病因。

考点2★★ 中医辨证论治

辨证分型	治法	代表方剂
肝肾阴虚，风阳上扰证	平肝息风，育阴潜阳	镇肝熄风汤加减
气虚血瘀，脉络瘀阻证	补气养血，活血通络	补阳还五汤加减
痰瘀互结，阻滞脉络证	豁痰化瘀，通经活络	黄连温胆汤合桃红四物汤加减

第四节 动脉硬化性脑梗死

考点1★★ 临床表现

1. 颈内动脉闭塞 可出现病灶侧单眼一过性黑蒙，偶可为永久性视力障碍（因眼动脉缺血），或病灶侧Horner征这一特征性病变；常见症状有对侧偏瘫、偏身感觉障碍和偏盲等（大脑中动脉或大脑中、前动脉缺血）；

主侧半球受累可有失语症。

2. 大脑中动脉闭塞 是血栓性梗死的主要血管,发病率最高,占脑血栓性梗死的 70%~80%。其中主干闭塞最多见,以"三偏征"为特征,即病灶对侧中枢性面舌瘫及偏瘫,偏身感觉障碍和同向偏盲或象限盲。

考点2★★★ 诊断

1. 起病较急,多于安静状态下发病。
2. 多见于有动脉硬化、高血压病、糖尿病及心脏病病史的中老年人。
3. 有颈内动脉系统和/或椎-基底动脉系统体征和症状,如偏瘫、偏身感觉障碍、失语、共济失调等,部分可有头痛、呕吐、昏迷等全脑症状,并在发病后数小时至几天内逐渐加重。
4. 头颅CT、MRI发现梗死灶,或排除脑出血、脑卒中和炎症性疾病等。

考点3★★★ 中医辨证论治

辨证分型	治法	代表方剂
肝阳暴亢,风火上扰证	平肝潜阳,活血通络	天麻钩藤饮加减
风痰瘀血,痹阻脉络证	祛风化痰通络	真方白丸子加减
痰热腑实,风痰上扰证	通腑泄热,化痰理气	星蒌承气汤加减
气虚血瘀证	益气养血,化瘀通络	补阳还五汤加减

续表

辨证分型	治法	代表方剂
阴虚风动证	滋阴潜阳，镇肝息风	镇肝熄风汤加减
脉络空虚，风邪入中证	祛风通络，养血和营	大秦艽汤加减
痰热内闭清窍证	清热化痰，醒神开窍	首先灌服（或鼻饲）至宝丹或安宫牛黄丸以辛凉开窍，继以羚羊角汤加减
痰湿壅闭心神证	辛温开窍，豁痰息风	涤痰汤加减
元气败脱，心神涣散证	益气回阳，救阴固脱	立即用大剂参附汤合生脉散加减

第五节　脑栓塞

考点★★★　诊断

1. 无前驱症状，突然发病，病情进展迅速且多在几分钟内达高峰。

2. 局灶性脑缺血症状明显，伴有周围皮肤、黏膜和/或内脏和肢体栓塞症状。

3. 明显的原发疾病和栓子来源。

4. 脑 CT 和 MRI 能明确脑栓塞的部位、范围、数目及性质（出血性与缺血性）。

第六节　腔隙性梗死

考点1★★　实验室检查及其他检查

1. CT　可见深穿支供血区单个或多个直径2~15mm病灶，呈圆形、卵圆形、长方形或楔形腔隙性阴影，边界清晰，无占位效应，增强时可见轻度斑片状强化，阳性率为60%~96%。

2. MRI　可清晰显示脑干病灶、对病灶进行准确定位，并能区分陈旧性腔隙系由于腔隙性梗死抑或颅内小出血所致，是最有效的检查手段。

考点2★★★　诊断

目前国内外尚无统一的诊断标准，以下标准可资参考：①中年以后发病，有长期高血压病史。②临床表现符合腔隙综合征之一。③CT 或 MRI 影像学检查可证实存在与神经功能缺失一致的病灶。④EEG、腰椎穿刺或 DSA 等均无肯定的阳性发现。⑤预后良好，多数患者可在短期内恢复。

第七节　脑出血

考点1★★　临床表现

1. 病史　发病年龄常在50~70岁，多数有高血压史。起病常突然而无预兆。多在活动或情绪激动时发病，症状常在数小时内发展至高峰。

2. 症状体征　急性期常见的主要表现有头痛、头晕、呕吐、意识障碍、肢体瘫痪、失语、大小便失禁等。发病时常有显著的血压升高，一般在 180/110mmHg 以上，体温升高，尤其是脑桥出血常引起高热。

<u>基底节区（内囊区）出血：占全部脑出血的70%，其中以壳核出血最为常见，占全部的50%~60%。壳核出血：表现为突发病灶对侧偏瘫、偏身感觉障碍和同向偏盲，双眼球向病灶对侧同向凝视不能，主侧半球可有失语、失用。</u>

考点2★★★　实验室检查及其他检查

1. CT检查　是诊断脑出血安全有效的方法，为临床上脑出血疑诊病例的首选检查；可显示血肿的部位、大小，是否有占位效应，是否破入脑室、蛛网膜下腔，周围脑组织受损情况，及有无梗阻性脑积水等，故对脑出血确诊和指导治疗均有肯定意义。

2. MRI检查　急性期对幕上及小脑出血的诊断价值不如CT，但对脑干出血优于CT。

考点3★★★　诊断

1. 50岁以上，多有高血压病史，在体力活动或情绪激动时突然起病，发病迅速。

2. 早期有意识障碍及头痛、呕吐等颅内压增高症状，并有脑膜刺激征及偏瘫、失语等局灶症状。

<u>3. 头颅CT示高密度阴影。</u>

第八节　蛛网膜下腔出血

考点1★★　临床表现

1. 病史与发病　脑血管畸形破裂多发生在青少年，先天性颅内动脉瘤破裂则多发于青年以后，老年以动脉硬化而致出血者为多。绝大多数病例为突然起病，可有用力、情绪激动等诱因。

2. 症状体征　起病时最常见的症状是突然剧烈头痛、

恶心、呕吐。可有局限性或全身性抽搐、短暂意识不清甚至昏迷。体征方面最主要的是脑膜刺激征，颅神经中以一侧动眼神经麻痹最常见。少数患者早期有某一肢体轻瘫或感觉障碍等局灶性神经体征。

考点2★★　常见并发症

①再出血。②脑血管痉挛。③急性非交通性脑积水。④正常颅压脑积水。

考点3★★★　实验室检查及其他检查

1. 颅脑CT　是确诊蛛网膜下腔出血（SAH）的首选诊断方法。根据CT结果可以初步判断或提示颅内动脉瘤的位置：如位于颈内动脉段常是鞍上池不对称积血；大脑中动脉段多见外侧裂积血；前交通动脉则是前间裂基底部积血；而出血在脚间池和环池，一般无动脉瘤。

2. 腰脊穿刺　脑脊液检查是诊断SAH的重要依据。腰脊穿刺有诱发重症病例形成脑疝的危险，只有在无条件做CT检查而病情允许的情况下，或CT检查无阳性发现而临床又高度怀疑SAH时才考虑进行。

考点4★★★　诊断

诊断依据：突然剧烈头痛、呕吐、脑膜刺激征阳性即高度提示本病，如眼底检查发现玻璃体膜下出血，脑脊液检查呈均匀血性，压力增高，则可临床确诊。

CT检查证实临床诊断，进一步明确SAH的原因。

第九节　血管性痴呆

考点1★★　中医病因病机

痴呆病位在脑，与心、肝、脾、肾功能失调有关，与肾关系尤为密切。其基本病机为<u>髓海不足，神机失用</u>，以肾精亏虚为本，痰浊瘀血内阻为标，虚实夹杂。

考点2★★　临床表现

1. 起病　多数起病突然，亲属一般能说出病人患病具体时间，病情加重常常与反复患脑血管病有关。

2. 认知功能下降　多为局限性皮质性认知功能障碍，如失语、失用、失认和空间定位障碍，记忆力、计算力减退。

3. 性格改变和情感障碍　患者主动性减少，可有表情淡漠、焦虑、穿错衣裤等。常呈阶段性进展。

4. 行为障碍　生活懒散，不讲个人卫生等。

5. 具有神经功能缺损症状和体征　如偏瘫、偏盲、偏身感觉障碍，肌张力增高，锥体束征。

6. 病史　患者多有缺血性脑血管病史，多发梗死性痴呆患者多有两次或两次以上的脑卒中病史。

考点3★　诊断

诊断分很可能为血管性痴呆（VD）和可能为 VD 两种，确诊有赖于病理组织学检查。

1. 临床很可能为 VD

（1）痴呆符合 DSM-I-R 的诊断标准，主要表现为认识功能明显下降以及 2 个以上认识功能障碍，其严重程度已干扰日常生活，并经神经心理学测试证实。

（2）临床检查有局灶性神经系统症状和体征，符合 CT、MRI 相应病灶，可有或无卒中史。

（3）痴呆与脑血管病密切相关，痴呆发生于卒中后 3 个月，并持续 6 个月以上；或认识功能障碍突然加重，或波动，或呈阶梯样逐渐发展。

2. 支持 VD 诊断　①认知功能损害不均匀性。②人格相对完善。③病程波动,多次脑卒中史。④可呈现步态障碍、假性球麻痹等体征。⑤存在脑血管病的危险因素。

考点4★★★　中医辨证论治

辨证分型	治法	代表方剂
髓海不足证	补精填髓养神	七福饮加减
脾肾两虚证	温补脾肾	还少丹加减
痰浊蒙窍证	健脾益气,豁痰开窍	涤痰汤加减
瘀血内阻证	活血化瘀,开窍醒神	通窍活血汤加减
心肝火旺证	清热泻火,安神定志	黄连解毒汤加减
肝肾阴虚证	补益肝肾	知柏地黄丸加减

第十节　Alzheimer 病

考点★　诊断与鉴别诊断

1. 诊断　很可能是 AD 的标准为:①临床检查确认痴呆,神经心理测试支持。②有 2 个或 2 个以上认识功能障碍。③进行性加重的记忆和其他智能障碍。④无意识障碍,可伴有精神和行为改变。⑤发病多在 60 岁以上。⑥排除其他导致进行性记忆和认识功能障碍的疾病。

2. 与血管性痴呆的鉴别诊断　两者均存在认知功能障碍,以下几方面有助于鉴别:

(1) AD 呈持续性、进行性智能减退,VD 则呈阶梯性加重。

(2) AD 以神经心理障碍为主,神经功能缺失轻,VD 有明显的神经功能缺失症状和体征。

(3) 影像学检查 AD 有脑萎缩,无局灶性病变,VD

有局灶性病变。

（4）Hachinski 评分 AD<4 分，VD>7 分。

第十一节　帕金森病

考点 1★★★　诊断

1. 中老年发病，缓慢进行性程。

2. 四项主征（静止性震颤、肌强直、运动迟缓、姿势步态异常）中至少具备两项，前两项至少具备其中之一；症状不对称。

3. 左旋多巴治疗有效。

4. 患者无眼外肌麻痹、小脑体征、直立性低血压、锥体系损害和肌萎缩等。

帕金森病（PD）临床诊断与死后病理证实符合率为 75%~80%。

考点 2★★★　中医辨证论治

辨证分型	治法	代表方剂
风阳内动	镇肝息风，舒筋止颤	天麻钩藤饮合镇肝熄风汤加减
痰热风动	清热化痰，平肝息风	导痰汤合羚角钩藤汤加减
气血亏虚	益气养血，濡养筋脉	人参养荣汤加减
髓海不足	填精补髓，育阴息风	龟鹿二仙膏加减
阳气虚衰	补肾助阳，温煦筋脉	地黄饮子加减

第九单元 理化因素所致疾病

第一节 急性中毒总论

考点★ 西医治疗原则

①立即停止毒物接触。②清除体内尚未吸收的毒物。③促进已吸收毒物的排出。④特殊解毒药物的应用。⑤对症处理。

第二节 急性一氧化碳中毒

考点1★★ 发病机制

CO中毒主要引起组织缺氧。CO经呼吸道吸入后,由肺泡迅速弥散入血,进入血液的CO约85%与血液中红细胞的血红蛋白结合,形成稳定的碳氧血红蛋白(COHb)。吸入较低浓度CO即可产生大量COHb;COHb不能携带氧,且不易解离;COHb存在还能使血红蛋白氧解离曲线左移,血氧不易释放给组织而造成细胞缺氧。

考点2★★★ 诊断

1. 病史:有CO接触史。
2. 皮肤黏膜呈樱桃红色为其特征性体征,但仅见于20%的患者。
3. 血中COHb测定有确定诊断价值,停止接触CO超过8小时多已降至正常。
4. 除外其他引起昏迷的疾病。
5. 迟发脑病:根据急性CO中毒病史、意识障碍恢复后的假愈期和临床表现，迟发脑病诊断一般不难。

第三节 有机磷杀虫药中毒

考点1★★ 临床表现

1. 毒蕈碱样症状 又称M样症状。主要由于堆积的乙酰胆碱使副交感神经末梢过度兴奋，引起平滑肌舒缩失常和腺体分泌亢进等。临床表现可有：

（1）腺体分泌增加 大汗、多泪和流涎。

（2）平滑肌痉挛 瞳孔缩小，胸闷、气短、呼吸困难，恶心、呕吐、腹痛、腹泻。

（3）括约肌松弛 大小便失禁。

（4）气道分泌物明显增多 咳嗽、气促，双肺有干性或湿性啰音，严重者发生肺水肿。

2. 烟碱样症状 又称N样症状。

（1）由于乙酰胆碱堆积在横纹肌神经-肌肉接头处，出现肌纤维颤动，全身紧缩或压迫感，甚至全身骨骼肌强直性痉挛；骨骼肌过度兴奋后就会出现抑制，发生肌力减退甚至呼吸肌麻痹引起呼吸停止。

（2）乙酰胆碱还可刺激交感神经节和肾上腺髓质，出现血压升高和心律失常。

考点2★★ 实验室检查及其他检查

ChE活力是诊断有机磷杀虫药（OPI）中毒的特异性实验指标，对判断中毒程度、疗效和预后极为重要，但并不呈完全平行关系。以正常人血胆碱酯酶（ChE）活力均值作为100%，急性OPI中毒时，ChE活力值在70%~50%为轻度中毒，50%~30%为中度中毒，30%以下为重度中毒。对长期OPI接触者，血ChE活力值测定可作为生化监测指标。

考点3★★★ 诊断

根据患者 OPI 接触史、呼出气体或呕吐物或皮肤等部位有特异性的大蒜味，有胆碱能兴奋或危象的临床表现，特别是流涎、多汗、瞳孔缩小、肌纤维颤动和意识障碍等，结合及时测定的实验室检查结果，一般不难诊断。毒物接触史不明确的，实验室检查对诊断就更加重要。

考点4★★★ 西医治疗

1. **胆碱受体阻断药** 阿托品为代表药物。
2. **胆碱酯酶复能药** 氯磷定是目前临床上首选的 ChE 复能药。

第四节 急性镇静催眠药中毒

考点★★ 西医治疗

1. **清除毒物**
2. **特效解毒药** 镇静催眠药物中毒普遍无特效解毒药。氟马西尼是苯二氮䓬类拮抗药，能通过竞争抑制苯二氮䓬受体而阻断苯二氮䓬类药物的中枢神经系统作用。

第十单元 内科常见危重症

第一节 休克

考点1★★ 休克分类

休克可根据血流动力学状态改变的特点分为4种，即低血容量性休克、心源性休克、分布性休克和梗阻性休克。

考点 2 ★★★ 诊断

①有诱发休克的病因。②意识异常。③脉搏细速,超过 100 次/分或者不能触及。④四肢湿冷,胸骨部位皮肤指压痕阳性(指压后再充盈时间>2 秒),皮肤花纹、黏膜苍白或发绀,尿量<30mL/h 或无尿。⑤收缩压<80mmHg。⑥脉压<20mmHg。⑦原有高血压者收缩压较原收缩压下降 30% 以上。

符合 1、2、3、4 中的 2 项,或者 5、6、7 中 1 项者,可以诊断为休克。

考点 3 ★★★ 休克的中医辨证论治

辨证分型	治法	代表方剂
气阴耗伤证	益气固脱,敛阴生脉	生脉散
真阴衰竭证	育阴潜阳,复脉救逆	三甲复脉汤加减
阳气暴脱证	回阳救逆	四逆汤加味
热毒炽盛证	清里泄热解毒	黄连解毒汤
气滞血瘀证	理气开闭,活血通脉	四逆散合血府逐瘀汤加减
心气不足证	补养心气	炙甘草汤加减

第二节 中暑

考点 ★★ 临床表现

1. 热射病 典型临床表现为高热、无汗、昏迷。

2. 热痉挛 常发生在高温环境中强体力劳动后,患者常先有大量出汗,随后四肢肌肉、腹壁肌肉甚至胃肠道平滑肌发生阵发性痉挛和疼痛。实验室检查多有血钠和血氯降低,尿肌酸增高。

3. 热衰竭 先有头痛、头晕、恶心,继之口渴、胸闷、面色苍白、冷汗淋漓、脉搏细弱或缓慢、血压偏低。可有晕厥、抽搐。

第十一单元 肺系病证

喘证

考点★★★ 中医辨证论治

辨证分型	治法	代表方剂
风寒壅肺证	宣肺散寒	麻黄汤合华盖散加减
表寒肺热证	解表清里,化痰平喘	麻杏石甘汤加减
痰热郁肺证	清热化痰,宣肺平喘	桑白皮汤加减
痰浊阻肺证	祛痰降逆,宣肺平喘	二陈汤合三子养亲汤加减
肺气郁痹证	开郁降气平喘	五磨饮子加减
肺气虚耗证	补肺益气养阴	生脉散合补肺汤加减
肾虚不纳证	补肾纳气	金匮肾气丸合参蛤散加减
正虚喘脱证	扶阳固脱,镇摄肾气	参附汤送服黑锡丹

第十二单元 心系病证

不寐

考点1★★ 病因病机

不寐的病因虽多,但其病理变化总属阳盛阴衰,阴阳失交。一为阴虚不能纳阳，一为阳盛不得入于阴。其病位主要在心，与肝、脾、肾密切相关。

考点2★★★　中医辨证论治

辨证分型	治法	代表方剂
肝火扰心证	疏肝泻火，镇心安神	龙胆泻肝汤加减
痰热扰心证	清化痰热，和中安神	黄连温胆汤加减
心脾两虚证	补益心脾，养血安神	归脾汤加减
心肾不交证	滋阴降火，交通心肾	六味地黄汤合黄连阿胶汤
心胆气虚证	益气镇惊，安神定志	安神定志丸合酸枣仁汤加减

第十三单元　脾系病证

第一节　胃痞

考点1★　概述

胃痞是指以自觉心下痞塞、胸膈胀满、触之无形、按之柔软、压之不痛为主要症状的病证。按部位胃痞可分为胸痞、心下痞等。心下即胃脘部。此处主要讨论胃脘部出现上述症状的痞满，又可称胃痞。

考点2★★　病因病机

胃痞的基本病位在胃，与肝、脾的关系密切。中焦气机不利，脾胃升降失职为导致本病发生的病机关键。

考点3★★　中医辨证论治

辨证分型	治法	代表方剂
饮食内停证	消食和胃，行气消痞	保和丸加减
痰湿中阻证	除湿化痰，理气和中	二陈平胃汤加减
湿热阻胃证	清热化湿，和胃消痞	泻心汤合连朴饮加减
肝胃不和证	疏肝解郁，和胃消痞	越鞠丸合枳术丸加减
脾胃虚弱证	补气健脾，升清降浊	补中益气汤加减
胃阴不足证	养阴益胃，调中消痞	益胃汤加减

第二节　腹痛

考点★★★　中医辨证论治

辨证分型	治法	代表方剂
寒邪内阻证	散寒温里，理气止痛	良附丸合正气天香散加减
湿热壅滞证	泄热通腑，行气导滞	大承气汤加减
饮食积滞证	消食导滞，理气止痛	枳实导滞丸加减
肝郁气滞证	疏肝解郁，理气止痛	柴胡疏肝散加减
瘀血内停证	活血化瘀，和络止痛	少腹逐瘀汤加减
中虚脏寒证	温中补虚，缓急止痛	小建中汤加减

第三节　泄泻

考点1★★　泄泻的病因病机

泄泻基本病机为脾病与湿盛，致肠道功能失司而发生泄泻。病位在肠，主病之脏属脾，同时与肝、肾密切相关。

考点2★★　泄泻与痢疾的鉴别

两者均为大便次数增多、粪质稀薄的病证。泄泻以大便次数增加，粪质稀溏，甚则如水样，或完谷不化为主症，大便不带脓血，也无里急后重，或无腹痛。而痢疾以腹痛、里急后重、便下赤白脓血为特征。

考点3★★★　中医辨证论治

辨证分型	治法	代表方剂
寒湿内盛证	芳香化湿，解表散寒	藿香正气散加减
湿热伤中证	清热利湿，分利止泻	葛根芩连汤加减
食滞肠胃证	消食导滞，和中止泻	保和丸加减
脾胃虚弱证	健脾益气，化湿止泻	参苓白术散加减
肾阳虚衰证	温肾健脾，固涩止泻	四神丸加减
肝气乘脾证	抑肝扶脾	痛泻要方加减

第四节　便秘

考点★★★　中医辨证论治

1. 实秘

辨证分型	治法	代表方剂
热秘	泻热导滞，润肠通便	麻子仁丸加减
气秘	顺气导滞	六磨汤加减
冷秘	温里散寒，通便止痛	温脾汤加减

2. 虚秘

辨证分型	治法	代表方剂
气虚秘	益气润肠	黄芪汤加减
血虚秘	养血润燥	润肠丸加减
阴虚秘	滋阴通便	增液汤加减
阳虚秘	温阳通便	济川煎加减

第十四单元 肝系病证

第一节 胁痛

考点1★ 病因病机

胁痛的基本病机为肝络失和,其病理变化可归纳为"不通则痛"与"不荣则痛"两类。其病理因素不外气滞、血瘀、湿热三者。胁痛的病变脏腑主要在于肝胆,又与脾胃及肾有关。

考点2★★★ 中医辨证论治

辨证分型	治法	代表方剂
肝郁气滞证	疏肝理气	柴胡疏肝散加减
肝胆湿热证	清热利湿	龙胆泻肝汤加减
瘀血阻络证	祛瘀通络	血府逐瘀汤或复元活血汤加减
肝络失养证	养阴柔肝	一贯煎加减

第二节 黄疸

考点1★★ 病因病机

黄疸的病位在肝、胆、脾、胃,基本病机是脾胃运化失健,肝胆疏泄不利,胆汁不循常道,或溢于肌肤,或上蒸清窍,或下注膀胱。病理因素主要为湿邪,病理性质有阴阳之分。阳黄多因湿热熏蒸,或疫毒伤血,发黄迅速而色鲜明;阴黄多因寒湿阻遏,脾阳不振,发黄持久而色晦暗。

考点2★★ 诊断与病证鉴别

1. 目黄、身黄、小便黄,其中目睛黄染为本病的重要特征。
2. 常伴食欲减退、恶心呕吐、胁痛腹胀等症状。
3. 常有外感湿热瘟毒,内伤酒食不节,或有胁痛、癥积等病史。

考点3★★★ 中医辨证论治

辨证分型		治法	代表方剂
阳黄	热重于湿证	清热利湿	茵陈蒿汤加减
	湿重于热证	利湿化浊	茵陈四苓散加减
	胆腑郁热证	清泄胆热	大柴胡汤加减
	热毒炽盛证(急黄)	清热解毒	犀角散加减
阴黄	寒湿困脾证	温中散寒,健脾渗湿	茵陈术附汤加减
	脾虚血亏证	健脾益气	黄芪建中汤加减

第三节 积证

考点1★★ 病因病机

本病的病机主要是气机阻滞，瘀血内结。病理因素主要有寒邪、湿浊、痰浊、食滞、虫积等，但主要是气滞血瘀，以血瘀为主。本病病位主要在于肝、脾、胃、肠。

考点2★★★ 中医辨证论治

辨证分型	治法	代表方剂
气滞血阻证	理气活血，通络消积	大七气汤加减
瘀血内结证	祛瘀软坚，佐以扶正健脾	膈下逐瘀汤合六君子汤加减
正虚瘀结证	补益气血，活血化瘀	八珍汤合化积丸加减

第四节 聚证

考点1★★ 病因病机

聚证主要病机以气机逆乱为主，大凡肝郁气滞、痰气交阻、食滞痰阻等以气滞为主因者，多成聚证。病理因素有寒湿、食滞、虫积、痰浊等，病位主要在于肝脾。

考点2★★★ 积与聚主症特点与病机异同

积证主症特点：望之有形，触之必见结块，且固定不移，痛有定处；病多在血分，多属于脏，病机以痰凝血结为主。

聚证主症特点：望之有形，但按之无块，聚散无常，痛无定处；病多在气分，多属于腑，病机以气机逆乱为主。

考点3★★★　中医辨证论治

辨证分型	治法	代表方剂
肝郁气滞证	疏肝解郁，行气散结	逍遥散合木香顺气散加减
食滞痰阻证	导滞散结，理气化痰	六磨汤加减

第五节　鼓胀

考点1★　鼓胀的概念

鼓胀是指腹部胀大如鼓的一类病证，临床以腹大胀满，绷急如鼓，皮色苍黄，脉络显露为特征，故名鼓胀。

考点2★★　鼓胀的病因病机

鼓胀形成，肝、脾、肾功能失调是关键。肝气郁结，气滞血瘀，是形成鼓胀的基本条件。

考点3★★　中医辨证论治

辨证分型	治法	代表方剂
气滞湿阻证	疏肝理气，运脾利湿	柴胡疏肝散合胃苓汤加减
水湿困脾证	温中健脾，行气利水	实脾饮加减
水热蕴结证	清热利湿，攻下逐水	中满分消丸合茵陈蒿汤加减
瘀结水留证	活血化瘀，行气利水	调营饮加减
阳虚水盛证	温补脾肾，化气利水	附子理苓汤或济生肾气丸加减
阴虚水停证	滋肾柔肝，养阴利水	六味地黄丸合一贯煎加减

第六节 眩晕

考点★★★　中医辨证论治

辨证分型	治法	代表方剂
肝阳上亢证	平肝潜阳，清热息风	天麻钩藤饮或羚羊角汤加减
气血亏虚证	补益气血，健运脾胃	八珍汤加减
肾精不足证	补益肾精，充养脑髓	河车大造丸加减
痰浊内蕴证	燥湿祛痰，健脾和胃	半夏白术天麻汤加减
瘀血阻窍证	祛瘀生新，活血通窍	通窍活血汤加减

第十五单元　肾系病证

水肿

考点1★　水肿的病因病机

水肿发病的机理主要在于<u>肺失通调，脾失转输，肾失开合，三焦气化不利</u>。其病位在肺、脾、肾，而关键在肾。

考点2★★　辨阴水阳水

水肿的辨证以阴阳为纲，首辨阳水、阴水，区分其病理属性。

阳水多因风邪、疮毒、水湿所致。<u>发病较急</u>，每成于数日之间，肿多由面目开始，自上而下，继及全身，肿处皮肤绷急光亮，按之凹陷即起，兼有发热恶寒等表证，或烦热口渴、小便赤涩、大便秘结、皮肤疮疡等毒热证。属表证、实证，一般病程较短。

阴水病因多为饮食劳倦、先天或后天因素所致脾肾亏损，发病缓慢，或反复发作，或由阳水转化而来。肿多由足踝开始，自下而上，继及全身，肿处皮肤松弛，按之凹陷不易恢复，甚则按之如泥，兼见神疲乏力、纳呆便溏、腰酸冷痛、恶寒肢冷等脾肾两虚之证。属里、属虚或虚实夹杂，病程较长。

考点3★★　水肿的治疗原则

水肿的治疗，《素问·汤液醪醴论》提出"开鬼门""洁净府""去菀陈莝"三条基本原则。

考点4★★★　中医辨证论治

辨证分型	治法	代表方剂
风水泛溢证	散风清热，宣肺行水	越婢加术汤加减
湿毒浸淫证	宣肺解毒，利湿消肿	麻黄连翘赤小豆汤合五味消毒饮加减
水湿浸渍证	健脾化湿，通阳利水	五皮饮合胃苓汤加减
湿热壅盛证	分利湿热	疏凿饮子加减
脾阳虚衰证	温运脾阳，以利水湿	实脾饮加减
肾阳衰微证	温肾助阳，化气行水	济生肾气丸合真武汤加减
瘀水互结证	活血祛瘀，化气行水	桃红四物汤合五苓散加减

第十六单元　气血津液病证

第一节　郁证

考点★★　中医辨证论治

辨证分型	治法	代表方剂
肝气郁结证	疏肝解郁，理气畅中	柴胡疏肝散加减
气郁化火证	疏肝解郁，清肝泻火	丹栀逍遥散加减
痰气郁结证	行气开郁，化痰散结	半夏厚朴汤加减
心神失养证	甘润缓急，养心安神	甘麦大枣汤加减
心脾两虚证	健脾养心，补益气血	归脾汤加减
心阴亏虚证	滋阴养血，补心安神	天王补心丹加减
血行郁滞证	活血化瘀，理气解郁	血府逐瘀汤加减
肝肾阴虚证	滋养阴精，补益肝肾	杞菊地黄丸加减

第二节　血证

考点★★★　中医辨证论治

1. 鼻衄

辨证分型	治法	代表方剂
热邪犯肺证	清泄肺热，凉血止血	桑菊饮加减
胃热炽盛证	清胃泻火，凉血止血	玉女煎加减
肝火上炎证	清肝泻火，凉血止血	龙胆泻肝汤加减
气血亏虚证	补气摄血	归脾汤加减

2. 齿衄

辨证分型	治法	代表方剂
胃火炽盛证	清胃泻火,凉血止血	加味清胃散合泻心汤加减
阴虚火旺证	滋阴降火,凉血止血	六味地黄丸合茜根散加减

3. 咳血

辨证分型	治法	代表方剂
燥热伤肺证	清热润肺,宁络止血	桑杏汤加减
肝火犯肺证	清肝泻火,凉血止血	泻白散合黛蛤散加减
阴虚肺热证	滋阴润肺,宁络止血	百合固金汤加减

4. 吐血

辨证分型	治法	代表方剂
胃热壅盛证	清胃泻火,化瘀止血	泻心汤合十灰散加减
肝火犯胃证	泻肝清胃,凉血止血	龙胆泻肝汤加减
气虚血溢证	健脾益气摄血	归脾汤加减

5. 便血

辨证分型	治法	代表方剂
肠道湿热证	清化湿热,凉血止血	地榆散合槐角丸加减
气虚不摄证	益气摄血	归脾汤加减
脾胃虚寒证	健脾温中,养血止血	黄土汤加减

6. 尿血

辨证分型	治法	代表方剂
下焦湿热证	清热利湿,凉血止血	小蓟饮子加减
肾虚火旺证	滋阴降火,凉血止血	知柏地黄丸加减

续表

辨证分型	治法	代表方剂
脾不统血证	补中健脾，益气摄血	归脾汤加减
肾气不固证	补益肾气，固摄止血	无比山药丸加减

7. 紫斑

辨证分型	治法	代表方剂
血热妄行证	清热解毒，凉血止血	十灰散加减
阴虚火旺证	滋阴降火，宁络止血	茜根散加减
气不摄血证	补气摄血	归脾汤加减

第三节 痰饮

考点1★ 痰饮的概念

痰饮是指体内水液输布、运化失常，停积于某些部位的一类病证。痰，古通"淡"，是指水一类的可以"淡荡流动"的物质。饮也是指水液，作为致病因素，则是指病理性质的液体。为此，古代所称的"淡饮""流饮"，实均指痰饮而言。

考点2★★ 痰饮的分类

痰饮包括痰饮、悬饮、溢饮、支饮四类。饮停胃肠之证，为痰饮；饮水后水流在胁下，咳唾引痛，谓之悬饮；水饮流行，归于四肢，当汗出而不汗出，身体疼痛，谓之溢饮；咳逆倚息，短气不得卧，其形如肿，谓之支饮。

考点3★★ 痰饮的诊断

1. 痰饮 心下满闷，呕吐清水痰涎，胃肠沥沥有声，形体昔肥今瘦,属饮停胃肠。

2. 悬饮 胸胁胀满,咳唾引痛,喘促不能平卧,属饮流胁下。

3. 溢饮 身体疼痛而沉重,甚则肢体浮肿,当汗出而不汗出,属饮溢肢体。

4. 支饮 咳逆倚息,短气不得平卧,其形如肿,属饮邪支撑胸肺。

考点4★★　中医辨证论治

辨证分型		治法	代表方剂
痰饮	脾阳虚弱证	温脾化饮	苓桂术甘汤合小半夏加茯苓汤加减
	饮留胃肠证	攻下逐饮	甘遂半夏汤或己椒苈黄丸加减
悬饮	邪犯胸肺证	和解宣利	柴枳半夏汤加减
	饮停胸胁证	泻肺祛饮	椒目瓜蒌汤合十枣汤加减
	络气不和证	理气和络	香附旋覆花汤加减
	阴虚内热证	滋阴清热	沙参麦冬汤合泻白散加减
溢饮		发表化饮	小青龙汤加减
支饮	寒饮伏肺证	宣肺化饮	小青龙汤加减
	脾肾阳虚证	温脾补肾	金匮肾气丸合苓桂术甘汤加减

第四节 汗证

考点★★★ 中医辨证论治

辨证分型		治法	代表方剂
自汗	营卫不和	调和营卫	桂枝汤加减
	肺气虚弱	益气固表	玉屏风散加减
	心肾亏虚	益气温阳	芪附汤加减
	热郁于内	清泄里热	竹叶石膏汤加减
盗汗	心血不足	补血养心	归脾汤加减
	阴虚火旺	滋阴降火	当归六黄汤加减
脱汗		益气回阳固脱	参附汤加味
战汗		扶正祛邪	主要针对原发病辨证论治
黄汗		清热化湿	龙胆泻肝汤

第五节 内伤发热

考点1★ 病因病机

引起内伤发热的病机,大体可归纳为虚、实两类。由气郁化火、瘀血阻滞及痰湿停聚所致者属实,其基本病机为气、血、痰、湿等郁结,壅遏化热而引起发热。

考点2★★★ 中医辨证论治

辨证分型	治法	代表方剂
阴虚发热	滋阴清热	清骨散或知柏地黄丸加减
血虚发热	益气养血	归脾汤加减
气虚发热	益气健脾,甘温除热	补中益气汤加减

续表

辨证分型	治法	代表方剂
阳虚发热	温补阳气，引火归原	金匮肾气丸加减
气郁发热	疏肝理气，解郁泄热	丹栀逍遥散加减
痰湿郁热	燥湿化痰，清热和中	黄连温胆汤合中和汤加减
血瘀发热	活血化瘀	血府逐瘀汤加减

第六节 虚劳

考点★ 病因病机

虚劳的病理性质，主要为气、血、阴、阳的亏虚，病损主要在五脏，尤以脾、肾两脏更为重要。

第七节 厥证

考点1★★ 病因病机

厥证的病因主要是气机突然逆乱，阴阳失调，气血运行失常所致，虽涉及五脏六腑，但与肝关系密切。病性不外虚、实两端，实为气机郁闭，虚为气血暴脱。

考点2★★ 中医辨证论治

辨证分型		治法	代表方剂
气厥	实证	顺气解郁，开窍醒神	先用通关散吹鼻醒神，继用五磨饮子加减
	虚证	益气回阳固脱	独参汤或四味回阳饮加减

续表

辨证分型		治法	代表方剂
血厥	实证	开窍活血，顺气降逆	通瘀煎或羚角钩藤汤加减
	虚证	补益气血	先服独参汤以固脱，继服人参养荣或当归补血汤加减
痰厥		行气豁痰	导痰汤加减
暑厥		清暑益气，开窍醒神	先用紫雪丹醒神开窍，继用白虎加人参汤加减

第十七单元 肢体经络病证

第一节 痿证

考点1★ 历代医家论痿证治则

治疗上，《素问·痿论》所言"治痿者独取阳明"，是指补脾胃、清胃火、祛湿热。另一方面朱丹溪用"泻南方、补北方"，是从清内热、滋肾阴方面，达到金水相生、滋润五脏的另一种方法。总的治法正如《医学心悟·痿》所云："不外补中祛湿、养阴清热而已。"

考点2★★ 中医辨证论治

辨证分型	治法	代表方剂
热毒炽盛，气血两燔证	清热解毒，凉血活血	清瘟败毒饮加减
肺热津伤，筋失濡润证	清热润燥，养肺生津	清燥救肺汤加减
湿热浸淫，气血不运证	清热利湿，通利筋脉	加味二妙散加减
脾胃亏虚，精微不运证	补脾益气，健运升清	参苓白术散合补中益气汤加减
肝肾亏损，髓枯筋痿证	补益肝肾，滋阴清热	大补阴煎加减

第二节 腰痛

考点★★★　中医辨证论治

辨证分型	治法	代表方剂
寒湿腰痛证	散寒行湿，温经通络	甘姜苓术汤加味
湿热腰痛证	清热利湿，舒筋止痛	四妙丸加减
瘀血腰痛证	活血化瘀，理气止痛	身痛逐瘀汤加减
肾虚腰痛证	温补肾阳或滋补肾阴	偏阳虚者，右归丸；偏阴虚者，左归丸

执业医师资格考试医学综合考点速记突破胜经丛书

中西医结合执业医师资格考试医学综合考点速记突破胜经
（下册）

田磊 ◎ 编著

中国中医药出版社
· 北 京 ·

图书在版编目（CIP）数据

中西医结合执业医师资格考试医学综合考点速记突破胜经：上下册 / 田磊编著. —北京：中国中医药出版社，2021.1
（执业医师资格考试医学综合考点速记突破胜经丛书）
ISBN 978-7-5132-6477-8

Ⅰ. ①中… Ⅱ. ①田… Ⅲ. ①中西医结合-资格考试-自学参考资料 Ⅳ. ①R2-031

中国版本图书馆CIP数据核字（2020）第199881号

中国中医药出版社出版

北京经济技术开发区科创十三街31号院二区8号楼
邮政编码　100176
传真　010-64405721
河北新华第二印刷有限责任公司印刷
各地新华书店经销

开本 787×1092　1/32　印张 23.5　字数 560 千字
2021年1月第1版　2021年1月第1次印刷
书号　ISBN 978-7-5132-6477-8

定价　89.00元
网址　www.cptcm.com

社 长 热 线　010-64405720
购 书 热 线　010-89535836
维 权 打 假　010-64405753

微信服务号　zgzyycbs
微商城网址　https://kdt.im/LIdUGr
官 方 微 博　http://e.weibo.com/cptcm
天猫旗舰店网址　https://zgzyycbs.tmall.com

如有印装质量问题请与本社出版部联系（010-64405510）
版权专有　侵权必究

执业医师资格考试医学综合考点速记突破胜经丛书
编委会

主　编　田　磊
副主编　周明旺　左玉霞　田泾市
编　委　张　超　张　峦　郭琛英
　　　　曹粟满　刘　婷　胡丽鸽

前言

执业医师资格考试是行业准入考试,是评价申请医师资格者是否具备从事医师工作所必需的专业知识与技能的考试。其考察知识面广,难度较高,每年总通过率多低于30%。因此,执业医师考试是所有医学生成为一名真正大夫之前都必须经过的一个严格的考验。

通过多年的执业医师考培经历,我发现很多考生之所以无法顺利通过执业医师资格考试,究其原因,并不一定是努力不足,更不存在智力缺陷。他们不能拿到执业医师证一个最重要的原因就是对执业医师考试缺乏必要的了解,不知道哪些知识是考试重点。

另外,就是考试科目多。以中西医结合执业医师考试为例,考试涉及的科目就有15门,涵盖了中医学基础、中医经典、中西医结合临床、西医综合、医学人文等多个方面的内容,基本上医学生本科5年所学的主干课程都要考到,时间短,任务重,如果不了解考试的重点,眉毛胡子一把抓,想通过考试,比登天还难。

针对以上两个方面的原因,为了帮助广大考生顺利通过执业医师考试,我们特编写了这套"执业医师资格考试医学综合考点速记突破胜经丛书",本套丛书突出应试教育模式,具有如下特色：

精 内容精。笔者认真研究历年执业医师资格考试考题发现这样一个规律，重要的知识点总是反复地被考到，只是可能会变化一下形式。大约90%的考题出自60%的知识点，而剩余40%的知识点很少考到甚至从未考到过。根据这种情况，结合笔者多年执业医师资格考试辅导经验，我们将执业医师资格考试的全部知识点进行分类，去粗取精，去掉很少出考题的40%的知识点。而对于常出考题的60%的知识点，我们也尽可能用精炼的语言表达其知识内涵，省略与考试无关的语言。

准 考点选择准确。本书所载考点是笔者通过近十年执业医师资格考试辅导经验筛选出来的，均为执业医师资格考试常考点。并且，我根据其考题出现的频率，将筛选出来的考点分为三类，用"★"号进行标记：★★★表明本考点最为重要；★★表明重要性次之；★最次。只要将本书所载考点弄懂、记准80%以上，就一定能通过执业医师资格考试。

简 简化复习过程。执业医师资格考试涉及科目内容极多，绝大多数的医考辅导书籍页数在1000页以上，字数达200万，需要考生自己在厚厚的书籍里去搜寻考点，费时费力，且复习效果欠佳。本书将复杂的医考内容以考点形式呈现，考试会考什么，考生要学什么，一目了然。并且，本书字数较少，篇幅较小，仅相当于其他辅导书籍篇幅的1/10，而核心考点却能全部覆盖。用本书来备战执业医师资格考试，极大简化了执业医师资格考试的复习过程。

便 便有两层意思，一是方便记忆。本书将考试大纲中较杂乱的内容用表格的方式展现，对于考生头痛的记忆性内容，如中药、方剂、针灸等科目则配有记忆的口诀、歌诀，方便考生的学习和记忆。二是方便携带。本书内容精简，为小32开口袋书，可随身携带，考生可以在等公交车、排队等零碎的时间用本书学习，也许等公交车时记下的一个考点就能决定你今年是否能拿到执业医师资格证书。

我相信，只要考生认真学习，在本书的帮助下一定能够顺利通过执业医师资格考试，成为一名名副其实的医生！

田 磊

2020年11月

目 录

中医学基础

中医基础理论 ………………………………………… 3
- 第一单元　中医学理论体系 ……………………… 3
- 第二单元　精气学说 ……………………………… 6
- 第三单元　阴阳学说 ……………………………… 7
- 第四单元　五行学说 ……………………………… 10
- 第五单元　藏象学说 ……………………………… 13
- 第六单元　五脏 …………………………………… 14
- 第七单元　六腑 …………………………………… 20
- 第八单元　奇恒之腑 ……………………………… 22
- 第九单元　精、气、血、津液、神 ……………… 22
- 第十单元　经络 …………………………………… 27
- 第十一单元　体质 ………………………………… 28
- 第十二单元　病因 ………………………………… 29
- 第十三单元　发病 ………………………………… 33
- 第十四单元　病机 ………………………………… 34
- 第十五单元　防治原则 …………………………… 40
- 第十六单元　养生与寿夭 ………………………… 43

中医诊断学 …………………………………………… 44
- 第一单元　望诊 …………………………………… 44
- 第二单元　望舌 …………………………………… 50
- 第三单元　闻诊 …………………………………… 53
- 第四单元　问诊 …………………………………… 55
- 第五单元　脉诊 …………………………………… 60

第六单元	八纲辨证	62
第七单元	病因辨证	66
第八单元	气血津液辨证	67
第九单元	脏腑辨证	69
第十单元	六经辨证	73
第十一单元	卫气营血辨证	75
第十二单元	三焦辨证	76

中药学 …… 78
第一单元	总论	78
第二单元	解表药	80
第三单元	清热药	82
第四单元	泻下药	85
第五单元	祛风湿药	87
第六单元	化湿药	88
第七单元	利水渗湿药	89
第八单元	温里药	90
第九单元	理气药	91
第十单元	消食药	92
第十一单元	驱虫药	92
第十二单元	止血药	93
第十三单元	活血化瘀药	94
第十四单元	化痰止咳平喘药	96
第十五单元	安神药	98
第十六单元	平肝息风药	99
第十七单元	开窍药	100
第十八单元	补虚药	100
第十九单元	收涩药	104
第二十单元	攻毒杀虫止痒药	105
第二十一单元	拔毒化腐生肌药	106

方剂学 ·············· 107

第一单元　总论 ·············· 107

第二单元　解表剂 ·············· 108

第三单元　泻下剂 ·············· 113

第四单元　和解剂 ·············· 116

第五单元　清热剂 ·············· 118

第六单元　祛暑剂 ·············· 125

第七单元　温里剂 ·············· 126

第八单元　表里双解剂 ·············· 129

第九单元　补益剂 ·············· 130

第十单元　固涩剂 ·············· 138

第十一单元　安神剂 ·············· 141

第十二单元　开窍剂 ·············· 142

第十三单元　理气剂 ·············· 143

第十四单元　理血剂 ·············· 147

第十五单元　治风剂 ·············· 152

第十六单元　治燥剂 ·············· 155

第十七单元　祛湿剂 ·············· 158

第十八单元　祛痰剂 ·············· 166

第十九单元　消食剂 ·············· 169

第二十单元　驱虫剂 ·············· 170

第二十一单元　治痈疡剂 ·············· 170

中医经典

第一单元　黄帝内经 ·············· 175

第二单元　伤寒论 ·············· 187

第三单元　金匮要略 ·············· 207

第四单元　温病学 ·············· 224

中西医结合临床

中西医结合内科学 ········· 245
- 第一单元　呼吸系统疾病 ········· 245
- 第二单元　循环系统疾病 ········· 259
- 第三单元　消化系统疾病 ········· 278
- 第四单元　泌尿系统疾病 ········· 287
- 第五单元　血液及造血系统疾病 ········· 292
- 第六单元　内分泌与代谢疾病 ········· 299
- 第七单元　风湿性疾病 ········· 308
- 第八单元　神经系统疾病 ········· 310
- 第九单元　理化因素所致疾病 ········· 322
- 第十单元　内科常见危重症 ········· 324
- 第十一单元　肺系病证 ········· 326
- 第十二单元　心系病证 ········· 326
- 第十三单元　脾系病证 ········· 327
- 第十四单元　肝系病证 ········· 330
- 第十五单元　肾系病证 ········· 334
- 第十六单元　气血津液病证 ········· 336
- 第十七单元　肢体经络病证 ········· 342

中西医结合外科学 ········· 345
- 第一单元　中医外科证治概要 ········· 345
- 第二单元　无菌术 ········· 350
- 第三单元　麻醉 ········· 352
- 第四单元　体液与营养代谢 ········· 354
- 第五单元　输血 ········· 357
- 第六单元　休克 ········· 358
- 第七单元　围手术期 ········· 360
- 第八单元　重症救治 ········· 361
- 第九单元　疼痛与治疗 ········· 362

第十单元　内镜与腔镜技术	362
第十一单元　外科感染	363
第十二单元　损伤	370
第十三单元　常见体表肿物	375
第十四单元　甲状腺疾病	376
第十五单元　胸部疾病	380
第十六单元　乳房疾病	381
第十七单元　胃与十二指肠疾病	384
第十八单元　原发性肝癌	386
第十九单元　门静脉高压症	386
第二十单元　急腹症	387
第二十一单元　腹外疝	391
第二十二单元　肛肠疾病	393
第二十三单元　泌尿与男性生殖系统疾病	396
第二十四单元　周围血管疾病	401
第二十五单元　皮肤及性传播疾病	403
中西医结合妇产科学	410
第一单元　女性生殖系统解剖	410
第二单元　女性生殖系统生理	411
第三单元　妊娠生理	413
第四单元　产前保健	415
第五单元　正常分娩	416
第六单元　正常产褥	418
第七单元　妇产科疾病的病因与发病机制	419
第八单元　妊娠病	419
第九单元　妊娠合并疾病	428
第十单元　异常分娩	431
第十一单元　胎儿窘迫与胎膜早破	433
第十二单元　分娩期并发症	435
第十三单元　产后病	437

第十四单元	外阴色素减退性疾病	441
第十五单元	女性生殖系统炎症	442
第十六单元	月经病	446
第十七单元	女性生殖器官肿瘤	453
第十八单元	妊娠滋养细胞疾病	456
第十九单元	子宫内膜异位症及子宫腺肌病	457
第二十单元	子宫脱垂	459
第二十一单元	不孕症	459
第二十二单元	计划生育	460

中西医结合儿科学 ······ 462
第一单元	儿科学基础	462
第二单元	新生儿疾病	467
第三单元	呼吸系统疾病	469
第四单元	循环系统疾病	474
第五单元	消化系统疾病	475
第六单元	泌尿系统疾病	478
第七单元	神经系统疾病	480
第八单元	小儿常见心理障碍	481
第九单元	造血系统疾病	483
第十单元	内分泌疾病	486
第十一单元	免疫系统疾病	488
第十二单元	营养性疾病	491
第十三单元	感染性疾病	494
第十四单元	寄生虫病	502
第十五单元	小儿危重症的处理	502
第十六单元	中医相关病证	504

针灸学 ······ 509
第一单元	经络系统	509
第二单元	特定穴	509
第三单元	腧穴的定位方法	512

第四单元　手太阴肺经、腧穴 …………………… 514
第五单元　手阳明大肠经、腧穴 ………………… 515
第六单元　足阳明胃经、腧穴 …………………… 517
第七单元　足太阴脾经、腧穴 …………………… 518
第八单元　手少阴心经、腧穴 …………………… 520
第九单元　手太阳小肠经、腧穴 ………………… 521
第十单元　足太阳膀胱经、腧穴 ………………… 522
第十一单元　足少阴肾经、腧穴 ………………… 525
第十二单元　手厥阴心包经、腧穴 ……………… 526
第十三单元　手少阳三焦经、腧穴 ……………… 528
第十四单元　足少阳胆经、腧穴 ………………… 529
第十五单元　足厥阴肝经、腧穴 ………………… 531
第十六单元　督脉、腧穴 ………………………… 532
第十七单元　任脉、腧穴 ………………………… 533
第十八单元　毫针刺法 …………………………… 535
第十九单元　灸法 ………………………………… 535
第二十单元　内科病证的针灸治疗 ……………… 536
第二十一单元　妇儿科病证的针灸治疗 ………… 538
第二十二单元　皮外伤科病证的针灸治疗 ……… 540
第二十三单元　五官科病证的针灸治疗 ………… 541
第二十四单元　急症及其他病证的针灸治疗 …… 542

西医综合

诊断学基础 ………………………………………… 547
　第一单元　症状学 ……………………………… 547
　第二单元　检体诊断 …………………………… 555
　第三单元　实验室诊断 ………………………… 577
　第四单元　心电图诊断 ………………………… 588
　第五单元　影像诊断 …………………………… 591

药理学 ································· 595
  第一单元　药物作用的基本规律 ············ 595
  第二单元　拟胆碱药 ····················· 600
  第三单元　有机磷酸酯类中毒与胆碱酯酶复活药
    ································· 600
  第四单元　抗胆碱药 ····················· 601
  第五单元　拟肾上腺素药 ················· 602
  第六单元　抗肾上腺素药 ················· 603
  第七单元　镇静催眠药 ··················· 604
  第八单元　抗癫痫药 ····················· 605
  第九单元　抗精神失常药 ················· 606
  第十单元　抗中枢神经系统退行性疾病药 ···· 607
  第十一单元　镇痛药 ····················· 608
  第十二单元　解热镇痛抗炎药 ············· 609
  第十三单元　抗组胺药 ··················· 610
  第十四单元　利尿药、脱水药 ············· 611
  第十五单元　抗高血压药 ················· 613
  第十六单元　抗心律失常药 ··············· 616
  第十七单元　抗慢性心功能不全药 ········· 617
  第十八单元　抗心绞痛药 ················· 619
  第十九单元　血液系统药 ················· 621
  第二十单元　消化系统药 ················· 624
  第二十一单元　呼吸系统药 ··············· 625
  第二十二单元　糖皮质激素 ··············· 627
  第二十三单元　抗甲状腺药 ··············· 629
  第二十四单元　降血糖药 ················· 630
  第二十五单元　合成抗菌药 ··············· 632
  第二十六单元　抗生素 ··················· 633
  第二十七单元　抗真菌药与抗病毒药 ······· 636
  第二十八单元　抗菌药物的耐药性 ········· 636
  第二十九单元　抗结核病药 ··············· 637

第三十单元　抗恶性肿瘤药……………… 639
传染病学………………………………………… 640
　　第一单元　传染病学总论…………………… 640
　　第二单元　病毒感染………………………… 643
　　第三单元　细菌感染………………………… 658
　　第四单元　消毒与隔离……………………… 671

医学人文

医学伦理学……………………………………… 677
　　第一单元　医学伦理学与医学目的、医学模式… 677
　　第二单元　中国医学的道德传统…………… 678
　　第三单元　医学伦理学的理论基础………… 679
　　第四单元　医学道德的规范体系…………… 680
　　第五单元　处理与患者关系的道德要求…… 683
　　第六单元　处理医务人员之间关系的道德要求… 684
　　第七单元　临床诊疗道德的要求…………… 684
　　第八单元　医学研究的道德要求…………… 687
　　第九单元　医学道德的评价与良好医德的养成… 688
　　第十单元　医学伦理学文献………………… 689
卫生法规………………………………………… 691
　　第一单元　卫生法概述……………………… 691
　　第二单元　卫生法律责任…………………… 692
　　第三单元　《中华人民共和国执业医师法》… 693
　　第四单元　《中华人民共和国药品管理法》… 696
　　第五单元　《中华人民共和国传染病防治法》… 700
　　第六单元　《突发公共卫生事件应急条例》… 701
　　第七单元　《医疗纠纷预防和处理条例》… 703
　　第八单元　《中华人民共和国中医药法》… 706
　　第九单元　《医疗机构从业人员行为规范》… 707
　　第十单元　《中华人民共和国基本医疗卫生与健康
　　　　　　　促进法》………………………… 708

中西医结合外科学

第一单元　中医外科证治概要

考点1★★★　专业术语

根盘　指肿疡基底部周围之坚硬区,边缘清楚。

根脚　指肿疡之基底根部。

应指　已化脓,或有其他液体,用手按压时有波动感。

护场　指在疮疡的正邪交争中,正气能够约束邪气,使之不至于深陷或扩散所形成的局部肿胀范围。有护场提示正气充足,疾病易愈;无护场提示正气不足,预后较差。

顺证　按顺序出现应有的症状者。

逆证　不按顺序而出现不良症状者。

考点2★　外科疾病的发病机理

局部气血凝滞,经络阻塞,营气不从,脏腑失和。

考点3★★★　阴阳辨证

阴阳辨证既是八纲辨证的总纲,又是外科疾病辨证的总纲。辨别诊治外科疾病应首先辨清阴阳属性。

	阳证	阴证
发病缓急	急性发作	慢性发作
皮肤颜色	红活焮赤	苍白或紫暗或皮色不变
皮肤温度	灼热	凉或不热
肿胀形势	肿胀形势高起	平塌下陷
肿胀范围	肿胀局限,根脚收束	肿胀范围不局限,根脚散漫
肿块硬度	软硬适度,溃后渐消	坚硬如石或柔软如棉
疼痛感觉	疼痛剧烈、拒按	隐痛、不痛或抽痛
病位深浅	皮肉	筋骨
脓液质量	脓质稠厚	脓质稀薄
病程长短	病程比较短	病程比较长
全身症状	初期常伴形寒发热口渴、纳呆、大便秘结、小便短赤,溃后渐消	初起无明显症状,酿脓时有骨蒸潮热、颧红,或面白、神疲、自汗、盗汗等症状,溃后尤甚
预后顺逆	易消、易溃、易敛,预后多顺(良好)	难消、难溃、难敛,预后多逆(不良)

考点4★★ 辨肿

1. 热肿 肿而色红,皮薄光泽,焮热疼痛,肿势急剧。

2. 寒肿 肿而不硬,皮色不泽,苍白或紫暗,皮肤清冷,常伴有酸痛,得暖则舒。

3. 风肿 发病急骤,漫肿宣浮,或游走无定,不红微热,或轻微疼痛。

4. 湿肿 皮肉重垂胀急,深按凹陷,如烂棉不起,浅则光亮如水疱,破流黄水,浸淫皮肤。

5. 痰肿　肿势软如棉，或硬如馒，大小不一，形态各异，无处不生，不红不热，皮色不变。

6. 气肿　皮紧内软，按之凹陷，放手复原，不红不热，或随喜怒消长。

7. 瘀血肿　肿而胀急，病程较快，色初暗褐，后转青紫，逐渐变黄至消退。也有血肿染毒、化脓而肿。

8. 郁结肿　肿势坚硬，表面不平，状如岩突，推之不动，界限不清，不红不热。

9. 实肿　肿势高突，根盘收束，常见于正盛邪实之疮疡。

10. 虚肿　肿势平坦，根盘散漫，常见于正虚不能托毒之疮疡。

考点5★★　辨痛

1. 热痛　皮色焮红，灼热疼痛，遇冷则痛减。

2. 寒痛　皮色不红，不热，酸痛，得温则痛缓。

3. 风痛　痛无定处，忽彼忽此，走注甚速，遇风则剧。

4. 气痛　攻痛无常，时感抽掣，喜缓怒甚。

5. 湿痛　痛而酸胀，肢体沉重，按之出现凹陷性水肿或见糜烂流滋。

6. 痰痛　疼痛轻微，或隐隐作痛，皮色不变，压之酸痛。

7. 化脓痛　痛势急胀，痛无止时，如同鸡啄，按之中软应指。

8. 瘀血痛　初起隐痛，胀痛，皮色不变或皮色暗褐，或见皮色青紫瘀斑。

考点6★★　辨痒

1. 风胜　走窜不定，遍体作痒，抓破血溢，随破随收,不致化腐,多为干性。

2. 湿胜 浸淫四窜,黄水淋漓,最易沿表皮蚀烂,越腐越痒,多为湿性。

3. 热胜 皮肤瘾疹,焮红灼热作痒,或只发于裸露部位,或遍布全身。甚则糜烂滋水淋漓,结痂成片,常不传染。

4. 虫淫 浸淫蔓延,黄水频流,状如虫行皮中,其痒尤甚,最易传染。

5. 血虚 皮肤变厚、干燥、脱屑,很少糜烂流滋水。

考点7★★★ 辨脓

1. 辨脓的有无

(1) 有脓 按之灼热痛甚,以指端重按一处其痛最甚,肿块已软,指起即复(即应指),脉来数者,为脓已成。

(2) 无脓 按之微热,痛势不甚,肿块仍硬,指起不复(不应指),脉不数者,为脓未成。

2. 辨脓操作方法 ①接触法(若应指明显者为有脓)。②透光法(适用于指、趾部皮下及甲下的辨脓)。③点压法(适用于病灶处脓液很少)。④穿刺法(适用于脓液不多且位于组织深部)。⑤B超。

考点8★★★ 外科内治法总则

1. 消法 是一切肿疡初起的治法总则。

2. 托法 托法适用于外疡中期即成脓期。补托法用于正虚毒盛,正气不能托毒外达;透托法用于毒气虽盛而正气未衰。

3. 补法 此法则适用于溃疡后期。

考点9★★★ 外治药物疗法

1. 膏药

(1) 适应证 一切外科疾病初起、成脓、溃后各个阶段，均可应用。

（2）用法　如太乙膏、千捶膏均可用于红肿热痛明显之阳证疮疡，为肿疡、溃疡的通用方。

2. 油膏

（1）适应证　适用于肿疡、溃疡、皮肤病糜烂结痂渗液不多者，以及肛门病等。

（2）用法　肿疡期用金黄膏、玉露膏清热解毒、消肿止痛、散瘀化痰，适用于疮疡阳证。冲和膏有活血止痛，疏风祛寒，消肿软坚的作用，适用于半阴半阳证。回阳玉龙膏有温经散寒，活血化瘀的作用，适用于阴证。

溃疡期可选用生肌玉红膏、红油膏、生肌白玉膏。

考点 10★★　外科手术疗法

1. 切开法　适用于一切外疡，不论阴证、阳证，确已成脓者。

2. 火针烙法　适用于甲下瘀血、四肢深部脓疡、疖、痈、赘疣、息肉以及创伤出血等。

3. 砭镰法　适用于急性阳证疮疡，如下肢丹毒、红丝疔、疖疮痈肿初起、外伤瘀血肿痛、痔疮肿痛等。

4. 挂线法　适用于疮疡溃后，脓水不净，虽经内服、外敷等治疗无效而形成漏管或窦道者；或疮口过深，或生于血络丛处，而不宜采用切开手术者。

5. 挑治疗法　适用于内痔出血、肛裂、脱肛、肛门瘙痒、颈部多发性疖肿等。

6. 结扎法　适用于瘤、赘疣、痔、脱疽等病，以及脉络断裂引起的出血之症。

考点 11★★　外科其他疗法

1. 引流法　包括药线引流、导管引流和扩创引流。

2. 垫棉法 适用于溃疡脓出不畅有袋脓者，或疮孔窦道形成、脓水不易排尽者，或溃疡脓腐已尽、新肉已生、但皮肉一时不能黏合者。

3. 药筒拔法

第二单元　无菌术

考点1★　灭菌和消毒的概念

灭菌是指杀灭一切活的微生物，而消毒是指杀灭病原微生物和其他有害微生物，并不要求清除或杀灭所有微生物（如芽孢等）。

考点2★★　化学消毒法

70%~75%酒精　常用于刀片、缝针及显微器械消毒，多用于已消毒过物品浸泡。时间30分钟。

甲醛气体熏蒸法　适用于不宜浸泡且不耐高温的器械和物品的消毒，如丝线、纤维内窥镜、精密仪器、手术照明灯、电线，熏蒸1小时以上达消毒，6~12小时灭菌。

环氧乙烷（过氧乙酸）熏蒸法　适用于各种导管、仪器及器械的消毒，环氧乙烷灭菌箱，6小时达灭菌效果。

考点3★★★　物理灭菌法

1. 高压蒸汽灭菌法　目前应用最普遍且效果可靠的灭菌方法。适用于能耐受高温的物品，如金属器械、玻璃、搪瓷器皿、敷料、橡胶、药液等。持续30分钟，可杀死包括细菌芽孢在内的一切细菌，达灭菌目的。

2. 煮沸灭菌法　简便、可靠的常用灭菌方法。适用于金属器械、玻璃、橡胶等物品。在正常压力下，在水中煮沸至100℃，<u>持续15~20分钟能杀灭一般细菌，持续煮沸1小时以上，可杀灭带芽孢的细菌。</u>

考点4★★　手术区皮肤消毒

消毒范围应包括手术切口周围15cm的区域。消毒步骤为自上而下，自切口中心向外周，涂擦时应稍用力，方向应一致，不可遗漏空白或自外周返回中心部位。对感染伤口或肛门等处手术，则应自手术区外周逐渐涂向感染伤口或会阴肛门处。

考点5★　穿无菌手术衣和戴手套的方法

1. 穿无菌手术衣　取手术衣，双手抓住衣领两端内面，提起轻轻抖开，使有腰带的面朝外，将手术衣向上轻掷起，顺势将两手向前伸入衣袖内，让台下人员从身后协助拉好，使双手露出袖口，然后双臂交叉，稍弯腰使腰带悬空，提起腰带直身向后递带，仍由别人在身后将腰带及背部衣带系好。

2. 戴无菌干手套　先穿无菌手术衣，用手套袋内的无菌滑石粉包轻轻敷擦双手，使之光滑，用左手自手套袋内捏住两只手套的翻折部提出手套，使两只手套拇指相对，先将右手插入右手手套内，再将戴好手套的右手2~5指插入左手手套的翻折部内，让左手插入左手手套中，然后将手套翻折部翻回套压住手术衣袖口。

第三单元 麻醉

考点1★★★ 确定麻醉前病情分级的 ASA 分级

分级	标准
Ⅰ	体格健康,发育营养良好,各器官功能正常
Ⅱ	除外科疾病外,有轻度并存疾病,功能代偿健全
Ⅲ	并存疾病较严重,体力活动受限,但尚能应付日常活动
Ⅳ	并存病严重,丧失日常活动能力,经常面临生命威胁
Ⅴ	无论手术与否,生命难以维持24小时的濒死病人
Ⅵ	确诊为脑死亡,其器官拟用于器官移植手术供体

考点2★★ 常用局麻药

临床上常依据局麻药的作用时间长短分为短效、中效和长效局麻药。短效者有普鲁卡因等,中效者有利多卡因等,长效者有丁卡因、罗哌卡因和布比卡因等。

考点3★★★ 蛛网膜下腔麻醉适应证、禁忌证和并发症

1. 适应证

(1) 下腹部及盆腔手术。

(2) 下肢手术。

(3) 肛门及会阴部手术。

2. 禁忌证

(1) 中枢神经系统进行性疾病,如多发性脊髓硬化症、脑膜炎、进行性脊髓前角灰白质炎、脊髓转移癌等。

(2) 全身严重性感染或穿刺部位有炎症感染,为防止将炎症导入蛛网膜下腔引起急性脑脊髓膜炎而应禁用。

(3) 老年人、消瘦、体弱、高血压、严重贫血等,因

循环代偿功能显著减弱,容易出现血压急剧下降,应慎用或禁用。

(4) 低血容量休克,在血容量未补足的情况下应禁用。

(5) 妊娠、腹部巨大肿瘤、严重腹水等,因腹腔内压增高及腹腔内血管扩张,容易出现循环骤变,且阻滞平面难以有效控制者,应禁用。

(6) 脊柱畸形或严重腰背痛者应禁用。

3. 并发症 ①术后头痛。②腰背痛。③尿潴留。④下肢瘫痪。

考点4★★★ 硬膜外麻醉适应证、禁忌证及并发症

1. 适应证 适用于胸壁、上肢、下肢、腹部和肛门会阴区各部位的手术,亦适用于颈椎病、腰背痛及腿痛等急、慢性疼痛的治疗。

2. 禁忌证

(1) 严重休克或出血未能纠正者。

(2) 穿刺部位有感染或全身严重感染者。

(3) 中枢神经系统疾病。

(4) 凝血机制障碍性疾病。

(5) 低血压或严重高血压。

(6) 慢性腰背痛或术前有头痛史。

(7) 脊柱畸形或脊柱类风湿关节炎。

(8) 精神病而不能合作者。

3. 并发症

(1) 术中并发症 全脊髓麻醉、局麻药的毒性反应、血压下降、呼吸抑制、恶心呕吐等。

(2) 术后并发症 神经损伤、硬膜外血肿、硬膜外脓肿、脊髓前动脉综合征等。

第四单元 体液与营养代谢

考点1★★★ 水和钠的代谢紊乱

正常人的血清钠浓度为136~145mmol/L。细胞外液中钠是最主要的电解质，其平衡规律是"多进多排，少进少排，不进不排"。

1. 等渗性缺水 又称急性缺水或混合性缺水，指血钠浓度正常而细胞外液容量减少的一种缺水。

2. 高渗性缺水 又称原发性缺水，是指细胞外液减少并呈现高钠血症的一种缺水。

3. 低渗性缺水 又称慢性缺水或继发性缺水，是指细胞外液减少的低钠血症。

考点2★★★ 钾的异常

1. 低钾血症 血清钾正常值为3.5~5.5mmol/L。钾是细胞内液的主要阳离子，平衡规律是"多进多排，少进少排，不进也排"。

（1）心电图 早期T波低平、双相倒置，继之ST段下降、QT间期延长和U波出现，或T、U波融合。

（2）补钾原则与方法 尿多补钾，尿量<40mL/h，或24小时尿量少于500mL，暂不补钾；尽量口服。

2. 高钾血症 血清钾浓度>5.5mmol/L称高钾血症。

心电图检查，早期改变为T波高尖，基底变窄；当血清钾>8.0mmol/L时，P波消失，QRS波增宽，QT间期延长。严重时出现房室传导阻滞，心室颤动。

考点3★ 代谢性酸中毒的诊断

1. 有严重腹泻、肠漏等病史。

2. 呼吸深而快，呼吸频率有时可达 40~50 次/分，呼出气带有酮味。

3. 血气分析：pH 值、HCO_3^- 明显下降、PCO_2 在正常范围或有所降低，AB、SB、BB 均降低，BE 负值增大。

4. 酸中毒程度的估计：可比照 CO_2CP：轻度酸中毒 CO_2CP 为 15~22mmol/L；中度酸中毒 CO_2CP 为 8~15mmol/L；重度酸中毒 $CO_2CP<8mmol/L$。

考点 4 ★ 代谢性碱中毒的诊断

1. 有胃液丢失过多、缺钾、碱性物质摄入过多的病史。

2. 某些利尿剂的作用，如速尿和利尿酸。

3. 某些疾病，如甲状腺机能减退、原发性醛固酮增多症、肾素瘤等。

4. 有呼吸浅慢，口周、手足麻木，面部及四肢肌肉小抽动，出现嗜睡、烦躁、精神错乱和谵妄等精神症状。

5. 血气分析及 pH 值：HCO_3^- 明显增高；PCO_2 正常；SB、BB 增大，BE 值增大，CO_2CP 增高。

6. 血 Na^+ 增高，K^+、Cl^- 减少；尿 Cl^- 减少，呈碱性，但低钾性碱中毒时可出现反常酸性尿。

考点 5 ★ 呼吸性酸中毒的诊断

1. 有呼吸功能受损的病史。

2. 有呼吸困难、躁动不安、发绀等临床表现。

3. 动脉血气分析：急性呼吸性酸中毒 pH 值明显降低，可低于 7.0，PCO_2 增高，大于 6.0kPa。血浆：HCO_3^- 正常。慢性呼吸性酸中毒 pH 值下降不明显，PCO_2 增高，常大于 6.0kPa。血浆 HCO_3^- 有所增加，AB>SB。

考点6★ 呼吸性碱中毒的诊断

1. 多见于高温下劳动、癔病、颅脑损伤等中枢神经系统疾病，或人工辅助呼吸持续时间过长致呼吸过频、过深。

2. 有头晕、胸闷，呼吸快而深，后转浅而短促，间有叹息样呼吸等临床表现。

3. 血pH值增高，$PaCO_2$低于4.67kPa，CO_2CP降低，HCO_3^-降低（高氯性代谢性酸中毒虽也有HCO_3^-轻度下降和高氯血症，但血pH值<7.4可资区别），SB>AB。

考点7★ 肠外营养的并发症及处理

1. 技术性并发症

（1）插管的并发症 ①肺与胸膜的损伤。②动脉与静脉损伤。③神经损伤、胸导管损伤、纵隔损伤。④栓塞。⑤导管位置异常。⑥心脏并发症。

（2）导管留置期并发症 ①静脉血栓形成和空气栓塞。②导管堵塞。

2. 感染性并发症

3. 与代谢有关的并发症

（1）糖代谢紊乱 ①高血糖与低血糖。②高渗性非酮性昏迷。③肝脂肪变性，易发生于长期输入葡萄糖而又缺乏脂肪酸的患者。

（2）氨基酸性并发症 ①高血氨、高氯性代谢性酸中毒。②肝酶谱升高。③脑病。

（3）营养物质缺乏 ①血清电解质紊乱。②微量元素缺乏。③必需脂肪酸缺乏。

（4）其他并发症 ①胆汁淤积。②肠屏障功能受损。

第五单元　输血

考点1★★★　外科输血的适应证

1. 急性出血　失血量达总血容量的10%~20%（500~1000mL）时。

2. 贫血或低蛋白血症　慢性失血、红细胞破坏增加或蛋白合成不足。

3. 凝血异常　根据引起凝血异常的原因，选用相关的血液成分加以矫治。

4. 重症感染　可输浓缩粒细胞以帮助控制感染。

考点2★★★　输血不良反应及并发症

1. 发热反应　一般表现为畏寒或寒战，高热、体温可达39~41℃，出汗。可伴有恶心、呕吐、皮肤潮红、心悸、心动过速、头痛。反应持续30分钟至2小时后逐渐缓解。

2. 过敏反应　症状轻者仅有皮肤局限性或全身性瘙痒、皮肤红斑、荨麻疹。严重者，只输入几毫升血制品即可出现支气管痉挛、血管神经性水肿、会厌水肿，表现为：咳嗽、喘鸣、呼吸困难以及腹痛、腹泻，喉头水肿甚至窒息，过敏性休克甚至昏迷、死亡。

3. 溶血反应　<u>是最严重输血并发症。</u>

急性溶血反应的症状常在输血十余毫升后即可发生。<u>病人突然感到头痛、腰痛背痛、心前区紧迫感、呼吸急促、小便颜色酱油样（血红蛋白尿），严重时伴寒战、高热、黄疸、黏膜及皮下出血、少尿或无尿、休克等。</u>麻醉中的病人早期征象是不明原因的低血压或心动过速、手术区渗血突然增加等。

4. 循环超负荷　输血速度过快或输血量过多，可引起循环超负荷。可见在输血中或输血后，突发心率加快、呼吸急促、发绀或咳吐<u>血性泡沫痰</u>、静脉压升高，颈静脉怒张，肺部闻及大量湿啰音。胸片有<u>肺水肿</u>表现。

处理：立即停止输液、输血。吸氧，用毛地黄制剂及利尿剂。

5. 细菌污染反应

考点3★ 自体输血的禁忌证

1. 血液受胃肠道内容物或尿液等污染，如消化道穿孔者。
2. 血液可能有癌细胞的污染，如恶性肿瘤患者。
3. 心、肺、肝、肾功能不全者。
4. 贫血或凝血因子缺乏者。
5. 血液内可能有感染者。
6. 胸腹开放性损伤超过4小时以上者。

第六单元 休克

考点1★ 休克的西医治疗

1. 一般紧急治疗。
2. 补充血容量。
3. 积极处理原发病。
4. 纠正酸碱平衡失调。
5. 血管活性药物的应用。①血管收缩剂：去甲肾上腺素、间羟胺、多巴胺、多巴酚丁胺、异丙肾上腺素。②血管扩张剂：α受体阻滞剂、抗胆碱能药、硝普钠。③强心药：兴奋α和β肾上腺素能受体兼有强心功能的药物。
6. 治疗DIC，改善微循环。
7. 皮质类固醇和其他药物的应用。

考点2★★　休克的辨证论治

证型	治法	方药
热伤气阴证	益气固脱，清热解毒养阴	生脉饮加减
热伤营血证	气血两清，益气补阴	清营汤加减
阴厥证	益气固脱，养血育阴	人参养营汤加减
寒厥证	回阳救逆	四味回阳饮加减
厥逆证	益气固脱，阴阳双补	保元汤合固阳汤加减
阴脱证	益气固脱，养血育阴	独参汤合四逆汤加减
阳脱证	益气固脱	独参汤合四逆汤频服

考点3★★　低血容量性休克

多见于大血管破裂、腹部损伤、门静脉高压症等。迅速失血超过全身总血量的20%时，即见休克。严重的体液丢失可造成大量细胞外液和血浆丧失，也引起休克。

西医治疗　失血量的估计。

休克类型	脉搏	收缩压	尿量	估计失血
轻度休克	100次/分以下	正常范围	接近正常	全身血容量的20%（800mL）
中度休克	100~120次/分	70~90mmHg	尿少	占全身血容量的20%~40%（800~1600mL）
重度休克	120次/分以上	低于70mmHg	无尿	占全身血容量的40%（1600mL）以上

考点4★★　感染性休克

感染性休克见于腹腔内感染、烧伤脓毒血症、泌尿系统感染并发的毒血症或败血症，有时由污染手术、导管置入或输液等引起。病原菌2/3为革兰阴性菌，1/3为革兰阳性菌。

第七单元　围手术期

考点1★★　术前特殊准备

1. 高血压　使病人血压维持在160/100mmHg以下。

2. 心脏病

（1）耐受力良好　非紫绀性先天性心脏病和风湿性心脏病。

（2）耐受力较差　冠心病、房室传导阻滞。

（3）耐受力极差　急性心肌炎、急性心肌梗死、心力衰竭者，除非急症抢救，均应推迟手术。

3. 糖尿病　施行大手术者要求血糖稳定在5.6～11.2mmol/L较为适宜。

考点2★★　切口分类和愈合级别

1. 切口可分为三类　①一类切口：为无菌切口，以"Ⅰ"表示，如甲状腺、疝修补术。②二类切口：为可能污染切口，以"Ⅱ"表示，如胃肠道手术、胆道手术。③三类切口：为感染切口，以"Ⅲ"表示，如消化道穿孔、阑尾穿孔等。

2. 切口愈合的级别也分三种　①甲级愈合：指愈合良好，没有不良反应的愈合，用"甲"表示。②乙级愈合：是指愈合欠佳，局部有炎症反应，如红肿、硬结、积液等，但未化脓，用"乙"表示。③丙级愈合：是指切口化脓，需切开引流者，用"丙"表示。

考点3★★　切口感染

诊断　手术后3～4日，切口疼痛加重，或减轻后又再度加重，伴有发热、脉速、体温或/和白细胞计数升高。切口周围红、肿、热、压痛。

考点4★★★　缝线拆除时间

头、面、颈部切口术后4～5天拆线；下腹、会阴部切口术后6～7天拆线；胸部、上腹、背、臀部切口术后7～9天拆线；四肢术后10～12天拆线，近关节处可适当延长；减张缝线术后14日拆线。

第八单元　重症救治

考点1★★　心肺脑复苏概述

心肺脑复苏成功的关键是时间。在心脏停搏后4分钟内开始初期复苏、8分钟内开始后期复苏者，恢复出院率最高。

考点2★★　心跳骤停的诊断

1. 意识突然消失，呼之不应。
2. 大动脉搏动消失，颈动脉或股动脉搏动摸不到，血压测不到，心音听不到。
3. 自主呼吸在挣扎一两次后停止。
4. 瞳孔散大，对光反射消失。
5. 突然出现皮肤、黏膜苍白，手术视野血色变暗发紫。

考点3★ 多器官功能障碍综合征时各器官病理生理特点

多器官功能障碍综合征（MODS）是指急性疾病过程中2个或2个以上的重要器官或系统的急性功能障碍综合征。如肺（最易受损者）、肾（最早受影响）、肝、胃肠道、心。

第九单元 疼痛与治疗

考点1★★ 手术后的镇痛药物

术后镇痛最常用的药物是阿片类药如吗啡、哌替啶和芬太尼等。

考点2★★★ 癌症疼痛按阶梯口服用药

1. 第一阶梯用药 解热镇痛药，如阿司匹林，替代药物有消炎痛、扑热息痛、布洛芬、双氯芬酸、萘普生等，适用于轻度疼痛。

2. 第二阶梯用药 弱阿片类镇痛药，如可待因、羟考酮，适用于中度疼痛。

3. 第三阶梯用药 强阿片类镇痛药，如吗啡、芬太尼，适用于重度疼痛。

第十单元 内镜与腔镜技术

考点1★★ 纤维胃镜检查的并发症

①穿孔。②出血。③心肺意外。④药物反应和感染。

考点2★★ 纤维胆道镜检查的并发症

①出血。②胰腺炎。③胆管炎。④感染。

考点 3★★　腹腔镜手术并发症

①CO_2气腹相关的并发症与不良反应。②血管损伤。③内脏损伤。④腹壁并发症。

第十一单元　外科感染

第一节　浅部组织的化脓性感染

考点 1★★　疖的临床表现

1. 局部症状　初起毛囊处有红、肿、热、痛的小结节，逐渐肿大并隆起，数天后中央部组织坏死，出现脓栓，红、肿、热、痛随之加重，中心部位变软，随后脓栓脱落，脓液排出，炎症随之消退而愈。

2. 全身症状　一般无全身症状；可出现全身不适、畏寒、发热、头痛、厌食等。面部"危险三角区"的疖，沿眼内眦静脉和眼静脉感染到颅内，出现眼部周围的红肿、硬块、疼痛，并有全身寒战高热、头痛、昏迷，甚至死亡。

考点 2★★　疖的辨证论治

证型	治法	方药
暑疖	清热利湿解毒	清暑汤加减
蝼蛄疖	补益气血，托毒生肌	托里消毒散加减
疖病	祛风清热利湿	防风通圣散加减

考点 3★★　痈的临床表现

1. 局部症状　早期在局部呈片状稍隆起的紫红色浸

润区，质地坚韧，界限不清。随后中央形成多个脓栓，破溃后呈蜂窝眼状。常有局部淋巴结肿大、疼痛。

2. 全身症状 大多数病人有畏寒发热、食欲不振、白细胞计数增高等全身表现。

考点4★★★ 痈的辨证论治

证型	治法	方药
热毒蕴结证	和营托毒，清热利湿	仙方活命饮加减
阴虚火盛证	滋阴生津，清热托毒	竹叶黄芪汤加减
气血两虚证	调补气血	十全大补汤加减

考点5★★ 急性蜂窝织炎的临床表现

由溶血性链球菌引起的急性蜂窝织炎因链激酶和透明质酸酶的作用，病变扩展迅速，不易局限，有时引起脓毒血症；由金黄色葡萄球菌感染引起的急性蜂窝织炎则易局限形成脓肿；由厌氧菌感染引起的急性蜂窝织炎可出现捻发音。

发生部位浅者红、肿、热、痛等局部症状明显，范围扩大迅速，进而中心坏死、化脓，出现波动感。部位深者局部红肿不明显，但局部水肿、压痛明显，并伴有全身症状。发生于口底、颌下、颈部的急性蜂窝织炎可因炎症水肿扩展引起喉头水肿，出现呼吸困难，有发生窒息的危险。

考点6★★ 急性蜂窝织炎的辨证论治

证型	治法	方药
锁喉痈	散风清热，化痰解毒	普济消毒饮加减
臀痈	清热解毒，和营利湿	黄连解毒汤合仙方活命饮加减
足发背	清热解毒，和营利湿	五神汤加减

考点7★★　丹毒的临床表现

好发部位为下肢和头面部。起病急,病人常有头痛、畏寒、发热等全身症状。局部表现呈片状红疹,颜色鲜红,中间较淡,边缘清楚,略为隆起。手指轻压可使红色消退,松压后很快又恢复鲜红色。红肿向四周扩展时,中央红色逐渐消退、脱屑,转为棕黄色。红肿区有时有水疱形成,局部有烧灼样疼痛。常伴有附近淋巴结肿大、疼痛。

考点8★★　丹毒的辨证论治

证型	治法	方药
风热毒蕴证	疏风清热解毒	普济消毒饮
肝脾湿火证	清肝泻热利湿	龙胆泻肝汤或柴胡清肝汤加减
湿热毒蕴证	利湿清热解毒	五神汤合萆薢渗湿汤加减
胎火蕴毒证	凉血清热解毒	犀角地黄汤加减

考点9★　浅部急性淋巴管炎与淋巴结炎的临床表现

浅部急性淋巴管炎受累常在伤口或感染灶肢体近侧出现一条或数条"红线",硬且明显压痛。常见于四肢,尤以下肢多见。

急性淋巴结炎早期有局部淋巴结肿大、疼痛和压痛;病情发展,则有局部红肿剧痛加剧,炎症继续向淋巴结周围蔓延,可扩展成肿块,出现发热、头痛、乏力等全身症状,也可发展为脓肿,呈外痈表现。

考点10★　浅部急性淋巴管炎与淋巴结炎的辨证论治

证型	治法	方药
红丝疔	清热解毒	五味消毒饮加减;火毒入营者,合犀角地黄汤、黄连解毒汤
颈痈	散风清热,化痰消肿	牛蒡解肌汤加减

续表

证型	治法	方药
腋痈	清肝解郁，消肿化毒	柴胡清肝汤加减
胯腹痈	清热利湿解毒	五神汤合萆薢渗湿汤加减
委中毒	和营祛瘀，清热利湿	活血散瘀汤加减

考点 11★　脓肿的临床表现和西医治疗

1. 临床表现　浅表脓肿可见局部隆起，红肿热痛明显，压之剧痛，有波动感。深部脓肿则红肿和波动感不明显，但局部疼痛、水肿、有压痛，患处可发生功能障碍。在压痛或水肿最明显处用粗针穿刺，抽得脓液即可确诊，大的或深部脓肿常有明显的全身症状。

2. 西医治疗　有全身症状者应用敏感抗生素治疗并对症处理。脓肿已经形成，一经诊断即应切开引流。

考点 12★★　脓肿的辨证论治

证型	治法	方药
余毒流注证	清热解毒，凉血通络	黄连解毒汤合犀角地黄汤加减
火毒结聚证	清火解毒透脓	五味消毒饮合透脓散加减
瘀血流注证	和营祛瘀，清热化湿	活血散瘀汤加减
暑湿流注证	清热解毒化湿	清暑汤加减

第二节　手部急性化脓性感染

考点 1★　脓性指头炎的临床表现

初起时指端有针刺样疼痛，随组织肿胀，压力增高，产生剧痛,当指动脉被压时转为搏动性疼痛,指头红肿并不明显,或反呈黄白色,轻触指头即产生剧烈疼痛,多伴有发热、全身不适、白细胞计数增高等。晚期大部分组织因缺血坏死、神经末梢受压和营养障碍而麻痹,疼痛反而减轻,因指骨缺血坏死,可形成慢性骨髓炎。

考点2★★　脓性指头炎的辨证论治

证型	治法	方药
火毒结聚证	清热解毒	五味消毒饮加减
热盛肉腐证	清热解毒,透脓止痛	黄连解毒汤合五味消毒饮加减

考点3★　急性化脓性腱鞘炎和化脓性滑囊炎的临床表现

急性化脓性腱鞘炎　除手指末节外,患指呈明显均匀肿胀,皮肤高度紧张,轻度屈曲使腱鞘处于松弛位,以减轻疼痛,任何轻微的被动伸指动作均能引起剧烈疼痛。化脓后若不及时切开减压引流,腱鞘内脓液积聚,压力迅速增高,可致肌腱坏死而丧失患指功能,感染亦可向近侧蔓延到手掌深部间隙,或经滑液囊扩散到腕部和前臂。

化脓性滑囊炎　小指腱鞘炎可蔓延到尺侧滑液囊,拇指腱鞘炎可蔓延到桡侧滑液囊而引起滑囊炎,同时还有小鱼际或大鱼际处的剧烈肿胀、疼痛和压痛。

第三节　全身性感染

考点1★★　脓毒症的主要表现

骤起寒战,继以高热可达 40~41℃,或低温,起病急,病情重,发展迅速,头痛、头晕、恶心、呕吐、腹胀、面色苍白或潮红、出冷汗、神志淡漠或烦躁、谵妄和昏迷，心率加快，脉搏细速，呼吸急促或困难，肝、脾可肿大，严重者出现黄疸或皮下出血瘀斑等。

考点2★★★　全身性感染的中医辨证论治

证型	治法	方药
疔疮走黄证	凉血清热解毒	五味消毒饮合黄连解毒汤加减
火陷证	凉血解毒，泄热养阴，清心开窍	清营汤加减
干陷证	补养气血，托毒透邪，佐以清心安神	托里消毒散加减
虚陷证	温补脾肾	附子理中汤加减

第四节　特异性感染

考点1★★　破伤风的临床表现

1. 潜伏期　长短不一，潜伏期越短，症状越重，死亡率越高。

2. 前驱症状　有头昏头痛、失眠、乏力、烦躁不安，伤口局部疼痛，附近肌肉有牵拉感，咀嚼肌酸胀，反射亢进，一般持续10~24小时。

3. 典型症状

（1）肌肉持续性收缩，全身肌肉呈持续性强烈收缩，先是咀嚼肌，以后顺序为面肌、颈肌、背腹肌，最后是膈肌和肋间肌，逐渐咀嚼不便、张口困难、牙关紧闭、苦笑面容、颈项强直、角弓反张、呼吸困难。

（2）肌肉阵发性痉挛和抽搐，伴面色紫绀，呼吸急促,口吐白沫,全身大汗,四肢抽搐不止,发作间歇期肌肉仍不能完全松弛。

4. 并发症
(1) 呼吸困难、窒息是破伤风病人死亡的主要原因。
(2) 肺部感染。
(3) 水、电解质紊乱和酸中毒。
(4) 肌肉撕裂、骨折。

考点2★★ 破伤风的辨证论治

证型	治法	方药
风毒在表证	驱风镇痉	玉真散合五虎追风散加减
风毒入里证	祛风镇痉,清热解毒	木萸散加减
阴虚邪留证	益胃养阴,疏风通络	沙参麦冬汤加减

考点3★★★ 气性坏疽的临床表现

1. 全身表现 临床特点是病情突然恶化,烦躁不安,有恐惧或欣快感。创伤后并发此症,通常在伤后1~4日。

2. 局部表现 伤肢沉重或疼痛,持续加重,犹如胀裂,止痛剂不能奏效。伤口中有大量浆液性或浆液血性渗出物。有时可见气泡从伤口中冒出。皮下如有积气,由于气、水混杂,可触及捻发音。

考点4★★★ 气性坏疽的西医治疗

应用抗生素:首选青霉素。

考点5★★　气性坏疽的中医辨证论治

证型	治法	方药
湿热火盛，燔灼营血证	清火利湿，凉血解毒	黄连解毒汤、犀角地黄汤合三妙丸
气血不足，心脾两虚证	益气补血，养心健脾	八珍汤合归脾汤

第十二单元　损伤

考点1★★★　脑震荡的临床表现

1. 一过性昏迷，伤后立即出现短暂的昏迷，常为数分钟，一般不超过半小时。
2. 近事遗忘症。
3. 较重者在昏迷期间可有皮肤苍白、出汗、血压下降、心动徐缓、呼吸浅慢等表现，但随着意识的恢复很快趋于正常。清醒后可有头痛、头晕、恶心、呕吐等症状。
4. 神经系统检查无阳性体征。

考点2★★　脑震荡的辨证论治

分型	治法	方药
昏迷期	通闭开窍	苏合香丸或至宝丹急灌服
苏醒期	祛瘀止痛，和胃止呕	柴胡细辛汤加减
恢复期	益气补肾，养血健脑	可保立苏汤加减

考点3★★　脑挫裂伤的临床表现

1. **昏迷**
2. **局灶症状和体征**　随脑受损的部位、范围和程度不同而异,对诊断和判定脑伤的部位很有意义。若大脑功能区受损可立即呈现相应的神经功能障碍或体征,如运动区损伤出现锥体束征、肢体抽搐或偏瘫;语言中枢损伤出现失语等。发生于"哑区"的损伤则无局灶症状或体征出现。

3. 颅内压增高与脑疝 为继发脑水肿或颅内血肿所致,使昏迷或瘫痪程度加重,或意识好转,清醒后又变为模糊,同时有血压升高、心率减慢、呼吸加深、瞳孔不等大及锥体束征等表现。

考点4★★ 颅内血肿的临床表现

1. 意识障碍的变化 意识障碍有嗜睡、朦胧、浅昏迷、深昏迷几个级别。

(1) 昏迷-清醒-再昏迷 常是颅内血肿,尤其是硬脑膜外血肿的典型症状。

(2) 持续昏迷并呈进行性加重 伤情严重,颅内压增高较快,易发生脑疝。

(3) 清醒-昏迷 伤后无原发性昏迷若干时间后出现昏迷并进行性加重,多见于小儿颅内血肿。

2. 瞳孔改变 瞳孔改变多发生在患侧,可先缩小,对光反应迟钝,继之瞳孔进行性扩大,对光反应消失,提示已发生小脑幕切迹疝。

3. 锥体束征 早期出现的一侧肢体肌力减退,如无进行性加重表现,可能是脑挫裂伤的局灶体征;如果是稍晚出现或早期出现而有进行性加重,则应考虑为血肿引起脑疝或血肿压迫运动区所致;去大脑强直为脑疝晚期表现。

4. 生命体征 常为进行性的血压升高、心率减慢和呼吸深慢("两慢一高")。

考点5★★★ 气胸的分类和西医治疗

1. 分类 分为闭合性、开放性和张力性气胸三类。

2. 西医治疗

（1）闭合性气胸 小量气胸自行吸收。大量气胸需进行胸膜腔穿刺或行胸膜腔引流术，应用抗生素。

（2）开放性气胸 先将开放变成闭合，再按照闭合处理。疑有胸腔内脏器损伤或活动性出血者则需剖胸探查。术后应用抗生素预防感染。

<u>闭式胸膜腔引流的穿刺部位：液体一般选在腋中线和腋后线之间的第6~8肋间插管引流。气体常选锁骨中线第2肋间。</u>

（3）张力性气胸 急救处理是立即排气，降低胸腔内压力。

考点6★ 肝破裂的临床表现

主要表现为腹腔内出血引起的腹膜刺激征，常引起出血性休克，右肩部放射性疼痛。有腹膜刺激征，出现移动性浊音；指检在直肠膀胱陷凹内有饱满隆起的感觉。胆囊及胆总管损伤者可出现陶土样便、黄疸、胆红素尿、皮肤发痒。胆管创伤后胆汁外溢，可造成胆瘘及胆汁性腹膜炎。

考点7★ 胰腺损伤临床表现

轻症临床症状常不典型。较重的胰腺损伤表现为上腹部剧烈疼痛及弥漫性腹膜炎征象；刺激膈肌而出现肩背部疼痛，伴恶心、呕吐、腹胀；可因疼痛与大量体液丢失而出现休克。脐周皮肤可呈青紫色。

考点8★★ 肾损伤临床表现

1. 主要症状

（1）休克 呈创伤出血性休克表现，多见于粉碎肾或肾蒂伤病人。

（2）**血尿** 绝大多数肾损伤病人均可出现血尿，轻者为镜下血尿，重者出现肉眼血尿，可伴有条状血凝块和肾绞痛，血尿与损伤程度不一定成比例。

（3）**疼痛**

（4）**发热** 血肿和尿外渗可继发感染，甚至出现全身中毒症状。

2. 主要体征 <u>腰腹部肿块和触痛。</u>肾周围血肿和尿外渗使局部形成肿块，腰部可有压痛和叩击痛，严重时腰肌紧张和强直。合并腹腔脏器损伤时可出现腹膜刺激征。

考点9★ 膀胱损伤临床表现

轻微挫伤仅有下腹部的疼痛和少量终末血尿或镜下血尿。膀胱破裂可产生休克、腹痛、排尿困难和血尿等。

考点10★★★ 烧伤面积的估计

1. 中国新九分法 按体表面积划分为11个9%的等份，另加1%，构成100%的体表面积，即头面颈部：1×9%；躯干（包括外阴）：3×9%；两上肢：2×9%；双下肢（包括臀部）：5×9%+1%，共为11×9%+1%。

2. 手掌法 <u>病人并指的掌面约占体表面积的1%。</u>

考点11★★★ 烧伤深度的鉴别（三度四分法）

1. Ⅰ度烧伤 仅伤及表皮浅层。表面呈<u>红斑状</u>，干燥无渗出，有烧灼感，3~7天痊愈，短期内可有色素沉着，又称红斑性烧伤。

2. 浅Ⅱ度烧伤 伤及表皮的生发层、真皮乳头层。局部红肿明显，有<u>薄壁大水疱</u>形成，<u>内含淡黄色澄清液体</u>，水疱皮可被剥脱，创面红润、潮湿，<u>疼痛明显。</u>如不发生感染，1~2周内愈合，一般不留瘢痕，多数有色素沉着，又称水疱性烧伤。

3. 深Ⅱ度烧伤 伤及皮肤的真皮层,介于浅Ⅱ度和Ⅲ度之间,也可有水疱,但去疱皮后创面微湿,红白相间,痛觉较迟钝。

4. Ⅲ度烧伤 为全层皮肤烧伤,甚至达到皮下、肌肉或骨骼。创面无水疱,呈蜡白或焦黄色,甚至炭化,痛觉消失,局部温度低,皮层凝固性坏死后形成焦痂,触之如皮革,痂下可见树枝状栓塞的血管,又称焦痂性烧伤。

考点12★★ 烧伤严重程度的判断

1. 轻度烧伤 Ⅱ度烧伤面积在9%以下。

2. 中度烧伤 Ⅱ度烧伤面积在10%~29%,或Ⅲ度烧伤面积不足10%。

3. 重度烧伤 Ⅱ度以上烧伤总面积在30%~49%;或Ⅲ度烧伤面积在10%~19%;或总面积、Ⅲ度烧伤面积虽不到上述百分比,但已发生休克等并发症、呼吸道烧伤或有较重的复合伤。

4. 特重度烧伤 烧伤总面积在50%以上;或Ⅲ度烧伤面积在20%以上。

考点13★ 毒蛇咬伤局部症状

被毒蛇咬伤后,患部一般都有较粗大而深的毒牙痕,而无毒蛇咬伤的牙痕则小而排列整齐。①神经毒毒蛇咬伤后局部症状不显著,疼痛较轻或没有疼痛,仅感局部麻木或蚁行感,伤口出血很少或不出血,周围不红肿。②血液毒毒蛇咬伤后局部疼痛剧烈,肿胀明显,且迅速向肢体近心端发展,伤口有血性液体渗出,或出血不止,伤口周围皮肤青紫、瘀斑或血疱,有的伤口组织坏死形成溃疡,所属淋巴结、淋巴管红肿疼痛。③混合毒毒蛇咬伤后伤口疼痛逐渐加重,并有麻木感,伤口周围皮肤迅速红肿,并有水疱、血疱,重者伤口坏死溃烂,区域淋巴结肿大压痛。

第十三单元　常见体表肿物

考点1★★★　脂肪瘤的临床表现

单发或多发。好发于肩、背、臀部。大小不等，呈圆形、扁圆形或分叶状，边界清楚，基部较广泛，质软，有假性波动感，与周围组织无粘连，基底部可移动，但活动度不大。

考点2★★★　纤维瘤的临床表现

可分为软、硬两种，软者又称皮赘，通常有蒂，大小不等，柔软无弹性，多见于面、颈及胸背部。硬者具有包膜，切除后不易复发，不发生转移，其生长缓慢，大小不定，质硬，实质性，光滑，边界清楚，与周围组织无粘连，活动度大，无压痛。

考点3★★★　神经纤维瘤的临床表现

①呈多发性，数目不定，几个甚至上千个不等。肿物大小不一，米粒至拳头大小，多凸出于皮肤表面，质地或软或硬。②肿瘤沿神经干走向生长，多呈念珠状，或呈蚯蚓结节状。③皮肤出现咖啡斑，大小不定，可为雀斑小点状，或为大片状，其分布与神经瘤分布无关。

考点4★★★　皮脂腺囊肿的临床表现

囊肿可单发或多发。多呈圆形，直径多在1~3cm，略隆起。质软，界清，表面与皮肤粘连，稍可移动，肿物中央皮肤表面可见一小孔，有时可见有一黑色粉样小栓。一般无自觉症状，合并感染时，局部可出现红肿、疼痛、触痛、化脓甚至破溃。

考点5★★★　血管瘤的临床表现

1. 毛细血管瘤　好发于婴幼儿头、面、颈部或成人的胸腹部，单发或多发，色鲜红或暗红，呈边缘不规则、不高出皮肤的斑片状，或高出皮肤，分叶，似草莓样。大小不一，界限清楚，柔软可压缩，压之可褪色。

2. 海绵状血管瘤　常见于头部、颈部，也可发生于其他部位及内脏。瘤体呈紫红或暗红色，柔软如海绵，大小不等，边界清楚，位于皮下或黏膜下组织内者可境界不清。指压柔软，有波动感，偶有少数呈柔韧或坚实感，无波动和杂音。

3. 蔓状血管瘤　多发于头皮，瘤体外观常见蚯蚓状蜿蜒迂曲的血管，有压缩性和膨胀性，紫红色，有搏动、震颤及血管杂音，局部温度稍高。肿瘤周围有交通的小动脉，如将其压迫，则搏动消失。

第十四单元　甲状腺疾病

考点1★★★　单纯性甲状腺肿临床表现

1. 甲状腺肿大　病程早期，甲状腺呈对称、弥漫性肿大，腺体表面光滑，质地柔软，随吞咽上下移动。后期在肿大腺体的一侧或两侧可扪及单个或多个结节。

2. 压迫症状　单纯性甲状腺肿体积较大时可压迫气管、食管和喉返神经。

考点2★　单纯性甲状腺肿的西医治疗

1. 药物治疗　常用制剂有干甲状腺制剂、左旋甲状腺素。

2. 手术治疗适应证　①巨大甲状腺肿影响生活和工作者。②甲状腺肿大引起压迫症状者。③胸骨后甲状腺肿。

④结节性甲状腺肿继发功能亢进者。⑤结节性甲状腺肿疑有恶变者。为防止术后残留甲状腺组织再形成腺肿及甲状腺功能低下,宜长期服用甲状腺激素制剂。

考点3★★★　单纯性甲状腺肿的辨证论治

证型	治法	方药
肝郁脾虚证	疏肝解郁,健脾益气	四海舒郁丸加减
肝郁肾虚证	疏肝补肾,调摄冲任	四海舒郁丸合右归丸加减

考点4★★　慢性淋巴细胞性甲状腺炎临床表现

起病缓慢,呈无痛性弥慢性甲状腺肿,初期甲状腺多呈轻中度弥漫性肿大,以峡部显著,肿大两侧多对称,一侧肿大明显者少见,肿块质硬,表面光滑,病程较长者可扪及结节,多伴甲状腺功能减退。

考点5★★　慢性淋巴细胞性甲状腺炎的辨证论治

证型	治法	方药
气滞痰凝证	疏肝理气,化痰散结	海藻玉壶汤加减
肝郁胃热证	清肝泄胃,解毒消肿	普济消毒饮合丹栀逍遥散加减
脾肾阳虚证	温补脾肾,化痰散结	阳和汤加减

考点6★★　甲亢的手术禁忌证

青少年患者;症状较轻者;老年病人或有严重器质性疾病不能耐受手术者。

考点7★★　甲亢常见手术并发症及其防治原则

1. 术后呼吸困难和窒息　多发生在术后48小时内,是术后最危急的并发症。

2. 喉返神经损伤

3. 喉上神经损伤

4. 手足抽搐 抽搐发作时立即静脉注射葡萄糖酸钙或氯化钙。

5. 甲状腺危象 是甲亢的严重合并症,若不及时处理,可迅速发展至昏迷、虚脱、休克,甚至死亡。

6. 甲状腺功能减退

考点8★★　甲亢的辨证论治

证型	治法	方药
肝郁痰结证	疏肝理气,软坚散结	柴胡疏肝散合海藻玉壶汤加减
肝火旺盛证	清肝泻火,解郁散结	龙胆泻肝汤合藻药散加减
胃火炽盛证	清胃泻火,生津止渴	白虎加人参汤合养血泻火汤加减
阴虚火旺证	滋阴清热,化痰软坚	知柏地黄汤合当归六黄汤加减
气阴两虚证	益气养阴,泻火化痰	生脉散合补中益气汤加减

考点9★★　甲状腺腺瘤临床表现

多以颈前无痛性肿块为首发症状,常偶然发现。颈部出现圆形或椭圆形结节,质韧有弹性,表面光滑,边界清楚,无压痛,多为单发,随吞咽上下移动。有时可压迫气管移位,但很少造成呼吸困难,罕见喉返神经受压表现。可引起甲亢及发生恶性变。

考点10★★　甲状腺腺瘤的辨证论治

证型	治法	方药
肝郁气滞证	疏肝解郁，软坚化痰	逍遥散合海藻玉壶汤加减
痰凝血瘀证	活血化瘀，软坚化痰	海藻玉壶汤合神效瓜蒌散加减
肝肾亏虚证	养阴清火，软坚散结	知柏地黄丸合消瘰丸加减

考点11★★★　甲状腺癌临床表现和实验室检查

1. 临床表现

（1）甲状腺肿块　通常表现为甲状腺结节，多为单发，亦有多发或累及双侧者。结节质硬，不规则，表面不光滑，边界欠清，活动度较差。

（2）压迫症状　晚期可压迫喉返神经、气管、食管，出现声音嘶哑，呼吸、吞咽困难。

（3）转移与扩散

（4）髓样癌常有家族史

2. 实验室检查

（1）放射免疫测定　血浆降钙素，对髓样癌有诊断价值。

（2）放射性同位素检查

（3）X线检查　检查对诊断颈部有无转移及气管、血管有无受累有帮助。

（4）B超检查　可检查甲状腺肿块的形态、大小、数目，可确定其为囊性还是实性。

（5）穿刺细胞学检查与病理切片

考点12★★　甲状腺癌的辨证论治

证型	治法	方药
气郁痰凝证	理气开郁，化痰消坚	海藻玉壶汤合逍遥散加减

续表

证型	治法	方药
气血瘀滞证	理气化痰，活血散结	桃红四物汤合海藻玉壶汤加减
瘀热伤阴证	养阴和营，化痰散结	通窍活血汤合养阴清肺汤加减

第十五单元　胸部疾病

考点1★　原发性支气管肺癌的辨证论治

证型	治法	方药
气滞血瘀证	行气化瘀，软坚散结	血府逐瘀汤加减
脾虚痰湿证	健脾除湿，化痰散结	六君子汤合海藻玉壶汤加减
阴虚内热证	养阴清热，软坚散结	百合固金汤加减
热毒炽盛证	清热泻火，解毒散肿	白虎承气汤加减
气阴两虚证	益气养阴，清肺解毒	沙参麦冬汤加减，或四君子汤合清燥救肺汤化裁

考点2★　食管癌的临床表现

1. 早期症状　吞咽食物梗噎感，胸骨后疼痛，食管内异物感，咽喉部干燥与紧缩感，食物吞咽缓慢并有滞留感。

2. 中晚期症状

（1）吞咽困难是食管癌的典型症状。

（2）梗阻症状，严重者常伴有反流，持续吐黏液。

（3）疼痛，胸骨后或背部肩胛区持续性绞痛常提示食管癌已有外侵。

（4）出血、呕血或黑便。

(5) 声音嘶哑是喉返神经受到肿瘤直接侵犯或转移淋巴结压迫所引起的早期临床症状。

(6) 体重减轻和厌食。

考点 3★　食管癌的辨证论治

证型	治法	方药
痰气交阻证	开郁，化痰，润燥	启膈散合逍遥散加减
痰湿内蕴证	除湿化痰，降逆止呕	二陈汤合旋覆代赭汤加减
瘀毒内结证	活血化瘀，解毒祛邪	桃仁四物汤合犀角地黄汤加减
津亏热结证	清热养阴	五汁安中饮加味
阴枯阳衰证	滋阴壮阳，益气养血	大补元煎加减

第十六单元　乳房疾病

考点 1★★★　急性乳腺炎临床表现和辅助检查

1. 症状　乳房肿胀、疼痛、发热，初起时可出现骨节酸痛、胸闷、呕吐、恶心等症状。化脓时可有口渴、纳差、小便黄、大便干结等症状。

2. 体征　初起时患部压痛，结块或有或无，皮色微红或不红。化脓时患部肿块逐渐增大，结块明显，皮肤红热水肿，触痛显著，拒按。脓已成时肿块变软，按之有波动感。

3. 辅助检查

(1) 血常规检查　白细胞计数及中性粒细胞比例明显增高。

(2) 穿刺抽脓　病变部位较深者，必要时应在局麻下行穿刺抽脓，以确定脓肿的存在。

(3) B型超声波检查 对脓肿部位较深者可明确脓肿的位置。

考点2★★★ 急性乳腺炎的辨证论治

证型	治法	方药
肝胃郁热证	疏肝清胃，通乳散结	瓜蒌牛蒡汤加减
热毒炽盛证	清热解毒，托里透脓	五味消毒饮合透脓散
正虚毒恋证	益气和营，托毒生肌	托里消毒散加减
气血凝滞证	疏肝活血，温阳散结	四逆散加味

考点3★★★ 乳腺增生临床表现

1. 症状

(1) 乳房内肿块 常为多发性，形态不规则。

(2) 乳房胀痛 程度不一，具有周期性，常发生或加重于月经前期。

(3) 乳头溢液 多呈黄绿色、棕色或血性，偶为无色浆液。

2. 体征 乳房内可扪及多个形态不规则的肿块，多呈片块状、条索状或颗粒状结节，也可各种形态混合存在。各种形态的肿块边界都不甚清楚，与皮肤及深部组织无粘连，推之能活动，多有压痛。

考点4★★★ 乳腺增生的辨证论治

证型	治法	方药
肝郁气滞证	疏肝理气，散结止痛	逍遥散加减
痰瘀凝结证	活血化瘀，软坚祛痰	失笑散合开郁散加减
气滞血瘀证	行气活血，散瘀止痛	桃红四物汤合失笑散加减
冲任失调证	调理冲任，温阳化痰，活血散结	二仙汤加减

考点5★★★　乳房纤维腺瘤临床表现

1. 症状　①乳房肿块。②乳房轻微疼痛。③其他症状：可有情志抑郁、心烦易怒、失眠多梦等症状。

2. 体征　乳房内可扪及单个或多个圆形或卵圆形肿块，质地坚韧，表面光滑，边缘清楚，无粘连，极易推动。患乳外观无异常，腋窝淋巴结不肿大。

考点6★★★　乳房纤维腺瘤的辨证论治

证型	治法	方药
肝气郁结证	疏肝解郁，化痰散结	逍遥散加减
血瘀痰凝证	疏肝活血，化痰散结	逍遥散合桃红四物汤加减

考点7★★★　乳腺癌临床表现

1. 乳房内包块　以无疼痛、单发包块、质地硬、表面不光滑、与周围组织粘连、界限不清、不易推动、无自觉症状为特点就诊。

2. 局部皮肤改变　出现明显的凹陷性酒窝征是乳癌早期的常见局部体征。到了晚期，皮肤可呈橘皮样改变。

3. 乳头部的变化　乳头抬高或乳头内陷。

考点8★★　乳房触诊的顺序

乳房的触诊一般应在月经期后进行，乳房触诊检查的顺序是内上、外上、外下、内下四个象限及乳晕区域。在触诊过程中一定要注意手法的轻重，并注意乳头是否有溢液，最后检查腋窝、锁骨上及锁骨下是否有淋巴结的肿大。

考点9★★　乳腺癌的辨证论治

证型	治法	方药
肝郁气滞证	疏肝解郁，理气化痰	逍遥散加减
冲任失调证	调摄冲任，理气散结	二仙汤合开郁散加减
毒热蕴结证	清热解毒，活血化瘀	清瘟败毒饮合桃红四物汤加减
气血两虚证	调理肝脾，益气养血	人参养荣汤加减

第十七单元　胃与十二指肠疾病

考点1★★★　胃及十二指肠溃疡急性穿孔临床表现及检查

1. 症状

（1）剧烈腹痛

（2）休克症状

（3）恶心呕吐

（4）全身情况　穿孔早期体温多正常，病人蜷曲静卧而不敢动，面色苍白，脉搏细速，6~12小时后体温开始明显上升，常伴有脱水、感染、麻痹性肠梗阻、休克症状。

2. 体征

（1）腹部压痛及腹肌强直

（2）腹腔内积气积液

3. X 线检查　在立位腹部透视或摄片时，可见半月形的膈下游离气体影，对诊断有重要意义。

考点2★★　胃及十二指肠溃疡急性穿孔非手术疗法适应证

1. 穿孔小或空腹穿孔，就诊比较早，腹腔积液少，无腹胀，一般情况好，感染中毒症状不明显，不伴有休克及重要脏器严重病变者。

2. 单纯性溃疡穿孔。

3. 年龄较轻、溃疡病史不长的非顽固性溃疡。

4. 就诊时腹腔炎症已有局限趋势者。

考点3★★ 瘢痕性幽门梗阻的临床表现

1. 症状 患者长期溃疡病反复发作史，近来有发作征象，梗阻早期可以是不完全性的，逐渐出现食欲减退、恶心、上腹部饱胀及沉重感。当出现完全性梗阻时，呕吐频繁，呕吐量大且多含积存的宿食，有酸臭味，呕吐物中不含胆汁，呕吐后上腹饱胀感减轻，腹痛消失，过一段时间又可出现类似呕吐，且全身情况逐渐恶化，消瘦及脱水明显。

2. 体征 由于患者长期不能进食，明显消瘦，伴有严重脱水，故有严重营养不良。

考点4★ 瘢痕性幽门梗阻的辨证论治

证型	治法	方药
脾胃虚寒证	温中健脾，和胃降逆	丁香透膈散加减
痰湿阻胃证	涤痰化浊，和胃降逆	导痰汤加减
胃中积热证	清泄胃热，和中降逆	大黄黄连泻心汤加减
气阴两虚证	益气生津，降逆止呕	麦门冬汤加减

考点5★★ 胃癌的辨证论治

证型	治法	方药
肝胃不和证	疏肝和胃，降逆止痛	逍遥散合旋覆代赭汤加减
脾胃虚寒证	温中散寒，健脾和胃	附子理中汤加减
胃热伤阴证	养阴清热，和胃止痛	竹叶石膏汤合玉女煎加减

续表

证型	治法	方药
气血双亏证	补气养血，健脾补肾	十全大补汤加减
脾虚痰湿证	健脾化湿，软坚散结	参苓白术散合二陈汤加减
瘀毒内阻证	活血祛瘀，解毒养阴	失笑散合膈下逐瘀汤加减

第十八单元 原发性肝癌

考点★★ 原发性肝癌的辨证论治

证型	治法	方药
气滞血瘀证	疏肝理气，活血化瘀	小柴胡汤合大黄䗪虫丸加减
脾虚湿困证	益气健脾，化湿祛痰	四君子汤合逍遥散加减
肝胆湿热证	清利湿热，活血化瘀	茵陈蒿汤合鳖甲煎丸加减
肝肾阴虚证	养阴散结，凉血解毒	青蒿鳖甲汤合一贯煎加减

第十九单元 门静脉高压症

考点1★★ 门静脉高压症临床表现

主要表现为脾肿大、脾功能亢进、呕血或柏油样黑便、腹水及非特异性全身症状（如乏力、嗜睡、厌食、腹胀等）。

考点2★ 门静脉高压症西医治疗

1. 非手术治疗 食管-胃底曲张静脉破裂，肝功能储备 Child C 级病人,尽可能采用非手术治疗。

2. 手术治疗

考点 3★★ 门静脉高压症

证型	治法	方药
瘀血内结证	祛瘀软坚,兼调脾胃	膈下逐瘀汤加减
寒湿困脾证	温中健脾,行气利水	实脾饮加茵陈
气随血脱证	益气固脱	独参汤

第二十单元　急腹症

考点 1★★★　急性阑尾炎的诊断

1. 诊断要点　转移性右下腹疼痛的病史和右下腹局限性压痛。

2. 阑尾炎的定性、定位诊断方法

(1) 结肠充气试验(Rovsing 征)　可提示阑尾炎的存在。

(2) 腰大肌试验(Psoas 征)　可提示炎性阑尾贴近腰大肌,多见于盲肠后位阑尾炎。

(3) 闭孔内肌试验(Obturator 征)　可提示炎性阑尾位置较低,贴近闭孔内肌,为盆腔位阑尾炎。

(4) 直肠指诊　直肠右侧前上方有触痛,提示炎性阑尾位置较低。

(5) 经穴触诊　阑尾穴可有压痛,尤以右侧明显而多见。

考点2★★★　急性阑尾炎的辨证论治

证型	治法	方药
瘀滞证	行气活血，通腑泄热	大黄牡丹汤合红藤煎剂加减
湿热证	通腑泄热，利湿解毒	复方大柴胡汤加减
热毒证	通腑排毒，养阴清热	大黄牡丹汤合透脓散加减

考点3★★★　肠梗阻的诊断

典型的肠梗阻具有腹痛、呕吐、腹胀、停止排便排气四大症状，腹部可见肠型及肠蠕动波、肠鸣音亢进、全身脱水等体征，结合腹部X线检查（<u>肠管的气液平面是肠梗阻特有的X线检查表现</u>），明确诊断并不困难。

考点4★★　机械性与动力性肠梗阻的鉴别

机械性肠梗阻早期腹胀不明显。麻痹性肠梗阻则腹胀显著，多无阵发性腹部绞痛，肠鸣音减弱或消失，X线检查可显示大、小肠全部均匀胀气。

考点5★★　单纯性与绞窄性肠梗阻的鉴别

1. 腹痛发作急骤、剧烈，呈持续性并有阵发性加重。
2. <u>呕吐出现早而频繁</u>，呕吐物为<u>血性或肛门排出血性液体，或腹穿抽出血性液体。</u>
3. 早期出现脉率加快，体温升高，白细胞增高，甚至出现休克。
4. 腹膜刺激征明显且固定，肠鸣音由亢进变为减弱，甚至消失。
5. 腹胀不对称，有局部隆起或可触及孤立胀大的肠袢。
6. X线检查可见孤立肿大的肠袢，位置固定不随时间而改变，或肠间隙增宽，提示有腹腔积液。

7. 积极非手术治疗，症状体征无明显改善。

考点6★★ 肠梗阻手术治疗适应证

1. 绞窄性肠梗阻。
2. 有腹膜刺激征或弥漫性腹膜炎征象的各型肠梗阻。
3. 应用非手术疗法，经6~8小时观察，病情不见好转。
4. 肿瘤及先天性肠道畸形等不可逆转的器质性病变引起的肠梗阻。

考点7★★★ 肠梗阻的辨证论治

证型	治法	方药
气滞血瘀证	行气活血，通腑攻下	桃核承气汤加减
肠腑热结证	活血清热，通里攻下	复方大承气汤加减
肠腑寒凝证	温中散寒，通里攻下	温脾汤加减
水结湿阻证	理气通下，攻逐水饮	甘遂通结汤加减
虫积阻滞证	消导积滞，驱蛔杀虫	驱蛔承气汤加减

考点8★★ 急性胆道感染临床表现与检查

1. 急性胆囊炎 突发右上腹阵发性绞痛，常在饱餐、进油腻食物后或在夜间发作。疼痛常放射至右肩部、肩胛部和背部。伴恶心呕吐、厌食等。右上腹可有不同程度、不同范围的压痛、反跳痛及肌紧张，Murphy征阳性。

2. 急性梗阻性化脓性胆管炎 发病急骤，病情进展快，除具有一般胆道感染的Charcot三联征（腹痛、寒战高热、黄疸）外，还可出现休克、中枢神经系统受抑制表现，即Reynolds五联征。

考点9★★★　急性胆道感染的辨证论治

证型	治法	方药
蕴热证（肝胆蕴热）	疏肝清热，通下利胆	金铃子散合大柴胡汤加减
湿热证（肝胆湿热）	清胆利湿，通气通腑	茵陈蒿汤合大柴胡汤加减
毒热证（肝胆脓毒）	泻火解毒，通腑救逆	黄连解毒汤合茵陈蒿汤加减

考点10★★　胆石症临床表现与检查

1. 胆囊结石　阵发性绞痛，可向右肩胛部放射，称为胆绞痛，常伴有恶心呕吐。高脂肪餐、暴饮暴食、过度疲劳可诱发胆绞痛。右上腹部有程度不同的压痛。

2. 肝外胆管结石　发作期间可表现 Charcot 三联征，即腹痛、寒战高热和黄疸。

3. 肝内胆管结石　急性发作时肝区疼痛，寒战发热，体温为弛张热型，可有轻度黄疸，肝脏可有不对称增大，肝区有叩击痛。在不发作期间症状不典型，上腹隐痛、恶心、嗳气反酸、食欲不振，也可无任何症状。

考点11★★★　急性胰腺炎诊断

突发上腹剧痛、恶心、呕吐、腹胀并伴有腹膜刺激征，经检查可除外胃肠穿孔、绞窄性肠梗阻等其他急腹症，并具备下列 4 项中 2 项者即可诊断为重症急性胰腺炎：①血、尿淀粉酶增高，或突然下降到正常，但病情恶化。②血性腹水，其淀粉酶增高。③难治性休克。④B 超或 CT 检查示胰腺肿大，质不均，胰外有浸润。

考点12★★　急性胰腺炎的辨证论治

证型	治法	方药
肝郁气滞证（轻型急性胰腺炎）	疏肝理气，兼以清热燥湿通便	柴胡清肝饮、大柴胡汤、清胰汤Ⅰ号
脾胃实热证（重型急性胰腺炎）	清热泻火，通里逐积，活血化瘀	大陷胸汤、大柴胡汤、清胰合剂
脾胃湿热证（胆道疾患并发之胰腺炎）	清热利湿，行气通下	龙胆泻肝汤、清胰汤Ⅰ号
蛔虫上扰证（胆道蛔虫引起的急性胰腺炎）	清热通里，制蛔驱虫	清胰汤Ⅱ号、乌梅汤等

第二十一单元　腹外疝

考点1★　西医病因病理

1. 病因　腹外疝的发病原因有腹壁强度降低和腹内压力增高两大因素。

2. 病理解剖　典型的腹外疝由疝环、疝囊、疝内容物和疝外被盖组成。

考点2★★★　临床类型

腹外疝有易复性、难复性、嵌顿性、绞窄性等类型。

1. 易复性疝　在平卧、休息或用手向腹腔推送时又可回纳腹腔内。

2. 难复性疝　内容物反复突出，致疝囊颈受摩擦而损伤，并产生粘连，使内容物不能完全回纳。

3. 滑动性疝　少数病程较长的疝因内容物不断进入

疝囊时产生的下坠力量将疝囊颈上方的腹膜逐渐推向疝囊，尤其是髂窝区后腹膜与后腹壁结合得极为松弛，更易被推移，以致盲肠（包括阑尾）、乙状结肠或膀胱随之下移而形成疝囊壁的一部分，这种疝称为滑动性疝。因其内容物不能完全还纳，也属难复性疝。

4. 嵌顿性疝 疝环较小而腹内压突然增高时，疝内容物可强行扩张囊颈而进入疝囊，随后因囊颈的弹性收缩，又将内容物卡住，使其不能回纳，这种疝称为嵌顿性疝。

5. 绞窄性疝 嵌顿疝如不及时解除，肠管及其系膜受压情况不断加重可使动脉血流减少以至完全阻断。此时肠系膜动脉搏动消失，肠壁逐渐失去光泽、弹性和蠕动能力，最终变黑坏死。

考点3★★★ 腹股沟斜疝手术疗法

1. 腹股沟管壁修补

（1）弗格森法 加强腹股沟管前壁，适用于腹股沟管后壁发育尚健全儿童和青年人较小斜疝。

（2）巴西尼法 修补腹股沟管后壁，适用于成人斜疝和腹壁一般性薄弱者。

（3）麦可威法 修补腹股沟管后壁，多用于腹壁重度薄弱的较大斜疝和复发性疝。

2. 疝成形术 巨型疝或复发性疝、腹股沟管后壁严重缺损等无法利用局部组织进行修补者，应施行疝成形术。基本术式按巴西尼法进行。

考点4★★ 腹股沟直疝临床表现与西医治疗

1. 临床表现 多见于老年男性体弱者，基本表现与斜疝相似。但包块位于腹股沟内侧和耻骨结节的外上方，多呈半球状，从不进入阴囊，不伴有疼痛及其他症状。起立时出现,平卧时消失。因其基底部较宽,容易还纳,极少发生嵌顿。还纳后指压内环不能阻止其出现。

2. 西医治疗　早期可试用疝带治疗,但手术加强腹股沟三角仍是最有效的治疗手段。

考点5★★　股疝临床表现与西医治疗

1. 临床表现　常在腹股沟韧带下方卵圆窝处出现一半球形肿块,一般约核桃大小,极容易发生嵌顿和绞窄,这时可出现剧烈疼痛和急性肠梗阻症状。

2. 西医治疗　腹股沟上修补法:较大股疝或嵌顿性股疝;腹股沟下修补法:较小股疝或老年体弱者。

第二十二单元　肛肠疾病

考点1★★★　痔的分类与病理

痔主要分为内痔、外痔和混合痔三种。

1. 内痔　内痔以便血、坠胀、肿块脱出为主要临床表现。好发于肛门右前、右后和左侧正中部位(即膀胱截石位3、7、11点处)。

2. 外痔　外痔以自觉坠胀、疼痛和有异物感为主要临床表现。

考点2★★★　内痔分期

1. Ⅰ期内痔　无明显自觉症状,痔核小,便时粪便带血,或滴血,量少,无痔核脱出,镜检痔核小,质软,色红。

2. Ⅱ期内痔　周期性、无痛性便血,呈滴血或射血状,量较多,痔核较大,便时痔核能脱出肛外,便后能自行还纳。

3. Ⅲ期内痔　便血少或无便血,痔核大,呈灰白色,便时痔核经常脱出肛外,甚至行走、咳嗽、喷嚏、站立时也会脱出肛门,不能自行还纳,须用手托、平卧休息或热敷后方能复位。

4. Ⅳ期内痔(嵌顿性内痔) 平时或腹压稍大时痔核即脱出肛外,手托亦常不能复位,痔核经常位于肛外,易感染,形成水肿、糜烂和坏死,疼痛剧烈。指诊肛门括约肌松弛,肛内可触及较大、质硬的痔核。镜检见痔核表面纤维组织增生变厚呈灰白色。长期便血者可引起贫血。

考点3★★★ 痔的辨证论治

证型	治法	方药
风伤肠络证	清热凉血祛风	凉血地黄汤加减
湿热下注证	清热渗湿止血	脏连丸加减
气滞血瘀证	清热利湿,祛风活血	止痛如神汤加减
脾虚气陷证	补气升提	补中益气汤加减

考点4★ 肛周脓肿的辨证论治

证型	治法	方药
热毒蕴结证	清热解毒,消肿止痛	仙方活命饮或黄连解毒汤加减
火毒炽盛证	清热解毒透脓	透脓散加减
阴虚毒恋证	养阴清热,祛湿解毒	青蒿鳖甲汤合三妙丸加减

考点5★★★ 结肠癌的临床表现

早期无特异性表现,中期以后的主要症状有排便习惯或粪便形状改变,腹痛,腹部肿块,肠梗阻及全身慢性中毒症状。

右半结肠癌:主要表现为贫血,腹部肿块,腹痛。
左半结肠癌:主要表现为便血,黏液便,肠梗阻。

考点6★★ 结肠癌的辨证论治

证型	治法	方药
气滞血瘀证	祛瘀散结，理气降逆	桃红四物汤加减
湿热下注证	清热，解毒，利湿	槐角地榆汤加味
正虚邪实证	补益气血，理气通腑	八珍汤合麻仁滋脾丸加减
脾肾两虚证	健脾益肾，扶正固本	益气固本解毒汤加减

考点7★★★ 直肠癌的临床表现

1. 排便习惯改变是常见早期症状。
2. 出血。
3. 脓血便。
4. 大便变细或变形，当出现肠管部分内容物通过障碍时，则有腹痛、腹胀、肠鸣音亢进等不全性肠梗阻表现。
5. 转移征象，当肿瘤侵犯膀胱、前列腺时，可有尿频、尿痛、血尿等表现，骶前神经受侵犯可出现骶尾部持续性剧烈疼痛，直肠癌晚期或有肝转移时可出现肝大、黄疸、腹水、贫血、消瘦、浮肿及恶病质等。

考点8★★ 直肠癌的检查

1. 大便隐血检查。
2. 内镜检查，除可肉眼作出诊断外，还可取组织进行病理学检查。
3. 直肠指诊是诊断直肠癌的最重要方法。
4. 影像学检查，腹部或盆腔B超检查、CT检查主要针对直肠癌的分期进行评估，检出癌肿浸润肠壁的深度及有无邻近器官受累情况，有无肝转移，为手术方案提供依据。
5. 肿瘤标记物，癌胚抗原（CEA）主要用于预测直肠癌的预后和监测复发。

考点9★★　直肠癌的辨证论治

证型	治法	方药
脾虚湿热证	清热利湿，理气健脾	四妙散合白头翁汤加减
湿热瘀毒证	清热解毒，通腑化瘀，攻积祛湿	木香分气丸加减
脾肾寒湿证	祛寒胜湿，健脾温肾	参苓白术散合吴茱萸汤加减
肾阳不固，痰湿凝聚证	益肺补肾，祛湿化痰	导痰汤加减

第二十三单元　泌尿与男性生殖系统疾病

考点1★★　泌尿系结石的临床表现与检查

1. 上尿路结石　包括肾脏结石和输尿管结石。

（1）疼痛　肾绞痛、腰腹部钝痛、放射痛。

（2）血尿

（3）梗阻

2. 下尿路结石　包括膀胱结石和尿道结石。

（1）膀胱结石　典型症状为<u>排尿突然中断</u>，并感疼痛，可放射至阴茎头部和远端尿道，改变体位后可缓解症状。

（2）尿道结石　表现为突发性尿线变细、排尿费力、呈点滴状、尿流中断，甚至出现排尿障碍而发生急性尿潴留。

3. 实验室检查

（1）腹部平片（KUB） 显示结石大小、个数、外形及透光程度，必要时可摄侧位片或断层片，以助确诊。

（2）静脉尿路造影（IVP） 观察肾功能，确定有无梗阻及结石与尿路的关系。

（3）B型超声波检查（BUS） 有助于阴性结石的诊断，同时可了解结石个数、大小及肾脏积水程度。

（4）放射性核素检查 可显示有无梗阻，梗阻的部位、程度及肾功能受损情况。

（5）逆行性肾盂造影

（6）CT检查 怀疑阴性结石或肿瘤时，作为BUS的补充。

考点2★★　泌尿系结石的辨证论治

证型	治法	方药
湿热蕴结证	清热利湿，通淋排石	八正散加减
气滞血瘀证	行气活血，通淋排石	金铃子散合石韦散加减
肾气不足证	补肾益气，通淋排石	济生肾气丸加减

考点3★★　睾丸炎与附睾炎的临床表现

1. 急性非特异性睾丸炎 多发于单侧，睾丸肿痛，程度由轻微不适到剧烈疼痛不等，向腹股沟放射，阴囊皮肤发红、肿胀。

2. 腮腺炎性睾丸炎 临床表现与非特异性睾丸炎类似，症状较轻，常在腮腺炎后4~7天发病，可由单侧累及双侧。

3. 急性附睾炎 突发性阴囊疼痛，坠胀不适，患侧阴囊肿胀，阴囊皮肤发红、发热、疼痛，沿精索放射至腹股沟，甚至放射至腰部，疼痛剧烈，附睾肿大发硬，触痛明显，附睾、睾丸界限不清，形成脓肿时可有波动感，脓溃则有漏管。

4. 慢性附睾炎 阴囊轻度坠胀不适或疼痛,可放射至下腹部及同侧大腿内侧,休息后好转,患侧附睾局限性增厚、肿大,精索及输精管增粗,与睾丸界限清楚。

考点4★★ 睾丸炎与附睾炎的辨证论治

证型	治法	方药
湿热下注证	清热利湿,解毒消肿	龙胆泻肝汤加减
火毒炽盛证	清火解毒,活血透脓	仙方活命饮加减
脓出毒泄证	益气养阴,清热除湿	滋阴除湿汤加减
寒湿凝滞证	温经散寒止痛	暖肝煎加减

考点5★★★ 前列腺炎的临床表现与检查

1. 急性细菌性前列腺炎

(1)全身症状 起病突然,发热,寒战,乏力,虚弱,厌食,恶心呕吐。血液检查白细胞计数明显增高。

(2)局部症状 腰骶部、会阴或耻骨上、腹股沟处坠胀、疼痛,排便或久坐后加重,可向腰背、下腹部、大腿放射。

(3)尿路症状 尿频、尿急、尿痛、尿滴沥、排尿不净及尿道脓性分泌物,排尿时尿道灼热感,尿线变细或中断,甚至出现尿潴留。

(4)直肠症状 直肠胀满,里急后重,用力排便时肛门疼痛,尿道口溢出白色黏液。

(5)性功能障碍 性欲减退,阳痿,血精,性交痛。

(6)前列腺触诊 可触及肿大前列腺,触痛明显,整个或部分腺体坚韧。按摩前列腺可自尿道口引出前列腺液,其中有大量白细胞或脓细胞及含脂肪的巨噬细胞,培养可有细菌生长。为避免败血症和泌尿系上行感染,急性期不宜行前列腺按摩。

2. 慢性前列腺炎

（1）疼痛　多为胀痛、抽痛，主要在会阴及腹股沟部，可放射至阴茎、睾丸、耻骨上和腰骶部，有时射精后疼痛和不适是突出特征。

（2）尿路症状　轻度尿频、尿急、尿痛，夜尿多，排尿时尿道内有异常感觉，如发痒、灼热、排尿不净。

（3）尿道口滴白

（4）性功能障碍

（5）神经衰弱症状

（6）前列腺触诊　腺体大小多正常或稍大，两侧叶不对称，表面软硬不均，中央沟存在。严重时前列腺压痛明显，腺体硬度增加或腺体缩小。

3. 实验室及其他检查

（1）尿三杯试验　将一次排出的尿液分成3份，最初10~15mL尿为第一杯，中间为第二杯，最后10mL为第三杯。离心，取各自沉淀做显微镜检查。前列腺炎患者第一杯尿有碎屑和脓尿；第二杯较清晰；第三杯浑浊，其中细菌和白细胞增多。

（2）前列腺液检查　直肠指检按摩前列腺取得前列腺液，于显微镜下检查，每高倍视野白细胞10个以上或少于10个，伴有成堆脓球，卵磷脂小体减少。

考点6★★　前列腺炎的抗生素治疗

急性细菌性前列腺炎患者对抗生素反应较好。首选复方新诺明（TMP-SMZ）。喹诺酮类抗生素治疗慢性前列腺炎效果较好。此类药物抗菌谱广，前列腺内浓度比血清高。

考点 7★★★　前列腺炎的辨证论治

证型	治法	方药
湿热下注证	清热利湿	八正散或龙胆泻肝汤加减
气滞血瘀证	活血化瘀，行气止痛	前列腺汤加减
阴虚火旺证	滋阴降火	知柏地黄汤加减
肾阳虚衰证	温补肾阳	济生肾气丸加减

考点 8★★★　前列腺增生症的临床表现

1. 尿频　患者早期表现为尿频，尤其夜尿次数明显增多（每夜 2 次以上）。

2. 排尿困难　<u>进行性排尿困难是前列腺增生最重要的症状</u>。

3. 血尿

4. 尿潴留　常由气候变化、饮酒或劳累等诱因使前列腺和膀胱颈部充血、水肿，导致排尿困难加重，尿液突然完全不能排出，发生急性尿潴留，表现为下腹部疼痛、膀胱区膨胀。

考点 9★★★　前列腺增生症的辨证论治

证型	治法	方药
湿热下注证	清热利湿，通闭利尿	八正散加减
气滞血瘀证	行气活血，通窍利尿	沉香散加减
脾肾气虚证	健脾温肾，益气利尿	补中益气汤加减
肾阳衰微证	温补肾阳，行气化水	济生肾气丸加减
肾阴亏虚证	滋补肾阴，清利小便	知柏地黄丸加减

第二十四单元 周围血管疾病

考点1★★ 血栓闭塞性脉管炎的临床表现

1. 症状

（1）疼痛 疼痛是血栓闭塞性脉管炎（TAO）病人最突出的症状，早期患肢伴随发凉、麻木和足底弓疼痛，病人出现所谓"间歇性跛行"。如病情继续加重，出现静息痛。

（2）发凉

（3）感觉异常 患肢（趾、指）可出现发痒、针刺、麻木、灼热、酸胀感等。

2. 体征

（1）皮肤颜色改变 初发病时患肢因缺血皮肤苍白，当抬高患肢时此苍白变得更为明显，进一步可呈紫绀色，接近坏疽或坏疽时呈紫暗色。

<u>（2）游走性血栓性浅静脉炎</u>

<u>（3）动脉搏动减弱或消失</u>

<u>（4）雷诺（Raynaud）现象 病人早期受情绪刺激或受寒冷呈现指（趾）由苍白、潮红继而紫绀的颜色变化。</u>

（5）营养障碍

（6）坏疽和溃疡 Ⅰ级只限于趾部；Ⅱ级延及跖趾（掌指）关节或跖（掌）部；Ⅲ级延及全足背（掌背）或侵及跟踝（腕）关节或腿部。

考点2★★ 血栓闭塞性脉管炎的辨证论治

证型	治法	方药
寒湿证	温阳通脉，祛寒化湿	阳和汤加减
血瘀证	活血化瘀，通络止痛	桃红四物汤加减
热毒证	清热解毒，化瘀止痛	四妙勇安汤加减
气血两虚证	补气养血，益气通络	十全大补丸加减
肾虚证	肾阳虚者温补肾阳，肾阴虚者滋补肾阴	肾阳虚桂附八味丸加减；肾阴虚六味地黄丸加减

考点3★★ 动脉硬化性闭塞症的临床表现

1. 症状 早期的症状主要为肢体发凉、间歇性跛行，可有肢体麻木、沉重无力、酸痛、刺痛及烧灼感，继而出现静息痛。

2. 体征

（1）皮肤温度下降 根据病变闭塞部位的不同，其皮肤温度由大腿股部至足部均可降低，但通常在远端足趾处其皮温明显下降。

（2）皮肤颜色变化 有闭塞的动脉血供不足时，根据其病程的长短，侧支循环情况，可有皮肤苍白、潮红、青紫、发绀等改变。初期一般呈苍白，如时间久者可出现潮红、青紫等。

（3）肢体失养

（4）动脉搏动减弱或消失 根据闭塞部位，可扪及胫后动脉、足背动脉及腘动脉、股动脉搏动减弱或消失。

考点4★ 下肢深静脉血栓形成临床表现

中央型

（1）症状 <u>患肢沉重、胀痛或酸痛，可有股三角区疼痛。</u>

（2）体征 起病急，<u>全下肢肿胀明显</u>，患侧髂窝<u>股三角区有疼痛和压痛</u>；胫前可有压陷痕，患侧浅静脉怒张，可伴发热，肢体皮肤温度可升高。左侧多于右侧。

考点5★ 单纯性下肢静脉曲张的临床表现

1. 患肢浅静脉隆起、扩张、迂曲，状如蚯蚓，甚者呈大团块，站立时明显，少数人在卧位时由于静脉倒流不明显，曲张静脉空虚亦不明显；严重者可于静脉迂曲处触及"静脉结石"。

2. 患肢沉重感，酸胀感，时有疼痛。尤其当患者行走久时由于血液倒流而致静脉淤积加重，回流受影响而出现诸症状。

第二十五单元 皮肤及性传播疾病

考点1★★★ 带状疱疹诊断

春秋季节常见，以皮疹为簇集性、呈带状排列、单侧分布及神经痛为特点。病程2~3周，愈后极少复发。

考点2★★ 带状疱疹的辨证论治

证型	治法	方药
肝经郁热证	清泻肝火，解毒止痛	龙胆泻肝汤加减
脾虚湿蕴证	健脾利湿，清热解毒	除湿胃苓汤加减
气滞血瘀证	理气活血，通络止痛	柴胡疏肝散合桃红四物汤加减

考点3★★★ 头癣的诊断

1. 黄癣 皮损为以毛发为中心的黄癣痂，伴鼠尿臭味，发展缓慢，毛发脱落，形成永久性脱发，为许兰毛癣菌引起。

2. 白癣 皮损为白色鳞屑斑，断发有白色菌鞘，愈后不留瘢痕，青春期可自愈。

3. 黑点癣 皮损为小片白色鳞屑斑，低位断发，形如黑点，进展缓慢，有的至青春期可自愈，病久可形成瘢痕。

考点4★★ 体癣的临床表现

体癣好发于夏季，冬季常好转。皮疹好发于颜面及颈部，亦可发生于躯干、四肢等处。损害为圆形或钱币形红斑，数目不定，病灶中央常自愈，周边稍隆起，呈活动性，有炎性丘疹、小疱、痂皮、鳞屑等。可形成环形，有时亦可互相融合成多环形或损害中央发生新皮疹而形成同心环状。自觉瘙痒，可反复发作。

股癣多发生在男性成年人，主要发生在腹股沟内侧与阴囊相接触的大腿根部及臀部。皮疹与体癣相似，两侧对称发生，病人自觉剧痒。

考点5★ 癣的辨证论治

证型		治法	方药
头癣-虫毒湿聚证		祛风除湿，杀虫止痒	苦参汤加减
手足癣	湿热蕴结证	清热利湿，解毒消肿	萆薢化毒汤合五神汤加减
	血虚风燥证	养血祛风	当归饮子加减
体癣		清热利湿，祛风止痒	龙胆泻肝汤加减

考点6★★ 湿疹的诊断

1. 急性湿疹 本病起病较快。皮损呈多形性，对称分布，以头、面、四肢远端、阴囊等处多见，可泛发全身。自觉灼热、剧烈瘙痒。可发展成亚急性或慢性湿疹。

2. 亚急性湿疹 常由急性湿疹病程迁延所致。皮损渗出较少，以丘疹、丘疱疹、结痂、鳞屑为主。有轻度糜烂，颜色较暗红。自觉瘙痒剧烈。

3. 慢性湿疹 常由急性湿疹或亚急性湿疹长期不愈转化而来。皮损多局限于某一部位，境界清楚，有明显的肥厚浸润，表面粗糙，或呈苔藓样变，颜色褐红或褐色，常伴有丘疱疹、痂皮、抓痕。常反复发作，时轻时重，有阵发性瘙痒。

考点7★★ 湿疹的辨证论治

证型	治法	方药
湿热浸淫证	清热利湿	萆薢渗湿汤合三妙丸加减
脾虚湿蕴证	健脾利湿	除湿胃苓汤加减
血虚风燥证	养血润肤，祛风止痒	当归饮子加减

考点8★★ 荨麻疹的辨证论治

证型	治法	方药
风寒束表证	疏风散寒，调和营卫	麻黄桂枝各半汤加减
风热犯表证	疏风清热，解表止痒	消风散加减
胃肠湿热证	疏风解表，通腑泄热	防风通圣散加减
血虚风燥证	养血祛风，润燥止痒	当归饮子加减

考点9★ 皮肤瘙痒症的诊断

全身性或局限性皮肤瘙痒，仅有继发改变而无原发性皮肤损害。

考点10★ 皮肤瘙痒症的辨证论治

证型	治法	方药
风热血热证	疏风清热，凉血止痒	消风散合四物汤加减
湿热蕴结证	清热利湿止痒	龙胆泻肝汤加减
血虚肝旺证	养血润燥，祛风止痒	当归饮子加减

考点 11★★　银屑病的诊断

1. 寻常型银屑病　最多见，多急性发病。层层银白色鳞屑、薄膜现象、点状出血是本病临床特征。

2. 脓疱型银屑病　主要是在寻常型银屑病基础上出现多数小脓疱，且反复发生。

3. 关节病型银屑病　与寻常型银屑病或脓疱型银屑病同时发生，大、小关节可以同时发病，特别是指关节易发病。关节症状的轻重随皮损的轻重而变化。具有上述临床症状且血清类风湿因子检查阴性，而在皮肤上伴有银屑病皮损为诊断本病的主要依据。

4. 红皮病型银屑病　皮肤弥漫性发红、干燥，覆以薄鳞屑，有正常皮岛，有银屑病史，易诊断。

考点 12★★　银屑病的辨证论治

证型	治法	方药
风热血燥证	清热凉血，祛风润燥	凉血地黄汤加减
血虚风燥证	养血和血，祛风润燥	当归饮子加减
瘀滞肌肤证	活血化瘀，祛风润燥	桃红四物汤加减
湿热蕴阻证	清热利湿，和营通络	萆薢渗湿汤加减
火毒炽盛证	凉血清热解毒	清营汤加减

考点 13★★　白癜风的诊断

根据脱色斑为后天性，呈乳白色，周边有色素沉着带，无自觉症状，可诊断本病。

考点 14★★　白癜风的辨证论治

证型	治法	方药
气血不和证	调和气血，消风通络	柴胡疏肝散加减
肝肾不足证	滋补肝肾，养血祛风	六味地黄汤加减

考点 15★★　淋病的诊断

1. 感染史　有与淋病患者性交或不洁性交以及共同生活史,慢性期患者曾有淋病病史。

2. 典型症状　主要表现为尿道炎、阴道炎等,出现急性、慢性尿道炎症及局部红、肿、热、痛,有分泌物或呈脓性。部分病例可无临床症状。

3. 实验室检查　以尿道、阴道等处分泌物及局部刮片、挤压液和抽取液涂片或培养,淋球菌呈阳性,血清学检查可作诊断参考。

考点 16★★　淋病的西医治疗

①青霉素类。②壮观霉素(淋必治)。③喹诺酮类。

考点 17★★★　淋病的辨证论治

证型	治法	方药
湿热毒蕴证 (急性淋病)	清热利湿, 解毒化浊	龙胆泻肝汤酌加土茯苓、红藤、草薢等,热毒入络者合清营汤加减
阴虚毒恋证 (慢性淋病)	滋阴降火, 利湿祛浊	知柏地黄丸酌加土茯苓、草薢等

考点 18★★★　梅毒的临床表现与检查

1. 临床表现

(1) 一期梅毒　疳疮(硬下疳),多发于不洁性交后的 2~4 周。

(2) 二期梅毒　杨梅疮,发于感染后 7~10 周或硬下疳出现后 6~8 周。

(3) 三期梅毒　亦称晚期梅毒。病程长,易复发,常侵犯多个脏器。

(4) 潜伏梅毒(隐性梅毒)　未治疗或用药不足,

无症状,血清反应阳性,排除其他可引起血清反应阳性的疾病,脑脊液正常,称潜伏梅毒。

(5) **胎传梅毒(先天梅毒)** 母体的梅毒螺旋体由血液自胎盘传到胎儿血液,致胎儿感染。

2. 实验室及特殊检查 梅毒螺旋体检查和梅毒血清试验阳性。

考点 19★★ 梅毒的西医治疗

抗生素治疗首选青霉素。

考点 20★★ 梅毒的辨证论治

证型	治法	方药
肝经湿热证	清热利湿,解毒驱梅	龙胆泻肝汤加减
血热蕴毒证	凉血解毒,泄热散瘀	清营汤合桃红四物汤加减
毒结筋骨证	活血解毒,通络止痛	五虎汤加减
肝肾亏损证	滋补肝肾,填髓息风	地黄饮子加减
心肾亏虚证	养心补肾,祛瘀通阳	苓桂术甘汤加减

考点 21★★★ 尖锐湿疣的诊断

1. 性接触史 患者多有不洁性接触史或夫妇同病。

2. 好发部位 男性好发于阴茎龟头、冠状沟、系带;同性恋者发生于肛门、直肠;女性好发于外阴、阴蒂、宫颈、阴道和肛门。

3. 皮损特点 初起为淡红色丘疹,逐渐增大,融合成乳头状、菜花状或鸡冠状增生突起,表面湿润,根部有蒂,易出血。

4. 醋酸白试验 用 3%~5% 的醋酸液涂擦或湿敷 3~10 分钟,阳性者局部变白,病灶稍隆起,在放大镜下观察更明显。

考点 22★★★　尖锐湿疣的辨证论治

证型	治法	方药
湿毒下注证	利湿化浊，清热解毒	萆薢化毒汤加减
湿热毒蕴证	清热解毒，化浊利湿	黄连解毒汤加减

中西医结合妇产科学

第一单元 女性生殖系统解剖

考点1★★ 骨盆的组成

1. 骨盆的骨骼 包括骶骨、尾骨及左右两块髋骨（髋骨由髂骨、坐骨和耻骨组成）。

2. 骨盆的关节 耻骨联合、骶髂关节及骶尾关节。

3. 骨盆的韧带 有骶结节韧带、骶棘韧带。骶棘韧带宽度是判断中骨盆狭窄的重要标志。

考点2★★ 骨盆的分界

以耻骨联合上缘、髂耻缘、骶岬上缘的连线为界，将骨盆分为假骨盆（又称大骨盆）和真骨盆（又称小骨盆）。

考点3★★ 骨盆的类型

包括女型、男型、类人猿型、扁平型四类。<u>女型最为多见。</u>

考点4★ 外生殖器的组成

包括阴阜、大小阴唇、阴蒂、阴道前庭（前庭球、前庭大腺、尿道外口、阴道口及处女膜）。

考点5★★★ 内生殖器及其功能

1. 子宫 子宫体与子宫颈的比例，儿童期为1∶2,

成人为 2∶1，老年为 1∶1。

子宫体壁分为三层，外层为浆膜层，即脏腹膜，中间层最厚，为肌层，最内为黏膜层，亦称子宫内膜，子宫内膜表面 2/3 为功能层，余下 1/3 为基底层。

子宫颈外口柱状上皮与鳞状上皮交界处是子宫颈癌的好发部位。

2. 输卵管 为卵子与精子结合的场所及运送受精卵的管道。分为 4 部分：①间质部。②峡部。③壶腹部。④伞部。

考点6★★ 中医对女性生殖器的认识

外阴，中医古籍称之为阴户，又名四边；阴道，称之为子肠、产道；子宫，称之为女子胞，又称胞宫、胞脏、子脏、子处、子宫、血室；子宫颈外口，称为子门、子户；处女膜，称为玉门、龙门、胞门。

第二单元 女性生殖系统生理

考点1★★★ 正常月经的临床表现

正常月经具有周期性和自限性。出血的第 1 日为月经周期的开始，两次月经第 1 日的间隔时间为一个月经周期，一般是 21~35 日，平均 28 日。每次月经持续天数称经期，一般为 2~8 日，多为 4~6 日。经量是指一次月经的总失血量，正常为 20~60mL，若超过 80mL 为月经过多。月经血一般呈暗红色，不凝，出血量多时可有血凝块。

考点2★ 卵巢的功能

卵巢具有两大功能，即产生卵子并排卵和分泌女性激素。卵巢产生的激素主要为雌激素、孕激素及少量雄激素。

考点3★★★ 卵巢激素及其生理作用

1. 雌激素的生理作用

（1）子宫肌　促进子宫肌细胞增生和肥大，使肌层增厚；增进血运，促使和维持子宫发育；增加子宫平滑肌对缩宫素的敏感性。

（2）子宫内膜　使腺体及间质增生、修复。

（3）宫颈　使宫颈松弛、扩张，宫颈黏液分泌增加，易拉成丝状。

（4）输卵管　促进输卵管肌层发育及上皮的分泌活动，加强输卵管肌节律性收缩的振幅。

（5）阴道上皮　促使阴道上皮细胞增生、角化、黏膜变厚，并能增加细胞内糖原储存量，使阴道维持酸性环境。

（6）卵巢　协同FSH促进卵泡发育。

（7）外生殖器　使阴唇发育、丰满、色素加深。

（8）第二性征　促使乳腺管增生，乳头、乳晕着色，促进其他第二性征的发育。

（9）代谢作用　促进水钠潴留。

2. 孕激素的生理作用　通常是在雌激素作用的基础上发挥效应的。

（1）子宫肌　降低子宫平滑肌兴奋性及其对缩宫素的敏感性，抑制子宫收缩，有利于胚胎及胎儿宫内生长发育。

（2）子宫内膜　使增生期内膜转为分泌期内膜，为受精卵着床做好准备。

（3）宫颈　使宫口闭合，黏液分泌减少，性状变稠。

（4）输卵管　抑制输卵管肌节律性收缩的振幅。

（5）阴道上皮　加快阴道上皮细胞脱落。

(6) 乳房 促使乳腺腺泡发育。

(7) 体温 兴奋下丘脑体温调节中枢,<u>使基础体温在排卵后升高 0.3~0.5℃</u>。

(8) 代谢 促进水钠排泄。

<u>孕激素在雌激素作用的基础上,进一步促使女性生殖器和乳房的发育,为妊娠准备条件,</u>二者有协同作用;另一方面,雌激素和孕激素又有拮抗作用,雌激素促进子宫内膜增生及修复,孕激素则限制子宫内膜增生,并使增生的子宫内膜转化为分泌期。

考点 4★★★ 特殊月经生理现象

<u>月经两月一潮的称"并月";三月一潮的称"居经"或"季经";一年一潮的称"避年";终生不潮而能受孕的称"暗经";受孕之初,按月有少量阴道流血而无损于胎儿的,称为"激经""盛胎""垢胎"。</u>

考点 5★ 中医有关月经产生及调节的理论

月经是脏腑、天癸、冲任、气血协同作用于胞宫而产生的生理现象。通常将一个月经周期划分为 4 个阶段,即月经期、经后期、经间期和经前期。

第三单元 妊娠生理

考点 1★★ 受精相关概念

1. 精子和次级卵母细胞结合形成受精卵的过程称为受精。受精后的卵子称为孕卵或受精卵。

2. 在受精后 72 小时,受精卵分裂成由 <u>16</u> 个细胞组成的实心细胞团,称为<u>桑椹胚</u>。在受精后第 <u>6~7</u> 日开始着床。

考点2★★★ 胎儿附属物

胎儿附属物是指胎儿以外的组织,包括胎盘、胎膜、脐带和羊水。

考点3★ 胎盘的组成和功能

1. 胎盘的组成 由羊膜、叶状绒毛膜及底蜕膜组成。

2. 胎盘的功能 气体交换、营养物质供应、排出胎儿代谢产物、防御功能、合成功能(主要合成各种激素和酶)。

考点4★★ 羊水的来源和功能

1. 羊水来源 孕早期,羊水主要来源于母体血清经胎膜进入羊膜腔的透析液。孕中期,主要来源于胎儿尿液。晚期胎肺参与羊水的生成。

2. 羊水的功能 一是保护胎儿,二是保护母体。

考点5★★★ 妊娠期母体的变化

1. 子宫的变化 子宫体逐渐增大变软,主要是肌细胞的肥大,妊娠晚期子宫右旋。子宫峡部非孕时长约1cm,临产后伸展至7~10cm。

2. 乳房的变化 妊娠早期开始增大,充血明显。乳晕变黑,乳晕上的皮脂腺肥大形成散在的结节状小隆起,称为蒙氏结节。妊娠晚期挤压乳头时,可有少许淡黄色稀薄液体流出,称为初乳。

3. 血液系统的变化

(1) 血容量 孕32~34周达高峰,增加40%~45%。血浆约增加1000mL,红细胞约增加450mL,血液呈稀释状态。

(2) 血液成分 红细胞计数及血红蛋白均下降;白细胞升高,主要为中性粒细胞增加;凝血因子均有增加,血液呈高凝状态；血浆蛋白降低。

4. 心血管的变化 妊娠后期心脏向左、向上、向前移位；血压：妊娠早期及中期血压偏低，晚期轻度升高。

考点6★★ 早期妊娠的诊断

1. 临床表现 停经，早孕反应，尿频，乳房改变。

2. 妇科检查 阴道及宫颈变软，呈紫蓝色。双合诊时感觉宫颈和宫体似不相连，称"黑加征"。

3. 辅助检查 ①妊娠试验：尿妊娠试验阳性或查血HCG可协助诊断。②B超检查：妊娠6周时，可见胚芽及原始的心管搏动。

第四单元 产前保健

考点1★★ 围生期的概念

围生期是指产前、产时和产后的一段时期。我国采用围生期I：从妊娠满28周至产后1周。

考点2★★★ 产前检查时间

产前检查的时间从确诊为早孕时开始，目前推荐的检查孕周分别是：妊娠6~13$^+$周，14~19^{+6}周，20~24周，25~28周，29~32周，33~36周，37~41周（每周一次）。有高危因素者，可酌情增加次数。

考点3★★★ 预产期推算

从末次月经第1日算起，月份减3或加9，日数加7（农历日数加14），所得日期即为预产期，也可采用超声检查来协助推算预产期。

考点 4★★　高危儿的确定

高危儿包括：①孕龄<37 周或≥42 周。②出生体重<2500g。③小于孕龄儿或大于孕龄儿。④出生后 1 分钟内 Apgar 评分 0~3 分。⑤产时感染。⑥高危产妇的新生儿。⑦手术产儿。⑧新生儿的兄姐有严重的新生儿病史或新生儿期死亡等。

考点 5★★　妊娠晚期胎儿宫内情况的监护

1. 胎动计数　妊娠 28 周后，胎动计数<10 次/12 小时或减少 50%者提示有胎儿缺氧可能。

2. 电子胎心监护　基线变异是最重要的评价指标。

3. 预测胎儿宫内储备能力　包括无应激试验及缩宫素激惹试验。

（1）无应激试验（NST）　通过观察胎动时胎心率的变化，了解胎儿的储备能力。

（2）缩宫素激惹试验（OCT）　诱发宫缩并用胎儿监护仪记录胎心的变化。

第五单元　正常分娩

考点 1★★★　决定分娩的四因素

1. 产力　是指将胎儿及其附属物从子宫内逼出的力量。产力包括：①子宫收缩力，简称宫缩，是分娩的主要动力，贯穿于分娩的全过程。正常宫缩其特点有节律性、对称性和极性及缩复作用。②腹肌和膈肌的收缩力，统称腹压，是第二产程娩出胎儿的重要辅助力量。③盆底肛提肌的收缩力。

2. 产道
3. 胎儿
4. 精神心理因素

考点2★★★　先兆临产

1. 假临产　分娩发动之前，孕妇常出现不规则子宫收缩，称为"假临产"。其特点是宫缩持续时间短而不恒定，宫缩强度并不逐渐增强，间歇时间长而不规律；宫颈管不缩短，宫口不扩张；常在夜间出现清晨消失；镇静剂能抑制假临产。

2. 胎儿下降感

3. 见红　是分娩即将开始比较可靠的征象。

考点3★★★　临产的诊断

临产开始的主要标志是有规律而逐渐增强的子宫收缩，持续30秒及以上，间歇5~6分钟，并伴有进行性宫颈管消失，宫口扩张和胎先露部下降。

考点4★★　总产程及产程分期

产程分期：分娩全过程是从有规律宫缩至胎儿、胎盘娩出，简称总产程。临床通常分为3个产程：

第一产程：又称宫颈扩张期，初产妇潜伏期不超过20小时，经产妇不超过14小时。

临床表现：①规律宫缩。②宫口扩张。③胎先露下降程度，是决定能否经阴道分娩的重要观察指标。④胎膜破裂。

第二产程：又称胎儿娩出期，初产妇不应超过3小时，经产妇不应超过2小时。

临床表现：宫口开全或近开全后，胎膜多会自然破裂。

第三产程：又称胎盘娩出期，需5~15分钟，不超过

30分钟。

临床表现:胎盘完全从子宫壁剥离而娩出。

考点5★　中医关于分娩的认识

①试胎(即"妊娠八九个月时感腹中痛,痛定仍然如常者")。②弄胎("若月数已足,腹痛时作时止,腰不痛者")。③《达生篇》的临产调护六字要诀:"睡、忍痛、慢临盆"。

第六单元　正常产褥

考点1★★　产褥期的概念

从胎盘娩出至产妇全身器官除乳腺外,恢复或接近正常未孕状态所需的时间一般为6周,这段时间称为产褥期。

考点2★★　产褥期生殖系统的变化

胎盘附着部位的内膜完成修复约需至产后6周。

考点3★★★　产褥期临床表现

1. 生命体征　产后3~4天可有泌乳热。

2. 子宫受旧　产后1日宫底稍上升至脐平,产后10日子宫下降至骨盆内。

3. 产后宫缩痛　产后1~2日出现,持续2~3天疼痛自然消失。

4. 恶露　血性恶露,持续3~4日;浆液性恶露持续10日左右;白色恶露,持续3周干净。

5. 褥汗　产后一周排出大量汗液,不属病态。

第七单元　妇产科疾病的病因与发病机制

考点1★★　中医常见病因

1. 淫邪因素　寒、热、湿邪。

2. 七情内伤（情志因素）　郁怒伤肝，忧思伤脾，惊恐伤肾为甚。

3. 生活因素　房劳多产，饮食失节，劳逸失度，跌仆损伤，药误虫蚀。

4. 体质因素

考点2★★　中医对妇产科疾病发病机制的认识

中医学将妇产科疾病的发病机理概括为：脏腑功能失常（关系最密切的是肝、脾、肾），气血失调，冲、任、督、带损伤及胞宫、胞脉、胞络受损四方面。而冲任督带、胞宫、胞脉、胞络损伤是妇产科疾病的主要病机和最终病位。

第八单元　妊娠病

第一节　中医对妊娠病的认识

考点★★　妊娠病的发病机理

①阴血亏虚。②气机阻滞。③脾肾虚损。④冲气上逆。

第二节 妊娠剧吐

考点1★★ 概念

妊娠早期,少数孕妇早孕反应严重,恶心呕吐频繁,不能进食,以致出现体液失衡及新陈代谢障碍,甚至危及生命者,称妊娠剧吐。本病属中医"妊娠恶阻"范畴,亦称"恶阻""阻病""子病""病儿"等。

考点2★★★ 主要发病机理

冲气上逆,胃失和降。

考点3★★ 西医治疗

1. 药物治疗。维生素 B_6 或维生素 B_6-多西拉敏复合制剂、甲氧氯普胺等。
2. 纠正脱水、电解质紊乱及酸碱失衡。

若经上述治疗无好转,体温持续高于38℃,心率每分钟超过120次,出现持续黄疸或持续蛋白尿,或伴发 Wernicke 综合征时,则应终止妊娠。

考点4★★★ 中医辨证论治

证候分型	治法	代表方剂
脾胃虚弱	健脾和胃,降逆止呕	香砂六君子汤
肝胃不和	清肝和胃,降逆止呕	橘皮竹茹汤加黄连或黄连温胆汤合左金丸
痰滞证	化痰除湿,降逆止呕	青竹茹汤
气阴两亏	益气养阴,和胃止呕	生脉散合益胃汤

第三节 流产

考点1★ 流产概念

流产是指妊娠不足28周，胎儿体重不足1kg而终止者。其中发生在妊娠12周前者，称为早期流产；发生于妊娠12周到28周前者，称为晚期流产。

考点2★★★ 流产的类型及临床表现

类型	症状	宫口	子宫	妊娠物
先兆流产	妊娠28周前出现少量阴道流血或/和下腹疼痛	未开	与停经月份相符	未排出
难免流产	阴道流血增多，或阵发性腹痛加剧	已扩张	与停经周数相符或略小	胚胎组织或胎囊阻塞宫口
不全流产	流血持续不止，甚至流血过多而发生休克	已扩张	小于停经周数	妊娠物已部分排出
完全流产	阴道流血停止，腹痛消失	已关闭	接近正常	妊娠物已全部排出
稽留流产	早孕反应、胎动消失	未开	明显小于停经周数	妊娠物全部未排出

考点3★★ 胎漏、胎动不安、滑胎的含义及主要发病机理

1. 胎漏 又称"胞漏""漏胎"，是指妊娠期阴道少量出血，时出时止，或淋漓不断，而无腰酸、小腹下坠者。

2. 胎动不安 妊娠期出现腰酸、小腹下坠，或伴有少量阴道出血者。

3. 滑胎 又称"屡孕屡堕""数堕胎"。是指堕胎或小产连续发生3次或3次以上者。

主要发病机理是<u>冲任损伤，胎元不固。</u>

考点4★★★ 中医辨证论治

1. 胎漏、胎动不安的辨证论治

证候分型	治法	代表方剂
肾虚证	补肾益气，固冲安胎	寿胎丸加党参、白术
气血虚弱证	补气养血，固肾安胎	胎元饮
血热证	清热凉血，固冲安胎	保阴煎或当归散
血瘀证	活血消癥，补肾安胎	桂枝茯苓丸合寿胎丸

2. 滑胎的辨证论治

证候分型	治法	代表方剂
肾气亏损证	补肾益气，调固冲任	补肾固冲丸
气血虚弱证	益气养血，调固冲任	泰山磐石散

第四节 异位妊娠

考点1★★★ 诊断

1. 临床表现 下腹一侧疼痛、阴道不规则流血、晕厥和休克。患侧下腹压痛及反跳痛，叩诊有移动性浊音。后穹隆饱满，宫颈举痛或摇摆痛，子宫有漂浮感等。

2. 实验室及其他检查

（1）血β-HCG测定 是早期诊断异位妊娠的重要

方法。

(2) B 型超声检查　主要了解宫腔内有无孕囊，附件部位有无包块及盆腹腔内有无积液，若能在宫旁低回声区内探及胚芽及原始心管搏动，即可确诊。

(3) 阴道后穹窿穿刺　适用于疑有腹腔内出血或 B 型超声检查显示有盆腔积液的患者。如经后穹窿穿刺抽出暗红色不凝血，说明有血腹症存在，可协助诊断异位妊娠。

考点2★　西医治疗

1. 药物治疗　主要适用于早期输卵管妊娠、要求保留生育能力的年轻患者。可采用化学药物中医中药治疗。必须符合下列条件：①输卵管妊娠未发生破裂或流产。②输卵管妊娠包块直径<4cm。③血 β-hCG<2000U/L。④无明显内出血。⑤肝肾功能及血常规检查正常。

2. 手术治疗　适用于已破裂期（腹腔内大量出血、出现休克），或不稳定型，或药物治疗失败者。

考点3★★★　中医辨证论治

1. 未破损期

证候分型	治法	代表方剂
未破损期——胎阻胞络证	活血祛瘀，杀胚消癥	宫外孕Ⅱ号方加紫草、蜈蚣、水蛭、天花粉

2. 已破损期　指输卵管妊娠流产或破裂者。

证候分型	治法	代表方剂
不稳定型——胎元阻络、气虚血瘀证（多见于输卵管妊娠流产）	益气化瘀，消癥杀胚	宫外孕Ⅰ号方加党参、黄芪、紫草、蜈蚣、天花粉

续表

证候分型	治法	代表方剂
休克型——气陷血脱证（多见于输卵管妊娠破裂）	回阳救逆，益气固脱	参附汤合生脉散加黄芪、柴胡、炒白术
包块型——瘀结成癥证（指陈旧性宫外孕）	活血化瘀，消癥散结	理冲汤加土鳖虫、水蛭、炙鳖甲

第五节 妊娠期高血压疾病

考点1★★ 分类及临床表现

1. 妊娠期高血压 妊娠20周后出现血压≥140/90mmHg，于产后12周内恢复正常；尿蛋白（-），少数患者可伴有上腹部不适或血小板减少，产后方可确诊。

2. 子痫前期 ①轻度：妊娠20周后出现血压≥140/90mmHg；尿蛋白≥0.3g/24h或随机尿蛋白（+）；可伴上腹不适、头痛等症状。②重度：BP≥160/110mmHg；尿蛋白≥5.0g/24h或随机尿蛋白（+++）；血肌酐>106μmol/L；血小板<100×10^9/L；微血管病性溶血（血LDH升高）；血清ALT或AST升高；持续性头痛或其他脑神经或视觉障碍；持续性上腹疼痛。

3. 子痫 子痫前期孕妇抽搐而不能用其他原因解释。

4. 慢性高血压并发子痫前期 高血压孕妇妊娠前无尿蛋白，妊娠20周后出现尿蛋白≥0.3g/24h；或孕后突然尿蛋白增加，或血压进一步升高或血小板<100×10^9/L。

5. 妊娠合并慢性高血压 孕20周以前收缩压≥140mmHg和/或舒张压≥90mmHg，但妊娠期无明显加重；或孕20周后首次诊断高血压并持续到产后12周后。

考点 2★★★　子肿、子晕、子痫的概念及辨证论治

1. 子肿、子晕、子痫的概念

（1）子肿　妊娠中晚期，孕妇出现肢体面目肿胀者称"子肿"。亦称"妊娠肿胀"。

（2）子晕　妊娠期出现以头晕目眩，状若眩冒为主证，甚或眩晕欲厥，称"子晕"，亦称"妊娠眩晕"。

（3）子痫　妊娠晚期或临产前及新产后，突然发生眩晕倒仆，昏不知人，两目上视，牙关紧闭，四肢抽搐，全身强直，须臾醒，醒复发，甚至昏迷不省者，称为"子痫"，又称"子冒""妊娠痫证"。

2. 子肿、子晕、子痫的辨证论治

证候分型	治法	代表方剂
脾肾两虚证	健脾温肾，行水消肿	白术散合五苓散
气滞湿阻证	理气行滞，除湿消肿	天仙藤散
阴虚肝旺证	滋阴养血，平肝潜阳	杞菊地黄丸加天麻、钩藤、石决明
脾虚肝旺证	健脾利湿，平肝潜阳	半夏白术天麻汤
肝风内动证	滋阴清热，平肝息风	羚角钩藤汤
痰火上扰证	清热豁痰，息风开窍	牛黄清心丸

第六节　胎儿生长受限

考点 1★★　概念

指由于病理原因造成的胎儿未能达到其潜在的应有的生长速率。出生体重低于同孕龄同性别胎儿平均体重的两个标准差或第 10 个百分数，或足月胎儿出生体重小于

2500g。中医学称为"胎萎不长",或"妊娠胎萎燥""胎弱证""妊娠胎不长"。

要点2★★ 中医辨证论治

证候分型	治法	代表方剂
肾气亏虚证	补肾益气,填精养胎	寿胎丸
气血虚弱证	益气养血,滋养胎元	胎元饮
阴虚内热证	滋阴清热,养血育胎	保阴煎
胞宫虚寒证	温肾扶阳,养血育胎	长胎白术散

第七节 前置胎盘

考点1★★ 西医诊断

妊娠28周后,发生无诱因、无痛性反复阴道出血是前置胎盘的主要临床特征,B超可确定前置胎盘的类型。

考点2★★ 西医治疗原则

终止妊娠指征:反复大量流血甚至休克者,无论胎儿成熟与否,应及时终止妊娠;胎龄达36周以上;胎儿成熟度检查提示胎儿肺成熟;胎龄未达36周,出现胎儿窘迫征象,或胎儿电子监护发现胎心异常者;出血量多,危及胎儿;胎儿已死亡或出现难以存活的畸形。

第八节 胎盘早剥

考点1★ 概念

胎盘早剥是指妊娠20周后正常位置的胎盘在胎儿娩出前部分或全部从子宫壁剥离。本病是妊娠晚期严重的并发症。具有起病急、发病快的特点，如处理不及时可危及母儿生命。

考点2★★ 西医治疗原则

治疗原则为早期识别，积极处理休克，及时终止妊娠，控制DIC，减少并发症。一旦确诊Ⅱ、Ⅲ级胎盘早剥应及时终止妊娠。

第九节 羊水过多

考点1★ 概念

妊娠期间羊水量超过2000mL为羊水过多，可分为慢性羊水过多和急性羊水过多。

考点2★ 中医辨证论治

证候分型	治法	代表方剂
脾气虚弱证	健脾渗湿，养血安胎	鲤鱼汤
气滞湿郁证	理气行滞，利水除湿	茯苓导水汤
肾阳亏虚证	补肾温阳，化气行水安胎	真武汤

第十节 母胎血型不合

考点★★ 中医辨证论治

证候分型	治法	代表方剂
湿热内蕴证	清热利湿，固冲安胎	茵陈二黄汤
热毒内结证	清热解毒，利湿安胎	黄连解毒汤加茵陈、苎麻根、甘草

续表

证候分型	治法	代表方剂
瘀热互结证	清热凉血，化瘀安胎	二丹茜草汤
阴虚血热证	滋阴清热，养血安胎	知柏地黄丸加茵陈、桑寄生、菟丝子

第九单元 妊娠合并疾病

第一节 心脏病

考点1★★ 妊娠与心脏病的相互影响

1. **妊娠期** 由于血容量增加，心排出量加大，心脏负担加重，至妊娠32~34周达到高峰。
2. **分娩期** 是心脏负担最重的时期。
3. **产褥期** 产后3日内心脏负担仍较重，此时胎盘循环停止，子宫内血液大量涌入全身循环，回心血量增加。

考点2★★ 常见并发症

包括心力衰竭（易发生在妊娠32~34周、分娩期及产褥早期）；感染性心内膜炎；缺氧和发绀；静脉栓塞及肺栓塞（是孕产妇重要死因之一）、恶性心律失常。

考点3★★ 中医辨证论治

证候分型	治法	代表方剂
心气虚证	益气养血，宁心安胎	养心汤去肉桂、半夏，加麦冬

续表

证候分型	治法	代表方剂
心血虚证	养血益气，宁心安胎	归脾汤
阳虚水泛证	温阳化气，行水安胎	真武汤合五苓散去猪苓，加桑寄生、菟丝子
气虚血瘀证	益气化瘀，通阳安胎	补阳还五汤合瓜蒌薤白半夏汤加减

第二节 病毒性肝炎

考点★★ 中医辨证论治

证候分型	治法	代表方剂
湿热蕴结证	清热利湿，佐以安胎	茵陈蒿汤加金钱草、虎杖、寄生、续断
湿邪困脾证	健脾化湿，养血安胎	胃苓汤去桂枝、泽泻，加寄生、菟丝子
肝郁脾虚证	疏肝理气，健脾安胎	逍遥散加寄生、菟丝子
热毒内陷证	清热解毒，凉血救阴	犀角地黄汤合黄连解毒汤加茵陈、大青叶

第三节 糖尿病

考点1★★ 糖尿病对妊娠的影响

妊娠合并糖尿病使巨大儿的发生率显著增高；胎儿畸形率增高；胎儿生长受限、流产和早产发生率增高；新生儿呼吸窘迫综合征、低血糖发生率均增加。

考点2★★ 中医辨证论治

证候分型	治法	代表方剂
肺热津伤证	清热润肺，生津止渴	消渴方去天花粉，加葛根、麦冬、石斛、黄芩、菟丝子
胃热炽盛证	清胃泻火，养阴生津	玉女煎去牛膝，加玄参、芦根、黄连、黄芩
肾阴亏虚证	滋补肝肾，养阴清热	六味地黄丸合生地黄饮子去丹皮、茯苓，加菟丝子
阴阳两虚证	滋阴助阳	金匮肾气丸去泽泻、丹皮、附子，加仙灵脾、菟丝子、益智仁

第四节 尿路感染

考点1★★ 诊断

1. 病史 孕前或有尿频、尿急、尿痛病史。

2. 临床表现

（1）症状 无症状菌尿症仅出现菌尿。急性膀胱炎表现为膀胱刺激征（尿频、尿急、尿痛），下腹部不适，偶有血尿。急性肾盂肾炎起病急骤，常突然出现寒战、发热（39~40℃）、头痛、周身酸痛、恶心、呕吐及腰痛和膀胱刺激征，排尿时伴有下腹疼痛。慢性肾盂肾炎表现为反复发作的泌尿道刺激症状或仅有菌尿症，可有慢性肾功能不全的表现。

（2）体征 急性肾盂肾炎肋腰点（腰大肌外缘与第12肋骨交叉处）有压痛，右肾区或双肾区叩击痛。

考点2★★★　中医辨证论治

证候分型	治法	代表方剂
阴虚火旺证	养阴泻火通淋	知柏地黄丸去丹皮，加麦冬、五味子、车前草
心火偏亢证	清心泻火通淋	导赤散去木通，加黄连、玄参、车前草
湿热下注证	清热利湿通淋	五淋散加车前子

第十单元　异常分娩

考点1★★★　产程图曲线异常

1. 潜伏期延长　从临产规律宫缩开始至活跃期起点（4~6cm）称潜伏期。初产妇>20小时，经产妇>14小时，称潜伏期延长。

2. 活跃期延长　从活跃期起点（4~6cm）至宫口开全称活跃期。活跃期宫颈口扩张速度<0.5cm/h称为活跃期延长。

3. 活跃期停滞　当破膜且宫颈口扩张≥6cm后，若宫缩正常，宫颈口停止扩张≥4小时，或宫缩欠佳，宫颈口扩张停止≥6小时，称为活跃期停滞。

4. 第二产程延长　初产妇>3小时，经产妇>2小时，产程无进展，称第二产程延长。

5. 滞产　总产程超过24小时为滞产。

考点2★★　临床表现与诊断

1. 子宫收缩乏力

（1）协调性宫缩乏力　子宫收缩节律性、对称性、极性正常,但收缩功能低下,收缩强度弱,宫腔内压力低(<15mmHg),宫缩持续时间短、间歇时间长且无规律(<2次/10分钟)。

(2) 不协调性宫缩乏力　子宫收缩极性倒置,宫缩兴奋点不始自两侧子宫角部,而来自子宫下段一处或多处,子宫收缩波由下向上扩散,失去正常对称性、节律性和极性,宫缩时宫底部收缩不强,而是子宫下段强,间歇时子宫不能完全放松,宫口扩张及胎先露下降缓慢或停滞,呈无效宫缩。

2. 子宫收缩过强

(1) 协调性子宫收缩过强　产道无阻力时,宫口开全迅速,短时间分娩结束。若总产程<3h 结束分娩,称急产。若伴头盆不称,胎位异常,可见病理性缩复环,或发生子宫破裂。

(2) 不协调性子宫收缩过强

1) 强直性子宫收缩:主要指外界因素等致子宫颈内口以上子宫肌层强烈的痉挛性收缩,宫缩间歇期短或无间歇。产妇持续性腹痛,烦躁不安,拒按,胎位、胎心不清,有时有肉眼血尿、病理缩复环等先兆子宫破裂征象。

2) 子宫痉挛性狭窄环:指子宫壁局部肌肉呈痉挛性不协调性收缩形成的环状狭窄,持续不放松。狭窄环可出现在子宫颈、子宫体的任何部位,多在子宫上下段交界处,也可在胎体某一狭窄部,以胎颈、胎腰处常见。产妇持续性腹痛,烦躁不安,宫颈扩张缓慢,胎先露下降停滞,胎心时快时慢。

第十一单元 胎儿窘迫与胎膜早破

考点1★★ 胎儿窘迫的临床表现

1. 急性胎儿窘迫

（1）产时胎心率的改变　是急性胎儿窘迫的重要临床征象。缺氧早期可出现胎心基线代偿性加快，晚期减速或重度变异减速。

（2）羊水胎粪污染　出现羊水胎粪污染时，如胎心监护异常，存在宫内缺氧情况，会引起胎粪吸入综合征，造成胎儿不良结局

（3）胎动　开始胎动频繁，继而减少至消失。

（4）酸中毒　采集胎儿头皮血进行血气分析，血 pH<7.20，PO_2<10mmHg，PCO_2>60mmHg 可诊断为胎儿酸中毒

2. 慢性胎儿窘迫

（1）胎动减少或消失　胎动<10 次/12 小时为胎动减少，是胎儿缺氧的重要表现。胎动消失 24 小时后胎心消失。

（2）胎儿电子监护　缺氧时胎心率可出现以下异常：①NST 无反应型。②在无胎动与宫缩时，胎心率>180 次/分或<110 次/分持续 10 分钟以上。③基线变异频率<5 次/分。④OCT 可见频繁重度变异减速或晚期减速。

（3）胎盘功能低下　尿雌三醇（E_3）<10mg/24h，或连续测定下降>30%、尿中雌激素/肌酐比值<10、血清胎盘生乳素<4mg/L、妊娠特异 β1 糖蛋白（SP1）<100mg/L，均提示胎盘功能不良。

（4）B 型超声监测　根据 B 型超声监测胎动、胎儿呼吸运动、胎儿肌张力、羊水量，加之胎儿电子监护 NST、

结果综合评分≤4分提示胎儿窘迫，5~6分胎儿可疑缺氧。

考点2★★　胎膜早破的诊断

1. 临床表现　主诉阴道流液或外阴湿润等。

2. 阴道酸碱度检查　pH≥6.5，提示胎膜早破。

3. 阴道液涂片检查　阴道液涂片可见羊齿植物叶状结晶。

4. 超声检查　羊水量减少可协助诊断。

5. 羊膜腔感染检测　羊水细菌培养可协助诊断。

6. 羊膜镜检查　看不到前羊膜囊，可直视胎儿先露部。

7. IGFBP-1、SICAM-1、PAMG-1检测

考点3★　胎膜早破的西医治疗

1. 期待疗法　适用于妊娠28~35周、胎膜早破不伴感染，羊水平段≥3cm者。

2. 终止妊娠

（1）经阴道分娩　妊娠35周后，胎肺成熟，宫颈成熟，无禁忌证可引产。

（2）剖宫产　胎头高浮，胎位异常，宫颈不成熟，胎肺成熟，明显羊膜腔感染，伴有胎儿窘迫，抗感染同时行剖宫产术终止妊娠，做好新生儿复苏准备。

第十二单元　分娩期并发症

第一节　产后出血

考点1★★★　定义、病因病理

1. 定义　胎儿娩出后24小时内失血量≥500mL或剖宫产时≥1000mL，称产后出血。居我国孕产妇死亡原因的首位。本病属于中医"产后血晕"的范畴。

2. 病因病理　①子宫收缩乏力：是引起产后出血最常见的原因。②胎盘因素。③软产道损伤。④凝血功能障碍。

考点2★★★　中医辨证论治

证候分型	治法	代表方剂
气虚证	补气固冲，摄血止崩	升举大补汤去黄连，加地榆炭、乌贼骨
血瘀证	活血化瘀，理血归经	化瘀止崩汤

第二节　子宫破裂

考点1★★★　诊断

1. 先兆子宫破裂　病理缩复环、下腹部压痛、胎心率的变化及血尿是先兆子宫破裂的四个重要症状。由于产程停滞延长，孕妇可有水、电解质紊乱。

2. 子宫破裂　在先兆子宫破裂的基础上突然发生剧烈腹痛，有休克及明显的腹部体征。

考点2★★ 西医治疗

1. 先兆子宫破裂 立即抑制子宫收缩：肌注哌替啶100mg，或静脉全身麻醉。立即行剖宫手术。

2. 子宫破裂 在输液、输血、吸氧、抗休克的同时，无论胎儿是否存活，均应迅速手术。

第三节 羊水栓塞

考点1★ 概念

羊水栓塞指在分娩过程中羊水进入母体血循环引起的肺栓塞、过敏性休克、弥散性血管内凝血（DIC）、肾功能衰竭及猝死等一系列病理改变。

考点2★★★ 诊断

1. 临床表现 胎膜破裂后、胎儿娩出后或手术中产妇突然出现寒战、呛咳、气急、烦躁不安、尖叫、发绀、呼吸困难、抽搐、出血、不明原因休克等临床表现。

2. 实验室及其他检查

（1）实验室检查 血涂片查找羊水有形物质：采集下腔静脉血，镜检见到羊水成分可以确诊。血小板计数、纤维蛋白原定量、凝血酶原时间测定等可协助诊断DIC。

（2）辅助检查 胸部X线摄片见双肺弥漫性点片状浸润阴影，沿肺门周围分布，伴右心扩大。

第十三单元 产后病

第一节 中医对产后病的认识

考点★★★ 产后五个"三"

1. **产后三冲** 冲心、冲胃、冲肺。
2. **产后三急** 呕吐、盗汗、泄泻。
3. **产后三病** 产后病痉、病郁冒、大便难。
4. **产后三审** 先审小腹痛与不痛,以辨有无恶露停滞;次审大便通与不通,以验津液之盛衰;再审乳汁的行与不行及饮食多少,以察胃气之强弱。
5. **产后用药"三禁"** 即禁大汗,以防亡阳;禁峻下,以防亡阴;禁通利小便,以防亡津液。

第二节 晚期产后出血

考点1★★★ 概念

晚期产后出血是指分娩24小时后,在产褥期内发生的子宫大量出血。以产后1~2周发病最常见,亦有产后2月余发病者。本病属中医"产后恶露不绝""产后血崩"范畴。

考点2★★ 中医辨证论治

证候分型	治法	代表方剂
气虚证	补脾益气,固冲摄血	补中益气汤加艾叶炭、鹿角胶

续表

证候分型	治法	代表方剂
血热证	清热凉血,安冲止血	保阴煎加七叶一枝花、贯众、炒地榆、煅牡蛎
血瘀证	活血化瘀,调冲止血	生化汤合失笑散加益母草、茜草

第三节 产褥感染

考点1★★★ 诊断

1. 病史 多有难产、产程过长、手术产、急产、不洁分娩、胎膜早破、产后出血或产褥期性交等病史。

2. 临床表现 发热、下腹疼痛、恶露异常。体温升高,脉搏增快,下腹有压痛,或有反跳痛、肌紧张。妇科检查子宫大而软,有压痛,双侧附件区压痛或触及包块。

3. 实验室及其他检查 白细胞计数明显升高,中性粒细胞增高。B型超声可了解子宫大小、有无残留物及复旧情况。

考点2★★★ 中医辨证论治

证候分型	治法	代表方剂
感染邪毒证	清热解毒,凉血化瘀	五味消毒饮合失笑散加丹皮、赤芍、鱼腥草、益母草
热入营血证	清营解毒,散瘀泄热	清营汤加紫花地丁、蒲公英、栀子、丹皮
热陷心包证	清心开窍	清营汤送服安宫牛黄丸或紫雪丹

第四节 产褥中暑

考点★★　中医辨证论治

证候分型	治法	代表方剂
暑入阳明证	清暑泄热，透邪外达	白虎汤加西瓜翠衣、竹叶、芦根
暑伤气津证	清热解暑，益气生津	清暑益气汤
暑入心营证	清营泻热，清心开窍	清营汤送服安宫牛黄丸或紫雪丹或至宝丹

第五节 产褥期抑郁症

考点★★　中医辨证论治

证候分型	治法	代表方剂
心脾两虚证	补益心脾，养血安神	甘麦大枣汤合归脾汤
瘀阻气逆证	活血化瘀，镇逆安神	癫狂梦醒汤加酸枣仁
肝郁气结证	疏肝解郁，镇静安神	逍遥散加夜交藤、合欢皮、磁石、柏子仁

第六节 产后缺乳

考点★★★　中医辨证论治

证候分型	治法	代表方剂
气血虚弱证	补气养血，佐以通乳	通乳丹去木通，加通草
肝郁气滞证	疏肝解郁，通络下乳	下乳涌泉散
痰浊阻滞证	健脾化痰通乳	苍附导痰丸合漏芦散

第七节 产后关节痛

考点★★ 中医辨证论治

证候分型	治法	代表方剂
血虚证	养血益气,温经通络	黄芪桂枝五物汤加当归、鸡血藤
血瘀证	养血活络,行瘀止痛	生化汤加桂枝、牛膝或身痛逐瘀汤
风寒证	养血祛风,散寒除湿	独活寄生汤
肾虚证	补肾养血,强腰壮骨	养荣壮肾汤

第八节 产后排尿异常

考点★★★ 中医辨证论治

1. 产后尿潴留

证候分型	治法	代表方剂
肺脾气虚证	益气生津,宣肺利水	补气通脬饮
肾阳亏虚证	补肾温阳,化气利水	济生肾气丸
血瘀证	养血活血,祛瘀利尿	加味四物汤
气滞证	理气行滞,行水利尿	木通散

2. 产后小便频数与失禁

证候分型	治法	代表方剂
肺脾气虚证	益气固摄	黄芪当归散加山茱萸、益智仁
肾气亏虚证	温阳化气,补肾固脬	肾气丸加益智仁、桑螵蛸

第十四单元 外阴色素减退性疾病

第一节 外阴慢性单纯性苔藓

考点1★★★ 临床表现

1. 症状 外阴瘙痒剧烈，甚则坐卧不安，影响睡眠，或伴灼热疼痛。

2. 体征 病变早期皮肤暗红或粉红，角化过度则呈白色。病损范围主要累及大阴唇、阴唇间沟、阴蒂包皮、阴唇后联合等处，常呈对称性。局部皮肤增厚似皮革或苔藓样变。

考点2★★ 中医辨证论治

证候分型	治法	代表方剂
肝郁气滞证	疏肝解郁，养血通络	黑逍遥散去生姜，加川芎
湿热下注证	清热利湿，通络止痒	龙胆泻肝汤去木通

第二节 外阴硬化性苔藓

考点1★★★ 临床表现

1. 症状 外阴瘙痒，或无不适，晚期出现性交困难。

2. 体征 检查时见大小阴唇、阴蒂包皮、阴唇后联合及肛周皮肤色素减退呈粉红或白色，萎缩变薄，干燥皲裂。晚期皮肤菲薄，阴道口挛缩狭窄，甚至仅容指尖。

考点2★★　中医辨证论治

证候分型	治法	代表方剂
肝肾阴虚证	补益肝肾,养荣润燥	归肾丸合二至丸
血虚化燥证	益气养血,润燥止痒	人参养荣汤
脾肾阳虚证	温肾健脾,养血润燥	右归丸加黄芪、白术

第十五单元　女性生殖系统炎症

第一节　外阴炎

考点1★★　临床表现

1. 症状　外阴瘙痒,或灼热,或痒痛,排尿时疼痛加剧,或阴部干涩,灼热瘙痒。

2. 体征　外阴皮肤黏膜红肿、溃疡、糜烂、脓水淋漓,严重者可有腹股沟淋巴结肿大,压痛,体温升高等一系列急性炎症反应。

考点2★★　中医辨证论治

证候分型	治法	代表方剂
湿热下注证	清热利湿,杀虫止痒	龙胆泻肝汤去木通,加苦参、虎杖
湿毒浸渍证	清热解毒,除湿止痒	五味消毒饮加土茯苓、蚕休、薏苡仁、萆薢
肝肾阴虚证	滋肾降火,调补肝肾	知柏地黄汤加当归、白鲜皮、制首乌

第二节 前庭大腺炎症

考点1★★ 临床表现

1. 急性炎症 局部肿胀、疼痛、灼热感,常伴恶寒、发热等全身症状。检查见大阴唇下1/3处有肿块,触痛明显,脓肿形成时有压痛及波动感。

2. 慢性炎症

考点2★★ 中医辨证论治

证候分型	治法	代表方剂
热毒蕴结证	清热解毒,消肿散结	仙方活命饮
寒凝痰瘀证	温经散寒,涤痰化瘀	阳和汤

第三节 阴道炎症

考点1★★★ 各种阴道炎症的诊断

1. 滴虫性阴道炎 白带多呈灰黄色稀薄泡沫状。

2. 外阴阴道假丝酵母菌病 白带呈白色乳酪样或豆渣样。

3. 细菌性阴道病 灰白色、均质、稀薄、腥臭味白带;阴道pH>4.5(pH多为5.0~5.5);胺臭味试验阳性;或分泌物加生理盐水见到线索细胞。上述4项中3项阳性即可诊断。

4. 老年性阴道炎

(1)病史 自然绝经、人工绝经的妇女,其他原因引起的雌激素水平不足。

(2)症状特点 阴道分泌物增多及外阴瘙痒、灼热感。

(3)实验室检查及其他检查 阴道分泌物pH值增

高,血雌激素水平明显低下。

考点2★★　各种阴道炎症的西医治疗

1. 滴虫阴道炎　①<u>全身用药</u>:口服甲硝唑。②<u>局部治疗</u>:1%乳酸或0.5%醋酸液冲洗阴道;甲硝唑栓每晚塞入阴道。

2. 外阴阴道假丝酵母菌病　①<u>一般治疗</u>:2%~3%苏打液冲洗外阴及阴道或坐浴。②<u>局部用药</u>:制霉菌素、酮康唑等局部外用。③<u>全身用药</u>:口服伊曲康唑、氟康唑。

3. 萎缩性阴道炎　①<u>阴道冲洗</u>:1%乳酸或0.5%醋酸液冲洗阴道。②<u>局部用药</u>:己烯雌酚片或甲硝唑放入阴道。③<u>全身用药</u>:口服己烯雌酚或尼尔雌醇。

4. 细菌性阴道病　①<u>全身用药</u>:口服甲硝唑,7日为1个疗程,连续应用3个疗程。②<u>局部用药</u>:甲硝唑栓或2%克林霉素软膏。

考点3★★★　中医辨证论治

证候分型	治法	代表方剂
肝经湿热证	清热利湿,杀虫止痒	龙胆泻肝汤加苦参、百部、蛇床子
湿虫滋生证	清热利湿,解毒杀虫	萆薢渗湿汤加苦参、防风

第四节　子宫颈炎症

考点1★★　西医病理

包含急性子宫颈炎和慢性子宫颈炎,后者有慢性子宫颈管黏膜炎、子宫颈息肉、子宫颈肥大3种病理类型。

考点2★★★　诊断

1. 病史　常有分娩、流产、手术感染史，不洁性生活、宫颈损伤或病原体感染等病史。

2. 临床表现　阴道分泌物增多，呈黏液脓性或乳白色黏液状，甚至有血性白带或性交后出血，或伴有外阴瘙痒或腰酸，下腹坠痛。

3. 妇科检查　可见宫颈充血、水肿、黏膜外翻，有脓性白带从宫颈口流出，量多；宫颈有不同程度的糜烂、肥大、息肉、裂伤或宫颈腺囊肿。

考点3★★★　中医辨证论治

证候分型	治法	代表方剂
热毒蕴结证	清热解毒，燥湿止带	止带方合五味消毒饮
湿热下注证	疏肝清热，利湿止带	龙胆泻肝汤去木通
脾虚湿盛证	健脾益气，升阳除湿	完带汤
肾阳虚损证	温肾助阳，涩精止带	内补丸

第五节　盆腔炎性疾病

考点1★★　诊断

1. 病史　有妇产科手术史、盆腔炎病史；或经期产后不注意卫生、房事不洁等。

2. 临床表现　高热、下腹痛、阴道分泌物增多，下腹部肌紧张、压痛、反跳痛。

3. 实验室及其他检查

（1）实验室检查　白细胞升高，红细胞沉降率升高，血C反应蛋白升高。阴道分泌物见大量白细胞，后穹隆穿刺可吸出脓液。分泌物、穿刺液、血液培养可检测病原体。

（2）辅助检查　B型超声检查提示盆腔内有炎性渗出液或肿块。

考点2★★★　中医辨证论治

1. 盆腔炎性疾病

证候分型	治法	代表方剂
热毒炽盛证	清热解毒，凉血化瘀	五味消毒饮合大黄牡丹皮汤
湿热瘀结证	清热利湿，化瘀止痛	仙方活命饮加薏苡仁、冬瓜仁

2. 盆腔炎性疾病后遗症

证候分型	治法	代表方剂
湿热瘀结证	清热利湿，化瘀止痛	银甲丸或当归芍药散
气滞血瘀证	活血化瘀，理气止痛	膈下逐瘀汤
寒湿凝滞证	祛寒除湿，活血化瘀	少腹逐瘀汤
气虚血瘀证	益气健脾，化瘀散结	理中汤

第十六单元　月经病

第一节　排卵障碍性异常子宫出血

考点1★★★　中医对排卵障碍性异常子宫出血的认识

1. 崩漏　系指妇女在非行经期间阴道大量流血或持续淋漓不断。前者称"崩中"或"经崩"；后者称"漏下"或"经漏"。

2. 月经先期　指月经提前1~2周。

3. 月经过多 指每次行经血量较平常明显增多者。

4. 经期延长 指行经持续超过7天,甚至淋漓2周方净者。

5. 经间期出血 指月经基本周期正常,在两次月经之间,即氤氲之时发生周期性的阴道少量出血者。

考点2★★ 临床表现

1. 无排卵性异常子宫出血 月经周期紊乱,经期长短不一,出血量不定,甚或大量出血。

2. 排卵性异常子宫出血

(1) 排卵性月经过多 月经量多,周期正常。

(2) 黄体功能不足 月经周期缩短,患者常伴不孕或孕早期流产。

(3) 子宫内膜不规则脱落 月经周期规律,但经期长达9~10日,或伴经量增多。

(4) 排卵期出血 月经中期或在基础体温上升时出现少量阴道流血。

考点3★★ 中西医治疗原则及方法

1. 西医治疗原则 青春期及生育期无排卵性异常子宫出血以止血、调整周期、促排卵为主;绝经过渡期以止血、调整周期、减少经量、防止子宫内膜病变为原则。

2. 中医治疗 治疗当本着"急则治其标、缓则治其本"的原则,灵活掌握"塞流""澄源""复旧"三法进行治疗。

考点4★★★ 中医辨证论治

1. 无排卵性异常子宫出血（崩漏）

证候分型	治法	代表方剂
肾阳虚证	温肾固冲，止血调经	右归丸去肉桂，加艾叶炭、补骨脂、黄芪
肾阴虚证	滋肾益阴，固冲止血	左归丸去牛膝合二至丸
脾虚证	补气摄血，固冲调经	固本止崩汤或固冲汤
虚热证	滋阴清热，止血调经	保阴煎合生脉散加阿胶
实热证	清热凉血，止血调经	清热固经汤加沙参、麦冬
血瘀证	活血化瘀，止血调经	逐瘀止血汤

2. 排卵性异常子宫出血（月经不调）

（1）排卵性月经过多（月经过多）

证候分型	治法	代表方剂
气虚证	补气升提，固冲止血	举元煎或安冲汤加升麻
血热证	清热凉血，固冲止血	保阴煎加炒地榆
血瘀证	活血化瘀，固冲止血	桃红四物汤加三七、茜草、蒲黄

（2）黄体功能不足（月经先期）

证候分型	治法	代表方剂
脾气虚证	健脾益气，固冲调经	补中益气汤
肾气虚证	补肾益气，固冲调经	固阴煎
阳盛血热证	清热降火，凉血调经	清经散
肝郁血热证	疏肝解郁，清热调经	丹栀逍遥散
阴虚血热证	养阴清热，固冲调经	两地汤

(3) 子宫内膜不规则脱落（经期延长）

证候分型	治法	代表方剂
气虚证	补气摄血，固冲调经	举元煎
虚热证	养阴清热，凉血调经	两地汤合二至丸
湿热蕴结证	清热利湿，止血调经	固经丸
血瘀证	活血化瘀，固冲调经	桃红四物汤合失笑散

(4) 排卵期出血（经间期出血）

证候分型	治法	代表方剂
肾阴虚证	滋肾养阴，固冲止血	加减一阴煎
湿热证	清热除湿，凉血止血	清肝止淋汤去阿胶、红枣，加茯苓、炒地榆
脾气虚证	健脾益气，固冲摄血	归脾汤
血瘀证	活血化瘀，理血归经	逐瘀止血汤

第二节　闭经

考点1★★　概念

1. 原发性闭经　指年逾16岁第二性征已发育，月经尚未来潮；或年龄超过14岁，第二性征未发育者。

2. 继发性闭经　已建立月经周期后，停经时间超过6个月，或按自身原有月经周期计算停止3个周期以上者。

考点2★　病因及分类

1. 原发性闭经　多为先天或遗传引起。

2. 继发性闭经　①下丘脑性闭经。②垂体性闭经。③卵巢性闭经。④子宫性闭经。⑤其他。

考点 3★★★　中医辨证论治

证候分型	治法	代表方剂
肾气亏损证	补肾益气，养血调经	加减苁蓉菟丝子丸
肝肾阴虚证	滋补肝肾，养血调经	育阴汤
气血虚弱证	益气健脾，养血调经	人参养荣汤
阴虚血燥证	养阴清热，养血调经	加减一阴煎
气滞血瘀证	行气活血，祛瘀通经	血府逐瘀汤
痰湿阻滞证	燥湿化痰，活血通经	丹溪治湿痰方或苍附导痰丸合佛手散
寒凝血瘀证	温经散寒，活血通经	温经汤

第三节　痛经

考点★★★　中医辨证论治

证候分型	治法	代表方剂
气滞血瘀证	理气活血，逐瘀止痛	膈下逐瘀汤加蒲黄
寒凝血瘀证	温经散寒，化瘀止痛	少腹逐瘀汤
湿热瘀阻证	清热除湿，化瘀止痛	清热调血汤加蒲公英、薏苡仁
气血虚弱证	补气养血，调经止痛	黄芪建中汤加党参、当归
肝肾亏损证	滋肾养肝，调经止痛	调肝汤加桑寄生、肉苁蓉
阳虚内寒证	温经扶阳，暖宫止痛	温经汤（《金匮要略》）

第四节 多囊卵巢综合征

考点1★★★ 诊断标准

1. 稀发排卵或无排卵。
2. 雄激素水平升高的临床表现和/或高雄激素血症。
3. 卵巢多囊改变。
4. 上述3条中符合2条,并排除其他导致雄激素水平升高的病因。

考点2★★★ 中医辨证论治

证候分型	治法	代表方剂
肾阴虚证	滋阴补肾,调补冲任	左归丸
肾阳虚证	温肾助阳,调补冲任	右归丸
痰湿阻滞证	燥湿除痰,活血调经	苍附导痰丸合佛手散
肝经湿热证	清肝解郁,除湿调经	龙胆泻肝汤
气滞血瘀证	行气活血,祛瘀通经	膈下逐瘀汤

第五节 经前期综合征

考点★★ 中医辨证论治

证候分型	治法	代表方剂
肝郁气滞证	疏肝解郁,养血调经	柴胡疏肝散
肝肾阴虚证	滋肾养肝,育阴调经	一贯煎
脾肾阳虚证	温肾健脾,化湿调经	右归丸合苓桂术甘汤

续表

证候分型	治法	代表方剂
心肝火旺证	疏肝解郁，清热调经	丹栀逍遥散
气滞血瘀证	理气活血，化瘀调经	血府逐瘀汤
痰火上扰证	清热化痰，宁心安神	生铁落饮

第六节 绝经综合征

考点1★ 临床表现

1. 近期症状 ①月经紊乱：表现为月经周期不规则、经期持续时间长及经量增多或减少。②血管舒缩症状：主要是潮热、汗出，为雌激素减低的特征性症状。③自主神经失调症状：常出现心悸、眩晕、头痛、失眠、耳鸣等。④精神神经症状：表现为激动易怒、焦虑不安或情绪低落、抑郁、不能自我控制等。

2. 远期症状 ①泌尿生殖道症状：出现阴道干燥、性交困难及反复发生的尿路感染。②骨质疏松。③阿尔茨海默症。④心血管病变：绝经后妇女动脉硬化、冠心病明显增加。

考点2★★★ 中医辨证论治

证候分型	治法	代表方剂
肝肾阴虚证	滋养肝肾，育阴潜阳	杞菊地黄丸去泽泻
心肾不交证	滋阴降火，交通心肾	天王补心丹去人参、朱砂，加太子参、桑椹
肾阴阳两虚证	滋阴补肾，调补冲任	二仙汤合二至丸
脾肾阳虚证	温肾扶阳	右归丸加减
肾虚肝郁证	滋肾养阴，疏肝解郁	一贯煎

第十七单元　女性生殖器官肿瘤

第一节　宫颈癌

考点1★★　病理类型

①浸润性鳞状细胞癌：占宫颈癌的75%~80%。②腺癌。③其他。

考点2★　转移途径、临床分期

1. 转移途径　直接蔓延最常见，可有淋巴转移，血行转移极少见。晚期可转移至肺、肝或骨骼等。

2. 临床分期　采用国际妇产科联盟（FIGO）临床分期标准（2009年）。Ⅰ期肿瘤严格局限于宫颈（扩展至宫体可以被忽略）；Ⅱ期肿瘤已超出宫颈，但未达盆壁，或未达阴道下1/3；Ⅲ期肿瘤侵入及盆壁和/或侵及阴道下1/3和/或引起肾积水或无功能肾；Ⅳ期肿瘤超出真骨盆或（活检证实）侵犯膀胱或直肠黏膜。

考点3★★★　诊断方法

早期病例的诊断应采用子宫颈细胞学检查和/或HPV检测、阴道镜检查、子宫颈活组织检查的"三阶梯"程序，确认依据为组织学诊断。

第二节　子宫肌瘤

考点1★★★　子宫肌瘤的分类和变性

1. 分类

（1）按肌瘤生长部位，分为宫体肌瘤和宫颈肌瘤。

（2）按肌瘤与子宫肌壁的关系分为肌壁间肌瘤、浆膜下肌瘤及黏膜下肌瘤。

2. 肌瘤变性 指肌瘤失去原有的典型结构。常见变性有：玻璃样变（最常见）、囊性变、红色样变（多见于妊娠期或产褥期）、肉瘤样变（仅 0.4%～0.8%）、钙化。

考点2★★ 诊断

1. 临床表现 月经异常（多为月经量多，经期延长）；下腹包块；压迫症状（尿频、尿急、排尿困难、便秘等）；白带增多；其他（继发性贫血、不孕等）。

2. 妇科检查 子宫增大，表面不规则单个或多个结节或包块状突起。

考点3★★★ 手术和非手术处理原则、方法

1. 手术治疗 手术指征：①月经过量致继发性贫血，药物治疗无效。②有蒂扭转引起的急性腹痛。③子宫肌瘤体积大或引起膀胱、直肠等压迫症状。④能确定不孕或反复流产的惟一病因是肌瘤。⑤疑有肉瘤变。

2. 药物治疗 适用于症状轻、近绝经年龄及全身情况不宜手术者。

考点4★★★ 中医辨证论治

活血化瘀、软坚散结为本病的治疗大法。

证候分型	治法	代表方剂
气滞血瘀证	行气活血，化瘀消癥	膈下逐瘀汤
痰湿瘀阻证	化痰除湿，活血消癥	开郁二陈汤加丹参、水蛭
肾虚血瘀证	补肾活血，消癥散结	金匮肾气丸合桂枝茯苓丸
气虚血瘀证	益气养血，消癥散结	理冲汤加减
湿热瘀阻证	清热利湿，活血消癥	大黄牡丹汤加红藤、败酱草、石见穿、赤芍

第三节 卵巢肿瘤

考点1★★ 卵巢恶性肿瘤的转移途径、临床分期

1. 转移途径 以直接蔓延和腹腔种植为主，其次为淋巴转移，血行转移较少见。

2. 临床分期 采用FIGO的手术和病理分期标准。Ⅰ期肿瘤局限于卵巢；Ⅱ期肿瘤累及一侧或双侧卵巢，伴盆腔内扩散（骨盆入口平面以下）；Ⅲ期一侧或双侧卵巢肿瘤，并有镜检证实的盆腔外腹膜转移或证突有腹膜后淋巴结转移；Ⅳ期为超出腹腔外的远处转移。

考点2★★ 并发症

主要有蒂扭转（约10%）、破裂（约3%）、感染（较少见）和恶变。

第四节 子宫内膜癌

考点1★★ 诊断

诊断性刮宫：是子宫内膜癌的确诊依据。

考点2★★ 中医辨证论治

证候分型	治法	代表方剂
痰湿结聚证	化湿涤痰，软坚散结	苍附导痰丸加减
湿热瘀毒证	清热解毒，活血化瘀	黄连解毒汤加减
肝肾阴虚证	滋阴降火，清热解毒	知柏地黄丸加减
脾肾阳虚证	温肾健脾，益气化瘀	固冲汤合肾气丸加三七

第十八单元 妊娠滋养细胞疾病

第一节 葡萄胎

考点1★★★ 诊断

1. 病史 有停经史，停经时间多为2~4个月，平均为12周。

2. 临床表现 根据停经后有不规则阴道流血，较严重的妊娠呕吐，子宫异常增大变软，子宫在5个月妊娠大小时触不到胎体，听不到胎心，无胎动，应疑诊为葡萄胎。如果伴有子痫前期征象或甲亢现象，更有助于诊断。若阴道有水泡状组织排出，葡萄胎的诊断基本成立。

3. 实验室及其他检查

（1）hCG测定 葡萄胎时血清中β-hCG浓度明显高于正常妊娠月份的相应值。

（2）超声检查 为最常用而又比较准确的诊断方法。①B型超声检查：子宫腔内呈"落雪状"或"蜂窝状"影像，是完全性葡萄胎的典型表现。②超声多普勒：葡萄胎只能探测到子宫血流杂音而探测不到胎心。

考点2★ 随访

定期随访可早期发现滋养细胞肿瘤并及时处理。随访包括：①hCG定量测定。在葡萄胎排空后每周一次直至hCG正常后3周，以后每月一次直至hCG正常后6个月，然后再每2个月一次共6个月，自第一次阴性后共计一年。②应注意月经是否规则，有无阴道异常流血、咳嗽、咯血及其他转移灶症状，并作妇科检查，定期或必要时作盆腔B型超声、X线胸片或CT检查。

葡萄胎随访期间必须严格避孕 6 个月，推荐避孕套和口服避孕药，一般不用宫内节育器，以免穿孔或混淆子宫出血的原因。

第二节 妊娠滋养细胞肿瘤

考点★★ 诊断

1. 血 β-hCG 连续测定 是主要诊断依据。

葡萄胎后妊娠滋养细胞肿瘤，符合下列任何一项且排除妊娠物残留或再次妊娠，即可诊断。①hCG 测定 4 次高水平呈平台状态（±10%），并持续 3 周或以上，即 1、7、14、21 日。②hCG 测定 3 次上升（>10%）并至少持续 2 周或以上，即 1、7、14 日。③hCG 水平持续异常达 6 个月或更长。

非葡萄胎后妊娠滋养细胞肿瘤的诊断标准：流产、足月产、异位妊娠后 4 周以上，hCG 仍持续高水平，或下降后又上升，已排除妊娠物残留或再次妊娠，可诊断。

2. 超声检查 是诊断子宫原发病灶最常用的方法。

3. 病理检查

4. X 线胸部摄片、CT、核磁共振检查

第十九单元 子宫内膜异位症及子宫腺肌病

第一节 子宫内膜异位症

考点 1★ 中医病因病机

本病以瘀血阻滞冲任胞宫为基本病机。

考点2★★★ 诊断

1. 病史 重点询问月经、妊娠、流产、分娩、家族及手术等病史。

2. 临床表现 育龄妇女有继发性、进行性加剧的痛经和不孕、性交痛或慢性盆腔痛病史,盆腔检查扪及与子宫相连的囊性包块或盆腔内有触痛性结节,即可初步诊断为子宫内膜异位症。

3. 实验室及其他检查 腹腔镜检查:是目前诊断内膜异位症的最佳方法,在腹腔镜下活检即可确诊,并确定临床分期。

考点3★★★ 中医辨证论治

证候分型	治法活血祛瘀	代表方剂
气滞血瘀证	理气活血,活血祛瘀	膈下逐瘀汤
寒凝血瘀证	温经散寒,活血祛瘀	少腹逐瘀汤
瘀热互结证	清热凉血,活血祛瘀	清热调血汤加红藤、薏苡仁、败酱草
痰瘀互结证	理气化痰,活血逐瘀	苍附导痰汤合桃红四物汤
气虚血瘀证	益气活血,化瘀散结	理冲汤
肾虚血瘀证	补肾益气,活血化瘀	归肾丸合桃红四物汤

第二节 子宫腺肌病

考点★★ 临床表现

主要表现为经量增多、经期延长以及进行性加剧的痛经。妇科检查时子宫呈均匀性增大或有局限性结节隆起,质硬有压痛,经期压痛尤著。

第二十单元　子宫脱垂

考点1★★★　分度

检查时嘱患者平卧并用力向下屏气。

1. Ⅰ度　轻型：子宫颈外口距处女膜缘<4cm，但未达处女膜缘；重型：宫颈外口已达处女膜缘，在阴道口可见到宫颈。

2. Ⅱ度　轻型：子宫颈已脱出阴道口，但宫体仍在阴道内；重型：宫颈及部分宫体已脱出于阴道口。

3. Ⅲ度　子宫颈及宫体全部脱出至阴道口外。

考点2★★　中医辨证论治

证候分型	治法	代表方剂
中气下陷证	补益中气，升阳举陷	补中益气汤加枳壳
肾气亏虚证	补肾固脱，益气升提	大补元煎加黄芪、升麻、枳壳
湿热下注证	清热利湿	龙胆泻肝汤合五味消毒饮

第二十一单元　不孕症

考点1★★　概念、分类

女性不孕症是指女性无避孕性生活至少12个月而未孕。其中既往从未有过妊娠史，无避孕且从未妊娠者称为原发性不孕；既往有过妊娠史，而后无避孕连续12个月未妊娠者称为继发性不孕。原发性不孕相当于中医

"全不产""绝产""绝嗣""绝子"等,继发性不孕为"断续"。

考点2★★　西医治疗

1. 氯米芬　为临床首选促排卵药,适于体内有一定雌激素水平者和下丘脑-垂体轴反馈机制健全者。

2. 溴隐亭　适用于无排卵伴有高催乳素血症者。

考点3★★★　中医辨证论治

证候分型	治法	代表方剂
肾气虚弱证	补肾益气,温养冲任	毓麟珠
肾阴虚证	滋阴养血,调冲益精	养精种玉汤合清骨滋肾汤
肾阳虚证	温肾益气,调补冲任	温肾丸
肝气郁结证	疏肝解郁,养血理脾	开郁种玉汤
痰湿壅阻证	燥湿化痰,调理冲任	启宫丸
瘀滞胞宫证	活血化瘀,调理冲任	少腹逐瘀汤
湿热内蕴证	清热除湿,活血调经	仙方活命饮

第二十二单元　计划生育

考点1★　放置宫内节育器的适应证、禁忌证及并发症

1. 适应证　已婚育龄妇女自愿要求以IUD避孕而无禁忌证者。

2. 禁忌证　①妊娠或妊娠可疑。②生殖道急性炎症。③人工流产出血多,怀疑有妊娠组织物残留或感染可能;中期妊娠引产、分娩或剖宫产胎盘娩出后,子宫收缩不良，有出血或潜在感染可能。④生殖器肿瘤。⑤生殖器畸形，如纵隔子宫、双子宫等。⑥宫颈内口过松、重度陈旧性宫颈裂伤或子宫脱垂。⑦严重的全身性疾病。⑧宫腔<5.5cm或>9.0cm（除外足月分娩后、大月份引产后或放置含铜无支架宫内节育器）。⑨近3个月内有月经失调、阴道不规则流血。⑩有铜过敏史。

3. 并发症　①子宫穿孔、节育器异位。②节育器嵌顿或断裂。③节育器下移或脱落。④带器妊娠。

考点2★★　人流负压吸引术的适应证和禁忌证

1. 适应证　①妊娠10周内要求终止妊娠而无禁忌证者。②妊娠10周内因某种疾病而不宜继续妊娠者。

2. 禁忌证　①生殖器官急性炎症。②各种疾病的急性期，或严重的全身性疾病不能耐受手术者。③术前2次体温在37.5℃以上者。

考点3★　药物流产的适应证

目前临床常用米非司酮配伍米索前列醇。

①正常宫内妊娠，孕龄7周以内，自愿要求药物终止妊娠的年龄<40岁的健康育龄妇女。②高危人流对象。③对手术流产有恐惧心理者。

中西医结合儿科学

第一单元 儿科学基础

考点1★★ 各年龄期分期标准及特点

1. 胎儿期 从受孕到分娩。易流产或致畸。

2. 新生儿期 从脐带结扎到出生后满28天。合理喂养、保暖及预防感染等。

3. 婴儿期 从出生到满1周岁为婴儿期。易发生消化功能紊乱和营养不良,易患感染性疾病。

4. 幼儿期 1~3周岁为幼儿期。防止意外创伤和中毒。

5. 学龄前期 3周岁后到入小学前(6~7岁)为学龄前期。培养良好的道德品质和生活习惯。

6. 学龄期 从6~7周岁入小学至青春期之前(一般为女12岁,男13岁)称学龄期。预防近视、龋齿。

7. 青春期 一般女孩自11~12岁到17~18岁,男孩自13~14岁到18~20岁。特点为体格生长的第二个高峰,生殖系统发育成熟,出现第二性征。

考点2★★★ 小儿体格生长指标

1. 体重 出生时体重约为3kg。临床可用以下公式推算小儿体重:

≤6月龄婴儿体重:出生时体重(kg)+月龄×0.7(kg)

7~12月龄婴儿体重:6(kg)+月龄×0.25(kg)

1岁至青春前期体重:年龄×2(kg)+8(kg)

2. 身高(长) 出生时身长约为50cm。生后第一年增长约25cm。第二年身长增长约10cm。

推算2岁后至12岁儿童的身高:身高(cm)=75+7×年龄。

3. 头围和胸围 新生儿头围约为34cm,1周岁时约46cm,2周岁时约48cm;新生儿胸围约32cm,1岁时接近头围。

考点3★★★ 各年龄段呼吸、脉搏、血压常数及计算方法

小儿呼吸、脉搏的正常频率,随着年龄增长而逐渐减低;小儿血压的正常值,随着年龄增长而逐渐增高。

收缩压(mmHg)=80+2×年龄

舒张压(mmHg)=收缩压×2/3

考点4★★★ 骨骼和牙齿发育指标

1. 颅骨发育 前囟应在小儿出生后的12~18个月闭合。后囟在部分小儿出生时就已闭合,未闭合者应在生后2~4个月内闭合。

①前囟早闭或过小:小头畸形迟闭。②前囟迟闭、过大:佝偻病、先天性甲状腺功能低下症。③前囟饱满:颅内压增高,见于脑积水、脑炎等。④前囟凹陷:脱水、极度消瘦。

2. 脊柱发育 ①3个月抬头,出现颈椎前凸。②6个月会坐,出现胸椎后凸。③1岁会走,出现腰椎前凸。

3. 长骨发育 1~9岁腕部骨化中心的数目约为其岁数加1。

4. 牙齿的发育 ①乳牙萌出时间为4~10个月,最晚不超过12个月。②最晚2岁半乳牙出齐。③2岁以内乳牙的数目=月龄-4(或6)。④6~7岁换恒牙。

考点5★★ 感觉、运动和语言发育

1. 运动发育发育规律 ①自上而下。②由近到远。③由不协调到协调。④先正向动作后反向动作。

2. 平衡与大运动 3个月抬头,4个月翻身,6个月独坐,8~9个月爬行,1岁能走,2岁会跳,3岁快跑。(三抬四翻六会坐,七滚八爬周会走)

3. 语言发育 1岁时能连说两个重音的字,会叫"妈妈""爸爸"。

考点6★★★ 小儿生理特点、病理特点

1. 小儿生理特点 ①脏腑娇嫩,形气未充<u>(稚阴稚阳)</u>。②生机蓬勃,发育迅速<u>(纯阳)</u>。

2. 小儿病理特点 ①发病容易,传变迅速。②脏气清灵,易趋康复。

考点7★★★ 母乳喂养的优点和方法

母乳喂养:生后6个月之内以母乳为主要食品者。

1. 优点 ①母乳是婴儿最适宜的天然营养品。②母乳营养丰富,蛋白质、脂肪、糖之比例为1:3:6。③母乳易于消化、吸收和利用。④含有丰富的抗体和免疫活性物质,有抗感染和抗过敏的作用;母乳温度适宜、经济、卫生。<u>⑤母乳喂养能增进母子感情;产后哺乳可刺激子宫收缩,促其早日恢复。</u>

2. 方法

（1）时间 主张正常足月新生儿出生半小时内就可开奶，每次哺乳不宜超过20分钟。

（2）断奶 12个月左右为最合适的断母乳时间，最迟不超过2岁。

考点8★★★ 辅助食品的添加原则

①从少到多。②由稀到稠。③由细到粗。④由一种到多种。⑤天气炎热或婴儿患病时，应暂缓添加新品种。

考点9★ 计划免疫

1岁内婴儿需完成卡介苗、脊髓灰质炎三型混合疫苗、百日咳、白喉、破伤风类毒素混合制剂、麻疹减毒疫苗及乙型肝炎病毒疫苗等预防接种。

考点10★ 望诊的主要内容及临床意义

望诊在儿科疾病的诊断上显得尤为重要，历代儿科医家都把望诊列为四诊之首。

儿科望诊主要包括望神色、望形态、审苗窍、察指纹、辨斑疹、察二便等六个方面的内容。

考点11★★★ 指纹诊查的方法及临床意义

①浮沉分表里。②红紫辨寒热：红主寒，紫主热。③淡滞定虚实。④三关测轻重。

考点12★ 小儿疾病的治疗原则

①中西医有机结合，取长补短。②治疗要及时，方药要精简。③注意调理和顾护脾胃。④注重整体治疗，合理调护。

考点13★★ 药物剂量计算常用方法

①按体重计算。②按体表面积计算。③按年龄计算。

④按成人量折算。

考点 14★★★　小儿中药用量

新生儿用成人量的 1/6；乳婴儿为成人量的 1/3；幼儿为成人量的 1/2；学龄儿童为成人量的 2/3 或成人量。

考点 15★　常用外治法的治疗机理和适应证

1. 推拿疗法　主要用于治疗小儿泄泻、腹痛、厌食、斜颈等病证。

2. 捏脊疗法　捏脊疗法是通过对督脉和膀胱经的捏拿，达到调整阴阳、通理经络、调和气血、恢复脏腑功能为目的的一种疗法。常用治疳证、婴儿泄泻及脾胃虚弱的患儿。

3. 针灸与打刺疗法

（1）打刺疗法　也称皮肤针刺法（梅花针、七星针），主要用于治疗脑瘫后遗症。

（2）刺四缝疗法　四缝是经外奇穴，位于食、中、无名及小指四指中节横纹中点，是手三阴经所过之处。针刺四缝有解热除烦、通畅百脉、调和脏腑的功效，常用于治疗疳证、厌食。

4. 拔罐疗法　本法可促进气血流畅、营卫运行，也有祛风散寒、宣肺止咳、舒筋活络的作用。常用于治疗肺炎喘嗽、哮喘、腹痛、遗尿等病证。小儿常用口径 4~5cm 的竹罐或玻璃罐。

考点 16★★　小儿脱水程度判断

1. 轻度脱水　失水量占体重 5% 以下（30~50mL/kg）。患儿精神正常或稍差；皮肤干燥，弹性尚可；眼窝、前囟轻度凹陷；哭时有泪；口唇黏膜稍干；尿量稍减少。

2. 中度脱水　失水量占体重的 5%~10%（50~

100mL/kg)。患儿精神萎靡或烦躁不安，皮肤干燥、弹力差；眼窝、前囟明显凹陷；哭时少泪；口唇黏膜干燥；<u>四肢稍凉，尿量明显减少</u>。

3. 重度脱水 <u>失水量占体重的 10% 以上</u>（100~120mL/kg）。患儿呈重病容，精神极度萎靡，表情淡漠，昏睡甚至昏迷，<u>皮肤灰白或有花纹</u>，干燥，失去弹性；眼窝、前囟深度凹陷，闭目露睛；哭时无泪；舌无津，口唇黏膜极干燥；因血容量明显减少可出现休克症状如心音低钝，脉细而快，<u>血压下降，四肢厥冷，尿极少或无尿等</u>。

第二单元　新生儿疾病

第一节　新生儿黄疸

考点1★★★　生理性黄疸与病理性黄疸的鉴别

生理性黄疸大多在出生后 2~3 天出现，4~6 天达高峰，10~14 天消退。早产儿持续时间较长，除有轻微食欲不振外，一般无其他临床症状。<u>若出生后 24 小时内即出现黄疸，3 周后仍不消退，甚或持续加深，或消退后复现，均为病理性黄疸</u>。足月儿血清总胆红素超过 $221\mu mol/L$（12.9mg/dL），早产儿超过 $256.5\mu mol/L$（15mg/dL）称为<u>高胆红素血症，为病理性黄疸</u>。足月儿间接胆红素超过 $307.8\mu mol/L$（18mg/dL）可引起胆红素脑病（核黄疸），损害中枢神经系统，遗留后遗症。

考点2★★　光照疗法

<u>简称光疗，是降低血清未结合胆红素简单而有效的方法</u>。

1. 波长 425~475nm 的蓝光和波长 510~530nm 的绿光

效果较好。

2. 尽量裸露,用黑布遮盖,保护眼睛和生殖器。

3. 光疗可出现发热、腹泻和皮疹,但多不严重,可继续光疗。

4. 蓝光可分解体内核黄素,加重溶血,故光疗时应补充核黄素。

5. 当血清结合胆红素>68μmol/L(4mg/dL)时可使皮肤呈青铜色即青铜症,此时应停止光疗,青铜症可自行消退。

此外,光疗时应适当补充水分及钙剂。

考点3★★★ 中医辨证论治

证型	治法	方药
湿热郁蒸	清热利湿退黄	茵陈蒿汤加味
寒湿阻滞	温中化湿退黄	茵陈理中汤加味
气滞血瘀	化瘀消积退黄	血府逐瘀汤加减

第二节 新生儿寒冷损伤综合征

考点1★ 中医病因病机

阳气虚衰,寒凝血涩。

考点2★ 中医外治疗法

1. 中药热敷。
2. 中药药浴。
3. 艾条温灸。

第三单元　呼吸系统疾病

第一节　急性上呼吸道感染

考点1★★　中医病因病机及治疗原则

小儿感冒的病机关键为<u>肺卫失宣</u>。病变部位主要在<u>肺</u>，亦常累及肝、脾等脏。以疏风解表为基本原则。

考点2★★　小儿上呼吸道感染的特殊类型

	疱疹性咽峡炎	咽结合膜热
<u>病原体</u>	柯萨奇A组病毒	腺病毒3、7型
<u>特征</u>	咽部2~4mm疱疹、小溃疡	发热、咽炎、结合膜炎
<u>病程</u>	1周左右	1~2周

考点3★★★　中医辨证论治

1. 主证

证型	治法	方药
风寒感冒	辛温解表	荆防败毒散加减
风热感冒	辛凉解表	银翘散加减
暑邪感冒	清暑解表	新加香薷饮加减
时邪感冒	清瘟解毒	银翘散合普济消毒饮加减

2. 兼证

证型	治法	方药
夹痰	辛温解表,宣肺化痰;辛凉解表,清肺化痰	风寒加用三拗汤、二陈汤加减;风热加用桑菊饮加减
夹滞	解表兼以消食导滞	加用保和丸加减
夹惊	解表兼以清热镇惊	加用镇惊丸加减。另服小儿回春丹或小儿金丹片

第二节 肺炎

考点1★★ 中医病因病机

肺炎喘嗽病位主要在肺,而<u>肺气郁闭</u>是本病的主要病理机制。

考点2★★★ 临床分类方法

1. 按病理形态 大叶性、支气管(小叶性)、间质性、毛细支气管。

2. 按病因 感染因素(细菌性、病毒性、支原体、原虫性);非感染因素(过敏性、吸入性)。

3. 按病程 急性(1个月内)、迁延性(1~3个月)、慢性(3个月以上)。

4. 按病情 轻症、重症。

考点3★★ 四种肺炎的临床特点

1. 支气管肺炎 发热、咳嗽、气促,重者可出现三凹征。

2. 腺病毒肺炎 多见于6个月至2岁的婴幼儿,发热、咳嗽、呼吸困难为主要症状。重者可见鼻翼扇动、三凹征、喘憋及口唇甲床青紫。

3. 合胞病毒肺炎 以高热、咳嗽、喘憋为主要症状。可出现呼吸增快、三凹征、鼻翼扇动及口唇发绀。

4. 支原体肺炎 多见于年长儿,发热、咳嗽、咳痰为主要症状。

考点4★★ 肺炎心衰的诊断标准

①心率突然加快,婴儿超过180次/分;幼儿超过160次/分。②呼吸突然加快,超过60次/分。③突然发生极度烦躁不安,明显发绀,皮肤苍白发灰,指(趾)甲微血管再充盈时间延长。④心音低钝,有奔马律,颈静脉怒张。⑤肝脏迅速增大。⑥颜面、眼睑或下肢水肿,尿少或无尿。

具有前五项,即可诊断为心力衰竭。

考点5★★★ 中医辨证论治

1. 常证

证型	治法	方药
风寒闭肺	辛温宣肺,化痰止咳	华盖散加减
风热闭肺	辛凉宣肺,化痰止咳	银翘散合麻杏石甘汤加减
痰热闭肺	清热涤痰,开肺定喘	五虎汤合葶苈大枣泻肺汤加减
毒热闭肺	清热解毒,泻肺开闭	黄连解毒汤合麻杏石甘汤
阴虚肺热	养阴清肺,润肺止咳	沙参麦冬汤加减
肺脾气虚	补肺健脾,益气化痰	人参五味子汤加减

2. 变证

证型	治法	方药
心阳虚衰	温补心阳，救逆固脱	参附龙牡救逆汤加减
邪陷厥阴	平肝息风，清心开窍	羚角钩藤汤合牛黄清心丸加减

第三节 支气管哮喘

考点1★ 鉴别诊断

哮喘以咳嗽、哮鸣、气喘、呼气延长为主症，大都不发热，常反复发作，多有过敏史，两肺听诊以哮鸣音为主。

肺炎喘嗽以发热、咳嗽、痰壅、气喘为主症，多数发热，两肺听诊以湿啰音为主。

考点2★★★ 咳嗽变异型哮喘的诊断

1. 持续咳嗽>1个月，常在夜间和/或清晨发作，运动、遇冷空气或嗅到特殊气味后加重，痰少，临床上无感染征象，或经较长时间抗生素治疗无效。

2. <u>支气管舒张剂诊断性治疗可使咳嗽发作缓解（基本诊断条件）</u>。

3. 有个人或家族过敏史、家族哮喘史，过敏原（变应原）检测阳性可作辅助诊断。

4. 排除其他原因引起的慢性咳嗽。

考点3★★★　中医辨证论治

1. 发作期

证型	治法	方药
寒性哮喘	温肺散寒，化痰定喘	小青龙汤合三子养亲汤
热性哮喘	清热化痰，止咳定喘	麻杏石甘汤或定喘汤加减
外寒内热	降气化痰，补肾纳气	射干麻黄汤合都气丸加减

2. 缓解期

证型	治法	方药
肺气虚弱	补肺固表	玉屏风散加减
脾气虚弱	健脾化痰	六君子汤加减
肾虚不纳	补肾固本	金匮肾气丸加减

第四节　反复呼吸道感染

考点1★★　诊断标准

年龄	上呼吸道感染（次/年）	下呼吸道感染（次/年）
0~2岁	7	3
3~5岁	6	2
6~12岁	5	2

考点2★★ 中医辨证论治

证型	治法	方药
营卫失和,邪毒留恋	扶正固表,调和营卫	黄芪桂枝五物汤加减
肺脾两虚,气血不足	健脾益气,补肺固表	玉屏风散加味
肾虚骨弱,精血失充	补肾壮骨,填阴温阳	补肾地黄丸加味

第四单元 循环系统疾病

病毒性心肌炎

考点1★ 诊断标准

临床诊断依据

1. 心功能不全、心源性休克或心脑综合征。

2. 心脏扩大(X线、超声心动图检查具有表现之一)。

3. 心电图改变,以 R 波为主的 2 个或 2 个以上的主要导联(Ⅰ、Ⅱ、aVF、V_5)的 ST-T 改变持续 4 天以上伴动态变化,窦房传导阻滞、房室传导阻滞、完全性右或左束支阻滞,成联律、多形、多源、成对或并行性早搏,非房室结及房室折返引起的异位性心动过速,低电压(新生儿除外)及异常 Q 波。

4. CK-MB 升高或心肌肌钙蛋白(cTnI 或 cTnT)阳性。

考点2★★★　中医辨证论治

证型	治法	方药
风热犯心	清热解毒，宁心复脉	银翘散加减
湿热侵心	清热化湿，宁心复脉	葛根黄芩黄连汤加减
气阴亏虚	益气养阴，宁心复脉	炙甘草汤合生脉散加减
心阳虚弱	温振心阳，宁心复脉	桂枝甘草龙骨牡蛎汤加减
痰瘀阻络	豁痰化瘀，活血通络	瓜蒌薤白半夏汤合失笑散加减

第五单元　消化系统疾病

第一节　鹅口疮

考点1★★★　病原菌及临床特征

1. 病原菌　本病为白色念珠菌感染所致。

2. 临床特征　主要为口腔黏膜上出现白色或灰白色乳凝块样白膜。初起时，呈点状和小片状，微凸起，可逐渐融合成大片，白膜界线清楚，不易拭去。

考点2★★★　中医辨证论治

证型	治法	方药
心脾积热	清心泻脾	清热泻脾散加减
虚火上浮	滋阴降火	知柏地黄丸加减

第二节 疱疹性口炎

考点★★　中医辨证论治

证型	治法	方药
风热乘脾	疏风清热，泻火解毒	银翘散加减
心火上炎	清心泻火，凉血解毒	泻心导赤散加减
虚火上炎	滋阴降火，引火归原	六味地黄丸加肉桂

第三节　胃炎

考点★★　中医辨证论治

证型	治法	方药
乳食积滞	消食消乳，和胃止痛	伤食用保和丸加减 伤乳用消乳丸加减
寒邪犯胃	温散寒邪，和胃止痛	香苏散合良附丸加减
湿热中阻	清热化湿，理气止痛	黄连温胆汤加减
肝气犯胃	疏肝理气，和胃止痛	柴胡疏肝散加减
脾胃虚寒	温中健脾，益气和胃	黄芪建中汤加减
胃阴不足	养阴益胃，和中止痛	益胃汤加减

第四节　小儿腹泻病

考点1★　临床表现

1. 胃肠道症状，大便次数增多，大便每日数次至数十次，多为黄色水样或蛋花样大便，含有少量黏液，少数患儿也可有少量血便。食欲低下，常有呕吐，严重者可吐咖啡色液体。

2. 重型腹泻除较重的胃肠道症状外，常有较明显的脱水、电解质紊乱和全身中毒症状。①脱水。②代谢性酸中毒。③低钾血症。④低钙和低镁血症。

考点2★★★　鉴别诊断

1. 生理性腹泻　多见于6个月以内婴儿，外观虚胖，常有湿疹，生后不久即出现腹泻，除大便次数增多外，无其他症状，食欲好，不影响生长发育。近年来发现此类腹泻可为乳糖不耐受的一种特殊类型，添加辅食后，大便即转为正常。

2. 细菌性痢疾　常有流行病学接触史，便次多，量少，脓血便伴里急后重，大便镜检有较多脓细胞、红细胞和吞噬细胞，大便细菌培养有痢疾杆菌生长可确诊。

3. 坏死性肠炎　中毒症状较严重，腹痛，腹胀，频繁呕吐，高热，大便糊状呈暗红色，渐出现典型的赤豆汤样血便，常伴休克，腹部X线摄片呈小肠局限性充气扩张，肠间隙增宽，肠壁积气等。

考点3★★★　中医辨证论治

1. 常证

证型	治法	方药
湿热泻	清肠解热，化湿止泻	葛根黄芩黄连汤加减
风寒泻	疏风散寒，化湿和中	藿香正气散加减
伤食泻	运脾和胃，消食化滞	保和丸加减
脾虚泻	健脾益气，助运止泻	参苓白术散加减
脾肾阳虚泻	温补脾肾，固涩止泻	附子理中汤合四神丸加减

2. 变证

证型	治法	方药
气阴两伤	益气养阴	人参乌梅汤加减
阴竭阳脱	回阳固脱	生脉散合参附龙牡救逆汤加减

第六单元 泌尿系统疾病

第一节 急性肾小球肾炎

考点1★★★ 诊断要点

根据急性起病，1~3周前有链球菌感染史（上呼吸道或皮肤感染），典型表现为浮肿、高血压和血尿，不同程度蛋白尿，急性期血清 ASO 滴度升高，总补体及 C_3 暂时性下降，可临床诊断为急性肾炎。

考点2★ 西医治疗原则

①防治感染：有链球菌感染灶者应用青霉素 10~14 天。②利尿。③降压。

考点3★ 严重病例的西医处理原则

1. 严重循环充血　严格卧床休息，限制水钠摄入量，使用强利尿剂（如呋塞米或利尿酸静脉注射）。

2. 高血压脑病　选用降压效力强而迅速的药物。首选硝普钠。

3. 急性肾功能不全　是急性肾炎的主要死亡原因。

考点 4 ★★★　中医辨证论治

1. 急性期

（1）常证

证型	治法	方药
风水相搏	疏风宣肺，利水消肿	麻黄连翘赤小豆汤合五苓散加减
湿热内侵	清热利湿，凉血止血	五味消毒饮合小蓟饮子加减

（2）变证

证型	治法	方药
邪陷心肝	平肝泻火，清心利水	龙胆泻肝汤合羚角钩藤汤加减
水凌心肺	泻肺逐水，温阳扶正	己椒苈黄丸合参附汤加减
水毒内闭	辛开苦降，解毒利尿	温胆汤合附子泻心汤加减

2. 恢复期

证型	治法	方药
阴虚邪恋	滋阴补肾，兼清余热	知柏地黄丸合二至丸加减
气虚邪恋	健脾益气，兼化湿浊	参苓白术散加减

第二节　肾病综合征

考点 1 ★★★　诊断与鉴别诊断

1. 诊断要点　大量蛋白尿（尿蛋白+++～++++，1 周内 3 次测定 24 小时尿蛋白定量 ≥50mg/kg）；血浆白蛋白低于 30g/L；血浆胆固醇高于 5.7mmol/L；不同程度的水肿。以上四项中以大量蛋白尿和低白蛋白血症为必要条件。

2. 鉴别诊断 临床可分为两型，符合上述标准诊断为单纯性肾病；在符合单纯性肾病基础上凡具有以下四项之一或多项者属于肾炎性肾病：①2周内分别3次以上离心尿检查红细胞≥10/HP，并证实为肾小球源性血尿者。②反复或持续高血压（学龄儿童≥130/90mmHg，学龄前儿童≥120/80mmHg）并除外使用糖皮质激素等原因所致。③肾功能不全，并排除由于血容量不足等所致。④持续低补体血症。

考点2★ 肾上腺皮质激素治疗方案

肾上腺皮质激素治疗目前为肾病综合征治疗首选药。

第七单元 神经系统疾病

第一节 癫痫

考点★★★ 中医辨证论治

证型	治法	方药
惊痫	镇惊安神	镇惊丸加减
风痫	息风定痫	定痫丸加减
痰痫	涤痰开窍	涤痰汤加减
瘀血痫	活血化瘀，通窍息风	通窍活血汤加减
脾虚痰盛	健脾化痰	六君子汤加味
脾肾两虚	补益脾肾	河车八味丸加减

第二节 病毒性脑炎

考点★★ 中医辨证论治

证型	治法	方药
痰热壅盛	泻火涤痰	清瘟败毒饮加减
痰蒙清窍	涤痰开窍	涤痰汤加减
痰瘀阻络	涤痰通络，活血化瘀	指迷茯苓丸合桃红四物汤加减

第八单元 小儿常见心理障碍

第一节 注意力缺陷多动障碍

考点1★★★ 临床表现

①活动过多。②注意力不集中。③情绪不稳、冲动任性。④学习困难。

考点2★★★ 诊断与鉴别诊断

1. 注意力缺陷多动障碍病的诊断要点以动作过多、易冲动和注意力不集中为主。

2. 多发性抽动症常表现为多组肌群抽动，如频繁眨眼、甩头及耸肩等运动性抽动和发声性抽动，属神经精神障碍性疾病。注意力缺陷多动障碍临床主要表现为多动、情绪不稳，易冲动和注意力不集中，没有抽动症状。但有部分多发性抽动症患儿可同时伴有注意力缺陷多动障碍。

考点3★★　中医辨证论治

证型	治法	方药
肝肾阴虚	滋养肝肾，平肝潜阳	杞菊地黄丸加减
心脾两虚	健脾养心，益气安神	归脾汤合甘麦大枣汤加减
痰火内扰	清热化痰，宁心安神	黄连温胆汤加减

第二节　抽动障碍

考点1★★　中医病因病机

其基本病理改变为肝风、痰火胶结成疾。病位主要在肝，常涉及心、脾、肾三脏。

考点2★★　临床表现

1. 多发性抽动　可出现躯体多部位肌群的抽动。抽动呈突然、快速、多变、难以控制、反复发生、无节律等特点。

2. 发声抽动　症状可单独存在，也可与复杂运动性抽动同时发生。引起发声抽动最常见部位是喉部，抽动时呈爆破音、呼噜音、咳嗽或洁喉动作声响。

3. 秽语症　其特点往往发生在最不适宜的地点和场合，以罕见的抑扬顿挫、无理方式，大声地表达淫秽字语。

4. 其他　约有半数的患儿会出现共鸣，最常见的形式是模仿他人的语言、习惯等。但患儿智力正常，体格及神经系统检查未见异常。

考点3★★　主要西药选择

1. 氟哌啶醇　该药为多巴胺受体强有力的阻滞剂。

2. 泰必利 新合成的神经精神安定药,具有阻断中脑边缘系统多巴胺能受体作用。

考点4★★★　中医辨证论治

证型	治法	方药
外风引动	疏风解表,息风止动	银翘散
肝亢风动	平肝潜阳,息风止动	天麻钩藤饮
痰火扰神	清热化痰,息风止动	黄连温胆汤
脾虚肝旺	扶土抑木,调和肝脾	缓肝理脾汤
阴虚风动	滋水涵木,柔肝息风	大定风珠

第九单元　造血系统疾病

第一节　营养性缺铁性贫血

考点1★★　诊断

1. 病史　有明确的缺铁病史:如喂养不当,铁摄入量不足,吸收障碍,需要增多或慢性失血等。

2. 临床表现　发病缓慢,皮肤黏膜逐渐苍白或苍黄,以口唇、口腔黏膜及甲床最为明显,神疲乏力,食欲减退,或异食癖。年长儿有头晕等症状。部分患儿可有肝脾肿大。

3. 实验室及特殊检查

(1)贫血为<u>小细胞低色素性</u>,平均血红蛋白浓度(MCHC)<0.31,红细胞平均体积(MCV)<80fL,平均血红蛋白(MCH)<26pg。

（2）3个月~6岁血红蛋白<110g/L，6岁以上血红蛋白<120g/L。

（3）血清铁、总铁结合力、运铁蛋白饱和度、红细胞原卟啉、血清铁蛋白等异常。

考点2★★★　补铁方法

首选口服铁剂。常用制剂有2.5%硫酸亚铁合剂、富马酸亚铁和葡萄糖酸亚铁等。最好于两餐之间服药，既减少对胃黏膜的刺激，又利于吸收；同时口服维生素C能促进铁的吸收。牛奶、茶、咖啡及抗酸药等与铁剂同服均可影响铁的吸收。

铁剂治疗有效者于2~3天后网织红细胞即见升高；治疗约2周后，血红蛋白相应增加，临床症状亦随之好转。血红蛋白达正常水平后应继续服用铁剂6~8周再停药，以补足铁的贮存量。

考点3★★★　中医辨证论治

证型	治法	方药
脾胃虚弱	健运脾胃，益气养血	六君子汤加减
心脾两虚	补脾养心，益气生血	归脾汤加减
肝肾阴虚	滋养肝肾，益精生血	左归丸加减
脾肾阳虚	温补脾肾，益精养血	右归丸加减

第二节　免疫性血小板减少症

考点1★★　临床表现

1. 急性型　多见于1~6岁小儿，男女发病数无差异。病前1~3周或同时有急性病毒感染史。起病急骤，以自发性皮肤和/或黏膜出血为突出表现,瘀点、瘀斑呈针尖至米粒大,遍布全身,而以四肢多见。常见鼻衄、牙龈出血,呕血、便血少见,偶见肉眼血尿。

2. 慢性型 病程超过 6 个月者为慢性型,多见于学龄前及学龄期儿童,约 10%的病人由急性型转化而来。

考点2★★★ 诊断与鉴别诊断

1. 诊断要点 本病根据病史、临床表现和实验室检查,即可作出诊断。临床以出血为主要症状,血小板计数<$100×10^9/L$,急性型大多<$20×10^9/L$。骨髓巨核细胞计数增多或正常,胞体大小不一,以小型为多,幼稚型和/或成熟未释放型巨核细胞比例增加。血清中检出抗血小板抗体。

2. 鉴别诊断

(1) 过敏性紫癜紫癜 多见于下肢、臀部皮肤,为出血性斑丘疹,呈对称分布,伸侧面多于屈侧面,血小板不减少。常伴有荨麻疹及不同程度的关节痛和腹痛。

(2) 再生障碍性贫血 以贫血为主要表现,除出血及血小板减少外,呈全血细胞减低现象,红细胞、白细胞计数及中性粒细胞减少,网织红细胞不高。骨髓系统生血功能减低,三系造血细胞均减少,巨核细胞减少或极难查见。

考点3★★★ 中医辨证论治

证型	治法	方药
血热伤络	清热解毒,凉血止血	犀角地黄汤加减
气不摄血	益气健脾,摄血养血	归脾汤加减
阴虚火旺	滋阴清热,凉血宁络	大补阴丸合茜根散加减
气滞血瘀	活血化瘀,理气止血	桃仁汤加减

第十单元 内分泌疾病

第一节 儿童期糖尿病

考点1★★ 诊断与鉴别诊断

诊断标准 ①空腹血糖≥7.0mmol/L。②随机血糖≥11.1mmol/L。③糖耐量试验中120分钟血糖≥11.1mmol/L。凡符合上述任何一条即可诊断为糖尿病。儿童1型糖尿病一旦出现临床症状、尿糖阳性、空腹血糖达7.0mmol/L以上和随机血糖在11.1mmol/L以上,一般不需做OGTT就能确诊。

考点2★★ 中医辨证论治

证型	治法	方药
肺热津伤	清热润肺,生津止渴	玉女煎加减
胃燥津伤	清胃泻热,养阴保津	白虎加人参汤合增液汤加减
肾阴亏损	滋阴补肾,生津清热	六味地黄丸加减
阴阳两虚	育阴温阳,阴阳双补	金匮肾气丸加减

第二节 性早熟

考点1★ 性早熟的定义

性早熟是指女孩8岁以前、男孩9岁以前,出现青春期特征即第二性征的一种内分泌疾病。性征与真实性别一致者为同性性早熟,不一致者为异性性早熟。性早熟因引发原因不同而分为<u>中枢性</u>（真性性早熟）和<u>外周性</u>（假性性早熟）性早熟两种。

考点 2★ 诊断与鉴别诊断

1. 真性性早熟 第二性征发育的顺序与正常发育是一致的，并且由于过早发育引起患儿近期蹿长，骨骼生长加速，骨龄提前，骨骺可提前融合，故<u>可造成终生身高落后</u>。

2. 假性性早熟 可由于外源性激素的刺激作用导致第二性征提前出现，如误服避孕药及含性激素的食品或保健品出现性早熟表现，但<u>停止摄入后，上述征象会逐渐自行消失</u>。

3. 诊断真性性早熟和假性性早熟 可以通过<u>GnRH兴奋试验鉴别</u>。GnRH兴奋试验亦称黄体生成素释放激素（LHRH）兴奋试验。其原理是通过GnRH刺激垂体分泌黄体生成素（LH）和卵泡刺激素（FSH），从而评价垂体促性腺激素细胞储备功能，对鉴别真性和假性性早熟非常有价值。<u>真性性早熟者静脉注射LHRH后15~30分钟，FSH及LH水平成倍增高。假性性早熟不增高</u>。

考点 3★★ 中医辨证论治

证型	治法	方药
阴虚火旺	滋补肾阴，清泻相火	知柏地黄丸加减
肝经郁热	疏肝解郁，清利湿热	丹栀逍遥散加减

第十一单元　免疫系统疾病

第一节　风湿热

考点1★　病因

风湿热是与 A 组 β 型溶血性链球菌感染有关的全身结缔组织的免疫炎性病变。0.3%~3%因该菌引起的咽峡炎患儿，于发病1~4周后发生风湿热。

考点2★　临床表现

1. 本病主要表现为心脏炎、关节炎、舞蹈症、皮下小节和环形红斑，发热和关节炎是最常见的主诉。
2. 发病前1~3周可有咽炎、扁桃体炎、感冒等短期发热或猩红热病史。通常急性起病，而心脏炎和舞蹈病初发时多呈缓慢过程。病初多有发热，热型不规则，有面色苍白、多汗、疲倦、腹痛等症状。

考点3★★★　Jones 诊断标准

结合病史、症状和实验室检查结果进行综合分析。在确定链球菌感染证据的前提下，有两项主要表现或一项主要表现加两项次要表现，提示风湿热高度可能。

主要表现	次要表现	链球菌感染证据
心脏炎	发热	咽拭培养阳性
多关节炎	关节痛	快速链球菌抗原试验阳性
舞蹈病	风湿热既往史	ASO 高

续表

主要表现	次要表现	链球菌感染证据
环形红斑	血沉增高，CRP 阳性	近期猩红热病史
皮下小结	PR 间期延长	

考点4★ 治疗原则

①急性期应卧床休息。②控制链球菌感染：<u>大剂量青霉素静脉滴注，持续 2～3 周。</u>③抗风湿治疗。④对症治疗。

考点5★★ 中医辨证论治

证型	治法	方药
湿热阻络	清热利湿，祛风通络	宣痹汤加减
寒湿阻络	散寒除湿，养血祛风	蠲痹汤合独活寄生汤加减
风湿淫心	祛风除湿，通络宁心	大秦艽汤加减
心脾阳虚	温阳利水	真武汤合金匮肾气丸加减
气虚血瘀	养血活血，益气通脉	补阳还五汤加减

第二节 过敏性紫癜

考点1★★★ 诊断与鉴别诊断

1. 诊断要点 <u>诊断主要依靠典型的皮肤紫癜，或同时伴腹痛、便血、关节肿痛、肾损害等表现来进行诊断。</u>

2. 鉴别诊断 免疫性血小板减少症<u>多为散在针尖大小出血点，不高出皮肤，血小板计数减少，出血时间延长，骨髓中成熟巨核细胞减少。</u>

考点 2★★★　中医辨证论治

证型	治法	方药
风热伤络	祛风清热，凉血安络	银翘散加减
血热妄行	清热解毒，凉血止血	犀角地黄汤加减
湿热痹阻	清热利湿，通络止痛	四妙散加味
胃肠积热	泻火解毒，清胃化斑	葛根黄芩黄连汤合小承气汤加味
阴虚火旺	滋阴降火，凉血止血	知柏地黄丸加减
气虚血瘀	益气活血，化瘀消斑	黄芪桂枝五物汤加减

第三节　皮肤黏膜淋巴结综合征

考点 1★★　诊断要点

日本 MCLS 研究会（1984 年）提出本病诊断标准，在下述六条主要临床症状中包括发热在内的 5 条即可确诊：

1. 不明原因的发热，持续 5 天或更久。
2. 双侧球结膜弥漫性充血。
3. 口腔及咽部黏膜弥漫充血，唇发红及干裂，并呈杨梅舌。
4. 发病初期手足硬肿和掌跖发红，恢复期指趾端出现膜状脱皮或肛周脱屑。
5. 躯干部多形充血性红斑。
6. 颈淋巴结非化脓性肿大。

考点 2★　西医治疗方法

①阿司匹林为本病首选药。②丙种球蛋白（IVIG）。③肾上腺皮质激素。④潘生丁（双嘧达莫）。

第十二单元　营养性疾病

第一节　小儿肥胖症

考点1★　中医病因病机

本病的基本病机是脾胃运化失常，痰湿、脂膏内停。痰湿、脂膏为其主要病理产物。

考点2★　诊断

体重大于参照人群（同性别、同身高人群）体重的20%。

考点3★★　中医辨证论治

证型	治法	方药
脾虚痰阻	运脾除湿	胃苓汤加减
胃热湿阻	清胃泻热，兼以化湿	泻黄散加减
脾肾两虚	补益脾肾，温阳化湿	苓桂术甘汤合真武汤加减

第二节　蛋白质-能量营养不良

考点1★★　临床表现及分型

临床上分为消瘦型营养不良、水肿型营养不良、消瘦-水肿型营养不良三型：

1. 消瘦型营养不良　多见于1岁以内的婴儿。其最早出现的症状是体重不增。皮下脂肪减少的顺序是：首先是腹部，其次为躯干、臀部、四肢，最后为面颊部，其中腹部皮下脂肪厚度可作为判断营养不良程度的重要指标之一。

2. 水肿型营养不良 又称恶性营养不良病,常同时伴有能量摄入不足。多见于单纯碳水化合物喂养的1~3岁幼儿。外表似"泥膏样"。

3. 消瘦-水肿型营养不良 临床表现介于上述两者之间。

考点2★★　中医辨证论治

1. 本证

证型	治法	方药
疳气	和脾健运	资生健脾丸加减
疳积	消积理脾	肥儿丸加减
干疳	补益气血	八珍汤加减

2. 兼证

证型	治法	方药
眼疳	养血柔肝,滋阴明目	石斛夜光丸加减
口疳	清心泻火,滋阴生津	泻心导赤散加减
疳肿胀	健脾温阳,利水消肿	防己黄芪汤合五苓散加减

第三节　维生素 D 缺乏性佝偻病

考点1★　西医发病机制

维生素 D 缺乏性佝偻病可以看成是机体为维持血钙水平而对骨骼造成的损害。

考点2★★★　诊断要点

1. 多见于婴幼儿,好发于冬春季节。

2. **本病分期**。①初期：有烦躁夜啼，纳呆，多汗，发稀，<u>枕秃</u>，囟门迟闭，牙齿迟出等。血生化轻度改变或正常。②<u>激期</u>：除初期表现外，以骨骼轻中度改变为主。<u>X线见临时钙化带模糊，干骺端增宽，边缘呈毛刷状</u>。血清钙、磷均降低，碱性磷酸酶增高。③<u>恢复期：经治疗后症状改善，体征减轻</u>，X线片临时钙化带重现，血生化恢复正常，但可遗留骨骼畸形。④后遗症期：重症患儿残留不同程度的骨骼畸形，多见于>2岁的儿童。无其他症状，理化检查正常。

3. **理化检查**。初期化验血钙正常或稍低，血磷明显降低，钙磷乘积小于30，血清碱性磷酸酶增高。激期血钙降低，碱性磷酸酶明显增高。腕部X线摄片，可见干骺端有毛刷状或杯口状改变，也可见骨质疏松，皮质变薄。

考点3★★★ 中医辨证论治

证型	治法	方药
肺脾气虚	健脾益肺，调和营卫	四君子汤合黄芪桂枝五物汤加减
脾虚肝旺	健脾助运，平肝息风	益脾镇惊散加减
肾虚骨弱	健脾补肾，填精补髓	补肾地黄丸加减

第四节 维生素D缺乏性手足搐搦症

考点★★ 临床表现

1. 症状 ①惊厥：为最常见的发作形式。②手足抽搐。③喉痉挛。

2. 体征 ①佛斯特征（Chvostek征）。②腓反射。③陶瑟征（Trousseau征）。

第十三单元　感染性疾病

第一节　麻疹

考点1★★★　流行病学特点

麻疹是小儿时期常见的一种急性呼吸道传染病，临床以发热、流涕、流泪、咳嗽、口腔麻疹黏膜斑及全身斑丘疹为特征。本病一年四季均可发病，以冬春季为多见，传染性较强，多见于6个月以上5岁以下小儿，传播方式主要为空气飞沫传染。

考点2★★　临床表现

1. 潜伏期　精神不振，烦躁不安或体温轻度升高。

2. 前驱期　发热、咳嗽、流涕、眼结膜充血、畏光。发热后2~3天，于口腔两颊黏膜近白齿处出现直径约0.5~1mm的灰白色斑点，周围有红晕，称为"麻疹黏膜斑"，是早期诊断麻疹的重要依据。

3. 出疹期　皮疹先见于耳后、发际、渐次延及头面、颈部。

4. 恢复期　皮疹消退后皮肤可见糠麸样状脱屑，并留有浅褐色色素沉着，7~10天痊愈。

考点3★★★　并发症

①喉炎：声音嘶哑、犬吠样咳嗽及吸气性呼吸困难。②肺炎：为麻疹最常见的并发症。③心肌炎。④脑炎。

考点4★★★ 中医辨证论治

1. 顺证

证型	治法	方药
邪犯肺卫（初热期）	辛凉透表，清宣肺卫	宣毒发表汤加减
邪入肺胃（见形期）	清热解毒，佐以透发	清解透表汤加减
阴津耗伤（收没期）	养阴生津，清解余邪	沙参麦冬汤加减

2. 逆证

证型	治法	方药
邪毒闭肺	宣肺开闭，清热解毒	麻杏石甘汤加减
麻毒攻喉	清热解毒，利咽消肿	清咽下痰汤加减
邪陷心肝	平肝息风，清心开窍	羚角钩藤汤加减

第二节 风疹

考点1★★ 诊断

1. 诊断 根据流行病学史，全身症状轻，出疹迅速，消退亦快，临床以耳后、枕后和颈部淋巴结肿大，有触痛为特点。对临床表现不典型者，可做病毒分离或血清学检测以确定诊断。

2. 先天性风疹综合征诊断标准 ①典型先天性缺陷，如白内障、青光眼、心脏病、听力丧失、色素性视网膜炎等。②实验室分离到病毒或检出风疹 IgM 抗体或血凝抑制抗体滴度持续增高等。

考点2★★★　中医辨证论治

证型	治法	方药
邪郁肺卫	疏风清热，解表透疹	银翘散加减
邪入气营	清热解毒，凉血透疹	透疹凉解汤加减

考点3★　孕妇预防风疹的重要性

孕妇在妊娠3个月内应避免与风疹病人接触，若有接触史者可于接触5天内注射丙种球蛋白，可减轻症状或防止发病。对已确诊为风疹的早期孕妇，应考虑终止妊娠，避免发生先天性风疹综合征。

第三节　幼儿急疹

考点1★★★　诊断要点

1. 多发生于2岁以下的婴幼儿。

2. 起病急骤，常突然高热，持续3~4天后热退，但全身症状轻微。

3. 身热始退，或热退稍后即出现玫瑰红色皮疹。

4. 皮疹以躯干、腰部、臀部为主，面部及肘、膝关节等处较少。皮疹出现1~2天后即消退，疹退后无脱屑及色素沉着斑。

5. 可见枕部、颈部及耳后淋巴结轻度肿大。

6. 血常规检查，白细胞计数偏低，分类以淋巴细胞为主。

考点2★★　中医辨证论治

证型	治法	方药
邪郁肺卫	辛凉解表，清宣肺卫	银翘散加减
邪蕴肌腠	疏风透疹，清热解毒	化斑解毒汤加减

第四节　猩红热

考点1★★　临床表现

1. 前驱期　病初舌苔白，舌尖和边缘红肿，突出的舌乳头也呈白色，称为"白草莓舌"。

2. 出疹期　面颊部潮红无皮疹，而口鼻周围皮肤苍白，形成口周苍白圈。皮肤皱折处，如腋窝、肘窝、腹股沟等处，皮疹密集，色深红，其间有针尖大小出血点，形成深红色横纹线，称"帕氏线"。起病4~5天时，白苔脱落，舌面光滑鲜红，舌乳头红肿突起，称"红草莓舌"。颈前淋巴结肿大压痛。

3. 恢复期　皮疹按出疹顺序消退，体温正常，情况好转。皮疹多在1周内消退，1周末至第2周开始脱皮，先从脸部糠屑样脱皮，渐及躯干，最后四肢，可见大片状脱皮，轻症者脱皮较轻。脱皮后无色素沉着。

考点2★★★　鉴别诊断

病名	麻疹	幼儿急疹	风疹	猩红热
初期症状	发热，咳嗽，流涕，泪水汪汪	突然高热，一般情况好	发热，咳嗽，流涕，枕部淋巴结肿大	发热，咽喉红肿化脓疼痛

续表

病名	麻疹	幼儿急疹	风疹	猩红热
出疹与发热的关系	发热3~4天出疹,出疹时发热更高	发热3~4天出疹,热退疹出	发热1~2天出疹	发热数小时~1天出疹,出疹时热高
特殊体征	麻疹黏膜斑	无	无	环口苍白圈,草莓舌,帕氏线
周围血象	白细胞计数下降,淋巴细胞升高	白细胞计数下降,淋巴细胞升高	白细胞计数下降,淋巴细胞升高	白细胞计数升高,中性粒细胞升高

考点3★★★　中医辨证论治

证型	治法	方药
邪侵肺卫	辛凉宣透,清热利咽	解肌透痧汤加减
毒在气营	清气凉营,泻火解毒	凉营清气汤加减
疹后伤阴	养阴生津,清热润喉	沙参麦冬汤加味

第五节　水痘

考点★★★　中医辨证论治

证型	治法	方药
邪郁肺卫	疏风清热,解毒利湿	银翘散加减
毒炽气营	清气凉营,化湿解毒	清胃解毒汤加减

第六节 手足口病

考点1★★ 病因与发病机制

手足口病是由感受手足口病时邪（柯萨奇病毒A组型）引起的发疹性传染病，临床以手足肌肤、口咽部发生疱疹为特征。少数患儿可出现中枢神经系统、呼吸系统损害，个别重症患儿病情进展快，易发生死亡。

考点2★★★ 诊断要点

1. 病前1~2周有与手足口病患者接触史。
2. 起病较急，常见手掌、足跖、口腔、臀部疱疹及发热等症，部分病例可无发热。
3. 血清学检查。急性期与恢复期血清CoxA16、EV71等肠道病毒中和抗体有4倍以上的升高。

考点3★★★ 中医辨证论治

证型	治法	方药
邪犯肺脾	宣肺解表，清热化湿	甘露消毒丹加减
湿热蒸盛	清热凉营，解毒祛湿	清瘟败毒饮加减

第七节 流行性腮腺炎

考点1★★★ 临床表现

潜伏期为2~3周。部分病例有发热、头痛、乏力、食欲不振等前驱症状。腮腺肿大通常先于一侧，2~4天又累及对侧。双侧腮腺肿大者约占75%。腮腺肿胀是以耳垂为中心，向前、后、下发展，边缘不清、触之有弹性感及触痛，表面皮肤不红，张口、咀嚼困难。腮腺3~5天达高峰，1周左右逐渐消退。腮腺管口可有红肿。

考点2★★　　中医辨证论治

1. 常证

证型	治法	方药
邪犯少阳	疏风清热，散结消肿	柴胡葛根汤加减
热毒蕴结	清热解毒，软坚散结	普济消毒饮加减

2. 变证

证型	治法	方药
邪陷心肝	清热解毒，息风开窍	清瘟败毒饮加减
毒窜睾腹	清肝泻火，活血止痛	龙胆泻肝汤加减

第八节　中毒型细菌性痢疾

考点1★　　中医病因病机

中毒型细菌性痢疾<u>由于染有疫毒的不洁之物，从口入腹，蕴伏肠胃所致。本病的病变主要在肠腑，为邪毒滞于肠腑，凝滞津液、蒸腐气血所致。</u>

考点2★★　　临床表现

潜伏期较短，为数小时至1~2天。起病急骤，全身中毒症状严重，高热可>40℃或更高，未腹泻前即出现严重的感染中毒表现，少数患儿体温不升，反复惊厥，迅速发生呼吸衰竭、休克或昏迷；也有在发热、脓血便2~3天后开始发展为中毒型。

临床上按其主要表现<u>分为四型</u>：

1. 休克型（皮肤内脏微循环障碍型）　以周围循环衰竭为主要表现。

2. 脑型（脑循环障碍型） 以神志改变、反复惊厥为主要表现。

3. 肺型（肺微循环障碍） 又称呼吸窘迫综合征，以肺微循环障碍为主。

4. 混合型 以上三型症状先后出现或同时存在。

考点3★★★ 诊断要点

3~5岁的健康儿童，<u>夏秋季节突然高热，伴反复惊厥、脑病和休克表现者，均应考虑本病。可用肛拭子或灌肠取便，若镜检发现大量脓细胞或红细胞可确定诊断。</u>

考点4★★ 中医辨证论治

证型	治法	方药
毒邪内闭	清肠解毒，泄热开窍	黄连解毒汤加味
内闭外脱	回阳救逆，益气固脱	参附龙牡救逆汤加味

第九节 传染性单核细胞增多症

考点★★ 中医辨证论治

证型	治法	方药
邪郁肺卫	疏风清热，清肺利咽	银翘散加减
热毒炽盛	清热泻火，解毒利咽	普济消毒饮加减
热瘀肝胆	清热解毒，利湿化瘀	茵陈蒿汤加减
正虚邪恋	益气养阴，兼清余热，佐以通络化痰	气虚为主，宜竹叶石膏汤加减；阴虚为主，宜青蒿鳖甲汤加减

第十四单元 寄生虫病

蛔虫病

考点1★ 感染途径

蛔虫病患者是本病的主要传染源,经口吞入感染性蛔虫卵是主要传播途径。

考点2★★ 中医辨证论治

证型	治法	方药
蛔虫证	驱蛔杀虫,调理脾胃	使君子散加减
蛔厥证	安蛔定痛,继以驱虫	乌梅丸加减

第十五单元 小儿危重症的处理

第一节 心搏呼吸骤停与心肺复苏术

考点1★★ 心搏呼吸骤停临床表现及诊断

1. 突然昏迷 可在心搏停跳8~12秒后出现,可有一过性抽搐。

2. 大动脉搏动消失 颈动脉、股动脉、肱动脉搏动消失,血压测不出。

3. 心音消失或心跳过缓

4. 瞳孔扩大

5. 呼吸停止或严重呼吸困难

6. 心电图表现 ①心搏徐缓。②室性心动过速。③心室纤颤。④心室停搏。

7. 眼底变化

前两项即可诊断心搏呼吸骤停,不必反复触摸脉搏或听心音,以免贻误抢救时机。

考点2★★ 心肺复苏术的基本生命支持

1. 胸部按压(C) 按压频率至少为100次/分,按压幅度至少为胸廓前后径的1/3,婴儿约为4cm,儿童约为5cm。心脏按压频率与人工通气频率之比为30∶2(单人施救),15∶2(两位医护人员施救)。

2. 通畅气道(A)

3. 建立呼吸(B) 口对口人工呼吸简单易行,吹气与排出时间为1∶2,吹气频率要求儿童为18~20次/分,婴儿为30~40次/分。

4. 药物治疗(D) 首选肾上腺素,用于治疗心搏呼吸骤停。

第二节 脓毒性休克

考点1★ 临床表现及诊断

1. 休克早期(代偿期) 以脏器低灌注为主要表现。神志清楚,烦躁不安或萎靡不振,面色苍白,肢端发凉,呼吸加快,心率增快,血压正常或稍低,脉压差变小,实验室检查可出现高乳酸血症和低氧血症。

2. 休克中期(失代偿期) 表现为低血压和酸中毒。意识模糊,嗜睡,面色青灰,四肢厥冷,肛指温差>6℃,唇绀,毛细血管再充盈时间>3秒。血压下降,呼吸表浅且快,心率快,心音低钝,尿少甚则无尿。此期可出现各脏器功能不全。

3. 休克晚期（不可逆期） 表现为血压明显下降，心音极度低钝，常合并多脏器功能衰竭，常规抗休克治疗难以纠正。

考点2★ 中医辨证论治

证型	治法	方药
热毒内闭	清热解毒，通腑开窍	清瘟败毒饮合小承气汤加减，并配用安宫牛黄丸、紫雪丹、至宝丹
气阴亏竭	益气养阴，救逆固脱	生脉散加减
阴竭阳脱	益气回阳，救逆固脱	参附汤或参附龙牡救逆汤加减

第十六单元　中医相关病证

第一节　慢性咳嗽

考点★★★　中医辨证论治

证型	治法	方药
风伏肺络证	疏风通窍，宣肺止咳	三拗汤合苍耳子散加减
痰湿蕴肺证	燥湿化痰，肃肺止咳	二陈汤合三子养亲汤加减
痰热郁肺证	清肺化痰，肃肺止咳	清气化痰汤加减
肝火犯肺证	清肝泻肺，化痰止咳	黛蛤散合泻白散加减
肺脾气虚证	健脾补肺，培土生金	异功散合玉屏风散加减
阴虚肺燥证	养阴清热，润肺止咳	沙参麦冬汤加减

第二节 腹痛

考点★★ 中医辨证论治

证型	治法	方药
腹部中寒	温中散寒,理气止痛	养脏散加减
乳食积滞	消食导滞,行气止痛	香砂平胃散加减
胃肠结热	通腑泄热,行气止痛	大承气汤加减
脾胃虚寒	温中理脾,缓急止痛	小建中汤合理中丸加减
气滞血瘀	活血化瘀,行气止痛	少腹逐瘀汤加减

第三节 厌食

考点1★★ 中医病因病机

本病多由喂养不当、他病伤脾、先天不足、情志失调引起,其病变脏腑主要在脾胃。若脾胃失健,纳化不和,则造成厌食。

考点2★★★ 中医辨证论治

证型	治法	方药
脾失健运	调和脾胃,运脾开胃	不换金正气散加减
脾胃气虚	健脾益气,佐以助运	异功散加味
脾胃阴虚	滋脾养胃,佐以助运	养胃增液汤加减

第四节 积滞

考点1★★ 病因病机

其病位在脾胃，基本病理机制为乳食停聚中脘，积而不化，气滞不行。

考点2★★★ 中医辨证论治

证型	治法	方药
乳食内积	消乳化食，和中导滞	乳积者，选消乳丸加减；食积者，选保和丸加减
脾虚夹积	健脾助运，消食化滞	健脾丸加减

第五节 便秘

考点1★ 中医病因病机

小儿便秘主要病位在大肠，病机关键是大肠传导失常。

考点2★★ 中医辨证论治

证型	治法	方药
乳食积滞	消积导滞，清热和中	枳实导滞丸加减
燥热内结	清热导滞，润肠通便	麻子仁丸加减
气机郁滞	疏肝理气，导滞通便	六磨汤加减
气血亏虚	补气养血，润肠通便	黄芪汤合润肠丸加减

第六节 尿血

考点1★ 中医病因病机

小儿尿血病位在肾与膀胱。病机关键为热伤血络，或气不摄血，导致血溢脉外，随尿排出。

考点2★★ 中医辨证论治

证型	治法	方药
风热伤络	疏风散邪，清热凉血	连翘败毒散加减
下焦湿热	清热利湿，凉血止血	小蓟饮子加减
脾不摄血	补中健脾，益气摄血	归脾汤加减
脾肾两虚	健脾固肾	济生肾气丸加减
阴虚火旺	滋阴清热，凉血止血	知柏地黄丸加减

第七节 急惊风

考点1★★★ 四证八候

①四证：痰、热、惊、风。②八候：搐、搦、颤、掣、反、引、窜、视。

考点2★★ 中医辨证论治

证型	治法	方药
感受风邪	疏风清热，息风定惊	银翘散加减
温热疫毒（邪陷心肝）	平肝息风，清心开窍	羚角钩藤汤合紫雪丹加减
温热疫毒（气营两燔）	清气凉营，息风开窍	清瘟败毒饮加减

续表

证型	治法	方药
湿热疫毒	清热化湿，解毒息风	黄连解毒汤加减
暴受惊恐	镇惊安神，平肝息风	琥珀抱龙丸加减

第八节 遗尿

考点1★ 中医病因病机

遗尿主要是膀胱不能约束所致。

考点2★★★ 中医辨证论治

证型	治法	方药
下元虚寒	温补肾阳，固涩止遗	菟丝子散加减
肺脾气虚	补肺健脾，固涩止遗	补中益气汤合缩泉丸加减
心肾失交	清心滋肾，安神固脬	交泰丸合导赤散加减
肝经湿热	清热利湿，缓急止遗	龙胆泻肝汤加减

第九节 汗证

考点★★★ 中医辨证论治

证型	治法	方药
肺卫不固	益气固表	玉屏风散合牡蛎散加减
营卫失调	调和营卫	黄芪桂枝五物汤加减
气阴亏虚	益气养阴	生脉散加味
湿热迫蒸	清热泻脾	泻黄散加减

针 灸 学

第一单元　经络系统

考点★★★　十二经脉的流注次序与交接部位

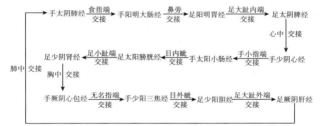

第二单元　特定穴

考点1★★　原穴、络穴

1. 原穴　十二经脉在腕踝关节附近各有一重要经穴，是脏腑原气经过和留止的部位。

2. 络穴　络脉从本经别出的部位。

3. 原穴歌诀

肺渊包陵心神门，大肠合谷焦阳池。

小肠之原腕骨穴，足之三阴三原太。

胃原冲阳胆丘墟，膀胱之原京骨取。

4. 十五络穴歌诀

络穴共有十五种，肺缺膀飞心里通。

任鸠督长脾大包，包内焦外脾孙公。

大偏小正胃丰隆，肝蠡胆光肾大钟。

5. 十二经原穴与络穴表

经脉	原穴	络穴	经脉	原穴	络穴
手太阴肺经	太渊	列缺	手阳明大肠经	合谷	偏历
手厥阴心包经	大陵	内关	手少阳三焦经	阳池	外关
手少阴心经	神门	通里	手太阳小肠经	腕骨	支正
足太阴脾经	太白	公孙	足阳明胃经	冲阳	丰隆
足厥阴肝经	太冲	蠡沟	足少阳胆经	丘墟	光明
足少阴肾经	太溪	大钟	足太阳膀胱经	京骨	飞扬

考点2★★★ 背俞穴、募穴

1. 背俞穴 背俞穴是脏腑之气输注于腰背部的腧穴。

2. 募穴 募穴是脏腑之气结聚于胸腹部的腧穴。

3. 临床应用 脏病（阴病）多与背俞穴（阳部）相关，腑病（阳病）多与募穴（阴部）联系。①主要用于治疗相关脏腑的病变。②治疗与对应脏腑经络相联属的组织器官的疾患。

4. 十二背俞穴歌诀

三椎肺俞厥阴四，心五肝九十胆俞。

十一脾俞十二胃，十三三焦椎旁居。

肾俞却与命门平，十四椎外穴是真。

大肠十六小十八，膀胱俞与十九平。

5. 十二募穴歌诀

天枢大肠肺中府，关元小肠巨阙心。

中极膀胱京门肾,胆日月肝期门寻。
脾募章门胃中脘,气化三焦石门针。
心包募穴何处取,胸前膻中觅浅深。

6. 背俞穴、募穴表

脏腑	背俞穴	募穴	脏腑	背俞穴	募穴
肺	肺俞	中府	大肠	大肠俞	天枢
心包	厥阴俞	膻中	三焦	三焦俞	石门
心	心俞	巨阙	小肠	小肠俞	关元
脾	脾俞	章门	胃	胃俞	中脘
肝	肝俞	期门	胆	胆俞	日月
肾	肾俞	京门	膀胱	膀胱俞	中极

考点3★★★ 八会穴

1. 八会穴 指脏、腑、气、血、筋、脉、骨、髓等精气所聚的腧穴。

2. 八会穴歌诀
气会膻中血膈俞,脏会章门骨大杼。
筋会阳陵脉太渊,腑会中脘髓绝骨。

考点4★★★ 八脉交会穴

1. 八脉交会穴 十二经脉与奇经八脉相通的八个腧穴。均位于腕踝部的上下。

2. 八脉交会穴歌诀
公孙冲脉胃心胸,内关阴维下总同。
临泣胆经连带脉,阳维目锐外关逢。
后溪督脉内眦颈,申脉阳跷络亦通。
列缺任脉连肺系,阴跷照海膈喉咙。

3. 八脉交会穴表

所属经脉	穴名	所通经脉	相配合主治
手太阴肺经	列缺	任脉	肺、咽喉、胸膈疾病
足少阴肾经	照海	阴跷脉	
手太阳小肠经	后溪	督脉	耳、目内眦、颈项、肩部疾病
足太阳膀胱经	申脉	阳跷脉	
足太阴脾经	公孙	冲脉	心、胸、胃疾病
手厥阴心包经	内关	阴维脉	
足少阳胆经	足临泣	带脉	耳后、目外眦、颊、颈、肩部疾病
手少阳三焦经	外关	阳维脉	

第三单元 腧穴的定位方法

考点1★★★ 骨度分寸定位法（骨度折量寸）

部位	起止点	折量寸	度量法
头部	前发际正中至后发际正中	12	直寸
	眉间（印堂）至前发际正中	3	直寸
	两额角发际（头维）之间	9	横寸
	耳后两乳突（完骨）之间	9	横寸

续表

部位	起止点	折量寸	度量法
胸腹胁部	胸骨上窝（天突）至剑胸结合中点（歧骨）	9	直寸
	剑胸结合中点（歧骨）至脐中	8	直寸
	脐中至耻骨联合上缘（曲骨）	5	直寸
	两肩胛骨喙突内侧缘之间	12	横寸
	两乳头之间	8	横寸
	腋窝顶点至第11肋游离端（章门）	12	直寸
背腰部	肩胛骨内侧缘至后正中线	3	横寸
上肢部	腋前、后纹头至肘横纹（平尺骨鹰嘴）	9	直寸
	肘横纹（平尺骨鹰嘴）至腕掌（背）侧远端横纹	12	直寸
下肢部	耻骨联合上缘至髌底	18	直寸
	髌底至髌尖	2	直寸
	髌尖（膝中）至内踝尖	15	直寸
	胫骨内侧髁下方（阴陵泉）至内踝尖	13	直寸
	股骨大转子至腘横纹（平髌尖）	19	直寸
	臀沟至腘横纹	14	直寸
	腘横纹（平髌尖）至外踝尖	16	直寸
	内踝尖至足底	3	直寸

考点2★★ 手指同身寸定位法

指依据患者本人手指所规定的分寸以量取腧穴的定位

方法，又称指量法。

1. 中指同身寸 以患者中指中节桡侧两端纹头间的距离作为1寸。

2. 拇指同身寸 以患者拇指指间关节的宽度作为1寸。

3. 横指同身寸 又称"一夫法"。令患者将食指、中指、无名指及小指四指相并，以中指中节横纹为标准，其四指的宽度作为3寸。

第四单元 手太阴肺经、腧穴

考点1★ 主治概要

1. 胸、肺、咽喉部等与肺脏有关病证 咳嗽，气喘，咽喉肿痛，咯血，胸痛等。

2. 经脉循行部位的其他病证 肩背痛，肘臂挛痛，手腕痛等。

考点2★★★ 手太阴肺经腧穴定位

1. 尺泽 在肘区，肘横纹上，肱二头肌腱桡侧缘凹陷中。

2. 列缺 在前臂，腕掌侧远端横纹上1.5寸，拇短伸肌腱与拇长展肌腱之间，拇长展肌腱沟的凹陷中。简便取穴法：两手虎口自然平直交叉，一手食指按在另一手桡骨茎突上，指尖下凹陷中是穴。

3. 太渊 在腕前区，桡骨茎突与手舟状骨之间，拇长展肌腱尺侧凹陷中。

4. 鱼际 在手外侧，第1掌骨桡侧中点赤白肉际处。

5. 少商 在手指，拇指末节桡侧，指甲根角侧上方0.1寸。

考点3★★★ 常用腧穴的主治病证

穴位名称	肺系病证	穴位局部病证	特殊主治
尺泽	√	√	小儿惊风、急性腹痛、吐泻等急症
列缺	√	√	外感头痛、牙痛、项部强痛、口眼㖞斜等头面部疾患
太渊	√	√	无脉症;胸痛;缺盆中痛
鱼际	√	√	小儿疳积;外感发热
少商	√	√	中暑、发热、昏迷、癫狂

第五单元 手阳明大肠经、腧穴

考点1★ 主治概要

1. 头面五官病 头痛,齿痛,咽喉肿痛,鼻衄,口眼㖞斜,耳聋等。

2. 神志病 昏迷,癫狂等。

3. 肠腑病 腹胀,腹痛,肠鸣,泄泻等。

4. 皮肤病 瘾疹,痤疮,风疹、温疹、荨麻疹等。

5. 热病 发热、热病汗出等。

6. 经脉循行部位的其他病证 手臂、肩部酸痛麻木、上肢不遂等。

考点2★★★ 手阳明大肠经腧穴定位

1. 商阳 在手指,食指末节桡侧,指甲根角侧上方0.1寸。

2. 合谷 在手背，第2掌骨桡侧的中点处。

3. 手三里 在前臂，肘横纹下2寸处，阳溪与曲池连线上。

4. 曲池 在肘区，尺泽与肱骨外上髁连线中点处。

5. 肩髃 在三角肌区，肩峰外侧缘前端与肱骨大结节两骨间凹陷中。

6. 迎香 在面部，鼻翼外缘中点旁，鼻唇沟中。

考点3★★★ 常用腧穴的主治病证

穴位名称	肠胃痰	头面五官病	热病	穴位局部病证	特殊主治
商阳		√	√	√	昏迷
合谷	√	√	√		发热恶寒等外感病证；无汗或多汗；闭经、滞产等妇产科病证；上肢疼痛不遂；皮肤病证；小儿惊风，痉证；针麻常用穴
手三里	√	√		√	
曲池	√	√	√	√	头痛、眩晕；瘾疹、湿疹、瘰疬等皮外科疾患；癫狂
肩髃				√	瘾疹、瘰疬
迎香		√		√	胆道蛔虫病

第六单元　足阳明胃经、腧穴

考点1★　主治概要

1. **胃肠病**　胃痛，呕吐，腹痛、肠鸣、腹胀、泄泻，便秘等。
2. **头面五官病**　目赤肿痛，头痛、眩晕、面痛、口㖞、齿痛、近视，眼睑瞤动。
3. **神志病**　癫狂，谵语、吐舌等。
4. **热病**
5. **经脉循行部位的其他病证**　下肢痿痹，中风瘫痪，足背肿痛，乳痈等。

考点2★★★　足阳明胃经腧穴定位

1. **地仓**　在面部，口角旁开0.4寸（指寸）。
2. **颊车**　在面部，下颌角前上方1横指（中指）。
3. **下关**　在面部，颧弓下缘中央与下颌切迹之间凹陷中。
4. **天枢**　在腹部，横平脐中，前正中线旁开2寸。
5. **归来**　在下腹部，脐中下4寸，前正中线旁开2寸。
6. **足三里**　在小腿外侧，犊鼻下3寸，犊鼻与解溪连线上。
7. **上巨虚**　在小腿外侧，犊鼻下6寸，犊鼻与解溪连线上。
8. **条口**　在小腿外侧，犊鼻下8寸，犊鼻与解溪连线上。
9. **丰隆**　在小腿外侧，外踝尖上8寸，胫骨前肌外缘。

10. **内庭** 在足背，第2、3趾间，趾蹼缘后方赤白肉际处。

考点3★★★ 常用腧穴的主治病证

穴位名称	肠胃病证	神志病	穴位局部病证	特殊主治
地仓			√	
颊车			√	
下关			√	
天枢	√		√	妇科疾患
归来	√		√	妇科疾患
足三里	√	√	√	虚劳诸证，为强壮保健要穴；气喘，痰多；乳痈
上巨虚	√		√	
条口	√		√	肩臂痛
丰隆		√	√	咳嗽、痰多等肺系病证；头痛、眩晕等头部病证
内庭	√	√	√	齿痛、咽喉肿痛、鼻衄等五官病证

第七单元 足太阴脾经、腧穴

考点1★ 主治概要

1. **脾胃病** 胃痛，呕吐，腹痛，泄泻，痢疾、腹满、腹胀、食不化等。

2. 妇科病 月经不调、痛经、闭经、崩漏等。
3. 前阴病 阴挺，遗尿、癃闭、疝气，阳痿等。
4. 经脉循行部位的其他病证 下肢痿痹，胸胁胀痛、足踝肿痛等。

考点2★★★ 足太阴脾经腧穴定位

1. 隐白 在足趾，大趾末节内侧，趾甲根角侧后方0.1寸（指寸）。

2. 公孙 在跖区，第1跖骨底的前下缘赤白肉际处。

3. 三阴交 在小腿内侧，内踝尖上3寸，胫骨内侧缘后际。

4. 阴陵泉 在小腿内侧，胫骨内侧髁下缘与胫骨内侧缘之间的凹陷中。

5. 血海 在股前区，髌底内侧端上2寸，股内侧肌隆起处。

考点3★★★ 常用腧穴的主治病证

穴位名称	脾胃病	妇科病证	神志病	穴位局部病证	特殊主治
隐白	√	√	√		便血、尿血等出血证；惊风
公孙	√		√		逆气里急、气上冲心（奔豚气）等冲脉病证
三阴交	√	√	√	√	遗精、阳痿、遗尿等生殖泌尿系统疾患；阴虚诸证；湿疹，荨麻疹等皮肤病

续表

穴位名称	脾胃病	妇科病证	神志病	穴位局部病证	特殊主治
阴陵泉	√	√		√	祛湿要穴;泌尿男科病证
血海		√		√	瘾疹、湿疹、丹毒等血热性皮肤病

第八单元 手少阴心经、腧穴

考点1★ 主治概要

1. 心系病证 心痛,心悸,怔忡等。

2. 神志病证 癫狂痫、癔症、不寐等。

3. 经脉循行部位的其他病证 肩臂疼痛,胸胁疼痛,肘臂挛痛,小指疼痛等。

考点2★★★ 手少阴心经腧穴定位

1. 少海 在肘前区,横平肘横纹,肱骨内上髁前缘。

2. 通里 在前臂前区,腕掌侧远端横纹上1寸,尺侧腕屈肌腱的桡侧缘。

3. 阴郄 在前臂前区,腕掌侧远端横纹上0.5寸,尺侧腕屈肌腱的桡侧缘。

4. 神门 在腕前区,腕掌侧远端横纹尺侧端,尺侧腕屈肌腱的桡侧缘。

5. 少冲 在手指,小指末节桡侧,指甲根角侧上方0.1寸(指寸)。

考点3★★★ 常用腧穴的主治病证

穴位名称	心病、神志病	穴位局部病证	特殊主治
少海	√	√	头项痛，腋胁部疼痛；瘰疬
通里	√	√	舌强不语，暴喑
阴郄	√		骨蒸盗汗；吐血、衄血
神门	√		胸胁痛
少冲	√		热病；目赤；胸胁痛

第九单元 手太阳小肠经、腧穴

考点1★ 主治概要

1. 头面五官病 头痛，眩晕，目翳，耳鸣，耳聋，咽喉肿痛等。

2. 神志病 癫、狂、痫等。

3. 热病

4. 经脉循行部位的其他病证 肩臂酸痛，肘臂疼痛，颈项强痛，小指麻木疼痛等。

考点2★★★ 手太阳小肠经腧穴定位

1. 少泽 在手指，小指末节尺侧，指甲根角侧上方0.1寸（指寸）。

2. 后溪 在手内侧，第5掌指关节尺侧近端赤白肉际凹陷中。

3. 养老 在前臂后区，腕背横纹上1寸，尺骨头桡侧凹陷中。

4. 天宗 在肩胛区，肩胛冈中点与肩胛骨下角连线的上 1/3 与下 2/3 交点凹陷中。

5. 听宫 在面部，耳屏正中与下颌骨髁状突之间的凹陷中。

考点3★★★ 常用腧穴的主治病证

穴位名称	头面五官病	神志病、热病	穴位局部病证	特殊主治
少泽	√	√	√	乳痈、乳少等乳疾
后溪	√	√	√	疟疾
养老	√		√	急性腰痛
天宗			√	气喘；乳痈、乳癖等乳房病证
听宫	√	√		

第十单元 足太阳膀胱经、腧穴

考点1★ 主治概要

1. 脏腑病证 十二脏腑及其相关组织器官病证。

2. 神志病 癫、狂、痫等。

3. 头面五官病 头痛、鼻塞、鼻衄、目视不明等。

4. 经脉循行部位的其他病证 项、背、腰、下肢痹痛等。

考点2★★★ 足太阳膀胱经腧穴定位

1. 睛明 在面部，目内眦内上方眶内侧壁凹陷中。

2. 攒竹 在面部，眉头凹陷中，额切迹处。

3. 肺俞 在脊柱区，第 3 胸椎棘突下，后正中线旁开

1.5寸。

4. 心俞 在脊柱区,第5胸椎棘突下,后正中线旁开1.5寸。

5. 膈俞 在脊柱区,第7胸椎棘突下,后正中线旁开1.5寸。

6. 肝俞 在脊柱区,第9胸椎棘突下,后正中线旁开1.5寸。

7. 脾俞 在脊柱区,第11胸椎棘突下,后正中线旁开1.5寸。

8. 肾俞 在脊柱区,第2腰椎棘突下,后正中线旁开1.5寸。

9. 大肠俞 在脊柱区,第4腰椎棘突下,后正中线旁开1.5寸。

10. 次髎 在骶区,正对第2骶后孔中。

11. 委中 在膝后区,腘横纹中点。

12. 承山 在小腿后区,腓肠肌两肌腹与肌腱交角处。

13. 昆仑 在踝区,外踝尖与跟腱之间的凹陷中。

14. 申脉 在踝区,外踝尖直下,外踝下缘与跟骨之间凹陷中。

15. 至阴 在足趾,小趾末节外侧,趾甲根角侧后方0.1寸(指寸)。

考点3★★★ 常用腧穴的主治病证

穴位名称	十二脏腑及其相关组织器官病证	神志病	头面五官病	穴位局部病证	特殊主治
睛明			√	√	急性腰痛、坐骨神经痛;心悸、怔忡等心疾

续表

穴位名称	十二脏腑及其相关组织器官病证	神志病	头面五官病	穴位局部病证	特殊主治
攒竹			√	√	呃逆，急性腰扭伤
肺俞	√			√	盗汗、骨蒸潮热等阴虚病证；皮肤瘙痒、瘾疹等
心俞	√	√			咳嗽、吐血等肺疾；盗汗；遗精、白浊等男科病证
膈俞					胃痛；呕吐、呃逆、气喘等上逆之证；血证；瘾疹、皮肤瘙痒等皮肤病证；潮热、盗汗
肝俞	√	√	√	√	
脾俞	√			√	黄疸、水肿
肾俞	√			√	月经不调、带下、不孕等妇科病证；前阴病；消渴
大肠俞	√			√	

续表

穴位名称	十二脏腑及其相关组织器官病证	神志病	头面五官病	穴位局部病证	特殊主治
次髎				√	妇科、男科、前阴病证
委中				√	腹痛、急性吐泻；泌尿系病证；丹毒等血热证
承山				√	痔疾，便秘；腹痛，疝气
昆仑			√	√	滞产
申脉		√	√	√	嗜睡、不寐和眼睑开合不利病证
至阴			√		胎位不正、滞产

第十一单元 足少阴肾经、腧穴

考点1★ 主治概要

1. 头和五官病 头痛，目眩，咽喉肿痛，齿痛，耳聋，耳鸣等。

2. 妇科病、前阴病 月经不调，遗精，阳痿，小便频数等。

3. 经脉循行部位的其他病证 下肢厥冷，内踝肿痛等。

考点2★★★ 足少阴肾经腧穴定位

1. 涌泉 在足底,屈足卷趾时足心最凹陷中。

2. 太溪 在踝区,内踝尖与跟腱之间的凹陷中。

3. 照海 在踝区,内踝尖下1寸,内踝下缘边际凹陷中。

4. 复溜 在小腿内侧,内踝尖上2寸,跟腱前缘。

考点3★★★ 常用腧穴的主治病证

穴位名称	生殖泌尿系统疾病及肾病	妇科病	头面五官病	穴位局部病证	特殊主治
涌泉	√		√	√	昏厥、中暑、小儿惊风、癫狂痫等急症及神志疾患;奔豚气
太溪	√	√	√	√	咳喘、咳血、胸痛等肺疾
照海	√	√	√		失眠、癫痫等神志疾患;便秘
复溜	√			√	腹胀、腹泻;癃闭、水肿;汗证

第十二单元 手厥阴心包经、腧穴

考点1★ 主治概要

1. 心胸、神志病 心痛,心悸,心烦,胸闷,癫狂痫等。

2. 胃腑病证 胃痛，呕吐等。

3. 经脉循行部位的其他病证 上臂内侧痛，肘臂挛麻，腕痛，掌中热等。

考点2★★★ 手厥阴心包经腧穴定位

1. 曲泽 在肘前区，肘横纹上，肱二头肌腱的尺侧缘凹陷中。

2. 郄门 在前臂前区，腕掌侧远端横纹上5寸，掌长肌腱与桡侧腕屈肌腱之间。

3. 内关 在前臂前区，腕掌侧远端横纹上2寸，掌长肌腱与桡侧腕屈肌腱之间。

4. 劳宫 在掌区，横平第3掌指关节近端，第2、3掌骨之间偏于第3掌骨。简便取穴法：半握拳，中指尖下是穴。

考点3★★★ 常用腧穴的主治病证

穴位名称	心脉、神志病	胃腑病证	穴位局部症证	特殊主治
曲泽	√	√	√	中暑，热病
郄门	√			疔疮；咯血、呕血、衄血等血证
内关	√	√	√	中风、眩晕、偏头痛；胁痛、胁下痞块
劳宫	√	√		中风昏迷、中暑等急症；鹅掌风

第十三单元 手少阳三焦经、腧穴

考点1★ 主治概要

1. **头面五官病** 头、目、耳、颊、咽喉病等。
2. **热病**
3. **经脉循行部位的其他病证** 胁肋痛,肩臂外侧痛,上肢挛急、麻木、不遂等。

考点2★★★ 手少阳三焦经腧穴定位

1. **中渚** 在手背,第4、5掌骨间,第4掌指关节近端凹陷中。
2. **外关** 在前臂后区,腕背侧远端横纹上2寸,尺骨与桡骨间隙中点。
3. **支沟** 在前臂后区,腕背侧远端横纹上3寸,尺骨与桡骨间隙中点。
4. **肩髎** 在三角肌区,肩峰角与肱骨大结节两骨间凹陷中。
5. **翳风** 在颈部,耳垂后方,乳突下端前方凹陷中。
6. **丝竹空** 在面部,眉梢凹陷处。

考点3★★★ 常用腧穴的主治病证

穴位名称	头面五官病	热病	穴位局部病证	特殊主治
中渚	√	√	√	疟疾
外关	√	√	√	瘰疬;胁肋痛;疟疾,伤风感冒

续表

穴位名称	头面五官病	热病	穴位局部病证	特殊主治
支沟	√	√		便秘、暴喑、瘰疬、胁肋痛、落枕
肩髎			√	风疹
翳风	√			瘰疬
丝竹空	√			癫痫

第十四单元 足少阳胆经、腧穴

考点1★ 主治概要

1. **头面五官病** 侧头、目、耳、咽喉病等。
2. **肝胆病** 黄疸、口苦、胁痛等。
3. **神志病** 癫狂等。
4. **热病**
5. **经脉循行部位的其他病证** 胁肋痛，下肢痹痛、麻木、不遂等。

考点2★★★ 足少阳胆经腧穴定位

1. **阳白** 在头部，眉上1寸，瞳孔直上。
2. **风池** 在颈后区，枕骨之下，胸锁乳突肌上端与斜方肌上端之间的凹陷中。
3. **肩井** 在肩胛区，第7颈椎棘突与肩峰最外侧点连线的中点。
4. **环跳** 在臀区，股骨大转子最凸点与骶管裂孔连线的外1/3与内2/3交点处。

5. 风市 在股部，髌底上7寸；直立垂手，掌心贴于大腿时，中指尖所指凹陷中，髂胫束后缘。

6. 阳陵泉 在小腿外侧，腓骨头前下方凹陷中。

7. 悬钟 在小腿外侧，外踝尖上3寸，腓骨前缘。

8. 丘墟 在踝区，外踝的前下方，趾长伸肌腱的外侧凹陷中。

9. 足临泣 在足背，第4、5跖骨底结合部的前方，第5趾长伸肌腱外侧凹陷中。

考点3★★★ 常用腧穴的主治病证

穴位名称	头面五官病	肝胆病	神志病、热病	穴位局部病证	特殊主治
肩井	√			√	难产、乳痈、乳汁不下等妇产科及乳房疾患；瘰疬
阳白	√				
风池	√	√		√	恶寒发热、口眼㖞斜等外风所致的病证
环跳				√	风疹
风市				√	遍身瘙痒
阳陵泉		√		√	小儿惊风；脚气
悬钟		√		√	中风、颈椎病等骨、髓病；颈项强痛；偏头痛，咽喉肿痛
丘墟		√		√	疟疾；偏头痛
足临泣	√	√		√	月经不调，乳痈；瘰疬；疟疾

第十五单元 足厥阴肝经、腧穴

考点1★ 主治概要
1. 肝胆病 黄疸，胸胁胀痛，呕逆，中风，头痛，眩晕，惊风等。
2. 妇科病、前阴病 月经不调、痛经、崩漏、带下、遗尿、小便不利等。
3. 经脉循行部位的其他病证 下肢痹痛、麻木、不遂等。

考点2★★★ 足厥阴肝经腧穴定位
1. 大敦 在足趾，大趾末节外侧，趾甲根角侧后方0.1寸（指寸）。
2. 行间 在足背，第1、2趾间，趾蹼缘后方赤白肉际处。
3. 太冲 在足背，第1、2跖骨间，跖骨底结合部前方凹陷中，或触及动脉搏动处。
4. 期门 在胸部，第6肋间隙，前正中线旁开4寸。

考点3★★★ 常用腧穴的主治病证

穴位名称	肝胆病	泌尿生殖妇科疾病	经脉循行部位	特殊主治
大敦		√		疝气，少腹痛；癫痫
行间	√	√		头痛、目眩、青盲、目赤肿痛等头面五官热性病证

续表

穴位名称	肝胆病	泌尿生殖妇科疾病	经脉循行部位	特殊主治
太冲	√	√	√	目赤肿痛、青盲、咽喉干痛、耳鸣、耳聋等头面五官热性病证
期门	√			奔豚气；乳痈

第十六单元 督脉、腧穴

考点1★ 主治概要

1. **脏腑病** 五脏六腑相关病证。
2. **神志病** 癫、狂、痫等。
3. **热病**
4. **头面五官病** 头痛、口㖞、面肿等。
5. **经脉循行部位的其他病证** 腰骶、背项疼痛等。

考点2★★ 督脉腧穴定位

1. **腰阳关** 在脊柱区，第4腰椎棘突下凹陷中，后正中线上。
2. **大椎** 在脊柱区，第7颈椎棘突下凹陷中，后正中线上。
3. **哑门** 在颈后区，第2颈椎棘突上际凹陷中，后正中线上。
4. **百会** 在头部，前发际正中直上5寸。
5. **水沟** 在面部，人中沟的上1/3与中1/3交点处。
6. **印堂** 在头部，两眉毛内侧端中间的凹陷中。

考点3★★★ 常用腧穴的主治病证

穴位名称	神志病	经脉循行部位	特殊主治
腰阳关		√	月经不调、赤白带下等妇科病证；遗精、阳痿等男科病证
大椎	√	√	热病，骨蒸潮热；风疹、痤疮；外感病证；咳嗽、气喘等肺失宣降证
哑门	√	√	暴喑、舌强不语
百会	√	√	脱肛、阴挺、胃下垂等气虚下陷证
水沟	√	√	昏迷、昏厥、中风等急症，急救要穴之一；闪挫腰痛、脊背强痛
印堂	√	√	小儿惊风；产后血晕，子痫

第十七单元 任脉、腧穴

考点1★ 主治概要

1. 脏腑病 腹部、胸部相关脏腑病。

2. 妇科病、男科病及前阴病 月经不调，痛经，带下，遗精，阳痿，小便不利，遗尿等。

3. 神志病 癫痫，失眠等。

4. 虚证 部分腧穴有强壮作用，主治虚劳、虚脱等证。

5. 经脉循行部位的其他病证 颈、头、胸、腹的局部病证。

考点2★★★ 任脉腧穴定位

1. **中极** 在下腹部,脐中下4寸,前正中线上。
2. **关元** 在下腹部,脐中下3寸,前正中线上。
3. **气海** 在下腹部,脐中下1.5寸,前正中线上。
4. **神阙** 在脐区,脐中央。
5. **中脘** 在上腹部,脐中上4寸,前正中线上。
6. **膻中** 在胸部,横平第4肋间隙,前正中线上。
7. **廉泉** 在颈前区,喉结上方,舌骨上缘凹陷中,前正中线上。
8. **承浆** 在面部,颏唇沟的正中凹陷处。

考点3★★★ 常用腧穴的主治病证

穴位名称	脏腑病	泌尿、生殖妇科疾病	神志病	虚证	穴位局部病证	特殊主治
中极		√			√	
关元	√	√		√	√	保健要穴
气海	√	√		√	√	保健要穴
神阙	√	√		√	√	保健要穴
中脘	√		√		√	黄疸
膻中	√				√	胸肺气机不畅病证;胃气上逆证
廉泉					√	
承浆			√		√	暴喑

第十八单元 毫针刺法

考点1★★ 进针方法

1. 指切进针法 适用于短针的进针。

2. 夹持进针法 适用于长针的进针。

3. 舒张进针法 主要用于皮肤松弛部位腧穴的进针。

4. 提捏进针法 主要用于皮肉浅薄部位腧穴的进针,如印堂穴。

考点2★★★ 针刺补泻

1. 捻转补泻

(1) 补法 捻转角度小,用力轻,频率慢,操作时间短,拇指向前、食指向后。

(2) 泻法 捻转角度大,用力重,频率快,操作时间长,拇指向后、食指向前。

2. 提插补泻

(1) 补法 先浅后深,重插轻提,提插幅度小,频率慢,操作时间短。

(2) 泻法 先深后浅,轻插重提,提插幅度大,频率快,操作时间长。

3. 平补平泻

第十九单元 灸法

考点★★★ 间接灸

1. 隔姜灸 温胃止呕、散寒止痛。常用于因寒而致的呕吐、腹痛及风寒痹痛等病证。

2. 隔蒜灸 清热解毒、杀虫。多用于治疗瘰疬、肺痨及肿疡初起等病证。

3. 隔盐灸 回阳、救逆、固脱。多用于治疗伤寒阴证或吐泻并作、中风脱证等病证。

4. 隔附子饼灸 温补肾阳。多用于治疗命门火衰而致的阳痿、早泄或疮疡久溃不敛等病证。

第二十单元 内科病证的针灸治疗

考点1★★★ 头痛

<u>主穴</u> 百会、风池、阿是穴、合谷。
<u>趣记</u> 风是百合。

考点2★★ 面痛

<u>主穴</u> 攒竹、四白、下关、地仓、合谷、太冲、内庭。
<u>趣记</u> 竹太白内下谷仓。

考点3★★★ 中风

1. 中经络
<u>主穴</u> 水沟、内关、三阴交、极泉、尺泽、委中。
<u>趣记</u> 关中三尺泉水。

2. 中脏腑
(1) 闭证 水沟、十二井穴、太冲、丰隆、劳宫。
<u>趣记</u> 十二井水冲龙宫。
(2) 脱证 关元、神阙。

考点4★★★ 眩晕

1. 实证
<u>主穴</u> 百会、风池、太冲、内关。

趣记 白痴冲关，眩晕。

2. 虚证

主穴 百会、风池、肝俞、肾俞、足三里。

趣记 肝肾二叔会三里池。

考点5★★★ 面瘫

主穴 攒竹、阳白、四白、颧髎、颊车、地仓、合谷、太冲。

趣记 攒四驾车冲谷仓撩阳白。

考点6★★★ 不寐

主穴 百会、安眠、神门、三阴交、照海、申脉。

趣记 三百海参安神。

考点7★★★ 感冒

主穴 列缺、合谷、风池、大椎、太阳。

趣记 大谷池缺太阳。

考点8★★★ 哮喘

1. 实证

主穴 列缺、尺泽、肺俞、中府、定喘。

趣记 肺喘缺中泽。

2. 虚证

主穴 肺俞、膏肓、肾俞、太渊、太溪、足三里、定喘。

趣记 肺肾二叔搞定三太太。

考点9★★★ 胃痛

主穴 中脘、足三里、内关。

趣记 中关足。

考点 10 ★★　呕吐
主穴　中脘、足三里、内关。
趣记　中关足。

考点 11 ★★★　便秘
主穴　天枢、大肠俞、上巨虚、支沟。
趣记　天上大沟。

考点 12 ★★★　腰痛
主穴　大肠俞、阿是穴、委中。
趣记　大常委。

考点 13 ★★★　痹证
主穴　阿是穴、局部经穴。

考点 14 ★★　坐骨神经痛
1. 足太阳经证　腰夹脊、秩边、委中、承山、昆仑、阿是穴。
趣记　陈昆为治腰。
2. 足少阳经证　腰夹脊、环跳、阳陵泉、悬钟、丘墟、阿是穴。
趣记　环球要宜扬。

第二十一单元　妇儿科病证的针灸治疗

考点 1 ★★　月经不调
1. 月经先期
主穴　关元、三阴交、血海。
趣记　先交关元血。

2. 月经后期

<u>主穴</u> 气海、三阴交、归来。

<u>趣记</u> 后交归来气。

3. 月经先后无定期

<u>主穴</u> 关元、三阴交、肝俞。

<u>趣记</u> 先后交肝元。

考点2★★★ 痛经

1. 实证

<u>主穴</u> 中极、次髎、地机、三阴交、十七椎。

<u>趣记</u> 三十七次中地。

2. 虚证

<u>主穴</u> 关元、足三里、三阴交、十七椎。

<u>趣记</u> 交三十七元。

考点3★★★ 崩漏

1. 实证

<u>主穴</u> 关元、三阴交、隐白。

<u>趣记</u> 三白元治实崩。

2. 虚证

<u>主穴</u> 气海、三阴交、肾俞、足三里。

<u>趣记</u> 三三肾海治虚崩。

考点4★★★ 绝经前后诸证

<u>主穴</u> 肾俞、肝俞、太溪、气海、三阴交。

<u>趣记</u> 肝肾二叔气三太。

考点5★★★ 遗尿

<u>主穴</u> 关元、中极、膀胱俞、三阴交。

<u>趣记</u> 关中三叔。

第二十二单元　皮外伤科病证的针灸治疗

考点1★★★　瘾疹
　　<u>主穴</u>　曲池、合谷、血海、膈俞、三阴交，委中。
　　<u>趣记</u>　三哥去海河中。

考点2★★★　蛇串疮
　　<u>主穴</u>　局部阿是穴、相应夹脊穴。

考点3★★★　颈椎病
　　<u>主穴</u>　颈夹脊、天柱、风池、曲池、悬钟、阿是穴。
　　<u>趣记</u>　阿静注重曲风。

考点4★★　落枕
　　<u>主穴</u>　外劳宫、天柱、阿是穴、后溪、悬钟。
　　<u>趣记</u>　后天选老公。

考点5★★★　漏肩风
　　<u>主穴</u>　肩髃、肩髎、肩贞、阿是穴、阳陵泉、条口透承山。
　　<u>趣记</u>　四条山泉见了真鱼。

考点6★★　扭伤
　　<u>主穴</u>　阿是穴、扭伤局部经穴。
　　<u>腰部</u>　阿是穴、大肠俞、腰痛点、委中。
　　<u>颈部</u>　阿是穴、风池、绝骨、后溪。
　　<u>肩部</u>　阿是穴、肩髃、肩髎、肩贞。
　　<u>肘部</u>　阿是穴、曲池、小海、天井。
　　<u>腕部</u>　阿是穴、阳溪、阳池、阳谷。

髋部　阿是穴、环跳、秩边、居髎。
膝部　阿是穴、膝眼、膝阳关、梁丘。
踝部　阿是穴、申脉、解溪、丘墟。

第二十三单元　五官科病证的针灸治疗

考点1★★★　目赤肿痛
主穴　睛明、太阳、风池、合谷、太冲。
趣记　何故太阳净明，风太冲。

考点2★★★　耳鸣耳聋

1. 实证
主穴　听会、翳风、中渚、侠溪。
趣记　侠溪听中医。

2. 虚证
主穴　听宫、翳风、太溪、肾俞。
趣记　深宫太医。

考点3★★★　牙痛
主穴　合谷、颊车、下关。
趣记　何故下车。

考点4★★★　咽喉肿痛

1. 实证
主穴　少商、合谷、尺泽、关冲。
趣记　何故斥责关少。

2. 虚证
主穴　太溪、照海、列缺、鱼际。
趣记　溪海缺鱼。

第二十四单元 急症及其他病证的针灸治疗

考点1★★★　晕厥
主穴　水沟、百会、内关、足三里。
趣记　水沟里关会。

考点2★★★　内脏绞痛

1. 心绞痛
主穴　内关、郄门、阴郄、膻中。
趣记　关中二郄。

2. 胆绞痛
主穴　胆囊穴、阳陵泉、胆俞、日月。
趣记　二胆日月泉。

3. 肾绞痛
主穴　肾俞、膀胱俞、中极、三阴交、阴陵泉。
趣记　身胖中三拳。

附★★★　常用配穴

1. **肝阳上亢证**　太溪配太冲（或行间、侠溪）。
2. **痰湿证**　中脘、丰隆、阴陵泉、头维、公孙。
3. **瘀血证**　血海、膈俞、三阴交（妇科多用）。
4. **血虚证**　脾俞、足三里。
5. **气虚证**　气海、足三里。
6. **肝郁气滞证**　太冲、行间、章门、侠溪。
7. **肾虚证**　肾俞、太溪。
8. **胃热证**　内庭。

9. **肝火证** 行间。
10. **外感热证** 大椎、曲池。
11. **脾胃虚弱证** 脾俞、胃俞。
12. **肝肾亏虚证** 肝俞、肾俞。
13. **心胆气虚证** 心俞、胆俞。
14. **风寒证** 风门。

西医综合

诊断学基础

第一单元 症状学

考点1★ 感染性发热的病因

临床最多见,各种病原体所引起的急、慢性感染均能引起感染性发热。常见病因见下表:

病原体	常见疾病
病毒	病毒性上呼吸道感染、病毒性肝炎、流行性乙型脑炎、脊髓灰质炎、麻疹、流行性感冒、流行性腮腺炎、水痘等
细菌	伤寒、结核病、布氏杆菌病、细菌性心内膜炎、肺炎链球菌肺炎、猩红热、急性细菌性痢疾、丹毒、流行性脑脊髓膜炎等
支原体	肺炎支原体肺炎
立克次体	斑疹伤寒、恙虫病
螺旋体	钩端螺旋体病、回归热
真菌	念珠菌病、隐球菌病
寄生虫	疟疾、急性血吸虫病、阿米巴肝病

考点2★★★ 发热的热型和临床意义

	体温曲线	常见疾病
稽留热	持续于39~40℃以上，达数日或数周，24小时波动范围不超过1℃	肺炎链球菌肺炎、伤寒、斑疹伤寒高热期
弛张热	体温在39℃以上，但波动幅度大，24小时内体温波动在2℃以上，最低时一般仍高于正常水平	败血症、风湿热、重症肺结核、化脓性炎症
间歇热	高热期与无热期交替出现，即体温骤升达高峰后持续数小时，又迅速降至正常水平，无热期（间歇期）可持续1日至数日，如此反复发作	疟疾、急性肾盂肾炎
回归热	骤然升至39℃以上，持续数日后又骤然下降至正常水平，高热期与无热期各持续若干日后即有规律地交替一次	回归热、霍奇金病
波状热	逐渐升高达39℃或以上，数天后逐渐下降至正常水平，数天后再逐渐升高，如此反复多次	布氏杆菌
不规则热	发热无一定规律	结核病、风湿热、支气管肺炎、渗出性胸膜炎、感染性心内膜炎

考点3★ 头痛的问诊要点及临床意义

1. 头痛的性质 三叉神经痛表现为颜面部发作性电击样疼痛；舌咽神经痛的特点是咽后部发作性疼痛并向耳及枕部放射；血管性头痛为搏动样头痛。

2. 头痛伴呕吐　见于脑膜炎、脑炎、脑肿瘤等引起的颅内压增高。

考点 4 ★★★　胸痛的问诊要点及临床意义

	性质
心绞痛	压榨样痛，可伴有窒息感
心肌梗死	疼痛更为剧烈并有恐惧、濒死感
干性胸膜炎	尖锐刺痛或撕裂痛，伴呼吸时加重，屏气时消失
肺梗死	突然剧烈刺痛或绞痛，常伴有呼吸困难与发绀

考点 5 ★★★　腹痛的问诊要点及临床意义

1. 部位　急性阑尾炎早期疼痛在脐周或上腹部，数小时后转移至右下腹；小肠绞痛位于脐周；结肠疾病疼痛多位于下腹或左下腹；膀胱炎、盆腔炎症及异位妊娠破裂引起的疼痛在下腹部。

2. 性质与程度　消化性溃疡常有慢性、周期性、节律性中上腹隐痛或灼痛，如突然呈剧烈的刀割样、烧灼样持续性疼痛，可能并发急性穿孔；胆石症、泌尿道结石及肠梗阻时呈剧烈绞痛；剑突下钻顶样痛是胆道蛔虫梗阻的特征；肝癌疼痛多呈进行性锐痛；慢性肝炎与淤血性肝肿大多为持续性胀痛。

考点 6 ★★★　咳嗽与咳痰的问诊要点及临床意义

1. 音色　犬吠样——喉头炎症水肿或气管受压；鸡鸣样吼声——百日咳；金属调咳嗽——可由纵隔肿瘤或支气管癌直接压迫气管。

2. 痰的性质与量　粉红色泡沫痰是肺水肿的特征。

考点7★★ 咯血的病因

1. 支气管疾病 常见于支气管扩张症、支气管肺癌、支气管内膜结核和慢性支气管炎等。

2. 肺部疾病 如肺结核、肺炎链球菌肺炎、肺脓肿等。肺结核为我国最常见的咯血原因。

3. 心血管疾病 如风湿性心脏病二尖瓣狭窄所致的咯血等。

4. 其他 如血小板减少性紫癜、白血病、血友病、肺出血型钩端螺旋体病、流行性出血热等。

考点8★★★ 呼吸困难的临床表现

1. 肺源性呼吸困难

	表现	常见于
吸气性	三凹征	急性喉炎、喉水肿、喉痉挛、白喉、喉癌、气管异物、支气管肿瘤或气管受压等
呼气性	伴有广泛哮鸣音	支气管哮喘、喘息型慢性支气管炎、慢性阻塞性肺气肿
混合性	吸气与呼气均感费力	重症肺炎、重症肺结核、大面积肺不张、大块肺梗死、大量胸腔积液和气胸

2. 心源性呼吸困难 夜间阵发性呼吸困难。左心衰竭时,因肺淤血常出现阵发性呼吸困难,多在夜间入睡后发生。发作时,患者被迫坐起喘气和咳嗽,重者面色青紫、大汗、呼吸有哮鸣声,咳浆液性粉红色泡沫样痰,两肺底湿啰音,心率增快,此种呼吸又称为心源性哮喘。常见于高血压性心脏病、冠状动脉粥样硬化性心脏病、风湿性心瓣膜病、心肌炎等引起的左心衰竭。

3. 几种特殊原因导致的不同呼吸改变

		对呼吸的影响	临床意义
中毒性呼吸困难	代酸	深大而规则——Kussmaul 呼吸	尿毒症、糖尿病酮症酸中毒
	药物及毒物中毒	慢——潮式呼吸	吗啡、巴比妥类、有机磷农药中毒
中枢性呼吸困难		慢、深	脑出血、颅内压增高、颅脑外伤
精神或心理性呼吸困难		浅、快	癔症、抑郁症

考点 9 ★★　水肿的临床表现

1. 心源性水肿　特点是<u>下垂性水肿</u>。

2. 肾源性水肿　特点为早晨起床后眼睑或颜面水肿。

3. 肝源性水肿　常伴有肝功能受损及门静脉高压等表现，可见肝掌、蜘蛛痣等。

4. 营养不良性水肿　患者往往有贫血、乏力、消瘦等营养不良的表现。

5. 内分泌源性水肿　见于甲状腺功能减退症等黏液性水肿，特点是非凹陷性。

考点 10 ★★　恶心与呕吐的病因

1. 反射性呕吐　<u>消化系统疾病</u>，胃源性呕吐，如急慢性胃炎、消化性溃疡、胃肿瘤、幽门梗阻、功能性消化不良等引起的呕吐常与进食有关，多伴有恶心先兆，吐后感轻松；肠源性呕吐见于急性肠炎、急性阑尾炎、肠梗阻等，肠梗阻者常伴腹痛、肛门停止排便排气；急慢性肝炎、急慢性胆囊炎、胆石症、胆道蛔虫、急性胰腺炎、急性腹膜炎等呕吐的特点是有恶心先兆，呕吐后不觉轻松。

2. 中枢性呕吐

（1）中枢神经系统疾病 ①脑血管疾病：如高血压脑病、脑栓塞、脑出血、椎-基底动脉供血不足等。②颅内感染：如脑炎、脑膜炎、脑脓肿、脑寄生虫等。

（2）全身疾病 ①感染。②内分泌与代谢紊乱：如早孕反应、甲状腺危象、Addison 病危象、糖尿病酮症酸中毒、尿毒症水和电解质及酸碱平衡紊乱等。③其他：如休克、缺氧、中暑、急性溶血等。

（3）药物反应与中毒 如洋地黄、吗啡、雌激素、雄激素、环磷酰胺，以及有机磷中毒、毒蕈中毒、酒精中毒、食物中毒等。

考点 11★★★ 呕血与黑便的病因

1. 食管疾病

2. 胃及十二指肠疾病 最常见的原因是消化性溃疡。

3. 肝、胆、胰的疾病

4. 全身性疾病 上消化道大出血前四位的病因是：<u>消化性溃疡、食管与胃底静脉曲张破裂、急性胃黏膜病变及胃癌</u>。

考点 12★★ 上消化道出血量的估计

临床或检查结果	估计出血量
大便隐血试验阳性	5mL 以上
黑便	60mL 以上
呕血	胃内蓄积血量达 300mL
头昏、眼花、口干、乏力、皮肤苍白、心悸不安、出冷汗，甚至昏倒	一次达 500mL 以上
周围循环衰竭	800~1000mL 以上

考点 13★★　呕血与黑便的伴随症状

1. 伴慢性、周期性、节律性上腹痛，见于消化性溃疡。
2. 伴蜘蛛痣、肝掌、黄疸、腹壁静脉曲张、腹水、脾肿大，见于肝硬化门静脉高压。
3. 伴皮肤黏膜出血，见于血液病及急性传染病。
4. 伴右上腹痛、黄疸、寒战高热，见于急性梗阻性化脓性胆管炎。

考点 14★★★　各型黄疸的实验室检查特点

1. 溶血性黄疸　血清总胆红素增多，以非结合胆红素为主，结合胆红素基本正常或轻度增高，尿胆原增多，尿胆红素阴性，大便颜色变深。具有溶血性贫血的改变，如贫血、网织红细胞增多、血红蛋白尿、骨髓红细胞系增生旺盛等。

2. 肝细胞性黄疸　血清结合及非结合胆红素均增多。尿中尿胆原通常增多，尿胆红素阳性。大便颜色通常改变不明显。有转氨酶升高等肝功能受损的表现。

3. 胆汁淤积性黄疸（阻塞性黄疸）　血清结合胆红素明显增多。尿胆原减少或阴性，尿胆红素阳性。尿色深，大便颜色变浅。反映胆道梗阻的指标改变，如血清碱性磷酸酶总胆固醇增高等。

考点 15★★　抽搐的伴随症状

抽搐伴随症状	可能的疾病
不伴意识丧失	破伤风、狂犬病、低钙抽搐、癔症性抽搐等
高热	颅内与全身的感染性疾病、小儿高热惊厥

续表

抽搐伴随症状	可能的疾病
高血压	高血压脑病、高血压脑出血、妊娠高血压综合征
脑膜刺激征	各种脑膜炎及蛛网膜下腔出血
瞳孔散大、意识丧失、大小便失禁	癫痫大发作
肢体偏瘫	脑血管疾病及颅内占位

考点16★★★ 意识障碍的临床表现

1. 嗜睡 是最轻的意识障碍,患者处于病理的睡眠状态,表现为持续性的睡眠状态。

2. 昏睡 是一种比嗜睡重的意识障碍。患者处于熟睡状态,不易被唤醒。

3. 昏迷 意识丧失,任何强大的刺激都不能被唤醒,是最严重的意识障碍。

4. 意识模糊 轻度意识障碍,意识障碍程度较嗜睡重。

5. 谵妄 谵妄是一种以兴奋性增高为主的急性高级神经中枢活动失调状态。

考点17★ 意识障碍的问诊要点及临床意义

伴发热	先发热后有意识障碍,见于脑膜炎、脑炎、败血症等;先有意识障碍后发热,见于脑出血、蛛网膜下腔出血、脑肿瘤、脑外伤等
伴呼吸缓慢	见于吗啡、巴比妥类、有机磷杀虫剂等中毒及颅内高压等
伴瞳孔散大	见于脑疝、脑外伤、颠茄类、酒精、氰化物等中毒,癫痫,低血糖昏迷等

续表

伴瞳孔缩小	见于脑桥出血,吗啡类、巴比妥类及有机磷杀虫剂等中毒
伴高血压	见于高血压脑病、脑梗死、脑出血、尿毒症等
伴心动过缓	见于颅内高压症、房室传导阻滞、甲状腺功能减退症、吗啡类中毒等
伴脑膜刺激征	见于各种脑膜炎、蛛网膜下腔出血等

第二单元 检体诊断

考点1★★ 叩诊的方法及常见叩诊音

	生理情况	病理状态
清音	正常肺部的叩诊音	
浊音	肺的边缘所覆盖的心脏或肝脏部分	肺组织含气量减少(如肺炎)
鼓音	胃泡区及腹部	肺空洞、气胸或气腹
过清音		肺气肿
实音	心脏、肝脏	大量胸腔积液或肺实变

考点2★ 嗅诊常见异常气味及临床意义

痰液	血腥味,见于大咯血患者
	痰液恶臭,提示支气管扩张症或肺脓肿
脓液	恶臭味考虑气性坏疽的可能
呕吐物	粪臭味见于肠梗阻
	酒味见于饮酒或醉酒等
	浓烈的酸味见于幽门梗阻或狭窄等

续表

呼气味	浓烈的酒味见于酒后或醉酒
	刺激性蒜味见于有机磷农药中毒
	烂苹果味见于糖尿病酮症酸中毒
	氨味见于尿毒症
	腥臭味见于肝性脑病

考点3★ 体温测量

1. 口腔温度 正常值为 36.3~37.2℃。口测法温度虽较可靠，但对婴幼儿及意识障碍者则不宜使用。

2. 肛门温度 正常值为 36.5~37.7℃。肛门温度较口腔温度高 0.3~0.5℃。适用于小儿及神志不清的患者。

3. 腋下温度 正常值为 36~37℃。腋测法较安全、方便，不易发生交叉感染。

考点4★★★ 血压测量

根据《中国高血压防治指南》（2010年修订版），血压水平的定义和分类标准见下表：

分类	收缩压（mmHg）		舒张压
正常血压	<120	和	<80
正常高值	120~139	和/或	80~89
高血压	≥140	和/或	≥90
1级高血压（轻度）	140~159	和/或	90~99
2级高血压（中度）	160~179	和/或	100~109
3级高血压（重度）	≥180	和/或	≥110
单纯收缩期高血压	≥140	和	<90

脉压增大和减小。脉压>40mmHg 称为脉压增大，见

于主动脉瓣关闭不全、动脉导管未闭、动静脉瘘、高热、甲状腺功能亢进症、严重贫血、动脉硬化等。脉压<30mmHg 称为脉压减小，见于主动脉瓣狭窄、心力衰竭、休克、心包积液、缩窄性心包炎等。

考点5★★★　面容与表情

	急性病容	慢性病容	甲亢面容	黏液性水肿面容	二尖瓣面容	伤寒面容	苦笑面容	满月面容	肢肥大症面容
关键词	面色潮红	面色晦暗	眼球突出，目光闪烁	睑厚面宽，颜面浮肿	双颊紫红	表情淡漠，无欲状态	牙关紧闭，面肌痉挛	面圆如满月，伴痤疮	头颅增大，耳鼻增大，脸面变长
见于	肺炎、急性化脓性阑尾炎、流脑	肝硬化、恶性肿瘤、严重肺结核等消耗性疾病	甲亢	甲减	风心病、二狭	伤寒、脑脊髓膜炎、脑炎	破伤风	库欣综合征、长期应用肾上腺皮质激素的患者	肢端肥大症

考点6★★ 体位检查
1. **自动体位** 见于<u>正常人</u>、轻病或疾病早期。
2. **被动体位** 见于<u>极度衰弱</u>或意识丧失的患者。
3. **强迫体位**

体位	仰卧位	俯卧位	侧卧位	坐位(端坐呼吸)	辗转体位	角弓反张位	蹲位
<u>见于</u>	<u>急性腹膜炎</u>	脊柱疾病	一侧胸膜炎及大量胸腔积液	心肺功能不全	<u>胆绞痛、肾绞痛、肠绞痛</u>	<u>破伤风及小儿脑膜炎</u>	发绀型先天性心脏病

考点7★★★ 步态检查

步态	痉挛性偏瘫步态（划圈样）	剪刀步态	醉酒步态	慌张步态	蹒跚步态（鸭步）	共济失调步态	间歇性跛行	跨阈步态
<u>见于</u>	<u>急性脑血管疾病后遗症</u>	脑瘫或截瘫患者	小脑病变、酒精中毒	震颤麻痹	<u>佝偻病、大骨节病、进行性肌营养不良、先天性双髋关节脱位</u>	<u>小脑或脊髓后索病变，如脊髓痨</u>	闭塞性动脉硬化、高血压动脉硬化	腓总神经麻痹

考点8★★★ 皮疹、皮下出血、蜘蛛痣检查

1. **皮疹的检查**

	表现	见于
斑疹	局部皮肤发红，<u>不高出皮肤</u>	麻疹初起、斑疹伤寒、丹毒、风湿性多形性红斑

续表

	表现	见于
丘疹	直径小于1cm，除局部颜色改变外还隆起皮面	药物疹、湿疹、猩红热、麻疹
斑丘疹	丘疹周围合并皮肤发红的底盘	药物疹、湿疹、猩红热、风疹
玫瑰疹	鲜红色的圆形斑疹，压之褪色，松开时复现	伤寒或副伤寒
荨麻疹	边缘清楚的红色或苍白色的瘙痒性皮肤损害	过敏

2. 皮下出血的检查

瘀点	紫癜	瘀斑	血肿
<2mm	3~5mm	>5mm	片状出血伴皮肤显著隆起

3. 蜘蛛痣 蜘蛛痣出现部位多在上腔静脉分布区，如面、颈、手背、上臂、前胸和肩部等处。蜘蛛痣的发生与雌激素增多有关，常见于慢性肝炎、肝硬化，是肝脏对体内雌激素的灭活能力减弱所致。健康妇女在妊娠期间、月经前或月经期偶尔也可出现蜘蛛痣。

考点9★★ 局部和全身浅表淋巴结肿大的临床意义

1. 局限性淋巴结肿大 ①左锁骨上窝淋巴结：腹腔脏器癌（胃癌、肝癌、结肠癌等）转移。②右锁骨上窝：胸腔脏器癌（肺癌）。③颈部：鼻咽癌。④腋下：乳腺癌。

2. 全身淋巴结肿大 常见于传单、淋巴细胞性白血病。

考点10★★ 头颅形状、大小检查

通常以头围来表示头颅的大小。

1. 小颅 婴幼儿前囟过早闭合可引起小头畸形,同时伴有智力发育障碍(痴呆症)。

2. 方颅 前额左右突出,头顶平坦呈方颅畸形,见于小儿佝偻病、先天性梅毒。

3. 巨颅 额、头顶、颞和枕部膨大呈圆形,颜面部相对很小,头皮静脉明显怒张。

由于颅内高压,压迫眼球,形成双目下视、巩膜外露的特殊面容,称为落日现象,见于脑积水。

考点 11★★★ 眼部检查

1. 眼睑闭合不全 双侧眼睑闭合不全常见于甲状腺功能亢进症;单侧眼睑闭合不全常见于面神经麻痹。

2. 瞳孔大小

(1)缩小(<2mm) 常见于虹膜炎,有机磷农药中毒,毒蕈中毒,吗啡、氯丙嗪、毛果芸香碱等药物影响。

(2)扩大(>5mm) 见于外伤、青光眼绝对期、视神经萎缩、完全失明、濒死状态、颈交感神经刺激和阿托品、可卡因等药物影响。

3. 双侧瞳孔大小不等 脑外伤、脑肿瘤、脑疝及中枢神经梅毒。

4. 瞳孔对光反射迟钝或消失 见于昏迷病人。

考点 12★★★ 颈部血管检查

1. 颈静脉怒张 右心衰竭、缩窄性心包炎、心包积液及上腔静脉梗阻。颈静脉搏动见于三尖瓣关闭不全。

2. 颈动脉搏动(安静状态下明显搏动) 甲亢、高血压、主闭或严重贫血。

考点 13★★★ 甲状腺检查

甲状腺肿大分为三度:①I度:不能看出但能触及。②II度:既可看出肿大又能触及,但在胸锁乳突肌以内区域。③Ⅲ度：肿大超出胸锁乳突肌外缘。

考点 14★★★　气管检查

1. 将气管推向健侧　大量胸腔积液、气胸或纵隔肿瘤及单侧甲状腺肿大。

2. 将气管拉向患侧　肺不张、肺硬化、胸膜粘连。

考点 15★　胸部体表标志及分区

1. 胸骨角　两侧胸骨角分别与左、右第 2 肋软骨相连接，通常以此作为标记来计数前胸壁上的肋骨和肋间隙。

2. 第 7 颈椎棘突　为背部颈、胸交界部的骨性标志，其即为第 1 胸椎棘突。

3. 肩胛下角　被检查者取直立位，两手自然下垂时，肩胛下角平第 7 肋骨或第 7 肋间隙，或相当于第 8 胸椎水平。

考点 16★★　肺和胸膜视诊

1. 呼吸加深的诊断学意义　严重代谢性酸中毒时，病人出现节律匀齐，深而大（吸气慢而深，呼气短促），不感呼吸困难的呼吸，称为库斯莫尔（Kussmaul）呼吸，又称酸中毒大呼吸，见于尿毒症、糖尿病酮症酸中毒等疾病。

2. 呼吸节律的诊断学意义

（1）潮式呼吸　常见于脑炎、脑膜炎、颅内压增高、脑干损伤等。

（2）间停呼吸　又称比奥（Biot）呼吸，常为临终前的危急征象。

考点 17★★★　肺和胸膜触诊

语音震颤改变的意义:

语音震颤	见于
增强	1. <u>肺实变</u>:肺炎链球菌肺炎、肺梗死、肺结核、肺脓肿及肺癌。 2. <u>压迫性肺不张</u>:胸腔积液上方受压而萎瘪的肺组织及受肿瘤压迫的肺组织。 3. 较浅而大的<u>肺空洞</u>:肺结核、肺脓肿、肺肿瘤所致的空洞
减弱或消失	1. 肺泡内<u>含气量增多</u>:如肺气肿及支气管哮喘发作时。 2. <u>支气管阻塞</u>:如阻塞性肺不张、气管内分泌物增多。 3. <u>胸壁距肺组织距离加大</u>:如胸腔积液、气胸、胸膜高度增厚及粘连、胸壁水肿或高度肥厚、胸壁皮下气肿。 4. 体质衰弱。 5. 大量胸腔积液、严重气胸时,语颤可消失

考点 18★★　肺部叩诊

1. 正常肺部叩诊音　正常肺部叩诊音呈清音。

2. 肺部定界叩诊　①肺下界下移见于肺气肿、腹腔内脏下垂。②肺下界上移见于肺不张、肺萎缩、胸腔积液、气胸。

3. 肺部病理性叩诊音的意义

（1）浊音或实音　①肺组织含气量减少或消失:如肺炎、肺结核、肺梗死、肺不张、肺水肿、肺硬化。②肺内不含气的病变:如肺肿瘤、肺包囊虫病、未穿破的肺脓肿。③胸膜腔病变：如胸腔积液、胸膜增厚粘连等。④胸壁疾病：如胸壁水肿、肿瘤等。

(2) 鼓音 ①气胸。②直径大于3~4cm的浅表肺大疱、肺空洞，如空洞型肺结核、液化破溃了的肺脓肿或肺肿瘤。

(3) 过清音 肺气肿、支气管哮喘发作。

考点19★★★ 啰音听诊

1. 干啰音 干啰音是支气管有病变的表现。如两肺都出现干啰音，见于急慢性支气管炎、支气管哮喘、支气管肺炎、心源性哮喘等。局限性干啰音是由局部支气管狭窄所致，常见于支气管局部结核、肿瘤、异物或黏稠分泌物附着。局部而持久的干啰音见于肺癌早期或支气管内膜结核。

2. 湿啰音（水泡音） 湿啰音是肺与支气管有病变的表现。湿啰音两肺散在性分布，常见于支气管炎、支气管肺炎、血行播散型肺结核、肺水肿；两肺底分布，多见于肺淤血、肺水肿早期及支气管肺炎；一侧或局限性分布，常见于肺炎、肺结核、支气管扩张症、肺脓肿、肺癌及肺出血等。

考点20★ 胸膜摩擦音听诊

胸膜摩擦音在吸气和呼气时皆可听到，一般以吸气末或呼气开始时较为明显。屏住呼吸时胸膜摩擦音消失，可借此与心包摩擦音区别。胸膜摩擦音是干性胸膜炎的重要体征，主要见于以下几种情况：①胸膜炎症：如结核性胸膜炎、化脓性胸膜炎以及其他原因引起的胸膜炎症。②原发性或继发性胸膜肿瘤。③肺部病变累及胸膜：如肺炎、肺梗死等。④胸膜高度干燥：如严重脱水等。⑤其他：如尿毒症等。

考点21★★★ 呼吸系统常见疾病的体征（肺实变、肺气肿、胸腔积液、肺不张及气胸）

1. 肺实变

（1）视诊　两侧胸廓对称，患侧呼吸动度可局限性减弱或消失。

（2）触诊　气管居中，患侧语音震颤增强。

（3）叩诊　患侧呈实音。

（4）听诊　患侧肺泡呼吸音消失，可听到病理性支气管呼吸音，支气管语音增强。

2. 肺气肿

（1）视诊　胸廓呈桶状，两侧呼吸动度减弱。

（2）触诊　气管居中。语音震颤减弱。

（3）叩诊　两肺过清音，严重者心界叩不出；肺下界下降，肺下界移动度减低。

（4）听诊　两肺肺泡呼吸音减弱，呼气延长，听觉语音减弱，心音较遥远。

3. 胸腔积液

（1）视诊　患侧胸廓饱满，呼吸动度减弱或消失。

（2）触诊　气管移向对侧，患侧<u>语音震颤减弱或消失</u>。

（3）叩诊　患侧叩诊浊音或实音。

（4）听诊　患侧呼吸音减弱或消失，液面上方可听到病理性支气管呼吸音。

4. 阻塞性肺不张

（1）视诊　患侧胸廓下陷，肋间隙变窄，呼吸动度减弱或消失。

（2）触诊　气管移向患侧，语颤减弱或消失。

（3）叩诊　患侧呈浊音或实音。

（4）听诊 呼吸音消失，听觉语音减弱或消失。

5. 气胸

（1）视诊 患侧胸廓饱满，肋间隙增宽，呼吸动度减弱或消失。

（2）触诊 气管移向对侧，患侧语音震颤减弱或消失。

（3）叩诊 患侧呈鼓音。左侧气胸时，心界叩不出；右侧气胸时，肝浊音界下移。

（4）听诊 患侧呼吸音减弱或消失。

考点 22★★★ 心脏视诊

1. 心前区隆起 ①某些先天性心脏病，如法洛四联症、肺动脉瓣狭窄。②儿童时期患慢性风湿性心脏病伴右心室增大。

2. 心尖搏动

（1）心尖搏动的位置改变 ①左心室增大时，心尖搏动向左下移位。②右心室增大时，心尖搏动向左移位。③肺不张、粘连性胸膜炎时，心尖搏动移向患侧。④胸腔积液、气胸时，心尖搏动移向健侧。⑤大量腹水、肠胀气、腹腔巨大肿瘤或妊娠等，心尖搏动位置向外上移位。

（2）心尖搏动强度及范围的改变 <u>左心室肥大、甲亢、重症贫血、发热等疾病时心尖搏动增强；心包积液、左侧气胸或胸腔积液、肺气肿等，心尖搏动减弱甚或消失</u>；负性心尖搏动见于粘连性心包炎、显著右心室肥大者。

考点23★★★ 心脏触诊

1. 心脏常见震颤的临床意义

时期	部位	临床意义
收缩期	胸骨右缘第2肋间	主动脉瓣狭窄
	胸骨左缘第2肋间	肺动脉瓣狭窄
	胸骨左缘第3、4肋间	室间隔缺损
舒张期	心尖部	二尖瓣狭窄
连续性	胸骨左缘第2肋间及其附近	动脉导管未闭

2. 心包摩擦感 心包摩擦感通常在心前区或胸骨左缘第3、4肋间最易触及,以收缩期明显。坐位稍前倾或深呼气末更易触及。

考点24★★★ 心脏叩诊

1. 叩诊方法 采用间接叩诊法,沿肋间隙从外向内、自下而上叩诊,板指与肋间隙平行并紧贴胸壁。叩诊心脏左界时,从心尖搏动外2~3cm处由外向内进行叩诊。如心尖搏动不明显,则自第6肋间隙左锁骨中线外的清音区开始,然后按肋间隙逐渐上移,至第2肋间隙为止;叩诊心脏右界时,自肝浊音界的上一肋间隙开始,逐一叩诊至第2肋间隙。

2. 心脏浊音界改变的临床意义

(1) 左心室增大 心脏浊音界向左下扩大,心脏浊音区呈靴形,见于主闭及高血压性心脏病。

(2) 左心房增大或合并肺动脉段扩大 心脏浊音区外形呈梨形,见于二尖瓣狭窄。

(3) 心包积液 坐位时心脏浊音界呈烧瓶形。

(4) 左、右心室增大 心界向两侧扩大,成为普大型心脏,见于扩张型心肌病等。

考点 25 ★★★　心脏瓣膜听诊区

听诊区	最响部位
二尖瓣	心尖搏动最强处，左侧第 5 肋间，锁骨中线内侧
三尖瓣	胸骨下剑突偏左或偏右处
主动脉瓣	胸骨右缘第 2 肋间
主动脉瓣第二听诊区	胸骨左缘第 3、4 肋间（主动脉关闭不全时，舒张期杂音在此最响）
肺动脉瓣	胸骨左缘第 2 肋间

考点 26 ★★　心音听诊

1. 正常心音　正常心音有 4 个，成年人可以听到 S_1 和 S_2，儿童和部分青少年可听到 S_3，一般听不到 S_4。

2. 心音改变及其临床意义

（1）P_2 增强见于肺动脉高压、二尖瓣狭窄、左心功能不全、室间隔缺损、动脉导管未闭、肺心病；P_2 减弱见于肺动脉瓣狭窄或关闭不全。

（2）心音性质改变。心肌有严重病变时，心肌收缩力明显减弱，致使 S_1 失去其原有特征而与 S_2 相似，同时因心搏加速使舒张期明显缩短致收缩期与舒张期时间几乎相等，此时听诊 S_1、S_2 酷似钟摆的"滴答"声，称为钟摆律。如钟摆律时心率超过 120 次/分，酷似胎儿心音，称为胎心律，提示病情严重。以上两者可见于大面积急性心肌梗死和重症心肌炎等。

（3）心音分裂。①第一心音分裂：当左、右心室收缩明显不同步时，可出现 S_1 分裂，在二、三尖瓣听诊区都可听到，但以胸骨左下缘较清楚，多见于二尖瓣狭窄等，偶见于儿童及青少年。②第二心音分裂：临床上较常见,由主、肺动脉瓣关闭明显不同步所致,在肺动脉瓣区听诊较明显。可见于青少年,尤以深吸气时更明显。临床上最常见的 S_2 分裂,见于右室排血时间延长,肺动脉瓣关闭明显延迟(如完全性右束支传导阻滞、肺动脉瓣狭窄、二尖瓣狭窄等),或左心室射血时间缩短,主动脉关闭时间提前(如二尖瓣关闭不全、室间隔缺损等)时。

3. 奔马律及开瓣音

(1) 舒张早期奔马律最常见,是病理性第三心音,又称 S_3 奔马律或室性奔马律,在心尖部容易听到。舒张早期奔马律的出现,提示心脏有严重的器质性病变,见于各种原因的心力衰竭、急性心肌梗死、重症心肌炎等。

(2) 开瓣音(二尖瓣开放拍击音)见于二尖瓣狭窄而瓣膜弹性尚好时,是二尖瓣分离术适应证的重要参考条件。

考点27★★★ 各瓣膜区常见杂音听诊

1. 最响部位与病变部位的关系

最响部位	提示病变部位
心尖部	二尖瓣
胸骨下剑突偏左或偏右处	三尖瓣
主动脉瓣区	主动脉瓣
肺动脉瓣区	肺动脉瓣
胸骨左缘3、4肋间	室间隔缺损

2. 杂音的性质与所提示的病变

杂音性质	提示病变
心尖区粗糙的吹风样<u>收缩期</u>杂音	二尖瓣关闭不全
心尖区柔和而高调的吹风样杂音	相对性二尖瓣关闭不全
心尖区舒张中晚期隆隆样杂音	二尖瓣狭窄的特征性杂音
主动脉瓣第二听诊区叹气样舒张期杂音	主动脉瓣关闭不全
胸骨左缘第2肋间及其附近机器声样<u>连续性</u>杂音	动脉导管未闭
听诊时杂音如海鸥鸣或鸽鸣样	感染性心内膜炎及梅毒性主动脉瓣关闭不全

考点28★ 心包摩擦音听诊

<u>在心前区或胸骨左缘第3、4肋间</u>处较易听到,病人坐位稍前倾,深呼气后屏住呼吸时易于听到,见于急性心包炎。

考点29★★ 血管检查及周围血管征

名称	特点	意义
水冲脉	脉搏骤起骤落急促而有力	常见于主闭、贫血及甲亢
交替脉	节律正常强弱交替出现	高血压心脏病、急性心肌梗死、主闭
重搏脉	正常脉搏后均有一次较弱的脉搏可触及	伤寒、败血症、低血容量休克
奇脉	吸气时脉搏减弱或消失	心包积液、缩窄性心包炎,是心包填塞重要体征
无脉	脉搏消失	严重休克及多发性大动脉炎

周围血管征 包括头部随脉搏呈节律性点头运动、颈动

脉搏动明显、毛细血管搏动征、水冲脉、枪击音与杜氏双重杂音，均由脉压增大所致，常见于<u>主闭、贫血及甲亢</u>。

考点 30 ★★★　循环系统常见疾病的体征

病变	视诊（心尖搏动）	触诊（心尖搏动）	叩诊	听诊
二狭	<u>二尖瓣面容</u>，心尖搏动略向左移	向左移，心尖部触及<u>舒张期震颤</u>	<u>梨形</u>	心尖部 S_1 亢进，较局限的递增型<u>隆隆样舒张中晚期杂音</u>，可伴开瓣音，P_2 亢进、分裂，肺动脉瓣区格-斯杂音
二闭	向左下移位	向左下移位，常呈<u>抬举性</u>	心浊音界向左下扩大	心尖部 S_1 减弱，心尖部有 3/6 级或以上较粗糙的<u>吹风样全收缩期杂音</u>，范围广泛，常向左腋下及左肩胛下角传导
主狭	向左下移位	向左下移位，呈<u>抬举性</u>，主动脉瓣区<u>收缩期震颤</u>	心浊音界向左扩大	心尖部 S_1 减弱，A_2 减弱，主动脉瓣区可听到高调、粗糙的<u>递增-递减型收缩期杂音</u>，向颈部传导
主闭	颜面较苍白，<u>颈动脉搏动明显</u>，向左下移位且范围较广，<u>点头运动</u>	向左下移位并呈抬举性，周围血管征阳性	心浊音界向左下扩大，<u>靴形</u>	心尖部 S_1 减弱，A_2 减弱或消失，主动脉瓣第二听诊区叹<u>气样递减型舒张期杂音</u>，可向心尖部传导

考点 31★　腹部视诊

1. 全腹膨隆　①腹内积气：可见于肠梗阻、肠麻痹、胃肠穿孔。②腹腔积液：大量积液可形成蛙腹，常见于肝硬化门脉高压症、右心衰竭、缩窄性心包炎。结核性腹膜炎，肿瘤浸润时，称为尖腹。③腹腔巨大肿块：以巨大卵巢囊肿最常见。

2. 腹部凹陷　严重者呈舟状腹，见于恶性肿瘤、结核、糖尿病、甲亢等慢性消耗性疾病。

考点 32★★★　腹部触诊

1. 腹壁紧张度　①弥漫性腹肌紧张多见于胃肠道穿孔或实质脏器破裂所致的急性弥漫性腹膜炎，此时腹壁常强直，硬如木板，故称为板状腹。②局限性腹肌紧张多系局限性腹膜炎所致，如右下腹腹壁紧张多见于急性阑尾炎，右上腹腹壁紧张多见于急性胆囊炎；腹膜慢性炎症时，触诊如揉面团一样，称为揉面感，常见于结核性腹膜炎、癌性腹膜炎。

2. 压痛

（1）广泛性压痛　见于弥漫性腹膜炎。

（2）局限性压痛　常见的固定的压痛点有：①阑尾点：又称麦氏点，位于右髂前上棘与脐连线中外 1/3 交界处，考虑急性阑尾炎。②胆囊点：位于右侧腹直肌外缘与肋弓交界处，考虑胆囊病变。

3. 反跳痛　反跳痛表示炎症已波及腹膜壁层，腹膜紧张伴压痛、反跳痛称为腹膜刺激征，是急性腹膜炎的可靠体征。

4. 液波震颤　检查时患者仰卧，医师用手掌面贴于患者一侧腹壁，另一手四指并拢屈曲，用指端迅速叩击对侧腹壁，如腹腔内有大量游离液体（3000～4000mL 以上),则贴于腹壁的手掌可感到液波的冲击,称为液波震颤或波动感。为防止腹壁本身的震动传至对侧,可让另一人将手掌尺侧缘轻压于患者脐部腹中线上,即可阻止腹壁震动的传导。

考点33★★★　腹内脏器触诊

1. 胆囊触诊

(1) 墨菲征阳性　在深吸气时发炎的胆囊下移时碰到用力按压的拇指引起疼痛,患者因疼痛而突然屏气,又称胆囊触痛征。见于急性胆囊炎。

(2) 库瓦济埃征阳性　当胰头癌压迫胆总管导致阻塞,出现黄疸进行性加深,胆囊显著肿大,但无压痛,又称无痛性胆囊增大征阳性。

2. 脾脏触诊　临床上常将脾肿大分为三度:①轻度:脾脏在肋下不超过2cm。②中度:超过2cm但在脐水平线以上。③高度:超过脐水平线或前正中线,又称巨脾。

考点34★　肝脏叩诊

病理情况下,肝浊音界向上移位见于右肺不张、气腹及鼓肠等;肝浊音界向下移位见于肺气肿、右侧张力性气胸等。肝浊音界扩大见于肝炎、肝脓肿、肝淤血、肝癌和多囊肝等;肝浊音界缩小见于急性肝坏死、晚期肝硬化和胃肠胀气等;肝浊音界消失,代之以鼓音,是急性胃肠穿孔的重要征象,亦可见于人工气腹。肝炎、肝脓肿时可出现肝区叩击痛。

考点35★★　胃泡鼓音区和移动性浊音叩诊

1. 胃泡鼓音区　胃泡鼓音区上界为膈及肺下缘,下界为肋弓,左界为脾脏,右界为肝左缘。此区明显扩大见于幽门梗阻;明显缩小见于胸腔积液、心包积液、脾肿大及肝左叶肿大等。此区鼓音消失见于急性胃扩张或溺水者。

2. 移动性浊音 当腹腔内有 1000mL 以上游离液体时,患者仰卧位叩诊,脐部呈鼓音,腹部两侧呈浊音;侧卧位时,叩诊上侧腹部转为鼓音,下侧腹部呈浊音。这种因体位不同而出现浊音区变动的现象称为移动性浊音阳性,见于肝硬化门静脉高压症、右心衰竭、肾病综合征、严重营养不良以及渗出性腹膜炎(如结核性或自发性)等引起的腹水。

考点 36★★　腹部听诊

1. 肠鸣音　①肠鸣音亢进,多见于机械性肠梗阻。②肠鸣音消失,多见于急性腹膜炎或麻痹性肠梗阻。

2. 振水音　见于胃扩张、幽门梗阻及胃液分泌过多。

考点 37★★★　腹部常见疾病的体征

1. 肝硬化　黄疸、蜘蛛痣、肝掌,肝脏轻度肿大/缩小,质硬,脾大、移动性浊音阳性,腹壁静脉曲张。

2. 急性腹膜炎　腹膜刺激征(腹壁紧张、压痛及反跳痛)。胃肠穿孔时,叩诊肝浊音区缩小或消失,听诊肠鸣音减弱或消失。

3. 肠梗阻　腹壁紧张,有压痛。

(1)绞窄性肠梗阻有反跳痛。

(2)机械性肠梗阻时听诊肠鸣音亢进,呈金属性音调。

(3)麻痹性肠梗阻时听诊肠鸣音减弱或消失。

考点 38★★　肛门、直肠指诊

1. 有剧烈触痛,多见于肛裂与感染。
2. 触痛并有波动感,多见于肛门、直肠周围脓肿。
3. 柔软光滑而有弹性包块,多见于直肠息肉。
4. 质地坚硬、表面凹凸不平的包块,多见于直肠癌。

5. 指套带有黏液、脓液或血液，多见于炎症并有组织破坏。

考点39★　脊柱检查

1. 脊柱弯曲度　①脊柱后凸：多发生于胸段，见于佝偻病、脊柱结核、强直性脊柱炎、脊柱退行性变等。②脊柱前凸：多发生于腰段，见于大量腹水、腹腔巨大肿瘤、髋关节结核及髋关节后脱位等。③脊柱侧凸：姿势性侧凸的特点为弯曲度多不固定，如平卧或向前弯腰时可使侧弯消失，多见于儿童发育期坐立位姿势不良、椎间盘突出症、脊髓灰质炎等；器质性侧凸时，改变体位不能使侧凸得到纠正，见于佝偻病、脊椎损伤、胸膜肥厚等。

2. 脊柱压痛与叩击痛　正常人脊柱无压痛与叩击痛，若某一部位有压痛与叩击痛，提示该处有病变，如脊椎结核、脊椎骨折、脊椎肿瘤、椎间盘突出等。

考点40★★　四肢、关节检查

1. 匙状甲（反甲）　常见于缺铁性贫血，偶见于风湿热。

2. 杵状指（趾）　常见于支气管扩张、支气管肺癌、慢性肺脓肿、脓胸以及发绀型先天性心脏病、亚急性感染性心内膜炎等。

3. 指关节变形　以类风湿关节炎引起的梭形关节最常见。

考点41★★　中枢性和周围性面神经麻痹的鉴别

	面部表现	口角
中枢性	病灶对侧颜面下部肌肉麻痹	歪向病灶侧
周围性	病灶同侧全部面肌瘫痪	歪向病灶对侧

考点42★★★ 感觉功能检查、感觉障碍及其常见类型

1. 末梢型 表现为肢体远端对称性完全性感觉缺失,呈手套状、袜子状分布,多见于多发性神经炎。

2. 神经根型 感觉障碍范围与某种神经根的节段分布一致,呈节段型或带状,在躯干呈横轴走向,在四肢呈纵轴走向。疼痛较剧烈,常伴有放射痛或麻木感,见于椎间盘突出症、颈椎病、髓外肿瘤和神经根炎等。

3. 内囊型 表现为病灶对侧半身感觉障碍、偏瘫、同向偏盲,常称为三偏征,常见于脑血管疾病。

考点43★★ 运动功能检查

1. 肌力 肌力是指肢体随意运动时肌肉收缩的力量。肌力分级分为6级:

0级:无肢体活动,也无肌肉收缩,为完全性瘫痪。

1级:可见肌肉收缩,但无肢体活动。

2级:肢体能在床面上做水平移动,但不能抬起。

3级:肢体能抬离床面,但不能抵抗阻力。

4级:能做抵抗阻力的动作,但较正常差。

5级:正常肌力。

其中,0级为全瘫,1~4级为不完全瘫痪(轻瘫),5级为正常肌力。

2. 肌张力 肌张力是肌肉在松弛状态下的紧张度和被动运动时的阻力。张力过低或缺失见于周围神经、脊髓灰质前角及小脑病变。折刀样张力过高见于锥体束损害,铅管样肌张力过高及齿轮样肌张力过高见于锥体外系损害,如帕金森病。

3. 不自主运动

(1) 震颤 ①静止性震颤:帕金森病。②动作性震颤:小脑病变。③扑翼样震颤:肝性脑病。

(2) 舞蹈症　儿童脑风湿病变。
(3) 手足搐搦　低钙血症和碱中毒。

考点44★★★　神经反射检查

浅反射　腹壁反射：上部腹壁反射消失说明病变在胸髓7~8节；中部腹壁反射消失说明病变在胸髓9~10节；下部腹壁反射消失说明病变在胸髓11~12节；一侧腹壁反射消失，多见于同侧锥体束病损；上、中、下腹壁反射均消失见于昏迷或急腹症患者。肥胖者、老年人、经产妇也可见腹壁反射消失。

	神经反射	临床意义
病理反射	巴宾斯基征	锥体束病变，其中巴宾斯基征意义最大
	奥本海姆征	
	戈登征	
	查多克征	
	霍夫曼征	
脑膜刺激征	颈强直	见于各种脑膜炎、蛛网膜下腔出血。颈强直也可见于颈椎病、颈部肌肉病变。
	凯尔尼格征	凯尔尼格征也可见于坐骨神经痛、腰骶神经根炎
	布鲁津斯基征	
拉塞格征		腰椎间盘突出症、坐骨神经痛、腰骶神经根炎等

第三单元 实验室诊断

考点1★ 血红蛋白测定和红细胞计数,红细胞形态变化

1. 红细胞及血红蛋白减少 以血红蛋白为标准,成年男性Hb<130g/L,成年女性Hb<115g/L,即为贫血。临床上根据血红蛋白减低程度将贫血分为4级:①轻度:Hb<参考值低限但>90g/L。②中度:Hb 90~60g/L。③重度:Hb 60~30g/L。④极重度:Hb<30g/L。

(1) 生理性减少 见于妊娠中、后期,6个月至2岁的婴幼儿,老年人。

(2) 病理性减少 ①红细胞生成减少:骨髓造血功能障碍。②红细胞破坏过多。③红细胞丢失过多:如各种失血性贫血等。

2. 红细胞及血红蛋白增多 单位容积循环血液中血红蛋白量、红细胞数高于参考值高限。诊断标准:成年男性 Hb>180g/L,RBC>6.5×10^{12}/L;成年女性 Hb>170g/L,RBC>6.0×10^{12}/L。

(1) 相对性增多 因血浆容量减少,血液浓缩所致,见于严重腹泻、频繁呕吐、糖尿病酮症酸中毒等。

(2) 绝对性增多 ①继发性:组织缺氧所致,生理性见于新生儿及高原生活者,病理性见于严重的慢性心、肺疾病,如阻塞性肺气肿、肺源性心脏病。②原发性:见于真性红细胞增多症。

考点2★★ 白细胞计数及白细胞分类计数,中性粒细胞核象变化

白细胞计数:成人(3.5~9.5)×10^9/L。成人白细胞数>9.5×10^9/L 称为白细胞增多,<3.5×10^9/L 称为白细胞

减少。白细胞计数的增减主要受中性粒细胞数量的影响。

1. 中性粒细胞增多 生理性增多见于新生儿、妊娠后期、分娩、剧烈运动或劳动后。病理性增多分为反应性增多和异常增生性增多两种。

<u>反应性增多</u>见于：①急性感染：化脓性感染最常见。②严重组织损伤。③急性大出血及急性溶血。④急性中毒：如代谢性酸中毒（尿毒症、糖尿病酮症酸中毒）。⑤恶性肿瘤。

<u>异常增生性增多</u>见于：①急、慢性粒细胞白血病。②骨髓增殖性疾病。

2. 中性粒细胞减少 中性粒细胞绝对值$<1.5\times10^9/L$称为粒细胞减少症；$<0.5\times10^9/L$称为粒细胞缺乏症。病理性减少见于：单核-巨噬细胞系统功能亢进，如脾功能亢进。

3. 中性粒细胞核象变化

（1）核左移 常见于感染，特别是急性化脓性感染，也可见于急性大出血、急性溶血反应、急性中毒等。核左移伴白细胞计数增高，称为再生性左移。表示机体反应性强，骨髓造血功能旺盛。核左移而白细胞计数不增高，甚至减少，称为退行性左移，表示机体反应性低下，骨髓造血功能减低，见于再生障碍性贫血、粒细胞缺乏症。

（2）核右移 常伴有白细胞计数减少，为骨髓造血功能减低或缺乏造血物质所致。常见于巨幼细胞贫血、恶性贫血。在感染的恢复期出现一过性核右移是正常现象；若在疾病进展期突然出现核右移，提示预后不良。

考点3★ 血小板计数

正常成人血小板计数的参考值是$(125\sim350)\times10^9/L$。

考点 4★★　血清蛋白测定

<u>血清总蛋白及白蛋白减低见于肝脏疾病</u>：①慢性肝病：如慢性肝炎、肝硬化、肝癌时可有白蛋白减少，球蛋白增加，<u>A/G 比值减低</u>。②<u>A/G 比值倒置：表示肝功能严重损害</u>，如重度慢性肝炎、肝硬化。

考点 5★★　尿胆红素定性试验

1. 参考值　正常定性为阴性。

2. 临床意义　尿胆红素定性试验阳性提示血液中 CB 增高。肝细胞性黄疸为阳性；阻塞性黄疸为强阳性；溶血性黄疸为阴性。

考点 6★★★　3 种类型黄疸实验室检查鉴别表

类型	总胆红素(STB)	结合胆红素(CB)	非结合胆红素(UCB)	CB/STB	尿胆原	尿胆红素
<u>溶血性黄疸</u>	↑↑	轻度↑或正常	↑↑↑	<20%	(+++)	(-)
<u>阻塞性黄疸</u>	↑↑↑	↑↑↑	轻度↑或正常	>50%	(-)	(+++)
<u>肝细胞性黄疸</u>	↑↑	↑↑	↑↑	20%~50%	(+)	(++)

考点 7★★★　血清酶及同工酶检查

1. 血清氨基转移酶测定

（1）肝脏疾病

1）急性病毒性肝炎时，ALT 与 AST 均显著升高，以 ALT 升高更加明显。

2）急性重症肝炎 AST 明显升高，但在病情恶化时，

579

黄疸进行性加深，酶活性反而降低，即出现"胆-酶分离"现象，提示肝细胞严重坏死，预后不良。

（2）心肌梗死　急性心肌梗死后 6~8 小时，AST 增高。

2. 碱性磷酸酶及其同工酶测定　胆道阻塞：各种肝内、外胆道阻塞性疾病，如胰头癌、胆道结石、原发性胆汁性肝硬化、肝内胆汁淤积等，ALP 明显升高，以 ALP_1 为主。尤其是癌性梗阻时，100% 出现 ALP_1，且 $ALP_1 > ALP_2$。

考点 8★　甲、乙、丙型病毒性肝炎标志物检查

1. 甲型肝炎病毒标志物检查

（1）抗-HAV IgM 阳性说明机体正在感染 HAV，感染 1 周后产生，是早期诊断甲肝的特异性指标。

（2）抗-HAV IgG 阳性，其是保护性抗体，一般在感染 HAV 3 周后出现在血清中，且持久存在，是获得免疫力的标志，提示既往感染，可作为流行病学调查的指标。

2. 乙型肝炎病毒标志物检查

检测项目	阳性（+）意义
HBsAg（表面抗原）	感染 HBV 的标志，见于 HBV 携带者或乙肝患者
抗-HBs（表面抗体）	注射过乙肝疫苗或曾感染过 HBV，目前 HBV 已被清除者——保护性抗体
HBeAg（e 抗原）	有 HBV 复制，传染性强
抗-HBe（e 抗体）	HBV 大部分被清除或抑制，传染性降低
抗-HBc（核心抗体）	曾经或正在感染 HBV，是诊断急性乙肝和判断病毒复制的重要指标

3. 丙型肝炎病毒标志物检查

(1) HCV-RNA 阳性见于 HCV 感染，提示 HCV 复制活跃，传染性强。HCV-RNA 阴性而抗-HCV IgG 阳性，提示既往有 HCV 感染。

(2) 抗-HCV 阳性是诊断 HCV 感染的重要依据。

(3) 抗-HCV IgM 阳性是诊断丙型肝炎的早期指标之一，是病毒复制指标。

(4) 抗-HCV IgG 阳性表明已有 HCV 感染，输血后 80%~90% 的肝炎患者出现阳性。

考点 9★★　肾小球功能检测

1. 内生肌酐清除率（Ccr）测定

(1) Ccr 是测定肾小球滤过功能最常用的方法，也是反映肾小球滤过功能的主要指标。

(2) <u>临床意义</u>为判断肾小球损害的敏感指标，能较早地反映肾小球滤过功能。

2. 血清尿素氮测定　<u>临床意义</u>：反映肾小球滤过功能，但不是敏感的特异性指标。

考点 10★★★　昼夜尿比密试验（莫氏试验）

莫氏试验可了解肾脏的稀释-浓缩功能，是反映远端肾小管和集合管功能状态的敏感试验。

考点 11★★★　糖代谢类检查

1. 空腹血糖（FPG）测定

(1) 参考值　空腹血糖：葡萄糖氧化酶法 3.9~6.1mmol/L。

(2) FPG 增高　生理性增高见于餐后 1~2 小时、高糖饮食、剧烈运动、情绪激动等。病理性增高见于：①各型糖尿病。②内分泌疾病：如甲状腺功能亢进症、肢端肥大症、巨人症、嗜铬细胞瘤、肾上腺皮质功能亢进症、胰高血糖素瘤等。③应激性因素：如颅脑外伤、急性脑血管病、中枢神经系统感染、心肌梗死、大面积烧伤等。④肝脏和胰腺疾病：如严重肝损害、坏死性胰腺炎、胰腺癌等。⑤其他：如呕吐、脱水、缺氧、麻醉等。

（3）FPG减低　生理性减低见于饥饿、长时间剧烈运动等。病理性减低见于：①胰岛素分泌过多：如胰岛β细胞增生或肿瘤、胰岛素用量过大、口服降糖药等。②对抗胰岛素的激素缺乏：如生长激素、肾上腺皮质激素、甲状腺激素缺乏等。③肝糖原储存缺乏：如重型肝炎、肝硬化、肝癌等严重肝病。④急性酒精中毒。⑤消耗性疾病：如严重营养不良、恶病质等。

2. 血清糖化血红蛋白检测

（1）参考值　HbA_1 5%~8%，HbA_1c 4%~6%。

（2）临床意义　反映的是近2~3个月的平均血糖水平。

考点12★　血脂测定

1. 血清总胆固醇（TC）测定

（1）TC增高　TC增高是冠心病的危险因素之一，常见于动脉粥样硬化所致的心、脑血管疾病及糖尿病。

（2）TC降低　见于严重肝脏疾病，如急性重型肝炎、肝硬化等；甲状腺功能亢进症。

2. 血清甘油三酯（TG）测定

（1）TG增高　是动脉粥样硬化的危险因素之一，常见于动脉粥样硬化症、冠心病。

（2）TG减低　见于甲状腺功能亢进症、肾上腺皮质功能减退症、严重肝脏疾病等。

3. 血清脂蛋白测定

（1）HDL-C（高密度脂蛋白）具有抗动脉粥样硬化作用（好东西）。

(2) LDL-C（低密度脂蛋白）升高是动脉粥样硬化的潜在危险因素（坏东西）。

考点 13★★★　血、尿淀粉酶（AMS）测定

1. 参考值　碘-淀粉比色法：血清 800~1800U/L，尿液 1000~12000U/L。

2. 临床意义　急性胰腺炎发病后 2~3 小时血清 AMS 开始增高，12~24 小时达高峰，2~5 天后恢复正常。如达 3500U/L 应怀疑此病，超过 5000U/L 即有诊断价值。尿 AMS 于发病后 12~24 小时开始增高。

考点 14★★★　心肌蛋白检测（cTnT、cTnI）

1. 心肌肌钙蛋白 T（cTnT）测定

（1）诊断 AMI　cTnT 是诊断 AMI 的确定性标志物。对诊断 AMI 的特异性优于 CK-MB 和 LDH；对亚急性及非 Q 波性心肌梗死或 CK-MB 无法诊断的心肌梗死患者更有诊断价值。

（2）判断微小心肌损伤　用于判断不稳定型心绞痛是否发生了微小心肌损伤，这种心肌损伤只有检测 cTnT 才能确诊。

2. 心肌肌钙蛋白 I（cTnI）测定　①诊断 AMI。②用于判断是否有微小心肌损伤，如不稳定型心绞痛、急性心肌炎。

考点 15★★　血清甲胎蛋白（AFP）测定

AFP 是目前诊断原发性肝细胞癌最特异的标志物，血清中 AFP>300μg/L 可作为诊断阈值。

考点 16★★　尿液一般性状检查

1. 尿量

（1）多尿　尿量>2500mL/24h 者称为多尿。

（2）少尿或无尿　尿量<400mL/24h（或17mL/h）者称为少尿；尿量<100mL/24h者，称为无尿。

2. 颜色和透明度

小便颜色或性状	见于
血尿	泌尿系统炎症、结石、肿瘤、结核等；也可见于血液系统疾病，如血小板减少性紫癜、血友病等
血红蛋白尿（浓茶色或酱油色）	蚕豆病、阵发性睡眠性血红蛋白尿、血型不合的输血反应及恶性疟疾
胆红素尿	肝细胞性及阻塞性黄疸
乳糜尿	丝虫病
脓尿和菌尿	泌尿系统感染，如肾盂肾炎、膀胱炎

3. 气味　①烂苹果样气味，见于糖尿病酮症酸中毒。②蒜臭味，见于有机磷中毒。

4. 比重　正常人尿比重波动在1.015~1.025。

（1）增高　见于急性肾炎、糖尿病、肾病综合征及肾前性少尿等。

（2）减低　见于慢性肾炎、慢性肾衰竭、尿崩症等。

考点17★★★　尿液化学检查

1. 尿蛋白　尿蛋白呈阳性或定量检查>150mg/24h者，称为蛋白尿。

（1）生理性蛋白尿　见于剧烈运动、寒冷、精神紧张等，为暂时性，尿中蛋白含量少。

（2）病理性蛋白尿　①肾小球性蛋白尿：见于肾小球肾炎、肾病综合征等。②肾小管性蛋白尿：见于肾盂肾炎、间质性肾炎等。

2. 尿酮体　正常人定性检查尿酮体为阴性。尿酮体阳性见于糖尿病酮症酸中毒、妊娠剧吐、重症不能进食等脂肪分解增强的疾病。

考点 18★★　尿液显微镜检查

1. 细胞　①镜下血尿：尿外观无血色，红细胞>3/HP。②镜下脓尿：白细胞或脓细胞>5/HP。

2. 管型　①红细胞管型：见于急性肾炎、慢性肾炎急性发作。②透明管型：正常人也可偶有；肾实质病变时，明显增多。③蜡样管型：肾小管病变严重，预后不良。

考点 19★★★　粪便一般性状检查

大便颜色或性状	提示疾病
水样或粥样	感染性或非感染性腹泻，如急性胃肠炎、甲状腺功能亢进症
米泔样	霍乱
黏液脓样或脓血便	痢疾、溃疡性结肠炎、直肠癌
果酱样	阿米巴痢疾
鲜血便	肠道下段出血，如痔疮、肛裂、直肠癌等
柏油样	上消化道出血
灰白色	阻塞性黄疸
细条状	直肠癌
绿色粪便	消化不良
冻状便	肠易激综合征、慢性菌痢
羊粪样便	老年人及经产妇排便无力者

考点 20★　隐血试验

正常为阴性。阳性见于消化性溃疡活动期、胃癌、钩虫病、消化道炎症、出血性疾病等。消化道癌症呈持续阳性，消化性溃疡呈间断阳性。

考点21★ 痰液检查

痰颜色	可能的疾病
红色	肺结核、支气管扩张、肺癌
粉红色泡沫痰	急性肺水肿
铁锈色	肺炎链球菌肺炎
咖啡色	阿米巴肺脓肿

考点22★★ 渗出液与漏出液的鉴别要点

渗出液与漏出液鉴别的基本规律：

1. 从总体而言，漏出液都是"<、阴性"，渗出液都是">、阳性"。

2. 例外——葡萄糖，渗出液低于正常血糖水平（为什么？因为被细菌消耗了）。

	漏出液	渗出液
原因	非炎症所致	炎症、肿瘤或物理、化学刺激
外观	淡黄、浆液性	不定，可为黄色、脓性、血性、乳糜性
透明度	透明或微混	多浑浊
比重	<1.015	>1.018
凝固	不自凝	能自凝
黏蛋白定性	阴性	阳性
蛋白质定量	25g/L以下	30g/L以上

续表

	漏出液	渗出液
葡萄糖定量	与血糖相近	常低于血糖水平
细胞计数	常<100×10⁶/L	常>500×10⁶/L
细胞分类	以淋巴细胞为主	不同病因,分别以中性粒细胞或淋巴细胞为主
细菌检查	阴性	可找到病原菌
乳酸脱氢酶	<200U/L	>200U/L

考点23★★ 常见中枢神经系统疾病的脑脊液特点

	压力(mmH₂O)	外观	细胞数(×10⁶/L)及分类	蛋白质定性	葡萄糖(mmol/L)	细菌
正常	侧卧位 80~180	无色透明	0~8个,多为淋巴细胞	阴性	2.5~4.5	无
化脓性脑膜炎	↑↑↑	浑浊,脓性,可有脓块	显著增加,中性粒细胞为主	+++ 以上	↓↓↓	有致病菌
结核性脑膜炎	↑↑	微浊,毛玻璃样,静置后有薄膜形成	增加,以淋巴细胞为主	++	↓↓	抗酸染色可找到结核杆菌
病毒性脑膜炎	↑	清晰或微浊	增加,以淋巴细胞为主	+	正常	无

第四单元　心电图诊断

考点1★★★　心电图各波段的意义

每个心动周期在心电图上可表现为四个波（P波、QRS波群、T波和U波）、三个段（PR段、ST段和TP段）、两个间期（PR间期和QT间期）和一个J点（即QRS波群终末与ST段起始的交接点）。

<u>P波</u>：为心房除极波，反映左、右心房除极过程中的电位和时间变化。

<u>PR段</u>：是电激动过程在房室交界区以及希氏束、室内传导系统所产生的微弱电位变化，一般呈零电位，显示为等电位线（基线）。

<u>PR间期</u>：自P波的起点至QRS波群的起点，反映激动从窦房结发出后经心房、房室交界、房室束、束支及浦肯野纤维网传到心室肌所需要的时间。

<u>QRS波群</u>：为左、右心室除极的波，反映左、右心室除极过程中的电位和时间变化。

<u>ST段</u>：从QRS波群终末至T波起点的一段平线，反映心室早期缓慢复极的电位和时间变化。

<u>T波</u>：为心室复极波，反映心室晚期快速复极的电位和时间变化。

<u>QT间期</u>：从QRS波群的起点至T波终点，代表左、右心室除极与复极全过程的时间。

<u>U波</u>：为T波后的一个小波，产生机制未明。

考点2★★　心电图各波段正常范围及变化的临床意义

1. P波　正常P波在多数导联呈钝圆形，有时可有切迹，但切迹双峰之间的距离<0.04s。窦性 P 波在 aVR 导联倒置，Ⅰ、Ⅱ、aVF、$V_3 \sim V_6$ 导联直立，其余导联（Ⅲ、aVL、V_1、V_2）可直立、低平、双向或倒置。<u>正常 P 波的时间≤0.11s；电压在肢导联<0.25mV，胸导联<0.2mV</u>。

2. PR 间期 <u>正常成年 PR 间期为 0.12~0.20s</u>。

3. QRS 波群

（1）时间 正常成人 QRS 波群时间为 <u>0.06~0.10s</u>，V_1 导联 R 峰时间<0.03s，V_5 导联 R 峰时间<0.05s。QRS 波群时间或 R 峰时间延长，见于心室肥大、心室内传导阻滞及预激综合征。

（2）形态与电压 如果 6 个肢体导联中，每个 QRS 波群中向上及向下波电压的绝对值之和都小于 0.5mV 或/和每个胸导联 QRS 波群中向上及向下波电压的绝对值之和都小于 0.8mV，称为低电压，多见于肺气肿、心包积液、全身水肿、心肌梗死、心肌病、黏液性水肿、缩窄性心包炎等，也见于少数正常人。个别导联的 QRS 波群振幅很小，无病理意义。

（3）Q 波 <u>正常人除 aVR 导联可呈 QS 或 Qr 型外，其他导联 Q 波的振幅不得超过同导联 R 波的 1/4，时间<0.04s</u>。正常情况下，V_1、V_2 导联不应有 q 波，但可呈 QS 型，V_3 导联极少有 q 波。<u>超过正常范围的 Q 波称为异常 Q 波，常见于心肌梗死</u>。

4. ST 段 正常情况下，ST 段表现为一等电位线。<u>在任何导联，ST 段下移不应超过 0.05mV</u>；ST 段抬高在 V_2、V_3 导联男性不超过 0.2mV，女性不超过 0.15mV，其他导联均不应超过 0.1mV。

考点 3★★　心房、心室肥大

1. 心房肥大的心电图表现

（1）右心房肥大　P 波尖，幅度≥0.25mV，Ⅱ、Ⅲ、

aVF最为明显，也称"肺性P波"。

(2) 左心房肥大　P波增宽，时间>0.11s，双峰间距≥0.04s，以Ⅰ、Ⅱ、aVL导联上最为显著，也称"二尖瓣型P波"。

2. 心室肥大

(1) 左心室肥大　①QRS波群电压增高，R_{V_5}或R_{V_6}>2.5mV；R_{V_5}或R_{V_6}+S_{V_1}>3.5mV（女性）或>4.0mV（男性）。②心电轴左偏。③QRS波群时间延长到0.10~0.11s，V_5或V_6导联R峰时间>0.05s。④ST-T改变，以R波为主的导联中，ST段下移≥0.05mV，T波低平、双向或倒置。

左室肥大常见于高血压心脏病、二尖瓣关闭不全、主动脉瓣病变、心肌病等。

(2) 右心室肥大　①QRS波群形态改变，V_1 R/S>1，V_5 R/S<1，V_1或V_3R的QRS波群呈RS、rSR′、R或qR型。②心电轴右偏，重症可>+110°；V_1导联R峰时间>0.03s。③R_{V_1}+S_{V_5}>1.05mV，aVR导联的R/Q或R/S>1，R_{aVR}>0.5mV。④V_1或V_3R等右胸导联ST-T下移>0.05mV，T波低平、双向或倒置。

右室肥大常见于慢性肺源性心脏病、风心病二尖瓣狭窄、先天性心脏病等。

考点4★★★　心肌梗死及心肌缺血

1. 基本图形

(1) 缺血型T波改变　缺血发生于心内膜面，T波高而直立；若发生于心外膜面，出现对称性T波倒置，称"冠状T波"。

(2) 损伤型ST段改变　面向损伤心肌的导联出现ST段明显抬高，可形成单相曲线。

(3) 坏死型Q波出现　面向坏死区的导联出现异常

Q 波（宽度≥0.04s，深度≥1/4R）或者呈 QS 波。

2. 心肌梗死的图形演变及分期

（1）进展期　心肌梗死数分钟后出现 T 波高耸，ST 段斜行上移或弓背向上抬高，时间在 6 小时以内。

（2）急性期　心肌梗死后 6 小时至 7 天。ST 段逐渐升高呈弓背型，并可与 T 波融合成单向曲线，此时可出现异常 Q 波，继而 ST 段逐渐下降至等电位线，直立的 T 波开始倒置，并逐渐加深。此期坏死型 Q 波、损伤型 ST 段抬高及缺血性 T 波倒置可同时并存。

（3）愈合期　心肌梗死后 7~28 天，抬高的 ST 段基本恢复至基线，坏死型 Q 波持续存在，缺血型 T 波由倒置较深逐渐变浅。

（4）陈旧期　急性心肌梗死后数月或数年。ST 段和 T 波不再变化，常遗留下坏死的 Q 波，常持续存在终生，亦可能逐渐缩小。

3. 心肌梗死的定位诊断

部位	特征性 ECG 改变导联	对应性改变导联
前间壁	$V_1 \sim V_3$	
前壁	$V_3 \sim V_5$	
广泛前壁	$V_1 \sim V_6$	
下壁	Ⅱ、Ⅲ、aVF	Ⅰ、aVF
右室	$V_3R \sim V_6R$	多伴下壁梗死

第五单元　影像诊断

考点 1★★　**MRI 诊断的临床应用**

MRI 高度的软组织分辨能力，不用对比剂就能清楚显示心脏、血管、体内腔道、肌肉、韧带以及脏器之间的关系等,是颅脑、体内脏器、脊髓、骨与关节软骨、肌肉、滑膜、韧带等部位病变的首选检查方法。

考点2★★★ 呼吸系统常见病的影像学表现

1. 慢性支气管炎 X线表现:<u>肺纹理增多、增粗、扭曲</u>,肺纹理伸展至肺野外带。

2. 支气管扩张症 确诊主要靠<u>胸部CT检查</u>,尤其是高分辨力CT(HRCT)。柱状扩张时可见"轨道征"或"戒指征";囊状扩张时可见葡萄串样改变;扩张的支气管腔内充满黏液栓时,可见"指状征"。

3. 大叶性肺炎 X线表现:

(1)实变期 <u>均匀性密度增高的片状阴影</u>,病变范围呈<u>肺段性</u>或<u>大叶性分布</u>,在大片密实阴影中常可见到透亮的含气支气管影,即支气管充气征。

(2)消散期 实变区密度逐渐减退,表现为散在性的<u>斑片状影</u>,<u>大小不等</u>,继而可见到增粗的<u>肺纹理</u>,最后可完全恢复正常。

4. 肺结核

(1)原发型肺结核 表现为原发综合征及胸内淋巴结结核。①原发综合征:是由肺内原发灶、淋巴管炎及淋巴结炎三者组成的哑铃状双极现象。②胸内淋巴结核:表现为肺门和/或纵隔淋巴结肿大而突向肺野。

(2)血行播散型肺结核

1)急性粟粒型肺结核:<u>大小一致、密度均等、均匀分布</u>的粟粒样阴影。

2)<u>亚急性</u>或<u>慢性血行播散型肺结核</u>:X线可见以两上、中肺野为主的<u>大小不一、密度不同、分布不均</u>的多种性质(渗出、增殖、钙化、纤维化、空洞等)病灶。

(3)继发性肺结核 包括浸润型肺结核(成人最常

见)、慢性纤维空洞型肺结核。病变多在肺尖和锁骨下区开始，X线可见渗出、增殖、播散、纤维和空洞等多种性质的病灶同时存在。慢性纤维空洞型肺结核X线主要表现为两肺上部多发厚壁的慢性纤维病变及空洞，周围有广泛的纤维索条影及散在的新老病灶，常伴有明显的胸膜增厚，病变的肺因纤维化而萎缩，出现肺不张征象，上叶萎缩使肺门影向上移位，下肺野血管纹理牵引向上及下肺叶的代偿性肺气肿，使膈肌下降、平坦，肺纹理被拉长呈垂柳状。

考点3★★★ 消化系统疾病影像学检查及常见疾病的影像学表现

1. 食管静脉曲张 X线钡剂造影可见：食管中下段黏膜皱襞明显增宽、迂曲，呈蚯蚓状或串珠状充盈缺损，管壁边缘呈锯齿状。

2. 食管癌 X线钡剂造影可见：①正常皱襞消失、中断、破坏，表面杂乱不规则。②管腔狭窄。③腔内充盈缺损。④不规则的龛影，早期较浅小，较大者表现为长径与食管长轴一致的长形龛影。⑤受累食管呈局限性僵硬。

3. 消化性溃疡

（1）胃溃疡 上消化道钡剂造影可见：直接征象：龛影，多见于胃小弯；龛影口周围有一圈黏膜水肿造成的透明带，这种黏膜水肿带是良性溃疡的特征性表现。胃溃疡引起的功能性改变包括：①痉挛性改变。②分泌增加。③胃蠕动增强或减弱。

（2）十二指肠溃疡 溃疡多见于球部，易造成球部变形。球部龛影或球部变形是十二指肠溃疡的直接征象。间接征象：①激惹征。②幽门痉挛，开放延迟。③胃分泌增多和胃张力及蠕动方面的改变。④球部固定压痛。

4. 胃癌 上消化道钡剂造影可见：①充盈缺损。

②胃腔狭窄，胃壁僵硬。③龛影：多见于溃疡型癌，龛影形状不规则。④黏膜皱襞破坏、消失或中断。⑤肿瘤区蠕动消失。

5. 胃肠道穿孔 最多见于胃或十二指肠穿孔，立位X线透视或腹部平片可见两侧膈下有弧形或半月形透亮气体影。

6. 肠梗阻 典型X线表现为梗阻上段肠管扩张，积气、积液，立位或侧位水平位摄片可见肠管扩张，呈阶梯状气液平面。梗阻以下的肠管闭合，无气体或仅有少量气体。

考点4★★★ 泌尿系结石影像学表现

约90%的肾、输尿管、膀胱结石可由X线平片显示，称为阳性结石；疑为肾或输尿管结石时，首选腹部平片检查；必要时，选用CT。

肾结石X线征象：发生于单侧或双侧，可单个或多个，主要位于肾盂或肾盏内。阳性结石X线平片可见圆形、卵圆形或桑椹状致密影，密度高而均匀或浓淡不等，或呈分层状。阴性结石平片不能显影，造影可见肾盂内圆形或卵圆形密度减低影或充盈缺损，还可引起肾盂、肾盏积水扩张等。

药 理 学

第一单元 药物作用的基本规律

考点1★★ 药物作用的量-效关系

药物作用的量-效关系是指剂量与效应之间的关系，药物的效应在一定范围内随着剂量的增加（变化）而增强（变化）。

1. 剂量 一般是指药物每天的用量，是决定血药浓度和药物效应的主要因素。包括：

（1）无效量 指不出现效应的剂量。

（2）最小有效量或称阈剂量 指刚引起药理效应的剂量。

（3）治疗量或称常用量 比阈剂量大而又小于极量的剂量，临床使用时对大多数病人有效而又不会出现中毒。

（4）最小中毒量 指刚引起中毒的剂量。

（5）致死量 指达到导致死亡的剂量。

（6）最大有效量或称极量 指引起最大效应而不出现中毒的剂量。《中华人民共和国药典》对剧毒药的极量有明确规定，用药时一般不得超过极量。

2. 量-效曲线 是以药物的效应为纵坐标，剂量（或血药浓度）为横坐标所作的曲线图。

（1）效价强度 指药物作用强弱的程度，常用一定效应所需的剂量或一定剂量产生的效应来表示。能引起同等效应的两个药物的剂量称"等效剂量"，等效剂量大者效价强度小，等效剂量小者效价强度大。

（2）效能　指药物产生的最大效应，此时已达最大有效量，若再增加剂量，效应不再增加。效能常用药物效应指标的最大数值来表示，如氢氯噻嗪的每日最大排钠量为 150mmol。

考点 2★★★　药物的不良反应

药物不良反应指药物产生的不符合用药目的或对病人不利的反应。

名称	定义	特点
副作用	药物在治疗剂量时产生与治疗目的无关的作用。通常不可避免	如阿托品治疗胃肠痉挛时出现的口干为副作用，用于麻醉时可减少呼吸道腺体分泌为治疗作用
毒性反应	用药量过大或时间过长所致机体损害性反应	较严重，可预知，应避免。主要是对神经、消化、血液、循环系统及肝、肾等器官造成功能性或器质性损害
变态反应（过敏反应）	少数人对某些药物产生的病理性免疫反应	只见于少数过敏体质者，与原药理作用、使用剂量及疗程无明显关系。临床表现有药热、皮疹、哮喘、溶血性贫血、类风湿关节炎等
后遗效应	停药后血药浓度已降至阈浓度以下时仍残存的药理效应	如服用巴比妥类催眠药后，次晨仍有困倦、头昏、乏力等反应

续表

名称	定义	特点
继发反应	药物发挥治疗作用所引起的不良后果，又称治疗矛盾	如长期服用广谱抗生素后，可使肠道菌群的共生平衡状态遭到破坏
致畸作用、致癌作用、致突变作用	有些药物能影响胚胎正常发育而引起畸胎，某些药物可能有致癌作用及致突变作用	妊娠前3个月尽量不用药为宜（胚胎发育分化很快）
特异质反应	少数患者对某些药物特别敏感，其产生的作用性质可能与常人不同	反应性质与药物的固有药理作用相关，且严重程度与剂量成正比，这是一类先天性遗传异常所致的反应
药物依赖性	病人连续使用某些药物以后，产生的一种不可停用的渴求现象。可分为生理依赖性和精神依赖性	一旦中断用药，即可出现戒断症状（仅生理依赖性）

考点3★★ 受体激动药与拮抗药

1. 激动药 对受体既有亲和力又有很强的内在活性，产生激动效应。

（1）完全激动药 吗啡是阿片受体完全激动药。

（2）部分激动药 内在活性低，最大效应低于激动药。单独应用可产生效应，但与同一受体的激动药合用时，能拮抗激动药的效应。如喷他佐辛是阿片受体的部分激动药。

2. 拮抗药（阻滞药） 具有较强的亲和力，而无内在活性。如阿托品与 M 受体结合后，拮抗乙酰胆碱及毛果芸香碱的作用，表现为胃肠平滑肌松弛。

（1）竞争性拮抗药 拮抗作用是可逆的。

（2）非竞争性拮抗药 拮抗作用是不可逆的。

考点4★ 首过消除

首过消除（首过效应）指药物在胃肠道吸收后都要先经门静脉进入肝脏，再进入体循环，其在肠黏膜和肝脏中极易被代谢灭活，使进入体循环的药量减少的现象。首过消除明显的药物不宜口服给药，如硝酸甘油。

考点5★★ 影响药物分布的因素

影响因素包括血浆蛋白结合率、体内屏障（血脑屏障、胎盘屏障）、体液 pH 值和器官血流量。

考点6★★ 体内屏障

	血脑屏障	胎盘屏障
概念	脑的血液与脑细胞外液及脑脊液间的屏障	胎盘绒毛与子宫血窦间的屏障
特点	药物一般很难进入脑脊液和脑细胞内；只有脂溶性高、分子量较小及少数水溶性药物可以通过血脑屏障；治疗流行性脑膜炎应选易进入脑脊液的药物，如磺胺嘧啶	对药物而言，其通透性和毛细血管无明显区别；几乎所有药物都能穿过胎盘屏障进入胎儿体内；故妊娠期用药需注意

考点 7★★ 半衰期和连续多次给药的药-时曲线

1. 半衰期（$t_{1/2}$） 指血药浓度下降一半所需要的时间，也称血浆半衰期。$t_{1/2}$的意义在于反映药物消除快慢的程度。肝肾功能不良者，绝大多数药物$t_{1/2}$延长。

2. 连续多次用药的药-时曲线 临床上连续多次给药，若每隔1个$t_{1/2}$用药一次，则经过4~6个$t_{1/2}$后体内药量可达稳态水平的93.5%~98.4%。这个相对稳态的水平称为稳态血药浓度，也称坪值（plateau）。此时给药量与消除量达到相对的动态平衡。

考点 8★★★ 药物的相互作用（药物因素）

<u>药动学因素</u>

1. 妨碍吸收
（1）改变胃肠道pH。
（2）吸附、络合或结合。
（3）影响胃排空和肠蠕动。
（4）改变肠壁功能。

2. 竞争与血浆蛋白结合

3. 影响生物转化
（1）影响肝药酶。
（2）影响非微粒体酶。

4. 影响药物排泄
（1）影响尿液pH。
（2）竞争转运载体。

<u>药效学因素</u>

1. 协同作用 指药物合用后原有作用或毒性增加。包括相加（1+1=2）作用、增强（1+1>2）作用、增敏作用三种情况。

2. 拮抗作用 指药物合用后原有作用或毒性减弱。

主要包括药理性拮抗、生理性拮抗、化学性拮抗、生化性拮抗等。

第二单元　拟胆碱药

考点1★★★　毛果芸香碱的作用、应用、不良反应

1. 作用　M受体兴奋药。①缩瞳、降低眼内压和调节痉挛。②促进腺体分泌。③兴奋平滑肌。

2. 应用　①青光眼。②虹膜睫状体炎。③缓解放疗后的口腔干燥，但增加唾液分泌的同时也增加汗腺分泌。

3. 不良反应　过量或吸收过多可产生全身性反应，如流涎、出汗、恶心、呕吐等。

考点2★★★　新斯的明的作用、应用

1. 作用　抑制胆碱酯酶活性。①兴奋骨骼肌。②兴奋平滑肌。

2. 应用　①重症肌无力。②手术后腹气胀及尿潴留。③阵发性室上性心动过速。④肌松药过量的解救。

第三单元　有机磷酸酯类中毒与胆碱酯酶复活药

考点★★　胆碱酯酶复活药的作用

胆碱酯酶复活药有氯解磷定、碘解磷定、双复磷等。以氯解磷定为首选药。氯解磷定与磷酰化胆碱酯酶接触，生成磷酰化氯解磷定，使胆碱酯酶游离出来而恢复其水解Ach的活性。氯解磷定恢复酶活性作用在骨骼肌的神经肌肉接头处最为明显。

第四单元　抗胆碱药

考点1★★★　阿托品的作用、应用、不良反应、禁忌证

1. 作用　阻断M受体，较大剂量阻断神经节N_1受体。

（1）松弛平滑肌　<u>可抑制胃肠道平滑肌蠕动的幅度和频率。</u>

（2）抑制腺体分泌　对汗腺和唾液腺作用强。

（3）扩瞳、升高眼内压和调节麻痹

（4）兴奋心脏　可加快心率；<u>扩张小血管</u>，尤以皮肤血管的扩张最显著，表现为<u>皮肤潮红和温热。</u>

（5）兴奋中枢

2. 应用　①内脏绞痛。②腺体分泌过多，用于全身麻醉前给药。③眼科。④缓慢型心律失常。⑤休克。⑥解救有机磷酸酯类中毒。

3. 不良反应　口干、心悸、视物模糊、皮肤潮红等。<u>严重中毒可由中枢兴奋转入抑制而出现昏迷及呼吸麻痹而致死。</u>

4. 禁忌证　<u>青光眼及前列腺肥大</u>患者禁用。

考点2★★　东莨菪碱的作用、应用

1. 作用　<u>中枢镇静和抑制腺体分泌作用强于阿托品</u>，有中枢抗胆碱作用，防晕防吐。

2. 应用　<u>麻醉前给药、帕金森病、晕动病。</u>

考点3★★★　山莨菪碱的作用、应用

目前常用其人工合成品654-2。

1. 作用　<u>解痉作用选择性高</u>，可改善微循环，抑制唾液分泌、扩瞳作用较阿托品弱。

2. 应用 感染性休克、内脏平滑肌绞痛、血管神经性头痛、眩晕症。

第五单元 拟肾上腺素药

考点1★★★ 去甲肾上腺素的作用、应用、不良反应

1. 作用 ①收缩血管，主要是小动脉和小静脉收缩。②兴奋心脏，由于血压升高，可使心率减慢。③升高血压，作用强。

2. 应用 ①休克，忌长期大量应用。②药物中毒性低血压，特别是氯丙嗪中毒时。③上消化道出血。

3. 不良反应 ①局部组织缺血坏死。②急性肾功能衰竭。③停药后的血压下降。

考点2★★ 间羟胺的作用、应用

1. 作用 直接兴奋α受体，对$β_1$受体作用较弱。

2. 应用 临床上可代替NA用于各种休克早期。

考点3★★★ 肾上腺素的作用、应用

1. 作用 激动α、β受体。①兴奋心脏。作用于心脏的$β_1$受体。②收缩血管。激动α受体：皮肤黏膜血管收缩最为强烈。激动$β_2$受体：骨骼肌和肝脏血管则明显舒张。③升高血压。④舒张平滑肌。兴奋$β_2$受体，使支气管平滑肌舒张。⑤促进代谢。

2. 应用 ①心跳骤停。②过敏性休克，首选药。③支气管哮喘。④与局麻药配伍及局部止血。

考点4★★★ 异丙肾上腺素的作用、应用、不良反应

异丙肾上腺素是经典的$β_1$、$β_2$受体兴奋剂，对α受体基本无作用。

1. 作用 ①兴奋心脏，能兴奋心脏的 $β_1$ 受体，较肾上腺素不易引起心律失常。②影响血压，激动 $β_2$ 受体，主要扩张骨骼肌血管。③舒张支气管，兴奋 $β_2$ 受体而舒张支气管平滑肌。④促进代谢。

2. 应用 ①支气管哮喘。②房室传导阻滞。③心脏骤停。

3. 不良反应 以心悸、头晕、皮肤潮红等常见。

考点5★★★ 多巴胺的作用、应用

1. 作用 激动 α、β 及多巴胺（DA）受体。①兴奋心脏。②影响血管，外周血管收缩，内脏血管舒张。③影响肾脏，扩张肾血管，肾血流量和肾小球滤过率增加。

2. 应用 ①治疗各种休克，尤其适用于伴有心肌收缩功能减弱、尿量减少而血容量已补足的休克。②与利尿剂合用治疗急性肾功能衰竭。

第六单元 抗肾上腺素药

考点1★★★ 酚妥拉明的作用、应用

1. 作用 ①舒张血管、兴奋心脏。②拟胆碱及拟组胺样作用。

2. 应用 ①外周血管痉挛性疾病。②静滴 NA 药液外漏。③急性心肌梗死和顽固性充血性心力衰竭。④休克。⑤诊断嗜铬细胞瘤。

考点2★★ β受体阻滞药的分类、作用、应用、不良反应

1. 分类 根据对 $β_1$ 和 $β_2$ 受体选择性的不同，可分为非选择性（β_1、β_2受体阻滞药）和选择性（β_1受体阻滞药）两类。有些药物除具有β受体阻断作用外，还具有一定的内在拟交感活性，如美托洛尔，因此又可将药物分为有内在拟交感活性和无内在拟交感活性两类。

2. 作用

（1）β受体阻断作用：①抑制心脏。②收缩支气管。③减慢代谢。④抑制肾素释放。

（2）内在拟交感活性

（3）膜稳定作用

3. 应用 ①心律失常。②心绞痛和心肌梗死。③高血压。④充血性心力衰竭。⑤其他。

4. 不良反应 ①心功能不全。②诱发或加重支气管哮喘。③反跳现象（突然停药后病情加重）。

第七单元　镇静催眠药

考点★★★　地西泮的作用、应用、不良反应

1. 作用 ①抗焦虑。②镇静催眠。③抗惊厥和抗癫痫。④中枢性肌松弛。

2. 应用 ①焦虑症。②失眠。③麻醉前给药。④惊厥和癫痫。地西泮起效快，安全性大，静脉注射为癫痫持续状态首选药物。⑤肌痉挛。

3. 不良反应 常见有服药次日出现头昏、嗜睡、乏力等"宿醉"现象。长期使用可产生耐受性和依赖性，突然停药可出现反跳或戒断症状，如失眠、焦虑、震颤等。过量中毒时的特效拮抗药为氟马西尼。

第八单元 抗癫痫药

考点1★★ 苯妥英钠的作用、应用

1. 作用 ①抗癫痫。②镇痛作用。③抗心律失常。

2. 应用 ①癫痫。治疗癫痫强直-阵挛性发作的首选药。②外周神经痛。三叉神经、舌咽神经和坐骨神经等疼痛。③室性心律失常。对强心苷中毒所致室性心律失常疗效显著。

考点2★★★ 常见抗癫痫药的应用

1. 苯巴比妥 是催眠镇静药。对除小发作以外的各型癫痫，包括癫痫持续状态都有效。因中枢抑制作用明显，一般不作首选。

2. 卡马西平 是一种有效的广谱抗癫痫药，对精神运动性发作疗效较好，对强直-阵挛性发作和单纯部分性发作也有效。对小发作效果较差。卡马西平对外周神经痛的疗效优于苯妥英钠。

3. 乙琥胺 是治疗小发作的首选药。

4. 丙戊酸钠 为广谱抗癫痫药，对各种类型的癫痫都有一定疗效。对小发作疗效优于乙琥胺，由于肝毒性，一般不作首选药。

5. 苯二氮䓬类 地西泮是治疗癫痫持续状态的首选药，静脉注射显效快，且较他药安全。

第九单元　抗精神失常药

考点1★★★　氯丙嗪的作用、应用、不良反应

1. 作用

（1）对中枢神经系统的作用　①镇静。②抗精神病。③镇吐。④影响体温调节。⑤加强中枢抑制药的作用。

（2）对自主神经系统的作用　①α受体阻断。可使肾上腺素的升压作用翻转。能抑制血管运动中枢或直接舒张血管平滑肌，使血管扩张、外周阻力降低而产生降压作用。②阿托品样作用。大剂量可阻断M受体，出现口干、视力模糊、尿潴留及便秘等副作用。

（3）内分泌　能阻断结节-漏斗通路的D_2样受体，使垂体内分泌的调节受到抑制。

2. 应用　①精神分裂症。②呕吐。对晕动性呕吐无效。③低温麻醉及人工冬眠。配合物理降温或与哌替啶、异丙嗪等配伍组成冬眠合剂。

3. 不良反应

（1）一般反应　困倦、嗜睡、口干、视物模糊、鼻塞、便秘等。少数可出现体位性低血压。

（2）锥体外系反应　长期大量使用治疗精神分裂症时最常见的副作用。表现为帕金森综合征、急性肌张力障碍、静坐不能、迟发性运动障碍等。

（3）内分泌　长期用药可致乳房肿大及泌乳、排卵延迟、闭经及生长减慢等。

考点2★★★　氟西汀、丙咪嗪的应用、不良反应

1. 氟西汀　应用：①抑郁症。②强迫症和贪食症。

2. 丙咪嗪

（1）应用 内源性抑郁症，伴有躁狂状态的抑郁症。也可用于反应性抑郁症、酒精依赖症、慢性疼痛、遗尿症等，但对精神分裂症的抑郁状态疗效较差。

（2）不良反应 某些患者用药后可自抑郁状态转为躁狂，剂量过大时尤易发生，应予以注意。

第十单元　抗中枢神经系统退行性疾病药

考点1★★★　左旋多巴的作用、应用

1. 作用 左旋多巴在脑内多巴胺脱羧酶的作用下生成多巴胺（DA），补充纹状体 DA 不足，产生抗帕金森病作用。

2. 应用 临床用于帕金森病。对轻症及年轻患者疗效较好；对肌肉强直及运动困难者疗效较好，对重症、年老及肌肉震颤者疗效较差。还可用于急性肝功能衰竭所致的肝昏迷辅助治疗。

考点2★★　卡比多巴的作用、应用

卡比多巴有较强的脱羧酶抑制作用，和左旋多巴合用，可减少左旋多巴在外周组织的脱羧作用，使较多的左旋多巴进入中枢而发挥作用；单独应用则无治疗作用。

考点3★★　苯海索的作用、应用

苯海索又称安坦。阻断胆碱受体而减弱黑质-纹状体通路中 Ach 的作用。抗震颤效果好。

考点4★★　石杉碱甲的作用、应用

1. 作用 属于高选择性、强效、可逆性中枢 AchE 抑制药，使 Ach 代谢减少，具有强的拟胆碱活性，能显著改

善衰老性记忆障碍及老年痴呆患者的记忆和认知能力。

2. 应用 用于各型痴呆的治疗。

考点5★★ 美金刚的作用、应用

美金刚是第一个FDA批准用于治疗AD的药物，能改善中度至重度AD患者的认知能力和日常生活能力。用于治疗中晚期重症AD。

第十一单元 镇痛药

考点1★★★ 吗啡的作用、应用、不良反应、禁忌证

<u>吗啡是阿片类镇痛药的经典代表。</u>

1. 作用

（1）中枢作用 ①镇痛、镇静。②抑制呼吸。③镇咳、缩瞳、催吐等。

（2）外周作用 ①胃肠道：可引起便秘；甚至诱发或加重胆绞痛，阿托品可部分缓解。②心血管：扩张全身血管，引起体位性低血压、增高颅内压。③其他：导致尿潴留、延长产程。

2. 应用 ①疼痛。②心源性哮喘。

3. 不良反应

（1）一般反应 治疗量可有恶心、呕吐、呼吸抑制、嗜睡、眩晕、便秘、排尿困难等副作用。

（2）耐受性及依赖性 戒断症状。

（3）急性中毒 表现为昏迷、针尖样瞳孔、呼吸高度抑制、血压下降，甚至休克。呼吸麻痹是中毒致死的主要原因。阿片受体拮抗剂<u>纳洛酮</u>为最常用的抢救药物。

4. 禁忌证 分娩止痛及哺乳妇女止痛禁用；支气管

哮喘及肺心病患者禁用；颅脑损伤患者禁用；肝功能严重减退患者禁用。

考点2★★　哌替啶的作用特点、应用

哌替啶又名度冷丁，药理作用与吗啡基本相同，有镇痛、镇静、欣快、呼吸抑制、扩张血管和免疫抑制作用。可代替吗啡用于剧痛和心源性哮喘，还可用于麻醉前给药和人工冬眠。

第十二单元　解热镇痛抗炎药

考点1★★★　阿司匹林的作用、应用、不良反应

1. 作用

（1）解热、镇痛　有较强的解热、镇痛作用，能有效降低发热患者的体温。

（2）抗炎　作用较强，且随剂量增加而增强。

（3）抗血栓形成　小剂量阿司匹林抑制环氧酶活性，从而减少血小板中血栓素 A_2 的生成，有抗血小板聚集和抗血栓形成作用。但较大剂量的阿司匹林可抑制血管内皮细胞中环氧酶活性，减少 PGI_2 的合成，从而促进血栓形成。

2. 应用　①疼痛，对钝痛特别是伴有炎症者效果较好。②发热。③风湿性、类风湿关节炎。④防止血栓形成。

3. 不良反应

（1）胃肠道反应　最为常见。其主要原因是阿司匹林对胃黏膜的直接刺激作用引起胃黏膜损害。另外因抑制胃黏膜PG合成，增加胃酸分泌，可诱发或加重胃溃疡。

（2）凝血障碍　小剂量可抑制血小板聚集，延长出血时间。

(3) 水杨酸反应　敏感者或剂量过大（5g/d 以上）时，可出现头痛、眩晕、恶心、呕吐、耳鸣以及听、视力减退等，总称为水杨酸反应，是水杨酸类中毒的表现，应立即停药，静滴碳酸氢钠溶液碱化尿液。

(4) 过敏反应　诱发的哮喘称为"阿司匹林哮喘"。

(5) 瑞夷（Reye）综合征　病毒感染时用对乙酰氨基酚代替。

考点2★★　对乙酰氨基酚、布洛芬、塞来昔布、日夜百服宁的作用特点、应用

1. 对乙酰氨基酚（扑热息痛）　解热镇痛作用缓和持久，镇痛作用较强，抗炎作用很弱，最常用于感冒发热、头痛牙痛等。

2. 布洛芬（异丁苯丙酸）　用于风湿性及类风湿关节炎，疼痛，发热。

3. 塞来昔布　主要用于风湿性、类风湿关节炎和骨关节炎。

4. 日夜百服宁　是含有对乙酰氨基酚的复方解热镇痛药，主要用于减轻感冒发热、头痛、鼻塞、咳嗽等症状。

第十三单元　抗组胺药

考点1★★★　常用 H_1 受体阻滞药的作用、应用

第一代：苯海拉明、异丙嗪。第二代：阿司咪唑、西替利嗪、氯雷他定等。

1. 作用　①抗 H_1 受体。②抑制中枢，阿司咪唑无中枢抑制作用。③其他，多数具有较弱的阿托品样抗胆碱

作用。

2. 应用 ①皮肤黏膜变态反应性疾病，对荨麻疹、花粉症、过敏性鼻炎等疗效较好，第二代药物常作为首选药。②晕动病和呕吐，常用苯海拉明、异丙嗪。

考点2★★ 常用H_2受体阻滞药的作用、应用

常用药物：西咪替丁、雷尼替丁、法莫替丁、尼扎替丁和罗沙替丁等。

1. 作用 ①抑制胃酸分泌。②心血管系统，拮抗组胺对离体心脏的正性肌力和正性频率作用。③调节免疫。

2. 应用 用于治疗胃和十二指肠溃疡，胃肠道出血，特别是胃肠黏膜糜烂引起的出血。

第十四单元 利尿药、脱水药

考点1★★ 呋塞米的作用、应用、不良反应

1. 作用 ①利尿。主要作用于髓袢升支粗段。②扩张血管。

2. 应用

（1）严重水肿 对心、肝、肾性各类水肿均有效，主要用于其他利尿药无效的顽固性水肿和严重水肿。

（2）急性肺水肿及脑水肿 静脉注射能迅速扩张容量血管，使回心血量减少，是急性肺水肿的快速有效的治疗药物。对脑水肿合并心衰者尤为适用。

（3）急慢性肾功能衰竭

（4）药物中毒

（5）高血钾症和高血钙症

3. 不良反应 ①水与电解质紊乱，常见低血钾。②耳毒性。应避免与有耳毒性的氨基苷类抗生素合用。

③胃肠道反应。④高尿酸血症。⑤其他，高氮质血症忌用。

考点2★★　氢氯噻嗪的作用、应用、不良反应

1. 作用　①利尿。主要作用于远曲小管近端。②抗利尿。③降压。

2. 应用　①轻、中度水肿。是心性水肿的首选药，对肾性水肿的疗效与肾功能有关。②轻、中度高血压。③尿崩症。④特发性高钙尿症和肾结石。

3. 不良反应　①电解质紊乱，多见低血钾。②代谢异常，可引发血糖升高、高脂血症。③高尿酸血症。④加重肾功能不良。⑤过敏。

考点3★★　螺内酯的作用、应用、不良反应

1. 作用　具有排钠留钾的利尿作用。结构与醛固酮相似，竞争醛固酮受体，产生相反的作用。

2. 应用　配伍中、高效利尿剂，治疗肝硬化、充血性心衰、肾病综合征。

3. 不良反应　长期服用可致高血钾；具性激素样副作用，可引起男性乳房发育和性功能障碍，女性月经不调和多毛症等，停药后可消失。

考点4★★　氨苯蝶啶的作用、应用、不良反应

1. 作用　具有排钠留钾的利尿作用。氨苯蝶啶通过抑制远曲小管和集合管的Na^+通道，其保钾利尿作用不受醛固酮水平影响，对肾上腺切除的动物仍有作用。

2. 应用　常与排钾利尿药合用治疗顽固性水肿。

3. 不良反应　长期服用可致高血钾；引起叶酸缺乏，肝硬化者可发生巨幼红细胞性贫血，与吲哚美辛合用可能引起急性肾衰。

考点5★★ 脱水药的特点及常用药

特点：①静脉注射后不易透过毛细血管，迅速提高血浆渗透压，对机体无毒性作用和过敏反应。②易经肾小球滤过，但不易被肾小管重吸收。③在体内不易被代谢。④不易从血管透入组织液中。

临床常用药为甘露醇、山梨醇、高渗葡萄糖等。

考点6★★ 甘露醇的作用、应用

临床常用20%高渗溶液静脉注射。

1. 作用 ①脱水。②利尿。

2. 应用 ①脑水肿及青光眼，是目前降低颅内压安全有效的首选药。②预防急性肾功能衰竭。

第十五单元 抗高血压药

考点1★★ 氢氯噻嗪的降压作用、应用、不良反应

1. 应用 单用于Ⅰ级（轻度）高血压，或与其他降压药合用治疗各型高血压，联合用药可增强降压作用，并防止其他药物引起的水钠潴留。

2. 不良反应 长期大剂量使用可致低血钾，引起血脂、血糖及尿酸升高等。

考点2★★ 肾素-血管紧张素系统（RAS）抑制药的种类及常用药

1. 血管紧张素转化酶抑制剂 卡托普利、依那普利、赖诺普利、喹那普利等。

2. 血管紧张素Ⅱ受体拮抗剂 氯沙坦、缬沙坦、厄贝沙坦等。

3. 肾素抑制药 瑞米吉仑等。

考点3★★★ 卡托普利作用、应用、不良反应

1. 作用 降低血压。

2. 应用 ①各型高血压，如原发性高血压及肾性高血压，对血浆肾素活性高者疗效更好；Ⅱ、Ⅲ级高血压需合用利尿药。②充血性心力衰竭基础治疗药物。

3. 不良反应 高血钾、低血压。引起咳嗽及血管神经性水肿；久用降低血锌而出现皮疹、味觉及嗅觉改变、脱发等。高血钾者和妊娠初期禁用。

考点4★★ 厄贝沙坦的作用、应用

1. 作用 降低血压。长期用药还能抑制心肌肥厚和血管壁增厚。

2. 应用 各型高血压，也可用于高血压合并糖尿病肾病患者，能减轻肾损害。

考点5★★★ 美托洛尔的降压作用、应用

1. 作用 降低血压。机制：①减少心输出量。②抑制肾素分泌。

2. 应用 用于高血压，对伴有心输出量偏高或血浆肾素活性增高者以及伴有冠心病者更适宜。

考点6★ 硝苯地平控释剂的降压作用、应用

属于二氢吡啶类钙通道阻滞药。降低血压，尤以低肾素性高血压疗效好。

考点7★★ 哌唑嗪的降压作用、不良反应

1. 作用 降低血压。通过选择性阻断 α_1 受体，舒张小动脉和静脉血管平滑肌，使外周阻力下降，回心血量减少，产生中等偏强的降压作用。

2. 不良反应 眩晕、疲乏、鼻塞、口干、尿频、头痛、嗜睡及胃肠道反应等。约 50% 患者发生"首剂现象",长期用药能致水钠潴留,可加用利尿药。

考点 8★ 利血平的降压作用、应用

降压,缓慢而持久。不单独使用,常与其他降压药一起合用于高血压。

考点 9★★ 可乐定的应用

较少单独使用,常用于其他降压药无效的中度高血压,对兼有溃疡病的高血压及肾性高血压尤为适宜,与利尿剂合用有协同作用。还可作为吗啡类镇痛药成瘾者的戒毒药。

考点 10★★ 肼屈嗪、硝普钠的应用、不良反应

肼屈嗪

1. 应用 常与抗去甲肾上腺素神经药(利血平或普萘洛尔)或利尿药合用于中度高血压。

2. 不良反应 ①由血管扩张及反射性反应引起,产生头痛、面红、黏膜充血、心动过速,并可诱发心绞痛和心力衰竭。②由免疫反应引起,大剂量长期应用可产生红斑狼疮样综合征。

硝普钠

1. 应用 用于高血压急症、充血性心力衰竭;全麻时使用,使血压降低以减少手术中出血。

2. 不良反应 由过度扩张血管所致,出现头胀痛、面部潮红、恶心、呕吐、出汗和心悸等。

考点 11★★ 抗高血压药物的选药、联合用药

1. 伴有心绞痛者宜用硝苯地平。
2. 伴有心力衰竭者宜用利尿药、ACEI、哌唑嗪等,

不宜用 β 受体阻滞药。

3. 伴有肾功能不全者宜用 ACEI、硝苯地平、α-甲基多巴等。

4. 伴有消化性溃疡者，宜用可乐定，禁用利血平。

5. 伴有心动过速者宜用美托洛尔等 β 受体阻滞药。

6. 伴有支气管哮喘者不宜 β 受体阻滞药。

7. 伴有糖尿病及痛风者不宜用噻嗪类利尿药。

8. 伴有精神抑郁者，不宜用利血平。

第十六单元　抗心律失常药

考点1★★　奎尼丁的作用、应用

1. 作用　抗心律失常，与心肌细胞膜的钠通道蛋白结合而阻滞钠通道，适度抑制 Na^+ 内流，对 K^+ 外流和 Ca^{2+} 内流也有抑制作用。①降低自律性。②减慢传导。③延长有效不应期。④其他。

2. 应用　心房颤动、心房扑动、室上性及室性早搏和心动过速。

考点2★★★　利多卡因的作用、应用

1. 作用　抗心律失常。①降低自律性。②对传导的影响。③相对延长有效不应期，促进 K^+ 外流。

2. 应用　室性心律失常，特别适用于危急病例，是治疗急性心肌梗死引起的室性心律失常的首选药，对强心苷中毒所致者也有效。

考点3★★　苯妥英钠的应用

抗心律失常作用与利多卡因相似。治疗室性心律失常，对强心苷中毒所致室性心律失常疗效显著。

考点4★★　美托洛尔的应用

1. 室上性心律失常，如房颤、房扑及阵发性室上性心动过速。

2. 焦虑、甲状腺功能亢进等引起的窦性心动过速。

3. 室性心律失常，特别是对由于运动和情绪激动引起的疗效显著。

4. 急性心肌梗死，长期使用可减少心律失常的发生及再梗死率。

考点5★★　维拉帕米的应用

①阵发性室上性心动过速，特别是房室交界区心动过速，常在静脉注射数分钟内停止发作。②强心苷中毒引起的室性早搏。③对冠心病、高血压伴发心律失常者尤其适用。

第十七单元　抗慢性心功能不全药

考点1★★★　强心苷类的常用药物、作用、应用、不良反应及其防治

强心苷类药物又称洋地黄类药物，以地高辛最为常用。

1. 作用

（1）心脏　①<u>正性肌力</u>：直接作用于心脏，增强心肌收缩力。②负性频率：减慢窦性频率。③对心肌电生理特性的影响：主要是负性传导、缩短心房不应期、提高浦肯野纤维的自律性等。④对心电图的影响：T波幅度变小、低平甚至倒置，此变化出现最早；ST段降低呈鱼钩状，此为临床上判断是否应用强心苷的依据之一。

(2) 其他 ①影响神经系统。②抑制肾素-血管紧张素-醛固酮系统（RAAS）。③利尿。

2. 应用

(1) 慢性心功能不全 对高血压、心脏瓣膜病、先天性心脏病所致者疗效好，对伴心房颤动且心室率过快者疗效更好。

(2) 某些心律失常 ①心房颤动。②心房扑动。③阵发性室上性心动过速。

3. 不良反应 安全范围小，易中毒，一般治疗量已接近中毒量的60%。

(1) 胃肠道症状 较常见，亦是中毒时的早期反应。

(2) 中枢反应

(3) 视觉障碍 此为强心苷中毒的特征。

(4) 心脏反应 是强心苷中毒最严重的反应。

4. 防治

(1) 使用排钾利尿药，应适当补钾。对肾功能不全者应减少剂量。

(2) 密切观察中毒先兆和心电图变化，如出现一定数目的室性早搏、窦性心动过缓及视觉障碍，应及时停用强心苷及排钾利尿药和糖皮质激素。

(3) 轻度中毒停用强心苷和排钾利尿药等即可。对于快速型心律失常，应及时补钾。对于缓慢型心律失常，可用阿托品治疗。

考点2★ 血管扩张药的作用特点、常用药物

1. 硝酸甘油 适用于前负荷加重为主，<u>肺淤血明显者</u>。

2. 肼屈嗪 适用于后负荷加重为主，<u>心输出量明显减少者</u>。

3. 硝普钠 适用于前后负荷均加重者，常用于<u>急性</u>

心肌梗死及高血压时的 CHF。

4. 哌唑嗪 适用于前后负荷均加重者。

第十八单元 抗心绞痛药

考点 1★ 硝酸酯类药物的常用药

常用药物包括硝酸甘油、硝酸异山梨酯、单硝酸异山梨酯、戊四硝酯。此类药物舌下含服吸收好，起效快且用量小。

考点 2★★★ 硝酸甘油的作用、应用、不良反应

1. 作用 抗心绞痛。①降低心肌耗氧量。扩张动静脉，降低心脏前后负荷。②改善缺血区心肌供血。③硝酸酯类本身以及释放出的 NO 还能抑制血小板聚集和黏附，具有抗血栓形成的作用，有利于心绞痛的治疗。

2. 应用 ①心绞痛：为稳定型心绞痛的首选药。②急性心肌梗死。③心功能不全。

本类药物与 β 受体阻滞药比较，无加重心衰和诱发哮喘的危险；与钙通道阻滞药比较，无心脏抑制作用。

3. 不良反应 常见由血管扩张所继发的搏动性头痛、皮肤潮红、眼内压升高和颅内压增高。颅脑外伤、颅内出血者禁用，青光眼患者慎用。大剂量可见体位性低血压，低血容量者禁用。剂量过大使血压过度下降，使心率加快，心肌收缩力增加而增加心肌耗氧量，导致心绞痛加重。超剂量可引起高铁血红蛋白症。长期应用可出现耐受性。

考点3★★★ β受体阻滞药抗心绞痛的作用、应用、常用药物

1. 作用 ①降低心肌耗氧量,可使心率减慢,心脏舒张期延长而增加冠脉灌流时间;抑制心肌收缩力,减少心脏做功,降低心肌耗氧量而发挥抗心绞痛作用。②改善心肌代谢。③增加缺血区血液供应,减慢心率而延长心脏的舒张期,增加冠脉的灌注时间,有利于血液向缺血区流动。④促进氧合血红蛋白解离。

2. 应用 用于稳定型心绞痛和不稳定型心绞痛,可减少发作次数,对伴有高血压和快速性心律失常者效果更好。对变异型心绞痛,不宜应用。心动过缓、低血压、严重心功能不全、哮喘或慢性阻塞性肺疾病患者禁用。

3. 常用药物 普萘洛尔、美托洛尔、阿替洛尔。

考点4★★ 钙通道阻滞药抗心绞痛的作用、应用、常用药物

1. 作用 ①降低心肌耗氧量。②增加心肌供血。③保护缺血心肌。

2. 常用药物与应用

(1) 硝苯地平 对变异型心绞痛最有效,对稳定型心绞痛也有效。

(2) 维拉帕米 对变异型心绞痛和稳定型心绞痛都有较好的疗效。

(3) 地尔硫䓬 适用于变异型、不稳定型、稳定型心绞痛,也用于心律失常、高血压、心肌梗死。

(4) 普尼拉明 适用于各型心绞痛,也用于室性早搏、室性心动过速等。

(5) 哌克昔林 有一定的利尿和扩张支气管作用,适用于伴有心衰或支气管哮喘的心绞痛。

第十九单元 血液系统药

考点1★ 铁制剂的应用

临床用于预防和治疗缺铁性贫血,尤其用于生长发育期需求增加和慢性失血而引起的贫血。

考点2★★ 叶酸、维生素 B_{12} 的作用、应用

1. 叶酸

(1) 作用 促进红细胞的生成。

(2) 应用 ①临床用于各种原因所致的<u>巨幼红细胞性贫血,尤其对营养性巨幼红细胞性贫血</u>疗效好。②对叶酸拮抗剂甲氨蝶呤、肝脏因素等所致巨幼红细胞性贫血,应用一般叶酸制剂无效,需直接选用亚叶酸钙治疗。③对恶性贫血、维生素 B_{12} 缺乏所致的巨幼红细胞性贫血,应用叶酸治疗可改善血象,但不能减轻甚至可能加重神经症状。

2. 维生素 B_{12}

(1) 作用 ①促进红细胞的发育和成熟,使机体造血机能处于正常状态。②以辅酶的形式存在,促进四氢叶酸的循环利用,增加叶酸的利用率,改善叶酸代谢障碍。③保持神经系统功能健全,可消除 B_{12} 缺乏时合成的异常脂肪酸,维持正常神经鞘磷脂的合成,改善神经症状。

(2) 应用 主要用于治疗恶性贫血及巨幼红细胞性贫血;神经炎、神经萎缩等神经系统疾病。

考点3★ 维生素 K 的作用、应用

维生素 K 是肝脏中羧化酶的辅酶,在肝脏合成的凝血因子的前体物质。用于维生素 K 缺乏所致的出血。

考点 4★★★　肝素的作用、应用、不良反应

1. 作用　①抗凝：体内外均具有抗凝作用，作用迅速。肝素可与 ATⅢ（抗凝血酶Ⅲ）形成可逆性复合物，使 ATⅢ 充分暴露其活性中心，加速 ATⅢ 对多种凝血因子的灭活。②抗血栓作用：抗血小板聚集。

2. 应用　①血栓栓塞性疾病。②缺血性心脏病。③弥散性血管内凝血。④体外抗凝。

3. 不良反应

（1）自发性出血　严重出血需缓慢静脉注射硫酸鱼精蛋白解救。

（2）其他　可引起皮疹、药热等过敏反应，孕妇使用可引起早产和胎儿死亡，长期使用可引起<u>脱发、骨质疏松</u>等。

考点 5★★　香豆素类药物的作用、应用、不良反应

包括华法林、双香豆素和醋硝香豆素等。

1. 作用　抗凝，为维生素 K 的拮抗剂。

2. 应用　血栓性疾病。

3. 不良反应　<u>过量可发生自发性出血</u>，可予维生素 K_1 等治疗。

考点 6★★　常用纤维蛋白溶解药的作用、应用

1. 链激酶（SK）　具有促进体内纤维蛋白溶解系统活性作用。能使纤维蛋白溶酶原激活因子前体物转变为激活因子，后者再使纤维蛋白原转变为有活性的纤维蛋白溶酶，使血栓溶解。用于治疗<u>血栓栓塞性疾病</u>，如深静脉栓塞、周围动脉栓塞、急性肺栓塞、血管外科手术后的血栓形成、导管给药所致血栓形成等。

2. 尿激酶（UK） 用于<u>急性心肌梗死</u>、肺栓塞、脑血管栓塞、周围动脉或静脉栓塞等。

3. 组织型纤溶酶原激活剂（t-PA） 用于<u>心肌梗死、肺栓塞</u>。

考点7★★ 常用抗血小板药的作用、应用

1. 阿司匹林

（1）作用 抑制环氧酶，减少 TXA_2 生成，抑制血小板聚集而防止血栓形成。

（2）应用 小剂量用于防治心脑血栓形成、心绞痛、心肌梗死、一过性脑缺血发作等。

2. 氯吡格雷

（1）作用 血小板聚集抑制剂。

（2）应用 用于防治心肌梗死、缺血性脑血栓、闭塞性脉管炎和动脉粥样硬化及血栓栓塞引起的并发症。

3. 双嘧达莫（潘生丁）

（1）作用 抗血栓形成及扩张冠脉作用。

（2）应用 与口服抗凝药合用治疗血栓栓塞性疾病，如防止心瓣膜置换术血栓形成。

4. 依前列醇

（1）作用 具有抗血小板和舒张血管作用。

（2）应用 用于治疗某些心血管疾病以防高凝状态，防止血栓形成，也用于严重外周血管性疾病、缺血性心脏病、原发性肺动脉高压、血小板消耗性疾病等。

第二十单元　消化系统药

考点1★★★　抗酸药的作用及常用药物

常用抗酸药的作用特点表：

药物	抗酸强度	显效时间	持续时间	收敛作用	产生CO_2	碱血症	保护溃疡	排便情况
氢氧化镁	强	快	持久	-	-	-	-	轻泻
氧化镁	强	慢	持久	-	-	-	-	轻泻
氢氧化铝	中等	慢	持久	+	-	-	+	便秘
碳酸钙	较强	较快	较久	+	-	-	-	便秘
碳酸氢钠	较弱	最快	短暂	-	+	+	-	-
三硅酸镁	弱	慢	持久	-	-	-	+	轻泻

考点2★★★　常用质子泵抑制药的作用、应用

常用药物：奥美拉唑、兰索拉唑、泮托拉唑和雷贝拉唑等。

1. 作用　①抑制胃酸分泌。与H^+-K^+-ATP酶不可逆地结合，使质子泵（H^+泵）失活。②抗HP，在体内有弱的抗幽门螺杆菌作用。

2. 应用　用于胃、十二指肠溃疡，反流性食管炎等。

考点3★　抗幽门螺杆菌药的分类及常用药

1. 抗菌药　阿莫西林、庆大霉素、甲硝唑、四环素、罗红霉素、克拉霉素和呋喃唑酮等在体内有抗HP作用。

2. 抗溃疡病药　质子泵抑制药、铋制剂、硫糖铝等有弱的抗HP作用。

临床常用 2~3 种抗菌药与 1 种质子泵抑制药或铋制剂联合组成三联或四联疗法，以增强疗效。

考点 4★　止吐药分类和常用药物

1. 抗胆碱药　东莨菪碱。

2. 抗组胺药　苯海拉明、茶苯海明、异丙嗪、美克洛嗪、羟嗪和布克利嗪等。

3. 吩噻嗪类药物　氯丙嗪、硫乙拉嗪。

4. 胃肠促动力药　多潘立酮、甲氧氯普胺、西沙必利等。

5. 5-HT$_3$ 受体阻断药　昂丹司琼、格拉司琼、托烷司琼等。

第二十一单元　呼吸系统药

考点 1★　镇咳药分类、常用药作用

1. 可待因　中枢性镇咳药，用于各种原因引起的剧烈干咳，尤其是其他药物无效者、胸膜炎干咳伴胸痛者。多痰者禁用，久用成瘾。

2. 喷托维林（咳必清）　中枢性镇咳药，用于呼吸道炎症引起的干咳、阵咳，尤宜小儿百日咳。

3. 右美沙芬　中枢性镇咳药，与可待因相当，临床应用最广的镇咳药，用于干咳，常与抗组胺药合用。

4. 苯佐那酯（退嗽）　外周性镇咳药，有较强的局麻作用，抑制牵张感受器及感觉神经末梢。用于干咳、阵咳、支气管镜检查。

考点 2★★　祛痰药分类、常用药作用

常用祛痰药按其作用机制可分为两类：

1. 促进黏液分泌药　常用药物有氯化铵、愈创甘油醚、碘化钾、酒石酸锑钾等。

2. 溶解黏痰药　常用药物有溴己新、糜蛋白酶、乙酰半胱氨酸、氨溴索、羧甲司坦、泰洛沙泊等。

考点3★★　常用 $β_2$ 受体兴奋药平喘作用特点、应用

$β_2$ 受体激动药分为选择性和非选择性两类，前者常用药物有沙丁胺醇、特布他林、氯丙那林、丙卡特罗等，能选择性地刺激呼吸道 $β_2$ 受体，用于支气管哮喘、喘息型支气管炎和伴有支气管痉挛的呼吸道疾病。后者有肾上腺素、异丙肾上腺素和麻黄碱，除激动 $β_2$ 受体外还能激动 $α$、$β_1$ 受体，不良反应较多。

考点4★★　氨茶碱的作用、应用

1. 作用　①松弛支气管平滑肌。抑制磷酸二酯酶活性，升高气道平滑肌细胞内 cAMP。②其他，利尿、强心、兴奋中枢及促进胃酸分泌等。

2. 应用　各型哮喘以及急性心功能不全、肾性水肿、胆绞痛等。

考点5★★　色甘酸二钠平喘药的作用、应用

1. 作用　①与敏感的肥大细胞膜外侧的钙通道结合，阻止钙内流，抑制肥大细胞脱颗粒，减少组胺、慢反应物质、白三烯等多种炎症介质的释放。②降低病人过高的支气管反应性。

2. 应用

（1）色甘酸钠　对外源性哮喘疗效好，对内源性哮喘次之，需预防性给药，发作后给药无效。

（2）扎普司特　对过敏性哮喘疗效较好，对过敏性鼻炎和皮炎有效。

(3) 酮替芬　疗效优于色甘酸钠，对儿童哮喘效果好。

考点6★★　糖皮质激素的平喘作用、应用

糖皮质激素类药物是目前治疗哮喘最有效的抗炎抗过敏药物。

1. 作用　本类药物抑制哮喘时炎症反应的多个环节。包括：①抑制多种炎性细胞因子和黏附分子的生成。②抑制变态反应，减少过敏介质释放。③降低气道血管通透性，加强儿茶酚胺对腺苷酸环化酶的激活作用。④非特异性的抗炎作用，能抑制气道高反应。

2. 应用　新型吸入用糖皮质激素类药物，如曲安西龙、倍他米松、二丙酸倍氯米松、布地奈德、曲安奈德、氟尼缩松等用于临床，主要用于气道扩张药不能有效控制的慢性支气管哮喘、反复发作的顽固性哮喘和哮喘持续状态。

第二十二单元　糖皮质激素

考点★★★　糖皮质激素的药理作用、应用、不良反应

1. 作用

(1) 物质代谢的影响　①升高血糖。②负氮平衡。③促进脂肪分解及重新分布，使脂肪重新分布形成向心性肥胖。④核酸代谢。⑤水钠潴留及低 K^+、Ca^{2+}，若与噻嗪类合用，易引起低钾血症。

(2) 抗炎　有强的非特异性的抗炎作用，能抑制感染性炎症和非感染性炎症。

(3) 抑制免疫　对免疫过程的许多环节都有抑制

作用。

(4) 抗内毒素　能提高机体对细菌内毒素的耐受力，对细菌外毒素无效。

(5) 抗休克　超大剂量可用于抢救严重休克，对中毒性休克疗效最好。

(6) 影响血液与造血系统　刺激骨髓造血功能，使血液中红细胞和血红蛋白含量增加，大剂量亦使血小板和纤维蛋白原增多，缩短凝血时间。

(7) 其他　①解热作用。②兴奋中枢。③促进消化。

2. 应用

(1) 肾上腺皮质功能不全　小剂量替代疗法适用于腺垂体功能减退症、肾上腺皮质功能减退症、肾上腺危象和肾上腺次全切除术后。

(2) 严重感染　应用时必须合用有效而足量的抗菌药物，以免感染病灶扩散。

(3) 休克

(4) 防止某些炎症的后遗症

(5) 免疫性疾病、过敏性疾病和器官移植

(6) 血液病　可用于治疗急性淋巴细胞性白血病、再生障碍性贫血、粒细胞减少症、血小板减少症和过敏性紫癜等。能改善症状，但停药后易复发。

(7) 皮肤病　局部应用可治疗接触性皮炎、湿疹、银屑病、肛门瘙痒等，但对天疱疮及剥脱性皮炎等严重的皮肤病仍需全身用药。

3. 不良反应

(1) 医源性肾上腺皮质功能亢进症（库欣综合征）物质代谢和水盐代谢紊乱所致。表现为满月脸、水牛背、向心性肥胖、浮肿、血钾降低、高血压、高血脂、高血糖等。高血压、动脉硬化、水肿、糖尿病、心及肾功能不全者禁用或慎用。

（2）诱发或加重感染　抗炎不抗菌，且降低机体防御功能，常可诱发感染或促使体内原有病灶扩散恶化。

（3）消化系统反应　刺激胃酸和胃蛋白酶的分泌，抑制胃黏液分泌，降低胃肠黏膜对胃酸的抵抗力，可诱发或加重胃、十二指肠溃疡，甚至引起出血或穿孔。

（4）骨质疏松、延缓伤口愈合

（5）肾上腺皮质萎缩和功能不全（停药反应）　长期用药通过负反馈抑制下丘脑-垂体-肾上腺皮质轴，使ACTH分泌减少，引起肾上腺皮质萎缩和功能不全。

（6）反跳现象　突然停药或减量过快，致病情复发或恶化，注意逐渐减量，直至停药。原因可能是患者对糖皮质激素产生依赖性或病情尚未完全控制。

（7）其他　影响儿童生长发育。对孕妇偶可引起畸胎。可诱发精神病或癫痫。儿童大量应用可致惊厥。可诱发青光眼、白内障。

第二十三单元　抗甲状腺药

考点★★　常用硫脲类药物作用、应用、不良反应

1. 常用的硫脲类药物

（1）硫氧嘧啶类　包括甲硫氧嘧啶、丙硫氧嘧啶。

（2）咪唑类　包括甲巯咪唑、卡比马唑。

2. 作用　①抗甲状腺。抑制过氧化物酶，阻止酪氨酸的碘化及偶联，而药物本身被碘化。②抑制免疫。

3. 应用　①甲状腺功能亢进症。②甲状腺手术前准备。③甲状腺危象的辅助治疗。

4. 不良反应　①过敏反应。②消化道反应。③粒细胞减少。④甲状腺肿及甲状腺功能减退。

第二十四单元　降血糖药

考点1★★　胰岛素的作用、应用、不良反应

1. 作用　①降血糖。②脂肪代谢：促进脂肪合成并抑制其分解。③正氮平衡：促进蛋白质的合成并抑制蛋白质的分解。④促钾转运：有利于纠正细胞缺钾症状。⑤促生长。

2. 应用

（1）糖尿病　是治疗糖尿病的最主要药物，对各型糖尿病均有效。主要用于：①1型糖尿病。②糖尿病发生急性并发症者。③合并有严重感染、高热、甲亢、妊娠、分娩、创伤及手术的各型糖尿病。④2型糖尿病经饮食控制、口服降糖药治疗效果不佳或对口服降糖药有禁忌而不耐受者，需合用。

（2）其他　防治心肌梗死后的心律失常；用于心、肝、肾等疾病的辅助治疗。

3. 不良反应　①低血糖。②过敏反应。③胰岛素耐受性。④局部反应。

考点2★★★　常用磺酰脲类药物的作用、应用、不良反应

第一代的磺酰脲类药物有甲苯磺丁脲、氯磺丙脲。

第二代药物有格列本脲（优降糖）、格列吡嗪（美吡达）、格列喹酮（糖适平）、格列齐特（达美康）、格列波脲等。

1. 作用　①降血糖，直接作用于胰岛β细胞，刺激内源性胰岛素释放。②抗利尿。③影响凝血功能，格列齐特可抑制血小板的黏附和聚集。

2. 应用 ①糖尿病,用于胰岛功能尚存的 2 型糖尿病单用饮食控制无效者。②尿崩症。

3. 不良反应 ①胃肠道反应。②过敏反应。③低血糖。

考点3★★ 二甲双胍的作用、应用、不良反应

1. 作用 ①增加肌肉组织中无氧糖酵解。②促进组织对葡萄糖的摄取。③减少肝细胞糖异生。④减慢葡萄糖在肠道的吸收。⑤增加胰岛素与其受体结合。⑥降低血中胰高血糖素水平。

2. 应用 用于单用饮食控制无效的轻、中度 2 型糖尿病,尤宜肥胖且伴胰岛素抵抗者。常与磺酰脲类或胰岛素合用。

3. 不良反应 厌食、口苦、口腔金属味、胃肠刺激等胃肠道反应。低血糖症、维生素 B_{12} 和叶酸缺乏、乳酸血症及酮血症。慢性心、肝、肾疾病患者及孕妇禁用。

考点4★★★ 常用 α-葡萄糖苷酶抑制药的作用、应用、不良反应

常用药有阿卡波糖(拜糖平)及伏格列波糖。

1. 作用 在小肠竞争性抑制 α-葡萄糖苷酶,使碳水化合物水解产生葡萄糖速度减慢,从而延缓葡萄糖的吸收,降低餐后血糖峰值。

2. 应用 用于轻、中度 2 型糖尿病病人。可明显降低餐后血糖。

3. 不良反应 胃肠道反应,出现腹胀、嗳气、排气增多甚至腹泻,溃疡病、肠炎患者慎用。

考点5★★ 常用胰岛素增效药的作用、应用

本类药物主要通过增加肌肉和脂肪组织对胰岛素的敏感性而发挥降低血糖功能。常用药物有罗格列酮、环格列

酮、吡格列酮、恩格列酮等。用于2型糖尿病,特别是有胰岛素抵抗者。

第二十五单元 合成抗菌药

考点1★★★ 常用氟喹诺酮类药物抗菌作用、应用、不良反应

1. 作用 氟喹诺酮类药物为广谱杀菌药。机制是抑制细菌的DNA回旋酶,阻碍DNA复制而达到杀菌作用。

2. 应用

(1)呼吸系统感染 左氧氟沙星、莫西沙星与万古霉素合用,首选用于治疗青霉素高度耐药的肺炎链球菌感染。

(2)泌尿生殖道感染 环丙沙星、氧氟沙星与β内酰胺类同为首选药。环丙沙星是铜绿假单胞菌性尿道炎的首选药。氟喹诺酮类对敏感菌所致的急、慢性前列腺炎以及复杂性前列腺炎,均有较好疗效。

(3)肠道感染与伤寒 首选用于治疗志贺菌引起的急、慢性菌痢和中毒性菌痢,以及鼠伤寒沙门菌、猪霍乱沙门菌、肠炎沙门菌引起的胃肠炎。对沙门菌引起的伤寒或副伤寒,应首选氟喹诺酮或头孢曲松。

(4)对脑膜炎奈瑟菌 具有强大的杀菌作用,可用于鼻咽部带菌者的根除治疗。

3. 不良反应 ①胃肠道反应。②中枢神经系统毒性。③光敏反应(光毒性)。④心脏毒性。⑤软骨损害。

考点2★★★ 甲氧苄啶的抗菌增效作用、复方制剂

甲氧苄啶(TMP)又称抗菌增效剂。主要是抑制细菌二氢叶酸还原酶,阻碍四氢叶酸的合成。

TMP 常与 SMZ 和/或 SD 合用，以发挥协同抗菌作用，治疗呼吸道、泌尿道、软组织感染，败血症，脑膜炎以及伤寒、副伤寒，菌痢等肠道感染。

<u>复方制剂如</u>：增效联磺片（TMP+SMZ+SD）、复方甲噁唑片（复方新诺明、TMP+SMZ）、双嘧啶片（TMP+SD）等。

考点 3★ 甲硝唑、替硝唑的应用

1. 甲硝唑（灭滴灵） 是目前临床治疗各种厌氧菌感染的重要药物之一。广泛用于敏感厌氧菌所致腹腔、盆腔感染，牙周脓肿，骨髓炎等，还可用于治疗<u>阴道滴虫病、肠内外阿米巴病、幽门螺杆菌所致消化性溃疡</u>等。

2. 替硝唑 抗厌氧菌和原虫的活性较甲硝唑强，临床应用与甲硝唑相同。

第二十六单元　抗生素

考点 1★★★　青霉素 G 的抗菌作用、应用、不良反应及过敏性休克的防治

1. 抗菌作用 对繁殖期敏感病菌有强大的杀菌作用，对宿主无明显毒性。抗菌谱为：①革兰阳性球菌。②革兰阳性杆菌。③革兰阴性球菌。④其他。

2. 应用 首选治疗用于敏感的革兰阳性球菌、阴性球菌、螺旋体感染。如溶血性链球菌引起的咽炎、扁桃体炎、猩红热、蜂窝织炎、败血症等；肺炎链球菌所致大叶性肺炎、中耳炎等；脑膜炎球菌引起的流行性脑脊髓膜炎；还可作为治疗放线菌病、钩端螺旋体病、梅毒、回归热等的首选药，亦可与抗毒素合用治疗破伤风、白喉等。

3. 不良反应

（1）变态反应 在各种药物中，发生变态反应居首位，以皮肤过敏（荨麻疹、药疹等）和血清病样反应多见。最严重的是过敏性休克。

（2）赫氏反应 治疗梅毒或钩端螺旋体病时，可有症状加剧，称"赫氏反应"。

（3）水、电解质紊乱 钾、钠盐大量静脉注射易引起高血钾、高血钠症。

（4）其他 肌注局部可发生周围神经炎等。

4. 过敏性休克的防治 注射后观察30分钟；一旦发生休克，立即皮下或肌内注射肾上腺素0.5~1.0mg，严重者静脉注射或心腔内注射，必要时可加用糖皮质激素和抗组胺药。

考点2★★ 阿奇霉素的抗菌作用、应用

阿奇霉素（azithromycin，阿奇红霉素）为第二代半合成大环内酯类抗生素。

1. 抗菌作用 抗菌谱较红霉素广，对G⁻菌明显强于红霉素，对某些细菌表现为快速杀菌作用。

2. 应用 主要用于化脓性链球菌引起的急性咽炎、急性扁桃体炎，以及敏感菌引起的急性支气管炎、慢性支气管炎急性发作；用于肺炎链球菌、流感杆菌以及肺炎支原体所致的肺炎；用于衣原体引起的泌尿道感染和宫颈炎；也用于敏感菌所致皮肤软组织的感染。

考点3★★ 林可霉素与克林霉素的抗菌作用、应用、不良反应

1. 作用 两者的抗菌谱与红霉素类似，克林霉素作用更强。对各类厌氧菌有强大的抗菌作用。对需氧革兰阳性菌有显著活性，对部分需氧革兰阴性球菌、人型支原体和

沙眼衣原体也有抑制作用。

2. 应用 主要用于厌氧菌感染。治疗需氧革兰阳性球菌引起的呼吸道、骨及软组织、胆道感染及败血症、心内膜炎等。<u>对金黄色葡萄球菌引起的骨髓炎为首选药。</u>

3. 不良反应 ①胃肠道反应：表现为恶心、呕吐、腹泻。长期给药也可引起二重感染、伪膜性肠炎。②过敏反应。③其他：偶见黄疸及肝损伤。

考点4★★ 常用氨基糖苷类药物的抗菌作用、应用、不良反应

1. 抗菌作用 对各种需氧革兰阴性杆菌具有强大的抗菌活性；部分品种对分枝杆菌属等也有一定的抗菌作用；对革兰阴性球菌作用较差；对革兰阳性球菌中各组链球菌作用微弱，对厌氧菌不敏感。机制为抑制细菌蛋白质合成，并能破坏细菌胞浆膜的完整性，为静止期杀菌剂。

2. 应用 用于敏感需氧革兰阴性杆菌所致的全身感染。

3. 不良反应 ①<u>耳毒性</u>。对前庭神经功能和耳蜗听神经有损害作用。②<u>肾毒性</u>。③过敏反应。④<u>神经肌肉阻断作用。</u>

考点5★★ 四环素、氯霉素抗菌作用特点

1. 四环素 为广谱抗生素，能抑制敏感细菌的蛋白质合成。对革兰阳性菌的抑制作用强于阴性菌。极高浓度时具有杀菌作用。

2. 氯霉素 为广谱抗菌药，<u>对革兰阴性菌的抑制作用强于革兰阳性菌，一般为抑菌药</u>。对伤寒杆菌、流感杆菌、副流感杆菌和百日咳杆菌的作用比其他抗生素强。

第二十七单元 抗真菌药与抗病毒药

考点1★★ 常用抗真菌药作用特点及应用

两性霉素B为广谱抗真菌药,对各种深部真菌,如念珠菌、新隐球菌、荚膜组织胞浆菌及皮炎芽生菌等有强大抑制作用。高浓度有杀菌作用。对细菌无效。

制霉菌素对白色念珠菌及隐球菌有抑制作用。

考点2★★ 阿昔洛韦、利巴韦林的作用、应用

1. 阿昔洛韦(无环鸟苷)

(1)作用 为核苷类抗DNA病毒药物。属广谱高效抗病毒药,对单纯疱疹病毒(HSV)的作用最强,对乙型肝炎病毒也有一定作用。对RNA病毒无效。

(2)应用 治疗HSV感染的首选药。

2. 利巴韦林(病毒唑)

(1)作用 属广谱抗病毒药,对多种DNA、RNA病毒有效。

(2)应用 用于治疗流感病毒引起的呼吸道感染、疱疹病毒性角膜炎、结膜炎、口腔炎、小儿病毒性肺炎等。对甲型肝炎也有一定疗效。

第二十八单元 抗菌药物的耐药性

考点1★ 抗菌药耐药性产生的原因

1. 产生灭活酶 通过产生灭活酶将药物灭活是微生物产生耐药性的重要机制。

2. 靶位的修饰和变化 抗菌药物影响细菌生化代谢

过程的某环节、某部位，从而抑制或杀灭细菌。该环节或部位即为抗菌药作用的靶位。

3. 降低外膜的通透性 耐药菌的这种改变使药物不易进入靶部位。

4. 加强主动流出系统 流出系统可将药物泵出细菌体外。

考点 2★ 抗菌药的合理应用

严格控制抗菌药物的使用，合理使用抗菌药物；可用一种抗菌药物控制的感染绝不使用多种抗菌药联合；窄谱抗菌药可控制的感染不用广谱抗菌药物；严格控制抗菌药物预防应用、局部使用的适应证，避免滥用；医院内应对耐药菌感染的患者采取相应的消毒隔离措施，防止细菌的院内交叉感染；对抗菌药物要加强管理，使用或购买抗菌药物必须凭医生处方。

第二十九单元 抗结核病药

考点 1★★ 抗结核病药物的分类及常用药物

一线抗结核药包括异烟肼、利福平、链霉素、乙胺丁醇、吡嗪酰胺，以及近年开发的喹诺酮类的环丙沙星、氧氟沙星、利福喷汀、利福定和司帕沙星等；其抗结核疗效高、不良反应较少，在治疗中首选。

二线抗结核药包括氨基水杨酸、乙硫异烟胺、卡那霉素、卷曲霉素、阿米卡星等药物。其毒性较大或疗效较低，主要用于对一线抗结核药产生耐药性时的替换治疗。

考点 2★★★ 异烟肼的药动学特点、应用、不良反应

异烟肼，又名雷米封。是治疗结核病的主要药物。

1. 药动学特点 口服吸收快且完全，易透过血脑屏障。主要在肝内代谢为乙酰化异烟肼和异烟酸，代谢产物与少量原形药物由肾脏排出。

2. 应用 治疗各种类型结核病的首选药。

3. 不良反应 ①神经系统反应：常见周围神经炎，同服维生素 B_6 可以防治。②肝脏毒性：用药时应定期检查肝功能。③其他：易发生胃肠反应。

考点3★ 利福平的抗菌作用、应用

1. 抗菌作用 特异性抑制细菌依赖于 DNA 的 RNA 多聚酶，阻碍 mRNA 合成。

2. 应用 与其他抗结核药合用治疗各种结核病及重症患者；对耐药金黄色葡萄球菌及其他敏感细菌所致感染亦有效。还可用于治疗麻风病。

考点4★★ 链霉素的抗结核病作用特点

链霉素是第一个有效的抗结核药物，常与其他抗结核药合用，对急性渗出型病灶疗效好。易产生耐药性和严重的耳毒性，目前已大为减少用于结核治疗。

考点5★★ 乙胺丁醇的应用、不良反应

乙胺丁醇为人工合成的一线抗结核病药，对异烟肼或链霉素耐药的结核杆菌也有效，对其他细菌无效。不单独使用，常与异烟肼或利福平合用治疗各型结核。不良反应较少。长期大量应用可致球后视神经炎，偶见胃肠道反应、过敏反应和肝损伤。

第三十单元 抗恶性肿瘤药

考点★★ 根据抗恶性肿瘤药物作用机制的分类

1. 干扰核酸生物合成 甲氨蝶呤、氟尿嘧啶、巯基嘌呤、羟基脲、阿糖胞苷等。

2. 破坏 DNA 结构与功能 烷化剂（环磷酰胺）、铂类配合物（顺铂）、丝裂霉素、博来霉素、喜树碱类。

3. 干扰转录过程和阻止 RNA 合成 柔红霉素、阿霉素、表阿霉素、吡喃阿霉素等蒽环类抗生素。

4. 干扰蛋白质合成与功能 长春碱类、紫杉醇、三尖杉生物碱类、门冬酰胺酶。

5. 影响激素平衡 糖皮质激素、雌激素、雄激素；氨鲁米特、弗隆。

传染病学

第一单元　传染病学总论

考点1★★★　感染过程的表现形式

1. 病原体被清除　病原体在入侵部位即被消灭，或从鼻咽部、肠道、尿道及汗腺等通道排出体外，不出现病理损害和疾病的临床表现。

2. 隐性感染　又称亚临床感染，指病原体只引起特异性免疫应答，不引起或只引起轻微的组织损伤，无临床症状，只有通过免疫学检查发现。

3. 显性感染　又称临床感染，感染后不但引起机体免疫应答，还导致组织损伤，引起病理改变和临床表现。

4. 病原携带状态　病原体侵入机体后，存在于机体的一定部位，并生长、繁殖，虽可有轻度的病理损害，但不出现疾病的临床症状，能排出病原体。包括带病毒者、带菌者和带虫者。

5. 潜伏性感染　指病原体侵入人体某些部位后，机体免疫系统将病原体局限化，但又不能清除病原体，机体免疫功能下降时潜伏的病原体才引起显性感染。

一般来说，隐性感染最多见，病原携带状态次之，显性感染比率最低，但最易识别。

考点2★★　感染过程中病原体的作用

病原体侵入人体后能否引起疾病，取决于病原体的致病作用、宿主的免疫功能和外环境三个因素。病原体的致病作用包括以下四个方面：侵袭力；毒力；数量；变异性。

考点3★★★　流行过程的基本条件

1.传染源　是指体内有病原体生长、繁殖并能排出体外的人和动物。

包括：①患者。②隐性感染者。③病原携带者。④受感染的动物。

2.传播途径　病原体离开传染源，到达另一个易感者所经过的途径称为传播途径。

包括：①消化道传播。②呼吸道传播。③虫媒传播。④接触传播。⑤血液和体液传播。⑥土壤传播。⑦母婴传播。⑧医源性感染。

3.易感人群　人群易感性是指人群对某种传染病病原体的易感程度或免疫水平。对某一传染病缺乏特异性免疫力的人称为易感者。

考点4★★★　传染病的基本特征

1.病原体　每一种传染病都是由特异性病原体所引起的。病原体的直接检出或分离培养是传染病病原学诊断的"金指标"。

2.传染性　传染性是传染病与非传染性疾病的最主要区别。传染病病人有传染性的时期称为传染期。每种传染病都有相对固定的传染期，是确定传染病患者隔离期的主要依据。

3.流行病学特征　主要指传染病的流行性、季节性和地方性，还包括在不同人群（年龄、性别、职业等）

中的分布特点。如霍乱等疾病还具有外来性。

4. 感染后免疫

考点5★　流行病学资料

包括：①地区分布：如某些传染病有地区局限性。②时间分布：不少传染病有较强的季节性和周期性。③人群分布：许多传染病的发生与年龄、性别、职业有密切关系。此外，了解传染病的接触史、预防接种史，也有助于建立诊断。

考点6★　传染病的治疗原则

即治疗、护理与隔离、消毒并重，一般治疗、对症治疗与特效治疗结合。

考点7★★★　管理传染源

要求对患者做到早发现，早诊断，早报告，早隔离，早治疗。

《中华人民共和国传染病防治法》将传染病分为甲、乙、丙三类，实行分类管理。甲类为强制管理传染病，包括鼠疫和霍乱，乙类为严格管理传染病，丙类属监测管理传染病。对乙类传染病中的传染性非典型肺炎、肺炭疽和脊髓灰质炎等按甲类传染病报告和管理。甲类传染病要求发现后2小时内通过传染病疫情监测信息系统上报。乙类传染病要求诊断后24小时内通过传染病疫情监测信息系统上报。

考点8★　切断传播途径

对于各种传染病，尤其是消化道传染病、虫媒传染病和寄生虫病，切断传播途径通常是起主导作用的预防措施。其主要措施包括隔离和消毒。

考点9★　保护易感人群

1. 提高非特异性免疫力　改善营养、锻炼身体等。在流行期间应避免同易感人群接触，必要时可进行潜伏期预防性服药。

2. 提高特异性免疫力　接种疫苗、菌苗、类毒素等可提高人群的主动性特异性免疫，接种抗毒素、丙种球蛋白或高效价免疫球蛋白可使机体获得被动特异性免疫。儿童计划免疫对传染病预防起关键性的作用。

第二单元　病毒感染

考点1★★　病毒性肝炎的病原学

病毒性肝炎按病原学分类，目前有甲型、乙型、丙型、丁型和戊型肝炎。乙型肝炎病毒（HBV）为 DNA 病毒（亦称 Dane 颗粒），其他四种都为 RNA 病毒。

考点2★★★　病毒性肝炎的流行病学

	传染源	传播途径	流行特征
甲型肝炎	急性期患者和亚临床感染者	粪-口途径	冬春季为发病高峰，在托幼机构、小学及部队中发病率较高

续表

	传染源	传播途径	流行特征
乙型肝炎	急、慢性患者及病毒携带者	①输血及血制品以及使用污染的注射器或针刺器具等传播。②母婴传播。③性接触传播。④日常生活密切接触传播	男性多于女性,有家庭聚集现象,婴幼儿感染多见
丙型肝炎			多见于成人,尤以输血与使用血制品者、静脉药瘾者、血液透析者、肾移植者、同性恋者等为多见
丁型肝炎			我国属 HDV 低地方性流行区
戊型肝炎	急性期患者和亚临床感染者	粪-口途径	青壮年为主,男性多于女性

考点3★ 病毒性肝炎的潜伏期

各型肝炎潜伏期不同,甲型肝炎为2~6周(平均为4周),乙型肝炎为4~24周(平均为3个月),丙型肝炎为2~26周(平均为7.4周),丁型肝炎为4~20周,戊型肝炎为2~9周(平均为6周)。

考点4★★★ 病毒性肝炎的临床表现

1. 急性肝炎

(1) 急性黄疸型肝炎

1) 黄疸前期:突出症状为全身乏力及食欲不振、恶心、呕吐、腹胀、便溏等消化系统症状。本期末尿色逐渐加深,似浓茶色;肝功能检查示 ALT、AST 升高;体征可有右上腹叩击痛。本期持续数日至 2 周,平均 1 周。

2)黄疸期:首先出现巩膜黄染,尚有肝大、触痛及肝区叩击痛,脾可轻度肿大。本期持续2~6周。

3)恢复期:黄疸消退,症状消失,本期约需数周至 4 个月,平均 1 个月。

(2)急性无黄疸型肝炎 主要表现为乏力,食欲不振,腹胀,肝区疼痛,有的患者可有恶心、呕吐、便溏或低热。体征可有肝大、压痛、脾也可轻度肿大。

2. 慢性肝炎

(1)轻度 临床症状、体征轻微或缺如,肝功能指标仅 1 或 2 项轻度异常

(2)中度 症状、体征、实验室检查居于轻度和重度之间。

(3)重度 有明显或持续的肝炎症状,如乏力、食欲不振、腹胀、尿黄、便溏等,有肝病面容、肝掌、蜘蛛痣、脾大等体征,且无门脉高压表现者。

3. 重型肝炎(肝衰竭) 重型肝炎表现为一系列肝衰竭综合征:极度乏力,严重消化道症状,神经、精神症状,有明显出血现象,凝血酶原时间显著延长(INR>1.5)及 PTA<40%。黄疸进行性加深,胆红素大于正常值 10 倍,可见扑翼样震颤及病理反射,肝浊音界进行性缩小,胆酶分离,血氨升高等。

(1)急性重型肝炎(急性肝衰竭) 又称暴发型肝炎,特征是起病急,发病 2 周内出现以 Ⅱ 度以上肝性脑病为特征的肝衰竭综合征。病死率高,病程不超过 3 周。

(2)亚急性肝衰竭 起病较急,2~26 周出现:①极度乏力,有明显消化道症状。②黄疸迅速加深。③伴或不伴肝性脑病。④有出血表现,PTA≤40%(或 INR≥1.5)

并排除其他原因者。

（3）慢加急性（亚急性）重型肝炎　是在慢性肝病基础上出现的急性或亚急性肝功能失代偿，又称慢加急性（亚急性）肝衰竭。

（4）慢性重型肝炎（慢性肝衰竭）　是在肝硬化基础上，肝功能进行性减退导致的以腹水或门脉高压、凝血功能障碍和肝性脑病等为主要表现的慢性肝功能失代偿。

考点5★★★　病毒性肝炎的病原学检查

1. 甲型肝炎（HAV）　抗-HAV IgM，出现较早，是新近感染的证据，为 HAV 早期诊断最常用而简便的可靠指标。

2. 乙型肝炎（HBV）　HBsAg/抗-HBs，HBeAg/抗-HBe，HBcAg/抗-HBc，HBV DNA。

（1）HBsAg　是感染 HBV 后最早出现的血清学标志，也是现症感染指标之一。

（2）抗-HBs　是感染 HBV 后产生的惟一保护性抗体。

（3）HBcAg　血液中一般无游离的 HBcAg，若血清 HBcAg 阳性表示血液内含有 HBV，传染性强，HBV 复制活跃。

（4）抗-HBc　为感染 HBV 后最早出现的抗体，是 HBV 感染的标志。可能为现症感染或既往感染。高滴度的抗-HBc IgM 阳性或抗-HBc IgM 阳性而抗-HBc IgG 阴性为 HBV 急性或近期感染的标志。

（5）HBeAg 和抗-HBe　HBeAg 是病毒复制活跃、传染性强的标志，而抗-HBe 的出现预示着病毒复制减少或终止，传染性减弱。

（6）HBV DNA　是 HBV 存在和复制最可靠的直接证据。

3. 丙型肝炎（HCV）

（1）抗-HCV 一般认为抗-HCV 是感染的标志。

（2）HCV RNA 可用于 HCV 感染的早期诊断及疗效评估。

考点 6★ 病毒性肝炎的诊断

1. 淤胆型肝炎 起病类似急性黄疸型肝炎，黄疸持续时间长，症状轻，有肝内梗阻的表现。如皮肤瘙痒，大便灰白。

2. 肝炎肝硬化 多有慢性肝炎病史。有乏力、腹胀、尿少、肝掌、蜘蛛痣、脾大、腹水、双下肢水肿、胃底-食管下段静脉曲张、白蛋白下降、A/G 倒置等肝功能受损和门脉高压表现。

考点 7★★★ 慢性肝炎的抗病毒治疗

1. 慢性乙型肝炎 目前常用抗 HBV 药物为干扰素（Peg-IFN-α）和核苷类似物（NAs）。

2. 丙型肝炎

（1）最新发布的中国指南将<u>泛基因型 DAA 作为治疗丙肝的首选方案</u>。

类别	NS5A 抑制剂	NS5B 聚合酶核苷类似物抑制剂	NS5B 聚合酶核苷类似物抑制剂/NS5A 抑制剂	NS3/4A 蛋白酶抑制剂/NS5A 抑制剂
药品	达拉他韦	索磷布韦	索磷布韦+维帕他韦	格卡瑞韦+哌仑他韦

（2）<u>干扰素+利巴韦林（PR）</u>。

考点 8★★ 病毒性肝炎的预防

1. 甲型肝炎 <u>甲肝减毒活疫苗及灭活疫苗均有较好</u>

的预防效果。

2. 乙型肝炎

（1）乙肝免疫球蛋白（HBIG） 主要用于阻断 HBV 的母婴传播及意外暴露的被动免疫，应在出生后或暴露后的 24 小时内（时间越早越好）注射。

（2）乙肝疫苗 主要用于新生儿和高危人群的乙肝预防，对 HBsAg 阳性产妇所生婴儿，与乙肝免疫球蛋白联合使用可提高保护率。

考点 9★ 流行性感冒的病原学

根据病毒 NP 和 M1 抗原性的不同，流感病毒分为甲（A）、乙（B）、丙（C）三型。甲型流感病毒根据 HA 和 NA 的抗原性不同分为若干亚型，人类流感病毒主要与 H1、H2、H3 和 N1、N2 亚型有关。

考点 10★★ 流行性感冒的流行病学

1. 传染源 主要为流感患者和隐性感染者。潜伏期即有传染性，发病 3 日内传染性最强。

2. 传播途径 经呼吸道-空气飞沫传播，也可通过直接接触或病毒污染物品间接接触传播。

3. 易感人群 普遍易感，感染后获得对同亚型病毒免疫力，但维持时间短，各型及亚型之间无交叉免疫。

4. 流行特征 流感在流行病学上最显著的特点为：突然暴发，迅速蔓延，波及面广，具有一定的季节性，一般流行 6~8 周后会自然停止，流行过后人群获得一定的免疫力。多发于冬春季。

甲型流感常引起暴发流行；乙型流感呈局部流行或散发，亦可大流行；丙型以散发为主。

考点 11★★ 流行性感冒的临床表现

潜伏期通常为 1~3 日。起病多急骤，主要以全身中毒症状为主，呼吸道症状轻微或不明显。发热通常持续3~4日。

1. 单纯型流感 最常见，骤起畏寒、发热，体温可达39~40℃，头痛、全身酸痛、咽干、乏力及食欲减退等全身症状明显；咳嗽、流涕、鼻塞、咽痛等呼吸道症状较轻；少数患者有恶心、呕吐、腹痛、腹泻等消化道症状。

2. 肺炎型流感 较少见，多发生在2岁以下的小儿、老人、孕妇或原有慢性基础疾病者。

特点是在发病后24小时内出现高热、烦躁、呼吸困难、咳血痰和明显发绀，可进行性加重，抗菌治疗无效，可因呼吸循环衰竭在5~10日内死亡。

考点 12★★ 流行性感冒的治疗

1. 治疗原则

（1）隔离患者 流行期间对公共场所加强通风和空气消毒。

（2）早期治疗 起病1~2日内应用抗流感病毒药物治疗。

（3）加强支持治疗和防治并发症 密切观察和监测并发症，抗菌药物仅在有继发细菌感染时才考虑应用。

（4）合理应用对症治疗药物 儿童忌用阿司匹林制剂，以免诱发致命的雷耶（Reye）综合征。

2. 抗流感病毒药物治疗

（1）离子通道M2阻滞剂 只对甲型流感病毒有效。金刚烷胺和甲基金刚烷胺可阻断病毒吸附于宿主细胞，抑制病毒复制，早期应用可减少病毒的排毒量，缩短排毒期。

（2）神经氨酸酶抑制剂 奥司他韦是目前最为理想的抗病毒药物，能特异性抑制甲、乙型流感病毒的神经氨酸酶，从而抑制病毒的释放。

考点 13★　流行性感冒的预防

1. 控制传染源　早发现、早报告、早隔离、早治疗,隔离时间为1周或热退后2日。

2. 切断传播途径

3. 保护易感人群

（1）接种流感疫苗　在流感好发季节,给易感的高危人群和医务人员接种疫苗。

（2）应用抗流感病毒药物预防　明确或怀疑某部门流感暴发时,对所有非流感患者和未进行疫苗接种的医务人员给予金刚烷胺、金刚乙胺或奥司他韦进行预防性治疗。

考点 14★★　人感染高致病性禽流感的病原学

目前感染人类的禽流感病毒亚型主要有 H5N1、H9N2、H7N9、H7N7、H7N2、H7N3 等。其中感染 H5N1、H7N9 亚型者病情重,死亡率高。

考点 15★★★　人感染高致病性禽流感的流行病学

1. 传染源　主要为病禽、带毒的禽,野禽在自然传播中发挥了重要作用。

2. 传播途径　主要经呼吸道传播。目前尚无人与人之间直接传播的确切证据。

3. 易感人群　人对禽流感病毒普遍不易感。12岁以下的儿童病情重。

4. 发病季节　禽流感一年四季均可发生,但冬、春季节多暴发流行。

考点 16★★　人感染高致病性禽流感的临床表现

潜伏期一般为 1~7 日,通常为 2~4 日。急性起病,早期表现类似流感,主要为发热,体温大多持续在 39℃

以上,可伴有眼结膜炎、流涕、鼻塞、咳嗽、咽痛、头痛和全身不适。部分患者可有恶心、腹痛、腹泻、稀水样便等消化道症状。重症患者可出现肺炎、急性呼吸窘迫综合征(ARDS)、肺出血、胸腔积液,全血细胞减少、肾衰竭、休克及雷耶(Reye)综合征等多种并发症。体征可见眼结膜轻度充血,咽部充血,肺部有干啰音,半数患者有肺实变体征。

考点 17★★★ 人感染高致病性禽流感的诊断

根据流行病学资料、临床症状和病原分离而确诊。

1. 医学观察病例 1 周内有流行病学接触史者,出现流感样症状,对其进行 7 日医学观察。

2. 疑似病例 有流行病学史和临床表现,患者呼吸道分泌物标本采用甲型流感病毒和 H5 型单克隆抗体抗原检测阳性者。

3. 临床诊断病例 被诊断为疑似病例,且与其有共同暴露史的人被诊断为确诊病例者。

4. 确诊病例 临床诊断病例呼吸道分泌物标本中分离出特定病毒或采用 RT-PCR 检测到禽流感病毒基因,且发病初期和恢复期双份血清抗禽流感病毒抗体滴度 4 倍或以上升高。

考点 18★★ 艾滋病的病原学

引起艾滋病(AIDS)的病原体是人免疫缺陷病毒(HIV),为 RNA 病毒,主要感染 CD_4^+T 淋巴细胞。

考点 19★★ 艾滋病的流行病学

1. 传染源 艾滋病患者和无症状 HIV 感染者都是传染源,尤其后者。

2. 传播途径 ①性接触传播是主要传播途径。②血源传播。③母婴传播。

3. 易感人群 普遍易感。静脉注射吸毒者、性工作者、同性恋、性乱者、血友病病人、多次接受输血或血制品者是感染的高危人群。

4. 流行特征 推行"90-90-90策略"。ART（抗反转录病毒治疗）启动时机：一旦确诊HIV感染，无论CD_4^+T淋巴细胞水平高低，均建议立即开始治疗。HIV的孕妇不论其CD_4^+T淋巴细胞计数多少或临床分期如何，均应终生接受ART；HIV感染母亲所生新生儿应在出生后尽早（6~12h内）服用抗病毒药物。

考点20★★★ 艾滋病的临床表现

1. 急性HIV感染期 感染后平均2~4周有临床症状，以发热最为常见，可伴有头痛、咽痛、恶心、呕吐、腹泻、皮疹、关节痛、淋巴结肿大以及神经系统症状。

2. 无症状感染期 临床无明显症状，但血中可检出病毒及抗体，有传染性。持续时间一般为6~8年，短可数月，长可达15年。

3. 艾滋病期 为感染HIV后的最终阶段。此期主要表现为持续1个月以上的发热、盗汗、腹泻，体重减轻10%以上，部分患者可表现为精神神经症状，还可出现持续性全身淋巴结肿大。此期可并发各系统的各种机会性感染（卡氏肺孢子菌肺炎最为常见）和恶性肿瘤（卡波西肉瘤最为常见）。

考点21★★★ 艾滋病的诊断

1. 急性感染期 近期内有流行病学史和相关临床表现，结合实验室HIV抗体由阴性转为阳性即可诊断，或仅实验室检查HIV抗体由阴性转为阳性即可诊断。

2. 无症状感染期 有流行病学史，HIV抗体阳性，或仅实验室检查HIV抗体阳性即可诊断。

3. 艾滋病期 有流行病学史,实验室检查 HIV 抗体阳性,加下述各项中的任何一项即可诊断:①原因不明的不规则发热,体温高于 38℃持续 1 个月以上。②慢性腹泻(每日>3 次)持续 1 个月以上。③体重在 6 个月内下降 10%以上。④反复发作的口腔念珠菌感染。⑤反复发作的单纯疱疹病毒、带状疱疹病毒感染。⑥卡氏肺孢子菌肺炎。⑦反复发生的细菌性肺炎。⑧活动性结核或非结核分枝杆菌病。⑨深部真菌感染。⑩中枢神经系统占位性病变。⑪中青年人出现痴呆。⑫活动性巨细胞病毒感染。⑬弓形体病。⑭马尔尼菲青霉菌感染。⑮反复发生的败血症。⑯皮肤黏膜或内脏的卡波西肉瘤、淋巴瘤。另外,CD_4^+T 淋巴细胞计数 < 200/μL 也可诊断。

考点 22★ 流行性出血热的病原学

流行性出血热(EHF)病毒属汉坦病毒属(HV),为 RNA 病毒。

考点 23★★★ 流行性出血热的流行病学

1. 传染源 鼠类(黑线姬鼠、褐家鼠等)为主要的传染源。

2. 传播途径 病毒能通过宿主动物的血及唾液、尿、便等排出体外。其传播途径有:①呼吸道传播。②消化道传播。③接触传播。④母婴传播。⑤虫媒传播。

3. 易感人群 人群普遍易感,感染后可获持久免疫。

4. 流行特征 ①地区性。我国疫情最重,好发于海拔 500 米以下的农业区。②季节性。为全年散发,但有明显季节高峰。其季节性与鼠类繁殖、活动有关。③人群分布。各年龄组均可发病,以青壮年为主。

考点 24 ★★★　流行性出血热的临床表现

潜伏期为 4~46 天，一般为 1~2 周。

典型五期经过：发热期、低血压休克期、少尿期、多尿期与恢复期。非典型和轻型病例可出现越期或不典型表现，而重症患者则可出现发热期、休克期和少尿期之间的重叠。

发热期：起病急骤，发热 39℃以上，稽留热和弛张热多见；热程多为 3~7 日	全身中毒症状	头痛、腰痛和眼眶痛，称为"三痛"
	毛细血管损害	颜面、颈、胸等部位潮红称为"三红"，呈酒醉貌。黏膜充血见于睑结膜、口腔软腭和咽部。皮肤出血多见于腋下和胸背部，条索状、抓痕样或点状瘀斑
	肾脏损害	蛋白尿、血尿和少尿倾向

考点 25 ★★★　流行性出血热的治疗

以综合疗法为主。其原则是"三早一少"，即早发现、早休息、早治疗及少搬动，把好休克、出血、肾衰竭和继发感染四关。

1. 发热期

（1）抗病毒　3 日内可予利巴韦林。

（2）减轻外渗

（3）改善中毒症状　高热以物理降温为主，慎用发汗退热药；中毒症状重者可予地塞米松，静脉注射。

（4）预防 DIC　给予低分子右旋糖酐静滴，以降低血黏度。

2. 低血压休克期　主要是抗休克，力争稳定血压，预防重要脏器衰竭。

（1）补充血容量　宜早期、快速和适量。争取 4 小时内血压稳定。常用低分子右旋糖酐、甘露醇、血浆和白蛋白。

（2）纠正酸中毒　主要用 5% 碳酸氢钠。

（3）使用血管活性药　经补液、纠酸后，血压仍不稳定者，可应用血管活性药物，如多巴胺等。

（4）应用糖皮质激素　地塞米松。

（5）强心

3. 少尿期　治疗以稳定机体内环境，促进利尿，导泻和透析治疗为主。

（1）稳定机体内环境　维持水、电解质、酸碱平衡；减少蛋白分解，控制氮质血症。

（2）促进利尿　少尿初期可酌用 20% 甘露醇，用后利尿效果明显可重复应用 1 次。常用利尿剂如呋塞米。

（3）导泻和放血疗法　常用甘露醇。出现高血容量综合征者可紧急放血。

（4）透析疗法　常用腹膜透析和血液透析。

4. 多尿期

（1）维持水与电解质平衡（首要）　补充水分以口服为主，给予半流质和富含钾的食物。

（2）防治继发感染

考点 26★　狂犬病的流行病学

1. 传染源　带狂犬病毒的动物是主要传染源，主要是狗，其次为猫、猪、牛、马等家畜和狼。

2. 传播途径　本病主要通过被患病动物咬伤传播。黏膜和皮肤也是病毒的重要侵入门户。

考点 27★★　狂犬病的发病机制与病理

1. 发病机制　狂犬病病毒经皮肤或黏膜破损处进入

机体后，对神经组织有很强的亲和力，沿末梢神经和神经周围间隙的体液进入与咬伤部位相当的背根节和脊髓段，然后沿脊髓上行至脑，并在脑组织中繁殖。

2. 病理变化 主要为急性弥漫性脑脊髓炎，镜下可见到嗜酸性包涵体，即内基小体（Negri body），是本病特异且具有诊断价值的病变。

考点28★★ 狂犬病的临床表现

潜伏期长短不一，短的5日，最长可达10年以上，一般1~3个月。

（1）前驱期 咽喉紧缩感。本期持续2~4日。

（2）兴奋期 恐水是本病的特殊症状，典型表现在饮水、见水、听流水声或谈及饮水时，可引起严重咽喉肌痉挛。患者渴极而怕饮水，饮而不能下咽，常伴有声嘶和脱水。怕风亦是本病常见的症状。多在发作中死于呼吸或循环衰竭。本期持续1~3日。

（3）麻痹期 出现弛缓性瘫痪，尤以肢体软瘫为多见。多因呼吸麻痹和循环衰竭而死亡。本期持续6~18小时。

考点29★★ 狂犬病的预防

1. 伤口处理 在咬伤的当时，先局部挤压、针刺使其尽量出血，再用20%肥皂水充分冲洗伤口，后用5%碘酊反复涂拭。伤口一般不予缝合或包扎，以便排血引流。如有抗狂犬病免疫球蛋白或免疫血清，则在伤口底部和周围行局部浸润注射。此外，要注意预防破伤风及细菌感染。

2. 疫苗接种 可用于暴露后预防，也可用于暴露前预防。国内主要采用VERO细胞疫苗和地鼠肾细胞疫苗。

考点 30 ★★ 流行性乙型脑炎的流行病学

1. 传染源 猪为本病主要传染源。检测猪的乙脑病毒感染率可预测当年在人群中的流行趋势。

2. 传播途径 乙脑主要通过蚊虫叮咬而传播，国内主要为三带喙库蚊。

3. 易感人群 普遍易感。多为隐性感染，感染后可获得持久的免疫力。母亲传递的抗体对婴儿有保护作用。

4. 流行特征 东南亚和西太平洋地区是乙脑的主要流行区。发病人群以10岁以下儿童为主，尤以2~6岁儿童发病率为高。呈高度散发性，家庭成员中多人同时发病少见。

考点 31 ★★★ 流行性乙型脑炎的临床表现

1. 初期 头痛是乙脑最常见和最早出现的症状。

2. 极期 高热、抽搐和呼吸衰竭是乙脑极期的严重表现。

3. 恢复期 经积极治疗后大多数患者可于6个月内恢复。

4. 后遗症期 癫痫后遗症可持续终生。

5. 临床分型 流行期间以轻型和普通型多见。

（1）轻型 体温39℃以下，神志始终清楚。

（2）普通型 体温39~40℃，嗜睡或浅昏迷。

（3）重型 体温40℃以上，昏迷，反复或持续性抽搐。

（4）极重型（暴发型） 起病急骤，体温于1~2日内升至40℃以上，常反复或持续性抽搐，深度昏迷，迅速出现脑疝及中枢性呼吸衰竭等。多于3~5日内死亡，幸存者多有严重后遗症。

考点32★★　流行性乙型脑炎的诊断

1. 流行病学资料　严格的季节性（7~9月），10岁以下儿童多见，近年来成人病例有增加趋势。

2. 临床特征　起病急、高热、头痛、呕吐、意识障碍、抽搐、病理征及脑膜刺激征阳性等。

3. 实验室检查　外周血白细胞及中性粒细胞均增高；脑脊液压力高，细胞数轻度增高，蛋白稍高，糖及氯化物正常；血清特异性IgM或脑脊液抗原检测阳性可作出早期诊断。

第三单元　细菌感染

考点1★★　流行性脑脊髓膜炎的病原学
脑膜炎奈瑟菌属奈瑟菌属，是革兰染色阴性双球菌。

考点2★★　流行性脑脊髓膜炎的流行病学

1. 传染源　带菌者和患者为传染源。
2. 传播途径　主要经呼吸道（飞沫）传播。
3. 易感人群　人群普遍易感，6个月至2岁婴幼儿发病率最高。
4. 流行特征　冬春季发病较多。

考点3★★★　流行性脑脊髓膜炎的临床表现

1. 普通型　约占全部病例的90%。

（1）前驱期（上呼吸道感染期）　此期传染性最强。
（2）败血症期　此期重要的体征是皮疹，约70%的患者可有皮肤黏膜的瘀点、瘀斑。常于1~2天内发展为脑膜炎期。
（3）脑膜炎期　此期高热及毒血症持续，中枢神经系统症状加重,患者头痛欲裂,喷射性呕吐,血压增高,脉搏减慢,烦躁或谵妄,脑膜刺激征阳性。严重者可出现呼吸或循环衰竭。持续2~5日。

(4)恢复期 体温下降至正常,症状好转。

2. 暴发型 多见于儿童,病情凶险,如抢救不及时常于24小时内危及生命。分为:

(1)休克型
(2)脑膜脑炎型
(3)混合型

3. 轻型

4. 慢性型

考点4★★★ 流行性脑脊髓膜炎的实验室检查

1. 血象 白细胞计数多在$20×10^9/L$左右,中性粒细胞比例80%~90%。

2. 脑脊液检查 此为明确诊断的重要方法。初起或休克型患者脑脊液多无改变。其他型可见脑脊液外观浑浊,压力升高,白细胞明显增高,蛋白质增高,糖和氯化物明显降低。

3. 细菌学检查

(1)涂片 脑脊液沉淀物或皮肤瘀点涂片染色,可见革兰染色阴性双球菌。此为早期诊断本病的重要方法。

(2)细菌培养 取脑脊液、血液、瘀斑组织液、骨髓等进行病原菌培养,阳性可确诊。应在使用抗菌药物前采集标本。

4. 血清学检查 检测特异性抗原及抗体,较细菌培养阳性率高,特异性强。其中特异性抗原检测主要用于早期诊断,阳性率90%以上。

5. 分子生物学检查

考点5★★ 流行性脑脊髓膜炎的诊断

1. 流行病学资料 冬春季发病。

2. 临床表现 突起高热,头痛,呕吐,皮肤黏膜瘀点或瘀斑,脑膜刺激征阳性等。

3. 实验室检查 白细胞及中性粒细胞明显升高,脑脊液呈化脓性改变,尤其是细菌培养阳性及流脑特异性血清免疫检测阳性为确诊的主要依据。

考点6★★ 流行性脑脊髓膜炎的治疗

青霉素为首选药物。一旦高度怀疑流脑应在30分钟内给予抗菌治疗。

考点7★★★ 伤寒的病原学

伤寒杆菌,属于沙门菌属D组,革兰染色阴性。含有菌体"O"、鞭毛"H"、表面Vi抗原。检测血清"O"抗原和"H"抗原相应的抗体即肥达反应,有助于诊断。Vi抗原主要用于慢性带菌者的调查及疗效评价。伤寒杆菌释放内毒素,起重要致病作用。伤寒杆菌在自然环境中生命力较强,对光、热、干燥抵抗力较弱。

考点8★★ 伤寒的流行病学

1. 传染源 患者和带菌者为惟一传染源。

2. 传播途径 经粪-口途径传播。

考点9★★★ 伤寒的临床表现

1. 典型伤寒

(1) 初期(侵袭期) 病程第1周,起病缓慢。发热是最早出现的症状。

(2) 极期 病程第2~3周。持续性高热,体温39~40℃,呈稽留热型;特殊的中毒面容;相对缓脉或重脉;

玫瑰疹（7~14日出现）；肝脾大。此期易并发肠出血及肠穿孔。

(3) 缓解期

(4) 恢复期

2. 不典型伤寒

(1) 轻型　一般症状较轻，病程短。

(2) 暴发型　起病急，中毒症状重，预后凶险。

(3) 迁延型　发热持续不退，热程可达5周以上。

(4) 逍遥型　毒血症状轻微，部分患者可因肠出血或肠穿孔而就医始被发现。

3. 复发与再燃

复发：进入恢复期后，体温正常1~3周后，发热等临床症状再度出现。

再燃：病程进入缓解期，体温开始下降，但未达到正常时，又再度升高。

4. 并发症　常见的并发症有肠出血、肠穿孔等。

考点 10★★　伤寒的实验室检查

1. 肥达反应（伤寒血清凝集试验）　测定患者血清中相应抗体的凝集效价，对伤寒有辅助诊断价值。常在病程第1周末出现阳性，第3~4周阳性率可达90%，其效价随病程的演变而递增，第4~5周达高峰，至恢复期应有4倍以上升高。

2. 病原学检查　细菌培养是确诊伤寒的主要手段。

(1) 血培养　病程第1周阳性率最高，可达80%~90%，以后逐渐下降。

(2) 骨髓培养　较血培养阳性率更高，可达90%，其阳性率受病程及使用抗菌药物的影响较小，已开始抗菌治疗者仍可获阳性结果。

(3) 粪便培养　整个病程中均可阳性，第3~4周阳性率最高。粪便培养阳性表示大便排菌,有传染性,除外慢性胆囊带菌者,对伤寒有诊断意义。

(4) **尿培养** 病程第3~4周阳性率约25%。

考点 11★★★ 伤寒的诊断

1. 临床依据 持续性发热1周以上、特殊中毒面容、相对缓脉、玫瑰疹、肝脾大等典型表现,出现肠出血和肠穿孔等并发症,均可高度提示伤寒的可能。

2. 实验室依据 血或骨髓培养阳性有确诊意义。肥达反应阳性有辅助诊断意义。外周血白细胞减少,嗜酸性粒细胞减少或消失。

考点 12★★ 伤寒的病原治疗

1. 氟喹诺酮类 首选。

2. 头孢菌素类 第三代头孢菌素在体外对伤寒杆菌有强大抗菌活性,体内分布广,胆汁浓度高,不良反应少,适用于孕妇、儿童等。

考点 13★ 伤寒的预防

1. 控制传染源 及时隔离并治疗患者,体温恢复正常15日后,连续大便培养2次(每周1次)阴性方可解除隔离。

2. 切断传播途径 是预防伤寒的关键。搞好"三管一灭"(管理饮食、水源、粪便,消灭苍蝇),养成良好的个人卫生习惯。

3. 保护易感人群 对高危人群可进行预防接种。

考点 14★★ 细菌性痢疾的病原学

痢疾杆菌属肠杆菌科志贺菌属,为革兰阴性杆菌,有菌毛。痢疾杆菌分为四群:A群(痢疾志贺菌群)、B群(福氏志贺菌群)、C群(鲍氏志贺菌群)和D群(宋内志贺菌群)。痢疾志贺菌感染病情较重,福氏志贺菌感染易转为慢性,宋内志贺菌感染病情较轻。

宋内志贺菌抵抗力最强,福氏志贺菌次之,痢疾志贺菌最弱。

痢疾志贺菌产生外毒素的能力最强。

考点 15★★ 细菌性痢疾的流行病学

1. 传染源 主要是急、慢性菌痢患者及带菌者。

2. 传播途径 粪-口途径传播。

3. 人群易感性 人群普遍易感,病后可获得一定的免疫力,持续时间短,且不同菌群及血清型之间无交叉免疫,故易反复或重复感染。

考点 16★★ 细菌性痢疾的发病机制与病理

志贺菌经口进入体内,在结肠黏膜上皮细胞和固有层中繁殖、释放毒素,引起炎症反应和小血管循环障碍。主要致病物质是内毒素。主要病变部位为乙状结肠和直肠。

考点 17★★★ 细菌性痢疾的临床表现

1. 典型菌痢 黏液或脓血样便,伴里急后重。

2. 中毒型菌痢

(1) 多见于 2~7 岁儿童。

(2) 特点为起病急骤,突起畏寒、高热,病势凶险,全身中毒症状重,可有烦躁或嗜睡、昏迷等,数小时内迅速出现循环衰竭或呼吸衰竭。肠道症状常不明显或缺如。

(3) 可分以下 3 型:①休克型(周围循环衰竭型),以感染性休克为主。②脑型(呼吸衰竭型),以中枢神经系统表现为主。③混合型。

3. 重型菌痢

(1) 多见于年老、体弱和营养不良的患者。

（2）**特点**为急起发热，腹泻每天 30 次以上，为稀水脓血便，偶尔排出片状假膜，甚至大便失禁，腹痛、里急后重明显。后期可出现严重腹胀及中毒性肠麻痹，常伴呕吐，严重失水可引起外周循环衰竭。

考点 18★★★　细菌性痢疾的诊断

1. 流行病学资料　夏秋季进食不洁食物或与菌痢患者有接触史。

2. 临床表现

（1）急性期有发热、腹痛、腹泻、里急后重及黏液或脓血便。

（2）慢性菌痢患者有急性菌痢史，病程超过 2 个月。

（3）中毒型菌痢以儿童多见。起病时肠道症状轻微或无，常需盐水灌肠或肛拭子取便行粪便检查方可诊断。

3. 实验室检查　粪便镜检有大量白细胞或脓细胞（≥15 个/高倍视野），可见红细胞；确诊需粪便培养志贺菌阳性。

考点 19★★★　细菌性痢疾的治疗

1. 急性细菌性痢疾　病因治疗首选氟喹诺酮类。

2. 中毒型细菌性痢疾

（1）对症治疗　降温止惊，采取物理降温，惊厥者地西泮肌注。脑型要减轻脑水肿，给予甘露醇。

（2）抗菌治疗　宜采用静脉给药。可选氟喹诺酮或三代头孢。

考点 20★★　霍乱的病原学

霍乱是由霍乱弧菌引起的烈性肠道传染病。为我国甲类传染病，属国际检疫传染病。霍乱弧菌属弧菌科弧菌属，革兰染色阴性，无芽孢，菌体有一较长之鞭毛，运动极活跃。目前我国流行的霍乱弧菌以埃尔托生物型、小川型为主。埃尔托型所致者多为轻型或无症状者。O_{139}群所致者常有发热和腹痛。

考点21★ 霍乱的流行病学

1. 传染源 患者和带菌者是传染源。

2. 传播途径 经粪-口途径传播。

3. 易感人群 普遍易感。

4. 流行特征 以沿海地带为主；夏秋季高发。

考点22★★ 霍乱的发病机制与病理

1. 发病机制

（1）霍乱弧菌进入肠道，产生外毒素——霍乱肠毒素，是霍乱的主要致病物质。

（2）霍乱肠毒素与宿主肠黏膜上皮细胞受体结合，刺激细胞过度分泌水、氯化物和碳酸盐等，形成霍乱特征性的剧烈水样腹泻。腹泻导致的失水使胆汁分泌减少，所以腹泻物呈"米泔水"样。

2. 病理 本病病理特点主要是严重脱水导致的一系列功能性改变，而组织器官质性损害轻微。

考点23★★★ 霍乱的临床表现

1. 泻吐期 多以剧烈腹泻开始，迅速成为黄色水样便或米泔水样便或洗肉水样血便。呕吐多在腹泻数次后出现，呈喷射状。

2. 脱水期 由于频繁的泻吐，大量水及电解质丧失，患者可迅速出现脱水、循环衰竭。表现为烦躁不安，表情淡漠，声音嘶哑，眼窝下陷，口唇干燥，皮肤弹性差或消失，脉搏细速等。如钠盐大量丢失可出现肌肉痉挛，以腹直肌、腓肠肌最为明显。低血钾可致肌张力减弱或消失，肠胀气、心律失常等。

3. 恢复期 脱水纠正后，多数症状迅速消失。少数患者有反应性发热，一般持续1~3天后自行消退。

考点24★★ 霍乱的诊断

具有下列三项之一者可诊断为霍乱：

（1）有腹泻症状，粪便培养霍乱弧菌阳性者。

（2）在流行期间的疫区内有腹泻症状，做双份血清抗体效价测定，如血清凝集试验呈4倍以上或杀弧菌抗体呈8倍以上增长者。

（3）在疫源检查中，首次粪便培养阳性，前5天内有腹泻症状者。

考点25★★★ 霍乱的治疗

1. 补液疗法 及时足量补液是治疗的关键。补液原则是早期、快速、足量，先盐后糖，先快后慢，纠酸补钙，见尿补钾，最初24小时总入量按临床分型的轻、中、重分别给3000~4000mL、4000~8000mL、8000~12000mL。

2. 抗菌治疗 常用药物为氟喹诺酮类，如多西环素、环丙沙星等，连服3日，也可采用四环素、氨苄西林、红霉素或阿奇霉素、复方磺胺甲噁唑等。

考点26★★★ 霍乱的预防

按甲类传染病隔离治疗至症状消失。停用抗菌药物后大便培养每日1次，连续3次阴性，方可解除隔离。密切接触者应严密检疫5日。

考点27★★ 结核病的病原学

人结核分枝杆菌为人类结核病的病原体，而免疫接种常用的卡介苗则来源于牛结核分枝杆菌。

考点28★★ 结核病的流行病学

1. 传染源 开放性肺结核患者的排菌是结核传播的

主要来源。

2. 传播途径 ①呼吸道传播，主要为患者与健康人之间经空气传播。②消化道传播。③垂直传播。④其他，经皮肤伤口感染和上呼吸道直接接种。②③④均罕见。

3. 易感人群 社会经济落后地区高发。免疫抑制状态患者尤其好发结核病。

4. 流行特征 艾滋病与结核病共感染以及耐药结核病是目前威胁全球结核病防控的两大主要问题。高耐药率是我国结核病难以控制的原因之一。

考点29★ 结核病的发病机制和病理

由T细胞介导的细胞免疫对结核病发病、演变及转归产生决定性影响。迟发性变态反应则是宿主对结核分枝杆菌形成免疫应答的标志。

基本病变包括：①渗出型病变。②增生型病变。当病灶内菌量少而致敏淋巴细胞数量多，则形成结核病的特征性病变——结核结节。③干酪样坏死。为病变进展的表现。上述三种病变可相互转化、交错存在，很少独立存在。

考点30★★★ 结核病的临床表现

1. 肺结核的症状和体征

（1）全身症状　发热为肺结核最常见的全身中毒性症状，多数为长期低热。

（2）呼吸系统症状　咳嗽轻微，干咳或仅有少量黏液痰。有空洞形成时痰量增加，若伴继发感染，则痰呈脓性。1/3~1/2患者可有咯血。严重者可并发肺心病和心肺功能不全。

（3）体征　取决于病变性质、部位、范围或程度。

2. 肺外结核的临床类型和表现　结核病是一个全身性疾病，肺结核是结核病的主要类型。肾结核起病隐匿，不易发现，多见于成年人，儿童少见。女性生殖系统结核则可在出现不明原因的月经异常、不孕等情况下发现。结核性脑膜炎则可表现为头痛、喷射性呕吐、意识障碍等中枢神经系统感染症状。

考点31★★ 结核病的实验室检查与其他检查

1. 细菌学检查 痰结核分枝杆菌检查是确诊肺结核最特异性的方法。

（1）涂片抗酸染色镜检 快速简便。抗酸杆菌阳性则肺结核诊断基本成立。

（2）细菌培养 敏感性和特异性均高于涂片检查，涂片阴性或诊断有疑时培养尤其重要。

（3）分子生物学检测

2. 影像学检查

（1）原发型肺结核 典型表现为肺内原发灶、淋巴管炎和肿大的肺门或纵隔淋巴结组成的哑铃状病灶。

（2）急性血行播散型肺结核 散布于两肺野、分布较均匀、密度和大小相近的粟粒状阴影。

胸部CT有助于发现隐蔽区病灶和孤性结节的鉴别诊断。X线检查对于诊断肠道、泌尿系统、生殖系统、骨关节结核亦具重要价值。

3. 免疫学检查

（1）结核菌素试验（TST） 在接种卡介苗的人群中无结核感染亦可出现PPD皮试阳性，特异性低。

（2）特异性结核抗原 比结核菌素试验有更高的敏感性与特异性，可以反映机体是否存在结核感染，亦可辅助诊断潜伏性结核感染或活动性结核感染。

考点32★★ 结核病的诊断

确诊病例包括干酪样坏死、仅培养阳性肺结核和仅病理学提示为结核病变者三类。

其中涂阳肺结核病例需符合下列三项之一：①2份痰标本直接涂片抗酸杆菌镜检阳性。②1份痰标本直接涂片抗酸杆菌镜检阳性加肺部影像学检查符合活动性肺结核影像学表现。③1份痰标本直接涂片抗酸杆菌镜检阳性加1份痰标本结核分枝杆菌培养阳性。

培养阳性肺结核需同时符合下列两项：①痰涂片阴性。②肺部影像学检查符合活动性肺结核影像学表现加1份痰标本结核分枝杆菌培养阳性。

考点33★★ 布鲁菌病的病原学

布鲁菌属是一组革兰阴性短小杆菌，至少包括6个种19个生物型。其中牛种、猪种、羊种、犬种对人类致病。

考点34★★ 布鲁菌病的流行病学

1. 传染源 与人类有关的传染源主要是羊、牛及猪，其次是犬、鹿、马、骆驼等。布鲁菌病首先在染菌动物间传播，造成带菌或发病，然后波及人类。

2. 传播途径 ①皮肤及黏膜接触传染。②消化道传染。③呼吸道传染。④其他，如苍蝇携带、蚊虫叮咬也可传播本病。人与人之间罕有传播。

3. 易感人群 人群普遍易感。疫区居民可因隐性感染而获免疫。

4. 流行特征 该病为全球性疾病，发病高峰位于春夏之间，与动物产仔季节有关。我国以牛种菌和羊种菌为主要的病原体。变化趋势体现为由牧区向半牧半农区甚至农区转变，聚集暴发向散在发病转变。

考点35★ 布鲁菌病的发病机制与病理

内毒素在病理损伤、临床症状方面起着重要作用。

本病的病理变化极为广泛，以单核-吞噬细胞系统最为常见。在急性期常有弥漫性细胞增生，慢性期则可出现多细胞组成的肉芽肿。

考点36★★ 布鲁菌病的临床表现

该病最常局限在骨、关节、中枢神经系统，表现为相应的临床症状和体征。

1. 急性感染 多缓慢起病，主要症状为发热、多汗、乏力、肌肉和关节疼痛、睾丸肿痛等。发热多为不规则热，仅有5%~20%的患者出现典型波状热。急性感染病程多在6个月以内。

2. 慢性感染 可由急性期发展而来，也可直接表现为慢性。临床表现一类是全身性非特异性症状，类似神经症和慢性疲劳综合征；另一类是器质性损害，其中以骨骼-肌肉系统最为常见，如大关节损害、肌腱挛缩等。神经系统病变以及泌尿生殖系统病变也可见到。

考点37★ 布鲁菌病的实验室检查

1. 病原学检查 取血液、骨髓、组织、脑脊液等进行细菌培养，急性期培养阳性率高。

2. 免疫学检查

（1）平板凝集试验 用于初筛。

（2）试管凝集试验（SAT） 滴度为1∶100（++）及以上。

（3）酶联免疫吸附试验（ELISA） 1∶320为阳性，可分别定量检测特异性抗体水平，灵敏性和特异性均较好。

考点38★★ 布鲁菌病的诊断

急性感染可通过流行病学史、临床表现和实验室检查诊断。①流行病学接触史。有传染源密切接触史或疫区生活接触史。②具有该病临床症状和体征并排除其他疑似疾病。③实验室检查。病原分离、试管凝集试验、ELISA 等检查阳性。

<u>凡具备①、②项和第③项中的任何一项检查阳性即可确诊为布鲁菌病</u>。慢性感染者和局灶性感染者诊断有时相当困难，<u>获得细菌培养结果最为可靠</u>。

考点39★★★　布鲁菌病的治疗

1. 病原治疗　原则为<u>早期、联合、规律、适量、全程</u>，必要时延长疗程，防止复发和慢性化，减少并发症的发生。

（1）成人及8岁以上儿童　<u>首选多西环素联合利福平，或多西环素联合链霉素。</u>

（2）8岁以下儿童　利福平联合复方新诺明或利福平联合氨基糖苷类药物。

（3）孕妇　利福平联合复方新诺明。妊娠12周内选用三代头孢菌素类药物联合复方新诺明治疗。含潜在风险，需权衡利弊。

（4）并发症　一般可考虑应用三联或三联以上药物治疗，并需适当延长疗程。

2. 脱敏治疗　多在慢性感染时选用。

第四单元　消毒与隔离

考点1★★　消毒的种类

1. 疫源地消毒　指对<u>目前或曾经存在传染源的地区</u>进行消毒。

（1）随时消毒　对传染源的排泄物、分泌物及其污染过的物品进行<u>及时消毒处理</u>。

（2）终末消毒　传染源离开疫源地，对其原居住地点进行的最后一次彻底消毒,以期完全杀灭和清除患者所播散遗留的病原体。

2. 预防性消毒 在未发现传染源情况下,对可能被病原体污染的物品、场所和人体进行的消毒措施。如公共场所消毒、运输工具消毒、饮水及餐具消毒、饭前便后洗手均属之。医护人员手的消毒及手术室消毒,免疫缺陷患者如骨髓移植患者层流病房亦为预防性消毒。

考点2★★ 隔离的概念

把传染期内的患者或病原携带者置于不能传染给他人的条件之下,防止病原体向外扩散,便于管理、消毒和治疗。

考点3★★★ 隔离的种类

1. 严密隔离 适用于鼠疫(肺鼠疫)、肺炭疽、SARS、霍乱等的隔离。凡传染性强、病死率高的传染病均需采取严密隔离。

2. 呼吸道隔离 适用于肺结核、流脑、百日咳、麻疹、腮腺炎等以空气飞沫传播为主的传染病。

3. 肠道隔离 适用于以粪-口途径传播为主的传染病,如甲肝、戊肝、伤寒、菌痢等。

4. 接触隔离 适用于经体表或伤口直接或间接接触而感染的疾病,如狂犬病、破伤风、气性坏疽等。

5. 血液-体液隔离 适用于乙肝、丙肝、艾滋病、梅毒、疟疾、回归热、登革热等的预防。

6. 虫媒隔离 适用于以昆虫为媒介而传播的疾病,如乙脑、流行性出血热、疟疾、斑疹伤寒、回归热等的隔离。

7. 保护性隔离 适用于抵抗力低或极易感染的患者,如严重烧伤、早产儿、白血病、脏器移植及免疫缺陷患者等的隔离。

考点4★★　隔离的期限

传染病患者的隔离期限是根据传染病的<u>最长传染期</u>而确定的，同时尚应根据<u>临床表现和微生物检验</u>结果来决定是否可以解除隔离。

考点5★　医院感染的概念

1. 广义概念　是指任何人员在医院活动期间遭受病原体侵袭而引起的感染。

2. 狭义概念　医院感染的对象主要是住院患者和医院工作人员。

考点6★★★　医院感染的诊断标准

1. 无明显潜伏期的感染，规定<u>入院48小时后发生的感染为医院感染</u>；有明确潜伏期的感染，自入院起<u>超过平均潜伏期</u>后发生的感染为医院感染。

2. 本次感染直接与上次住院有关。

3. 在原有感染基础上出现其他部位新的感染（除外脓毒血症迁徙灶），或在原感染已知病原体基础上又分离出新的病原体（排除污染和原来的混合感染）的感染。

4. 新生儿在分娩过程中和产后获得的感染。

5. 由于诊疗措施激活的潜在性感染，如疱疹病毒、结核杆菌等的感染。

6. 医务人员在医院工作期间获得的感染。

考点7★★　临床常见的医院感染

严重影响患者医疗安全，有措施可以控制的常见医院感染主要包括四种：①<u>中心导管相关血流感染</u>。②<u>呼吸机相关肺炎</u>。③<u>尿管相关尿路感染</u>。④<u>手术部位感染</u>。

医学人文

医学伦理学

第一单元 医学伦理学与医学目的、医学模式

考点1★★ 伦理学、医学伦理学、医学道德

1. 道德是人们在<u>社会生活实践中形成，由经济基础决定</u>，用善恶标准评价，以社会舆论、内心信念和传统习俗来调节人与人、人与社会、人与自然之间关系的原则和规范的总和。

2. 医学伦理学是应用伦理学的理论、方法研究医学活动中的道德的科学。医学伦理学的主要目的是为医疗实践及其相关领域的活动<u>提供价值标准和行为规范。</u>

3. 医务人员的道德品质对人民健康和医疗质量具有保障作用，对医疗卫生事业具有促进作用，对社会文明具有推动作用。

考点2★★ 医学伦理学的研究对象

医学伦理学的研究对象为医学活动中的道德现象和道德关系。

1. 医学道德现象 包括医德意识现象、医德规范现象和医德活动现象。

2. 医学道德关系 医务人员与患者（包括患者的家属）的关系；医务人员相互之间的关系；医务人员与社会

之间的关系；医务人员与医学科学发展之间的关系。

考点3★★　医学模式的类型

①神灵主义医学模式。②自然哲学医学模式。③机械论医学模式。④生物医学模式。⑤生物-心理-社会医学模式：既要考虑生物学因素，又要重视心理、社会因素的影响。

考点4★★　医学目的

"救死扶伤""克服疾病""延长生命""避免死亡"。

第二单元　中国医学的道德传统

考点1★　中国古代医学家的道德境界

张仲景　救治病人不分贵贱贫富，"上以疗君亲之疾，下以救贫贱之厄"。

孙思邈　在《备急千金要方》中设专篇论述医德与医术的关系，"论大医习业""论大医精诚"提出的医德原则和医德规范成为中国传统医德的重要内容。

考点2★　中国现代医学家的道德境界

张孝骞　教导学生："我们诊治病人就要有'如临深渊，如履薄冰'的态度，一定要认真仔细，避免误诊漏诊、延误病情。病人以性命相托，我们怎能不诚惶诚恐？"

林巧稚　不论患者是高级干部还是贫苦农民，都同样认真，同样负责，一丝不苟。她将一件件善事，做在一位位患者身上。她一生没有结婚，却亲自接生了50000多个婴儿，被尊称为"万婴之母"。

考点3★ 中国当代医学家的道德境界

屠呦呦 共和国勋章、诺贝尔生理学或医学奖、联合国教科文组织生命科学研究金奖等许多殊荣获得者,为人类健康事业作出了巨大贡献。

钟南山 我国"公共卫生事件应急体系建设的重要推动者"。

第三单元 医学伦理学的理论基础

考点1★★★ 医学伦理学的理论基础

医学伦理学的理论基础是<u>生命论、人道论、美德论、功利论、道义论</u>。

考点2★★★ 生命神圣论、生命质量论、生命价值论的概念

1. 生命神圣论 指人的生命是至高无上的,神圣不可侵犯的。

2. 生命质量论

(1)生命质量的标准,有主要质量(个体的身体或智力状态),根本质量(生命的意义和目的,与其他人在社会和道德上的相互作用)和操作质量(如智商,用来测知智能方面的质量)。

(2)生命质量论有利于提高人口素质,有利于控制人口增长,有利于人类自我认识的飞跃,为医务人员对某些不同生命质量的病人,采取相应的治疗原则、方法和手段提供了理论依据,对于合理、公正地分配卫生资源也具有十分重要的意义。

3. 生命价值论

（1）生命价值论是生命神圣与生命质量统一的理论。判断生命价值高低或大小，主要有两个因素：<u>一是生命的内在价值</u>，即体力和智力，是生命价值判断的前提和基础；<u>二是生命的外在价值</u>，即对他人、社会的贡献，是生命价值的目的和归宿。

（2）<u>生命价值论将生命的内在价值和外在价值统一起来，</u>可以避免用个体生命的某一阶段或某个时期来判断生命价值的片面性。

考点3★★★　医学人道主义的核心内容

尊重病人的生命、人格、权利。

考点4★★★　医德品质的内容

<u>仁爱、诚挚、公正、严谨、奉献。</u>

考点5★★　医学道义论

强调医务人员的责任和义务。尊重病人，理解病人的疾苦，为病人提供及时有效的诊治是医务人员应承担的社会道义。

第四单元　医学道德的规范体系

考点1★★　公正原则的内容

在医疗服务中一视同仁，公平地对待每一位患者，公正分配医疗卫生资源，公正对待患者，有利于患者心理平衡，有利于医患关系和谐，有利于提高医疗效果，有利于维护社会公正环境。

考点2★★ 尊重原则的内容

尊重患者的人格；尊重患者的自主决定权；尊重患者的隐私，尊重患者家属。

考点3★★★ 无伤原则的内容

从患者的利益出发，为患者提供最佳的诊治、护理，努力避免对患者造成不应有的伤害。不做过度检查，不做过度治疗。

考点4★★★ 医学道德规范的含义

是医务人员在各种医学活动中应遵守的行为准则，是医学道德基本原则的具体体现。

考点5★★★ 医学道德规范的内容

①救死扶伤，忠于医业。②钻研医术，精益求精。③一视同仁，平等待患。④慎言守密，礼貌待人。⑤廉洁奉公，遵纪守法。⑥互学互尊，团结协作。

考点6★★★ 医学道德范畴的含义

主要包括权利与义务、情感与良心、审慎与保密、荣誉与幸福等。

考点7★★ 患者的权利

患者权利包括：平等享有医疗的权利，获得自己所患疾病真实情况、共同参与诊断和医疗方案的制定和实施等知情同意的权利，监督医疗过程的权利，对个人隐私保密的权利，拒绝治疗、拒绝参加临床试验的权利。

考点8★★ 医务人员的权利

医务人员的权利是以履行义务为前提的，在有利于患者疾病诊治的前提下，医务人员的权利具有一定的自主性。自主性包括：有权对患者的疾病作出判断，采取必要的治疗措施，有权根据病情的需要开具诊断证明，有权要求患者或患者家属配合诊治。在特殊情况下，医师享有干涉权，如患者的自主选择意向违背社会利益、他人利益、自身根本利益时，医师可干涉患者的权利，使患者的自主选择无效。

考点9★★ 医务人员的义务

医务人员的义务和责任是一致的，包括：为患者诊治疾病，尽最大的努力为患者服务，为患者解除躯体痛苦和精神上的痛苦，向患者、患者家属说明病情、诊断、治疗和预后，面对疫情和重大自然灾害，进入疫区、灾区抢救伤员，保护群众健康。

考点10★★ 医学道德情感的含义、内容

1. 含义 医学道德情感是医务人员对患者、对医疗卫生工作的职业态度和内心体验，是建立在对患者的生命和健康高度负责基础上的。特点：医学职业的特殊性、理智性、纯洁性。

2. 内容 ①同情感。②责任感。③事业感。

考点11★★★ 医学道德良心的含义及作用

1. 含义 医学道德良心是医务人员在履行义务的过程中形成的道德责任感和自我评价能力。

2. 作用 ①良心在行为前的选择作用。②良心在行为中的监督作用。③良心在行为后的评价作用。

考点12★★ 医学道德审慎的含义、道德要求

1. 含义 是指医务人员在行为之前的周密思考和在医疗过程中的谨慎认真。

2. 道德要求 医务人员在医疗实践的各个环节，应

自觉地做到认真负责、谨慎小心、兢兢业业、一丝不苟，不断提高业务水平，在技术上做到精益求精。

考点13★★ 医学道德保密的道德要求

保密的道德要求 询问病史、查体从诊断疾病的需要出发，不有意询问患者的隐私，对在诊疗中知晓的患者隐私，为患者保守秘密，对于某些可能给患者带来沉重精神打击的诊断和预后，积极与患者家属、亲友配合，避免泄露患者的危重病情。

第五单元 处理与患者关系的道德要求

考点1★★★ 医患关系的模式

主动-被动型，指导-合作型，共同参与型。

考点2★ 影响医患关系的主要因素

影响医患关系的因素主要存在于医务人员、患者及其家属、管理和社会等方面。

考点3★★ 与患者沟通的原则、方法

1. 与患者沟通的原则 尊重原则、自律原则、科学原则。

2. 与患者沟通的方法 ①认真、仔细地倾听。对门诊初诊患者，要通过全面沟通，对患者病情作出准确判断、制定治疗方案；对复诊患者要重点沟通治疗效果，掌握病情变化，及时调整治疗方案；对住院患者要在系统检查中深入沟通；患者出院，要以叮嘱的方式沟通；回访患者，要以关切的问候方式沟通；对重症患者更要细致沟通，及时对患者家属讲清危险，研究、协商救治方案；对急症患者要快沟通，忙而不乱，快速把握疾病的症状和性

质。②有针对性地说明。③在沟通中深入分析、及时判断。

考点4★★ 医患冲突的防范

1. 理解患者、患者家属的紧张焦虑心情,避免误解。
2. 发现矛盾,及时沟通化解。
3. 出现纠纷,尽快向上级和有关部门报告,有效处置。

第六单元 处理医务人员之间关系的道德要求

考点1★ 正确处理医务人员之间关系的意义

1. 有利于提高医疗服务水平 现代医疗服务是一个系统,各个岗位上的医务人员互相配合、共同努力才能完成诊断、治疗等工作。良好的医务人员之间关系可以提高诊断、治疗水平,医务人员之间关系不和谐会贻误患者疾病的诊治,甚至造成不可挽回的后果。

2. 有利于医务人员成才 青年医务人员职业素养、知识技能的提高离不开高年资医务人员的悉心指导,传帮带。

考点2★★ 处理医务人员之间关系的道德原则

互相尊重、互相支持、互相监督、互相学习。

第七单元 临床诊疗道德的要求

考点1★★★ 临床诊疗的道德原则

1. 最优化原则 是指在诊治过程中以最小的代价获

得最大效果的决策原则。内容为:安全无害,痛苦最小、耗费最少、疗效最佳。最优化原则是最普通、最基本的治疗原则。

2. 知情同意原则　知情同意是指患者或者家属有权知晓患者的病情,有权对医务人员采取的诊治措施决定取舍,知情同意原则是临床诊疗工作中基本的伦理准则之一。

3. 保密原则　是指医务人员在防病治病中应当保守医疗秘密,不得随意泄露病人的疾病情况等个人隐私,以防对病人造成伤害。

4. 生命价值原则　尊重人的生命,注重人的生命质量。生命价值原则是医疗行为选择的重要伦理依据。

考点2★　中医四诊的道德要求

1. 安神定志　为了排除医生主观因素的干扰,中医诊断疾病强调安神定志。

2. 实事求是　忠实反映症状的客观真实性,四诊所获得的症状是否客观将直接影响到辨病、辨证的正确与否,进而影响到治法的正确与否。

考点3★　体格检查的道德要求

1. 全面系统,认真细致。
2. 关心体贴,减少痛苦。
3. 尊重病人,心正无私。

考点4★　辅助检查的道德要求

1. 目的明确,诊治需要。
2. 知情同意,尽职尽责。
3. 综合分析,切忌片面。
4. 密切联系,加强协作。

考点5★　诊治急症病人的道德要求

1. 诊治急症患者，随机性强，时间性强，协作性强。
2. 争分夺秒，全力抢救，及时与家属沟通，敢于承担风险，与相关科室医务人员密切配合。

考点6★　中医治疗的道德要求

1. 帮助患者建立对中医治疗的认知。
2. 医生要尊重患者的隐私。
3. 尽量减轻患者痛苦。
4. 确保安全。

考点7★★★　药物治疗中的道德要求

①对症下药，剂量安全。②节约费用，公正分配。③合理配伍，细致观察。

考点8★　手术治疗的道德要求

1. 手术前严格掌握手术指征，征得病人知情同意，认真做好术前准备。
2. 手术中要关心病人，体贴入微，态度严肃，作风严谨，精诚团结，密切协作。
3. 手术后要严密观察，精心护理，减轻患者痛苦，加速患者康复。

考点9★★　心理治疗的道德要求

1. 掌握和运用心理治疗的知识、技巧，给病人以心理支持。
2. 以健康、稳定的心理状态去影响和帮助病人。
3. 为病人的隐私保密。

考点10★★　康复治疗的道德要求

1. 理解病人，热爱康复工作。

2. 躯体康复与心理健康并重。

3. 密切合作。

考点 11★ 临终关怀的道德要求

1. 尊重患者的人格、权利。
2. 照护为主,缓解患者的疼痛。
3. 给患者以心理支持。
4. 给患者家属以安慰。

考点 12★★ 实施人类辅助生殖技术的伦理原则

1. 有利于患者的原则。
2. 夫妻双方自愿和知情同意的原则。
3. 确保后代健康的原则。
4. 维护社会公益的原则。
5. 互盲和保密的原则。
6. 严防精子、卵子商品化的原则。
7. 伦理监督原则。

考点 13★★ 人体器官移植的伦理原则

1. 知情同意原则。
2. 尊重原则。
3. 效用原则。
4. 禁止商业化原则。
5. 保密原则。
6. 伦理审查原则。

第八单元 医学研究的道德要求

考点 1★★ 医学研究的基本道德要求

1. **道德准则** 实事求是,真诚协作。

2. 工作作风 严肃的治学态度，严格的工作作风，严密的科学手段。

考点2★★★ 人体试验的道德原则

①知情同意原则。②维护病人利益的原则。③医学目的原则。④伦理审查与科学审查统一原则。

第九单元 医学道德的评价与良好医德的养成

考点1★★★ 医学道德评价的标准、依据和方式

1. 医学道德评价的标准

（1）疗效标准 指医疗行为是否有利于病人疾病的缓解、痊愈和保障生命的安全。这是评价和衡量医务人员医疗行为是否符合道德及道德水平高低的重要标志。

（2）社会标准 指医疗行为是否有利于人类生存环境的保护和改善。

（3）科学标准 指医疗行为是否有利于促进医学科学的发展和社会的进步。

2. 医学道德评价的依据 ①动机与效果的统一。②目的和手段的统一。

3. 医学道德评价的方式 ①社会舆论。②内心信念。③传统习俗。

考点2★ 医学道德教育的方法

1. 提高医德认识。
2. 培养医德情感。
3. 养成医德行为和习惯。

考点3★ 医学道德修养的意义

医德修养是指医务人员在医德品质、情感、意志、习

惯等方面按照一定的医德原则和规范进行自我学习、自我锻炼、自我培养的过程和要达到的医德境界。医德修养通过医务人员的情操、举止、语言、品行表现。

考点4★　医学道德修养的途径

医德修养是在学习医学和医疗活动中确立、巩固、提高的。

1. 以历史上的现实医疗活动优秀医师为榜样，确立医德修养。

2. 在医疗活动中不断反思自己的言行，巩固医德修养。

3. 伴随着医学的发展，在提高医疗水平的过程中提高医德修养。

第十单元　医学伦理学文献

考点1★★★　医学伦理学国外文献

1. 《赫尔辛基宣言》（涉及人类受试者医学研究的伦理准则）（2000年修订）。

2. 生命伦理学《吉汉宣言》（2000年）。主张科技必须考虑公共利益。

3. 《国际性研究中的伦理与政策问题：发展中国家的临床试验》（2001年）。

4. 国际人类基因组组织（HUGO）伦理委员会关于人类基因组数据库的声明（2002年）。

5. 国际医学科学组织委员会《人体生物医学研究国际道德指南》（2002年8月修订）。

考点2★★　医学伦理学国内文献

1. 《突发公共卫生事件应急条例》（2003年5月9日

国务院 375 号令）。

2. 中华人民共和国卫生部《人类辅助生殖技术和人类精子库伦理原则》（2003 年）。

3. 中华人民共和国科技部、卫生部《人胚胎干细胞研究伦理指导原则》（2003 年）。

4. 中华人民共和国国家中医药管理局《中医药临床研究伦理审查管理规范》（2010）。

5. 中华人民共和国卫生与计划生育委员会《涉及人的生物医学研究伦理审查办法》（2016）。

卫生法规

第一单元 卫生法概述

考点1★★ 卫生法的渊源

卫生法的渊源是指卫生法的各种具体表现形式。

我国卫生法的渊源主要是《宪法》、法律、卫生行政法规、地方性卫生法规、卫生规章、卫生标准、卫生国际条约。

《宪法》 是国家的根本大法，是所有立法的依据，也是卫生法律法规的立法依据，在卫生法律体系中具有最高的法律效力。

法律 法律作为卫生法的渊源，包括由全国人民代表大会制定的基本法律和由全国人民代表大会常务委员会制定的非基本法律，其法律效力仅次于《宪法》。

现行的由全国人民代表大会常务委员会制定的卫生法律有十多部：《食品安全法》《药品管理法》《执业医师法》《国境卫生检疫法》《传染病防治法》《红十字会法》《母婴保健法》《献血法》《职业病防治法》《人口与计划生育法》《基本医疗卫生与健康促进法》等。

卫生行政法规 国务院根据宪法和法律制定行政法规，由总理签署国务院令发布。如《医疗机构管理条例》《麻醉药品和精神药品管理条例》《中华人民共和国中医药条例》等。

考点2★★★ 卫生法的基本原则

1. **卫生保护原则**
2. **预防为主原则**
3. **公平原则**
4. **保护社会健康原则**
5. **患者自主原则** 是指患者经过深思熟虑就有关自己疾病的医疗问题作出合理的、理智的并负责的自我决定权,维护患者权利、尊重患者自主意识也是卫生法的基本原则之一。

第二单元 卫生法律责任

考点1★★★ 卫生民事责任的概念及其特征

1. **卫生民事责任的概念** 主要是指医疗机构、卫生工作人员或从事与卫生事业有关的机构,违反法律规定,侵害公民的健康权利时,应对受害人承担损害赔偿责任。

2. **卫生民事责任的特征** ①主要是财产责任。②是一方当事人对另一方的责任。③是补偿当事人的损失。④在法律允许的条件下,民事责任可以由当事人协商解决。

考点2★★★ 卫生民事责任的承担方式

《民法典》规定承担民事责任的方式有:<u>停止侵害;排除妨碍;消除危险;返还财产;恢复原状;修理、重作、更换;继续履行;赔偿损失;支付违约金;消除影响、恢复名誉;赔礼道歉。以赔偿损失为主要形式。</u>

考点3★ 卫生行政责任的概念

<u>卫生行政责任是指卫生行政法律关系主体违反卫生行政法律规范,尚未构成犯罪所应承担的法律后果。</u>包括行

政处罚和行政处分两种。

考点4★★★　卫生行政处罚的种类

行政处罚的种类有警告、罚款、没收非法财物、没收违法所得、责令停产停业、暂扣或吊销有关许可证等。

考点5★★★　卫生行政处分的种类

行政处分的种类主要有警告、记过、记大过、降级、撤职、开除等形式。

考点6★　卫生刑事责任的概念

卫生刑事责任是指违反卫生法的行为侵害了《刑法》所保护的社会关系，构成犯罪所应承担的法律后果。

考点7★★　实现刑事责任的方式

实现刑事责任的方式是刑罚。刑罚分主刑和附加刑。

1. 主刑有管制；拘役；有期徒刑；无期徒刑；死刑。它们只能单独适用。

2. 附加刑有罚金；剥夺政治权利；没收财产。既可独立适用，也可附加适用。

第三单元　《中华人民共和国执业医师法》

考点1★★　执业医师的概念和职责

1. 概念　医师是指依法取得执业医师资格或者执业助理医师资格，经注册在医疗、预防、保健机构中执业的专业医务人员。

2. 职责　医师应当具备良好的职业道德和医疗执业水平，发扬人道主义精神，履行防病治病、救死扶伤、保护人民健康的神圣职责。

考点2★★★ 执业医师资格考试的条件

具有下列条件之一的,可以参加执业医师资格考试:

1. 具有高等学校医学专业<u>本科以上学历</u>,在执业医师指导下,在医疗、预防、保健机构中<u>试用期满一年的</u>。

2. 取得执业助理医师执业证书后,具有<u>高等学校医学专科学历</u>,在医疗、预防、保健机构中<u>工作满二年的</u>。

具有<u>中等专业学校医学专业学历</u>,在医疗、预防、保健机构中<u>工作满五年的</u>。

3. 以师承方式学习传统医学满三年或者经多年实践医术确有专长的,经县级以上人民政府卫生行政部门确定的传统医学专业组织或者医疗、预防、保健机构考核合格并推荐。

考点3★★★ 执业助理医师资格考试的条件

1. 具有高等学校医学专科学历或者中等专业学校医学专业学历,在执业医师指导下,在医疗、预防、保健机构中试用期满一年的,可以参加执业助理医师资格考试。

2. 以师承方式学习传统医学满三年或者经多年实践医术确有专长的,经县级以上人民政府卫生行政部门确定的传统医学专业组织或者医疗、预防、保健机构考核合格并推荐。

考点4★★★ 执业医师注册的条件及办理

取得医师资格的,可以向所在地县级<u>以上人民政府卫生行政部门申请注册</u>。

受理申请的卫生行政部门应当<u>自收到申请之日起三十日内准予注册</u>,并发给由国务院卫生行政部门统一印制的医师执业证书。

医疗、预防、保健机构可以为本机构中的医师集体办理注册手续。

医师经注册后,可以在医疗、预防、保健机构中按照注册的执业地点、执业类别、执业范围执业,从事相应的医疗、预防、保健业务。

未经医师注册取得执业证书,不得从事医师执业活动。

<u>有下列情形之一的,不予注册:</u>

1. 不具有完全民事行为能力的。
2. 因受刑事处罚,自刑罚执行完毕之日起至申请注册之日止不满二年的。
3. 受吊销医师执业证书行政处罚,自处罚决定之日起至申请注册之日止不满二年的。
4. 有国务院卫生行政部门规定不宜从事医疗、预防、保健业务的其他情形的。

考点5★★　执业医师的权利

1. 在注册的执业范围内,进行医学诊查、疾病调查、医学处置、出具相应的医学证明文件,选择合理的医疗、预防、保健方案。
2. 按照国务院卫生行政部门规定的标准,获得与本人执业活动相当的医疗设备基本条件。
3. 从事医学研究、学术交流,参加专业学术团体。
4. 参加专业培训,接受医学继续教育。
5. 在执业活动中,人格尊严、人身安全不受侵犯。
6. 获取工资报酬和津贴,享受国家规定的福利待遇。
7. 对所在机构的医疗、预防、保健工作和卫生行政部门的工作提出意见和建议,依法参与所在机构的民主管理。

考点6★★　执业医师的义务

1. 遵守法律、法规,遵守技术操作规范。

2. 树立敬业精神，遵守职业道德，履行医师职责，尽职尽责为患者服务。

3. 关心、爱护、尊重患者，保护患者的隐私。

4. 努力钻研业务，更新知识，提高专业技术水平。

5. 宣传卫生保健知识，对患者进行健康教育。

考点7★★　《执业医师法》规定的法律责任

1. 民事责任　医师在医疗、预防、保健工作中造成事故的，依照法律或国家有关规定处理。未经批准擅自开办医疗机构行医或者非医师行医，除按规定承担行政责任外，给患者造成损害的，依法承担赔偿责任。

2. 行政责任　以不正当手段取得医师执业证书的，由发给证书的卫生行政部门吊销执业证书；对负有直接责任的主管人员和其他直接责任人员，依法给予行政处分。

未经批准擅自开办医疗机构行医或者非医师行医的，由县级以上人民政府卫生行政部门予以取缔，没收其违法所得及其药品、器械，并处十万元以下的罚款；对医师吊销其执业证书。

卫生行政部门工作人员或者医疗、预防、保健机构工作人员违反本法有关规定，弄虚作假、玩忽职守、滥用职权、徇私舞弊，尚不构成犯罪的，依法给予行政处分。

3. 刑事责任　违反相关规定，并构成犯罪的，依法追究刑事责任。

第四单元　《中华人民共和国药品管理法》

考点1★★　药品的法定含义

药品指用于预防、治疗、诊断人的疾病，有目的地调节人的生理机能并规定有适应证或者功能主治、用法和用量的物质。包括中药、化学药和生物制品等。

考点2★★　药品必须符合法定要求

1. 必须是《中华人民共和国药品管理法》（以下简称为《药品管理法》）明确规定的药品含义中所包括的内容。

2. 必须符合《药品管理法》有关规定要求。

（1）药品生产、经营的主体具有合法资质，从事药品生产活动，应当经所在地省、自治区、直辖市人民政府药品监督管理部门批准，取得《药品生产许可证》。无《药品生产许可证》的，不得生产药品，从事药品批发活动，应当经所在地省、自治区、直辖市人民政府药品监督管理部门批准，取得《药品经营许可证》。从事药品零售活动，应当经所在地县级以上地方人民政府药品监督管理部门批准，取得《药品经营许可证》。无《药品经营许可证》的，不得经营药品。

（2）在中国境内上市的药品，应当经国务院药品监督管理部门批准，取得药品注册证书。

（3）药品必须符合国家药品标准。国务院药品监督管理部门颁布的《中华人民共和国药典》和药品标准为国家药品标准。

考点3★★★　禁止生产（包括配制）、销售假药

有下列情形之一的为假药

（1）药品所含成分与国家药品标准规定的成分不符的。

（2）以非药品冒充药品或者以他种药品冒充此种药品的。

（3）变质的药品。

（4）药品所标明的适应证或者功能主治超出规定

范围。

考点4★★★ 禁止生产（包括配制）、销售劣药

有下列情形之一的药品为劣药
(1) 未标明或者更改有效期的。
(2) 未注明或者更改产品批号的。
(3) 超过有效期的。
(4) 被污染的。
(5) 擅自添加防腐剂、辅料的。
(6) 药品成分的含量不符合国家药品标准。
(7) 其他不符合药品标准规定的。

考点5★★ 特殊药品的分类

特殊药品包括麻醉药品、精神药品、医疗用毒性药品、放射性药品等，国家对其实行特殊管理。

考点6★★★ 特殊药品的处方量

1. 麻醉药品 注射剂每张处方为一次常用量；控缓释制剂，每张处方不得超过7日常用量；其他剂型，每张处方不得超过3日常用量。

2. 第一类精神药品 注射剂，每张处方为一次常用量；控缓释制剂，每张处方不得超过7日常用量；其他剂型，每张处方不得超过3日常用量。

3. 第二类精神药品 一般每张处方不得超过7日常用量。

为门（急）诊癌症疼痛患者和中、重度慢性疼痛患者开具的麻醉药品、第一类精神药品注射剂，每张处方不得超过3日常用量；控缓释制剂，每张处方不得超过15日常用量；其他剂型，每张处方不得超过7日常用量。

普通处方、急诊处方、儿科处方保存期限为1年，医疗用毒性药品、第二类精神药品处方保存期限为2年，麻

醉药品和第一类精神药品处方保存期限为 3 年。

医疗单位供应和调配毒性药品，凭医师签名的正式处方，每次处方剂量不得超过 2 日极量。

考点 7★★　医疗机构配制制剂的相关规定

医疗机构配制的制剂，应当是本单位临床需要而市场上没有供应的品种，并应当经所在地省、自治区、直辖市人民政府药品监督管理部门批准。医疗机构配制的制剂不得在市场销售。

考点 8★★★　处方的管理规定

1. 处方是指由注册的执业医师和执业助理医师（以下简称医师）在诊疗活动中为患者开具的、由取得药学专业技术职务任职资格的药学专业技术人员（以下简称药师）审核、调配、核对，并作为患者用药凭证的医疗文书。

2. 医师开具处方和药师调剂处方应当遵循安全、有效、经济的原则。处方药应当凭医师处方销售、调剂和使用。

3. 处方一般不得超过 7 日用量；急诊处方一般不得超过 3 日用量。

4. 药师调剂处方时必须做到"四查十对"：查处方，对科别、姓名、年龄；查药品，对药名、剂型、规格、数量；查配伍禁忌，对药品性状、用法用量；查用药合理性，对临床诊断。

第五单元 《中华人民共和国传染病防治法》

考点1★★★ 我国对传染病防治实行的方针

国家对传染病防治实行预防为主的方针，防治结合、分类管理、依靠科学、依靠群众。

考点2★★★ 法定传染病的分类

《中华人民共和国传染病防治法》根据传染病的传播方式、速度及对人类危害程度的不同，将其分为甲类、乙类和丙类三类。

1. 甲类传染病 是指鼠疫、霍乱。

2. 乙类传染病 是指传染性非典型肺炎、艾滋病、病毒性肝炎、脊髓灰质炎、人感染高致病性禽流感、麻疹、流行性出血热、狂犬病、流行性乙型脑炎、登革热、炭疽、细菌性和阿米巴性痢疾、肺结核、伤寒和副伤寒、流行性脑脊髓膜炎、百日咳、白喉、新生儿破伤风、猩红热、布鲁菌病、淋病、梅毒、钩端螺旋体病、血吸虫病、疟疾。

3. 丙类传染病 是指流行性感冒、流行性腮腺炎、风疹、急性出血性结膜炎、麻风病、流行性和地方性斑疹伤寒、黑热病、包虫病、丝虫病，除霍乱、细菌性和阿米巴性痢疾、伤寒和副伤寒以外的感染性腹泻病。

国务院卫生行政部门已将人感染H7N9禽流感列入乙类传染病管理，将手足口病列入丙类传染病进行管理。

对乙类传染病中传染性非典型肺炎、炭疽中的肺炭疽，采取本法所称甲类传染病的预防、控制措施。

2020年1月，将新型冠状病毒肺炎纳入乙类传染病，并采取甲类传染病的预防、控制措施。

考点3★★　国家建立传染病菌种、毒种库

对可能导致甲类传染病传播的，以及国务院卫生行政部门规定的菌种、毒种和传染病检测样本，确需采集、保藏、携带、运输和使用的，须经省级以上人民政府卫生行政部门批准。

考点4★★　医疗机构发现传染病时应采取的措施

1. 医疗机构发现甲类传染病时，应当及时采取下列措施：

（1）对病人、病原携带者，予以隔离治疗，隔离期限根据医学检查结果确定。

（2）对疑似病人，确诊前在指定场所单独隔离治疗。

（3）对医疗机构内的病人、病原携带者、疑似病人的密切接触者，在指定场所进行医学观察和采取其他必要的预防措施。

拒绝隔离治疗或者隔离期未满擅自脱离隔离治疗的，可以由公安机关协助医疗机构采取强制隔离治疗措施。

2. 医疗机构发现乙类或者丙类传染病病人，应当根据病情采取必要的治疗和控制传播措施。

3. 医疗机构对本单位内被传染病病原体污染的场所、物品及医疗废物，必须依照法律、法规的规定实施消毒和无害化处置。

第六单元　《突发公共卫生事件应急条例》

考点1★★★　突发公共卫生事件的概念

突发公共卫生事件（以下简称突发事件）指突然发

生，造成或者可能造成社会公众健康严重损害的重大传染病疫情、群体性不明原因疾病、重大食物和职业中毒，以及其他严重影响公众健康的事件。

考点2★★★ 突发公共卫生事件应急工作的方针与原则

突发事件应急工作，应当遵循预防为主、常备不懈的方针，贯彻统一领导、分级负责、反应及时、措施果断、依靠科学、加强合作的原则。

考点3★★ 突发公共卫生事件应急报告制度与报告情形

1. 国家建立突发事件应急报告制度 国务院卫生行政主管部门制定突发事件应急报告规范，建立重大、紧急疫情信息报告系统。

2. 突发事件的报告情形和报告时限要求 突发事件监测机构、医疗卫生机构和有关单位发现有下列情形之一的，应当在2小时内向所在地县级人民政府卫生行政主管部门报告，接到报告的卫生行政主管部门应当在2小时内向本级人民政府报告，并同时向上级人民政府卫生行政主管部门和国务院卫生行政主管部门报告；县级人民政府应当在接到报告后2小时内向设区的市级人民政府或者上一级人民政府报告；设区的市级人民政府应当在接到报告后2小时内向省、自治区、直辖市人民政府报告；省、自治区、直辖市人民政府应当在接到报告1小时内，向国务院卫生行政主管部门报告：①发生或者可能发生传染病暴发、流行的。②发生或者发现不明原因的群体性疾病的。③发生传染病菌种、毒种丢失的。④发生或者可能发生重大食物和职业中毒事件的。

任何单位和个人对突发事件不得隐瞒、缓报、谎报或者授意他人隐瞒、缓报、谎报。

第七单元 《医疗纠纷预防和处理条例》

考点1★ 医疗纠纷的概念

本条例所称医疗纠纷,是指医患双方因诊疗活动引发的争议。

考点2★★ 医疗纠纷的处理原则

处理医疗纠纷,应当遵循公平、公正、及时的原则,实事求是,依法处理。

考点3★★★ 医疗纠纷的合作共治中的部门责任

县级以上人民政府应当加强对医疗纠纷预防和处理工作的领导、协调,将其纳入社会治安综合治理体系,建立部门分工协作机制,督促部门依法履行职责。

卫生主管部门负责指导、监督医疗机构做好医疗纠纷的预防和处理工作,引导医患双方依法解决医疗纠纷。

司法行政部门负责指导医疗纠纷人民调解工作。

公安机关依法维护医疗机构治安秩序,查处、打击侵害患者和医务人员合法权益及扰乱医疗秩序等违法犯罪行为。

财政、民政、保险监督管理等部门和机构按照各自职责做好医疗纠纷预防和处理的有关工作。

考点4★★ 预防医疗纠纷的原则

国家建立医疗质量安全管理体系,深化医药卫生体制改革,规范诊疗活动,改善医疗服务,提高医疗质量,预防、减少医疗纠纷。在诊疗活动中,医患双方应当互相尊重,维护自身权益,应当遵守有关法律、法规的规定。

医疗机构及其医务人员在诊疗活动中应当以患者为中

心，加强人文关怀，严格遵守医疗卫生法律、法规、规章和诊疗相关规范、常规，恪守职业道德。

考点5★★　医疗纠纷的处理途径

发生医疗纠纷，医患双方可以通过下列途径解决：

1. 双方自愿协商。
2. 申请人民调解。
3. 申请行政调解。
4. 向人民法院提起诉讼。
5. 法律、法规规定的其他途径。

考点6★　医疗纠纷中患者的权利

发生医疗纠纷，医疗机构应当告知患者或者其近亲属下列事项：

1. 解决医疗纠纷的合法途径。
2. 有关病历资料、现场实物封存和启封的规定。
3. 有关病历资料查阅、复制的规定。

患者死亡的，还应当告知其近亲属有关尸检的规定。

考点7★★　医务人员的责任

医务人员在诊疗活动中应当向患者说明病情和医疗措施。医疗机构及其医务人员应当按照国务院卫生主管部门的规定，填写并妥善保管病历资料。因紧急抢救未能及时填写病历的，医务人员应当<u>在抢救结束后6小时内据实补记</u>，并加以注明。任何单位和个人不得篡改、伪造、隐匿、毁灭或者抢夺病历资料。

考点8★★　病历资料、现场实物等的封存与处理

发生医疗纠纷需要封存、启封病历资料的，应当<u>在医患双方在场</u>的情况下进行。病历资料封存后医疗纠纷已经解决，或者患者在病历资料<u>封存满3年未再提出</u>解决医疗

纠纷要求的，医疗机构可以自行启封。

患者死亡，医患双方对死因有异议的，应当在患者死亡后 48 小时内进行尸检；具备尸体冻存条件的，可以延长至 7 日。

考点 9★ 医疗纠纷的人民调解

申请医疗纠纷人民调解的，由医患双方共同向医疗纠纷人民调解委员会提出申请；一方申请调解的，医疗纠纷人民调解委员会在征得另一方同意后进行调解。

医疗纠纷人民调解委员会应当自受理之日起 30 个工作日内完成调解。

考点 10★★ 医疗纠纷的行政调解

医患双方申请医疗纠纷行政调解的，应当参照人民调解的规定向医疗纠纷发生地县级人民政府卫生主管部门提出申请。

卫生主管部门应当自收到申请之日起 5 个工作日内作出是否受理的决定。卫生主管部门应当自受理之日起 30 个工作日内完成调解。

考点 11★★ 医疗机构的法律责任

医疗机构篡改、伪造、隐匿、毁灭病历资料的，对直接负责的主管人员和其他直接责任人员，由县级以上人民政府卫生主管部门给予或者责令给予降低岗位等级或者撤职的处分，对有关医务人员责令暂停 6 个月以上 1 年以下执业活动；造成严重后果的，对直接负责的主管人员和其他直接责任人员给予或者责令给予开除的处分，对有关医务人员由原发证部门吊销执业证书；构成犯罪的，依法追究刑事责任。

医疗机构及其医务人员有下列情形之一的，由县级以上人民政府卫生主管部门责令改正，给予警告，并处 1 万元以上 5 万元以下罚款；情节严重的，对直接负责的主管人员和其他直接责任人员给予或者责令给予降低岗位等级或者撤职的处分，对有关医务人员可以责令暂停 1 个月以上 6 个月以下执业活动；构成犯罪的，依法追究刑事责任：

1. 未按规定制定和实施医疗质量安全管理制度。
2. 未按规定告知患者病情、医疗措施、医疗风险、替代医疗方案等。
3. 开展具有较高医疗风险的诊疗活动，未提前预备应对方案防范突发风险。
4. 未按规定填写、保管病历资料，或者未按规定补记抢救病历。
5. 拒绝为患者提供查阅、复制病历资料服务。
6. 未建立投诉接待制度、设置统一投诉管理部门或者配备专（兼）职人员。
7. 未按规定封存、保管、启封病历资料和现场实物。
8. 未按规定向卫生主管部门报告重大医疗纠纷。
9. 其他未履行本条例规定义务的情形。

第八单元 《中华人民共和国中医药法》

考点1★★ 《中医药法》制定目的、适用范围

1. 制定目的 继承和弘扬中医药，保障和促进中医药事业发展，保护人民健康。

2. 适用范围 适用的对象范围：本法所称中医药，是包括汉族和少数民族医药在内的我国各民族医药的统称，是反映中华民族对生命、健康和疾病的认识，具有悠久历史传统和独特理论及技术方法的医药学体系。适用的时间范围：自 2017 年 7 月 1 日起施行。

考点2★★　中医医疗机构的法律责任

违反《中医药法》规定，中医诊所超出备案范围开展医疗活动的，由所在地县级人民政府中医药主管部门责令改正，没收违法所得，<u>并处一万元以上三万元以下罚款，情节严重的，责令停止执业活动。</u>

中医诊所被责令停止执业活动的，其直接负责的主管人员自处罚决定作出之日起五年内不得在医疗机构内从事管理工作。医疗机构聘用上述不得从事管理工作的人员从事管理工作的，由原发证部门吊销执业许可证或者由原备案部门责令停止执业活动。

考点3★★　中医医师（考核取得）的法律责任

违反《中医药法》规定，经考核取得医师资格的中医医师超出注册的执业范围从事医疗活动的，由县级以上人民政府中医药主管部门<u>责令暂停六个月以上一年以下执业活动，并处一万元以上三万元以下罚款</u>，情节严重的，吊销执业证书。

第九单元　《医疗机构从业人员行为规范》

考点1★★　《医疗机构从业人员行为规范》的适用范围

本规范适用于各级各类医疗机构内所有从业人员，包括：<u>管理人员、医师、护士、医技人员、药学技术人员、其他人员。</u>

考点2★　医疗机构从业人员基本行为规范

①以人为本，践行宗旨。坚持救死扶伤、防病治病的

宗旨，以病人为中心，全心全意为人民健康服务。②遵纪守法，依法执业。③尊重患者，关爱生命。④优质服务，医患和谐。⑤廉洁自律，恪守医德。⑥严谨求实，精益求精。⑦爱岗敬业，团结协作。⑧乐于奉献，热心公益。

第十单元 《中华人民共和国基本医疗卫生与健康促进法》

考点1★★ 《基本医疗卫生与健康促进法》立法目的、适用范围

1. 立法目的 为了发展医疗卫生与健康事业，保障公民享有基本医疗卫生服务，提高公民健康水平，推进健康中国建设。

2. 适用范围 从事医疗卫生、健康促进及其监督管理活动，适用本法。本法自2020年6月1日起施行。

考点2★ 发展医疗卫生与健康事业的原则、方针

医疗卫生与健康事业应当坚持以人民为中心，为人民健康服务。医疗卫生事业应当坚持公益性原则。

考点3★★ 举办医疗机构的条件

举办医疗机构，应当具备下列条件，按照国家有关规定办理审批或者备案手续：

1. 有符合规定的名称、组织机构和场所。

2. 有与其开展的业务相适应的经费、设施、设备和医疗卫生人员。

3. 有相应的规章制度。

4. 能够独立承担民事责任。

5. 法律、行政法规规定的其他条件。

医疗机构依法取得执业许可证。禁止伪造、变造、买卖、出租、出借医疗机构执业许可证。

各级各类医疗卫生机构的具体条件和配置应当符合国务院卫生健康主管部门制定的医疗卫生机构标准。

考点4★ 医疗卫生机构的法律责任

违反《基本医疗卫生与健康促进法》规定，未取得医疗机构执业许可证擅自执业的，由县级以上人民政府卫生健康主管部门责令停止执业活动，没收违法所得和药品、医疗器械，<u>并处违法所得五倍以上二十倍以下的罚款，违法所得不足一万元的，按一万元计算</u>。

违反本法规定，伪造、变造、买卖、出租、出借医疗机构执业许可证的，由县级以上人民政府卫生健康主管部门责令改正，没收违法所得，<u>并处违法所得五倍以上十五倍以下的罚款，违法所得不足一万元的，按一万元计算</u>；情节严重的，吊销医疗机构执业许可证。

违反本法规定，有下列行为之一的，由县级以上人民政府卫生健康主管部门责令改正，没收违法所得，<u>并处违法所得二倍以上十倍以下的罚款，违法所得不足一万元的，按一万元计算</u>；对直接负责的主管人员和其他直接责任人员依法给予处分：

1. 政府举办的医疗卫生机构与其他组织投资设立非独立法人资格的医疗卫生机构。

2. 医疗卫生机构对外出租、承包医疗科室。

3. 非营利性医疗卫生机构向出资人、举办者分配或者变相分配收益。

违反本法规定，医疗卫生机构等的医疗信息安全制度、保障措施不健全，导致医疗信息泄露，或者医疗质量管理和医疗技术管理制度、安全措施不健全的，由县级以上人民政府卫生健康等主管部门责令改正，给予警告，并处一万元以上五万元以下的罚款;情节严重的,可以责令停止相应执业活动,对直接负责的主管人员和其他直接责任人员依法追究法律责任。

考点5★　医疗卫生人员的法律责任

违反《基本医疗卫生与健康促进法》规定,医疗卫生人员有下列行为之一的,由县级以上人民政府卫生健康主管部门依照有关执业医师、护士管理和医疗纠纷预防处理等法律、行政法规的规定给予行政处罚:

1. 利用职务之便索要、非法收受财物或者牟取其他不正当利益。

2. 泄露公民个人健康信息。

3. 在开展医学研究或提供医疗卫生服务过程中未按照规定履行告知义务或者违反医学伦理规范。

前款规定的人员属于政府举办的医疗卫生机构中的人员的,依法给予处分。